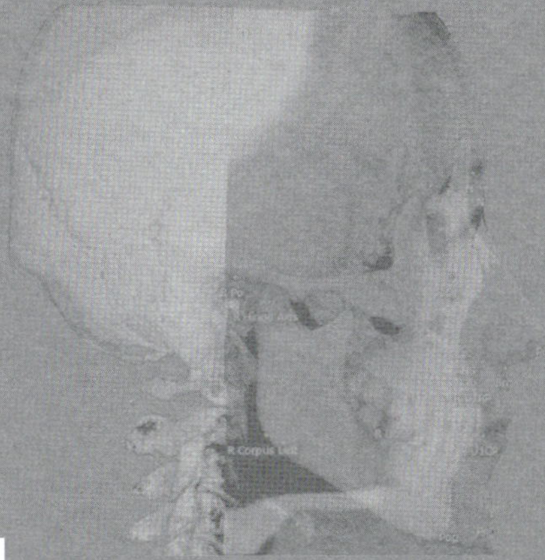

방사선사를 위한

치과 영상학

대한구강악안면방사선기술학회

▸ 집필진

강형일 연세대학교 치과병원
김승태 경희대학교 치과병원
김진만 서울대학교 치과병원
김현영 연세대학교 치과병원
문성호 원광대학교 치과병원
박창호 서울대학교 치과병원
유 환 강동 경희대학교병원
정우성 서울대학교 치과병원
최형욱 연세대학교 치과병원
한병문 분당 서울대학교병원

김순근 백석문화대학교
박철수 한림성심대학교
유병규 원광보건대학교
임창선 건양대학교
김영재 대구보건대학교
정홍량 한서대학교
지태정 가야대학교
한재복 동신대학교

도서출판 대학서림

개정판 머리말

본 구강악안면방사선기술학회의 교재는 치과영상학으로 2013년 초판을 발행하였고 초판의 미흡한 점들을 3년의 개정작업을 통해 다시 좀 더 보완하여 2판을 발간합니다.

처음 구강악안면방사선기술학회(이하 학회)가 만들어질 당시는 구강악안면방사선분야에서는 전문적인 교재가 없어 교재를 가지고 가르치거나 배우기가 힘들었습니다. 학생들과 실무에서 보고 배울 수 있는 교재를 만들기 위하여 학회의 여러 회원님들의 노고로 발행되었으나 다른 외국에서 만들어진 교재를 통역하여 조금 손을 본 정도였습니다. 그런 교재에 많은 부족함을 느끼고 우리 학회의 힘만으로 실무에 적용이 가능한 교재를 만들기 위한 회원들의 노력으로 2013년 우리나라의 실정에 맞는 제대로 집필된 교재를 제작하여 임상에서의 활용과 방사선학과에서 교육이 가능하게 되었습니다.

현재 국내의 방사선학과 중 구강악안면방사선기술학을 수업하고 있는 대학은 몇 곳이 안되고 있습니다. 오히려 치과방사선학을 필수로 배우고 있는 치과위생사보다도 방사선사면허증을 가지고 있는 방사선사가 치과영역의 방사선학은 지식이 부족한 실정입니다. 그래서 교육을 받지 못하고 임상에서 근무하시는 방사선사와 학생들이 이해하기 쉽도록 만들려고 최대한 노력하였습니다. 물론 강의를 목적으로 사용하는데도 어려움이 없도록 하였습니다.

끝으로 바쁘신 와중에도 제작에 힘써주신 최형욱 편찬위원장님과 편찬위원 여러분께 깊은 감사를 드리며 이 교재로 배움의 길을 들어서시는 분들께도 감사의 마음을 전하며 좋은 책이 나오도록 편집과 출간에 도움을 주신 대학서림 윤진영 회장님과 편집진께 진심으로 감사를 드립니다.

2017년 1월

대한구강악안면방사선기술학회장 박 창 호

차 례

4장 Dental PACS의 이해 91

5장 치과용 장비의 자율관리 99

6장 구내 방사선촬영 105

치과 영상학의 개요 및 역사 01

Wilhelm Conrad Rontgen에 의해 1895년 11월 8일 우연히 발견된 X-선은 이후 의학활동에 없어서는 안 되는 존재로 평가되고 있다.

특히, 치과진료에 있어서는 대상이 치아 및 경조직 위주의 해부학적 구조로 이루어져 중요성은 이루 말할 수 없다.

최초 구강악안면방사선 분야의 역사는 이와 때를 같이하여 Wilhelm Conrad Rontgen이 그 해 12월 문헌에 보고한 이후 2주 정도 지난 이듬해 1월 독일의 Dr. Otto Walkhoff가 25분 이상의 노출시간으로 최초의 치아 영상을 촬영했다는 기록으로 시작된다.

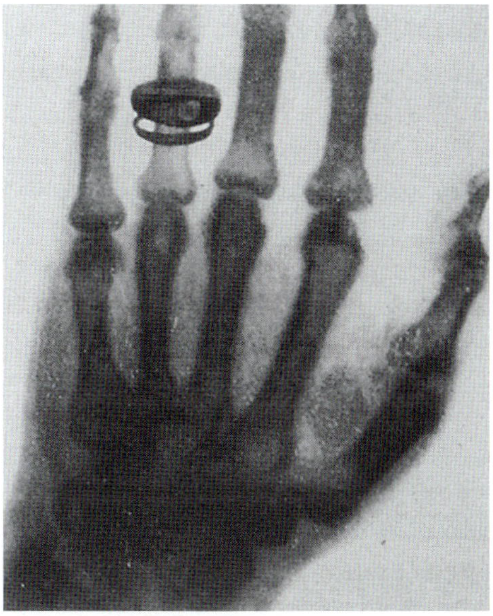

그림 1-1. X선으로 촬영된 뢴트겐 부인의 손

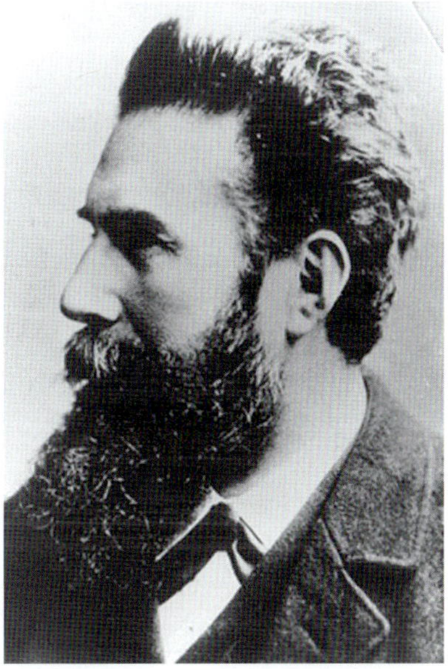

그림 1-2. 독일의 물리학자 뢴트겐

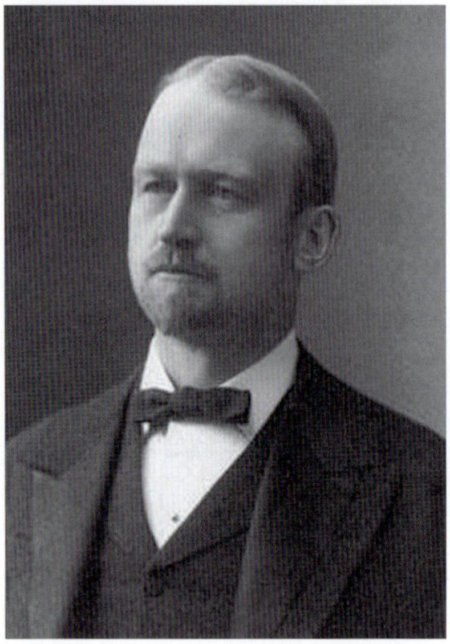

그림 1-3. Dr. William H. Rollins

이러한 소식은 미국 New Orleans의 치과의사이자 발명가인 Dr. C. Edmund Kells에게 전해져 다른 치과의사들의 교육에 앞장서 구강악안면방사선 영역의 발전에 큰 기여를 하는 계기가 되었지만 X-선의 위험성이 알려지지 않았던 그 당시 그는 자신의 손을 X-선관과 fluoroscope 사이에 놓고 손의 영상을 보며 관전압을 조절하는 등 지속된 X-선 노출로 인해 결국 양쪽 손의 손가락에 악성 종양이 발생했다고 전해진다.

Kells는 1899년 5월에 X선을 사용하여 상악 중절치의 근관 길이를 측정했는데, 이것이 근관 치료에 대한 최초의 X선 응용이었으며 Price는 Dental Cosmos 논문에 근관충전이 X선 검사로 알 수 있다고 서술하고 이듬해인 1901년 근단부(根端部)의 X선 검사의 유용성을 시사했다.

치과방사선학의 또 다른 선구자로 보스톤의 치과의사인 Dr. William H. Rollins는 1901년 X-선 사용 시 내재된 위험에 대한 첫 번째 논문을 출간하였고, 1904년(Price)과 1907년(Cieszynski)에 의해 등각촬영법(이등분각촬영법)이 고안되었다.

Film의 역사를 살펴보면 1896년 이후 사진용 건판이나 film 등은 사용자가 직접 재단하여 사용하고 있었지만, 1913년에 미국의 Eastman Kodak사에서 최초의 개별 포장된 치과 필름을 생산하였고, 1925년에는 그 2배의 감도를 가진 Ultra-speed film이 제작되었다.

1955년에는 Radia-Tized film은 종래의 2배 감도로 개량되고, 새로운 Ultra-speed film은 그 5~6배의 감도로 개량되었다.

1919년에 제작된 film의 감도를 1로 하면 이때 Ultra-speed film에서의 감도는 24배로 증가된 셈이 된다. 그리고 1981년에 발표된 Ekta-speed film 또한 그 2배의 감도를 가짐으로써, 실로 48배의 감도를 갖는 것이 된다. 이러한 사실은 Ultra-speed film을 사용하면, 1919년 당시의 1/24의 시간으로 촬영되는 것을 의미하며, Ekta-speed에서는 1/48의 시간 밖에 필요하지 않게 된다.

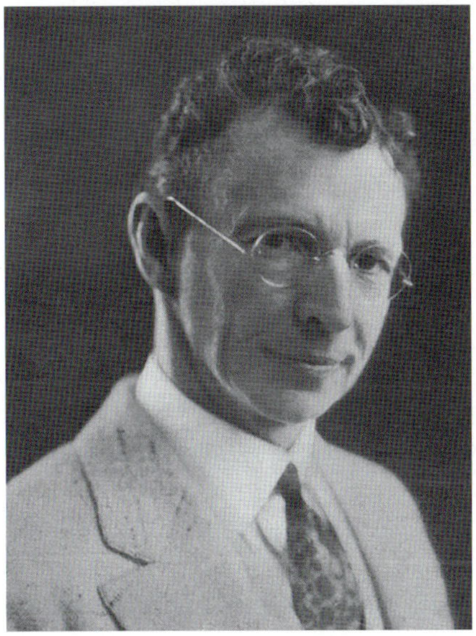

그림 1-4. Dr. William D. Coolidge

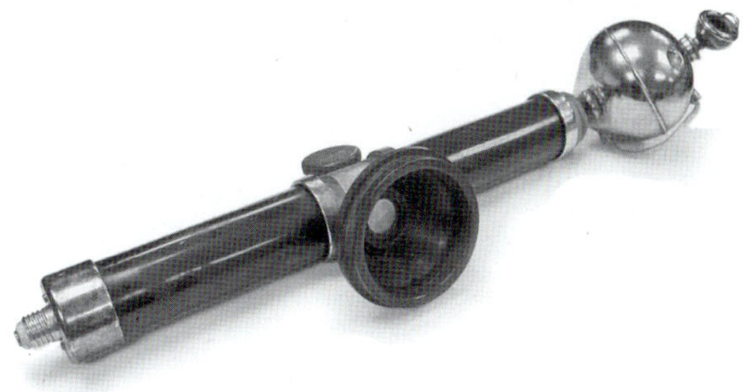

그림 1-5. Bowl leaded glass shield shock proof dental X-ray tube

1917년 Dr. William D. Coolidge는 최초의 dental x-ray tube를 제작하였다.

Coolidge의 dental x-ray tube는 현대 임상에서 사용하는 X-선관의 proto-type이 되었고, 보다 정확한 X선상을 얻는다는 견지에서 McCormack가 초점-피사체간의 거리를 길게 하는데 대한 이점을 발표한 것은 1920년의 일이었다. 그러나 이것이 Long Cone Technique(평행촬영법)로 개량 보급되기 위해서는 1947년 Waggener, Fitzgerald 등에 의해 완성되기까지 많은 시간이 필요하였다.

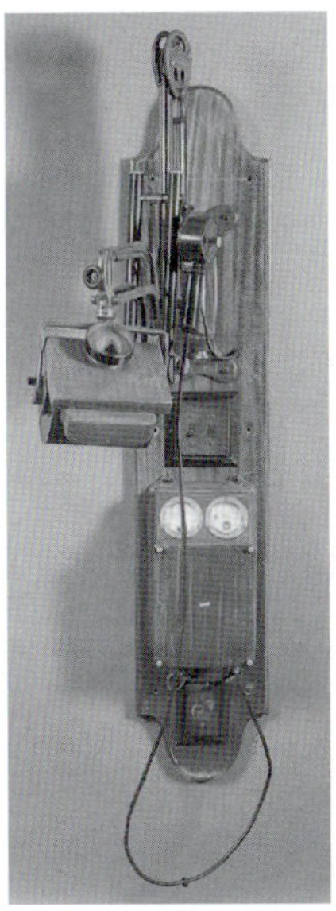

그림 1-6. Victor dental X-ray machine

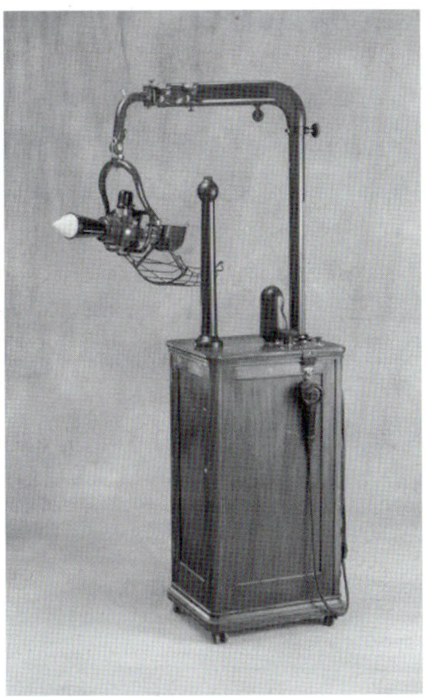

그림 1-7. 1923년대 치과용 X-선 촬영장치

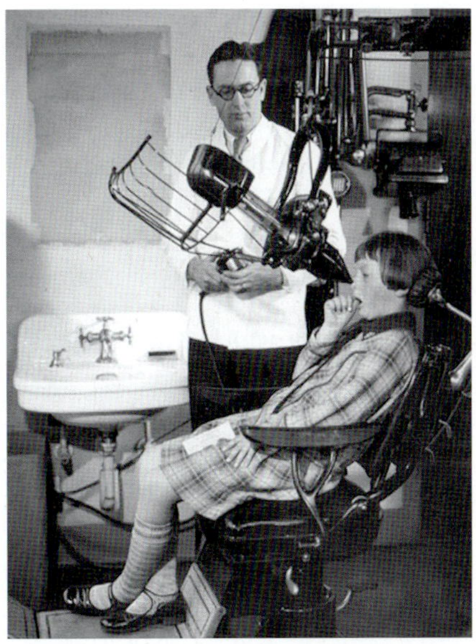

그림 1-8. Patient receiving a dental x- ray

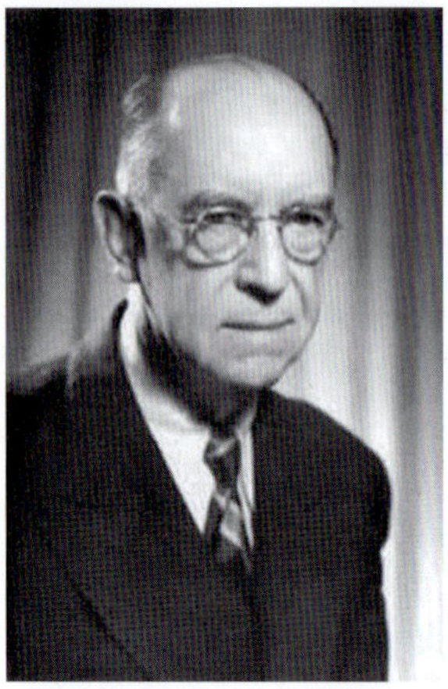

그림 1-9. Dr. H. R. Raper

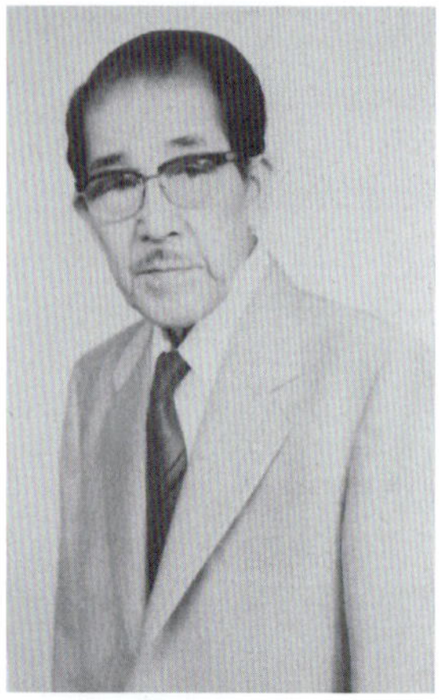

그림 1-10. Dr. h. numata

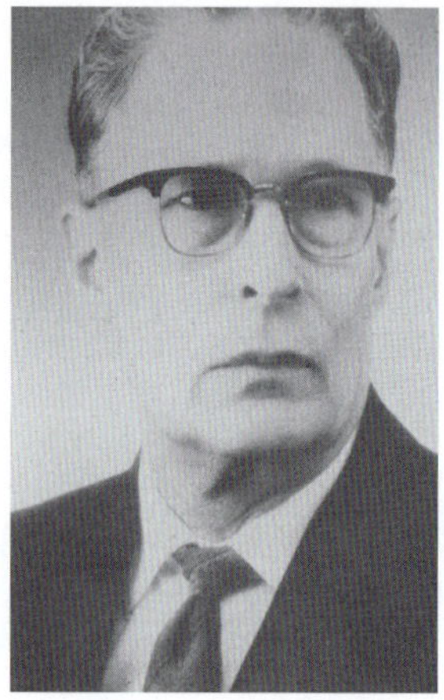

그림 1-11. Dr. V. paatero(Filand)

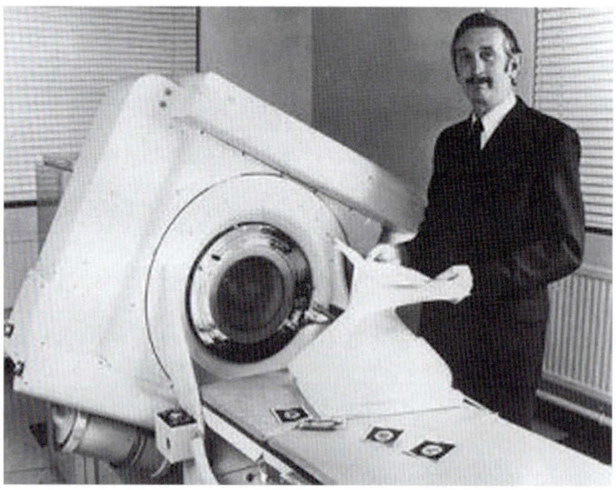

그림 1-12. G. N. Hounsfield

1923년 Chicago의 Victor X-Ray 사에서 최초의 치과용 X-선 촬영장치를 제작하였다.

1924년 Raper는 교익(咬翼)촬영법을 개발하고 1931년에는 Hofrath와 Broa-dbent에 의해 두부 X선 규격촬영법이 고안되었다.

Dr. h. numata(Japan)는 1933년에 최초로 extraoral rotational panoramic radiography를 착안하며 Dr. V. paatero(Filand)는 1946년에 slit beam panoramic radiography를 고안하게 된다. 아울러 1960년대에 미국의 S.S. White사가 최초로 파노라마 방사선사진촬영기인 Panorex를 시판하기 시작하여 현대에는 여러 가지 종류의 개선된 파노라마 방사선사진촬영기가 치과진료에 기본적인 영상장비로 이용되고 있다.

1972년 G. N. Hounsfield에 의해 Computed Tomography(CT)가 발명되어 치과진료에서도 유용하게 사용되고 있으며, 그 외에 자기공명영상, 초음파검사, SPECT 등 또한 구강악안면영역의 질환진단에 이용되고 있다. 한편 1999년 일본의 Dr. Y. Arai 등에 의해 개발된 Conebeam CT(CBCT)는 Medical CT에 비해 상대적으로 적은 방사선 노출량만으로 고해상도의 단면영상을 획득할 수 있는 장점으로 인해 그동안 conventional 방사선 촬영만으로는 관찰이 용이하지 않았던 치아 및 악골의 절단면 및 3차원 영상을 획득할 수 있게 되어 현재 전 세계적으로 그 사용이 급증하고 있다. CBCT는 치과진료를 한 단계 Upgrade 시켜주고 있는 반면 의료방사선 노출 증가의 한 원인이 되고 있어, 최근 CBCT에 의한 선량증가가 쟁점이 되고 있지만 업계 및 치과 의료계의 노력과 관심으로 지속적인 발전과 함께 CBCT의 사용과 가치는 더욱 더 늘어날 전망이다.

치과 영상학의 역사 (요약)

1. 1896년: Dr. Otto Walkhoff에 의해 최초의 치아 방사선 사진 촬영
2. 1901년: Dr. William H. Rollins에 의해 X-선 사용에 따른 위험성 발표
3. 1904년: Dr. W. H. Price에 의해 구내 치근단 촬영의 등각촬영법 개발
4. 1913년: Eastman Kodak社에서 최초 치과용 필름 생산
5. 1917년: Dr. William D. Coolidge에 의해 최초의 dental x-ray tube 개발
6. 1923년: Victor社에서 최초 치과용 촬영장치 제작
7. 1924년: Dr. H. R. Raper에 의해 구내 교익촬영법 개발
8. 1931년: Hofrath와 Broa-dbent에 의해 두부 X선 규격촬영법이 고안
9. 1933년: GE에서 지속적으로 발전된 촬영장치 개발
10. 1937~1947년: Long distance 이론을 바탕으로 Dr. F. G. Fitzgerald에 의해 long-cone 평행촬영법 사용
11. 1949년: 핀란드에서 pantomographic device 개발
12. 1960년: 미국에서 최초 파노라마 촬영기 panorex 시판
13. 1972년: G. N. Hounsfield에 의해 computed tomography(CT)가 발명 그 외에 자기공명영상, 초음파검사, SPECT 등 구강악안면영역의 질환진단에 이용
14. 1999년: 일본의 Dr. Y. Arai 등에 의해 개발된 cone-beam CT(CBCT)는 Medical CT보다 방사선 노출량이 적으면서 고해상도의 치아 및 악골의 절단면 영상 및 3차원 영상을 보여주는 장점으로 인해 전 세계적으로 그 사용이 급증

연 습 / 문 / 제

1. 최초 X선의 발견의 배경과 의학 분야에 미치는 중요성을 서술 하시오.

2. 구내 및 구외 촬영의 확립 연도를 아는 대로 나열 하시오.

3. CBCT 개발 시점과 장점 및 단점을 서술 하시오.

해부학적 구조 02

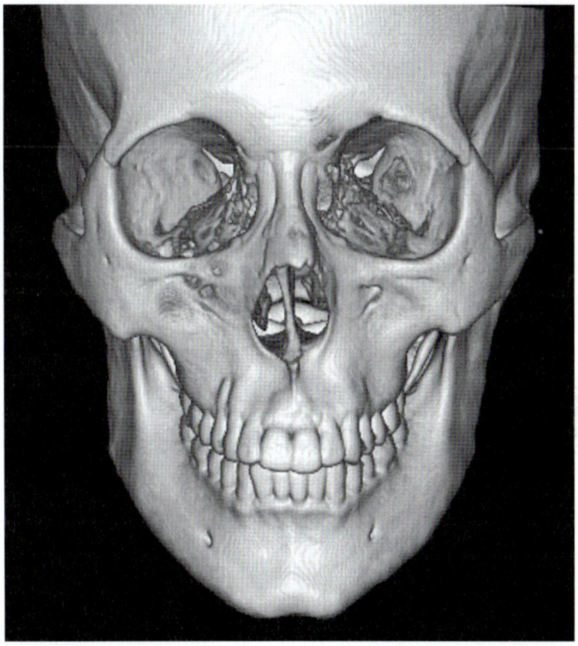

구강악안면 영역뿐만 아니라 인체의 모든 해부학적 구조의 병적상태를 효과적으로 살펴보고 진단하기 위해서 정상 해부학적 구조물의 방사선 영상에 대한 철저한 지식이 필요하다. 방사선 영상은 정확한 진단을 가능하게 하며, 오진 및 의료사고 등을 최소화할 수 있고 이는 곧 환자의 삶의 질을 향상시키는데 기여할 수 있다. 방사선 영상을 통해 진단 정보를 얻기 위해 정확한 판독이 필요하며, 정확한 판독을 위해서 방사선사는 해부학적 지식의 이해를 바탕으로 정확한 방사선 촬영을 실시해야 한다. 치과 해부학의 경우 보고자 하는 구조물들이 작기 때문에 정밀한 촬영이 요구 되며 정확하게 촬영하였다 하여도 모든 해부학적 구조물이 동일하게 나타나지 않을 수 있다. 이는 환자마다 해부학적 구조물의 방사선 영상이 매우 다양함으로 인해 관찰되지 않을 수 있는 것으로 몇몇 해부학적 구조물이 관찰되지 않는다고 해서 비정상적으로 진단해서는 안 된다. 이번 장에서는 구내 및 구외 방사선촬영, Cone-Beam CT 촬영 등을 통해 저작기관인 치아와 치아를 지지 시켜주는 위, 아래턱뼈(상, 하악골)의 지지구조물의 상관관계 및 정상적인 해부학적 구조에 대해 살펴보고자 한다.

1 치아와 치열

인간의 치아는 형태와 기능에 따라 몇 분류로 나누어지며 정상적으로 어린이로부터 성인에 이르는 동안에 2벌의 치아가 맹출된다. 첫째 치열은 젖니열(유치열)로서, 위아래턱 각각 10개씩의 치아로 이루어진다. 두 번째 치열은 간니열(영구치열)로서 보통 위아래턱 각 16개씩의 치아로 구성된다. 젖니열과 간니열 모두 앞니(절치), 송곳니(견치) 및 어금니(구치)로 이루어진다. 네 번째 종류로서 작은어금니(소구치)는 간니열에서만 발견된다(그림 2-1).

(1) 앞니(전치부)

입안(구강, Oral Cavity)의 입구에 있으며 음식을 자르거나 베는 기능뿐만 아니라 심미, 발음과 같은 다른 역할에 중요한 기여를 한다.

(2) 송곳니(견치)

치아활(치열궁, dental arch)의 모서리에 자리 잡고 있으며, 모든 치아 중에서 치아뿌리가 가장 길다. 송곳니의 기능은 음식을 절단하고 붙들고, 꿰뚫고, 찢는 것이다.

(3) 작은어금니(소구치)

송곳니와 큰어금니 사이에 위치하며 송곳니와 같이 음식을 찢기도 하고, 어금니와 같이 음식을 갈기도 한다.

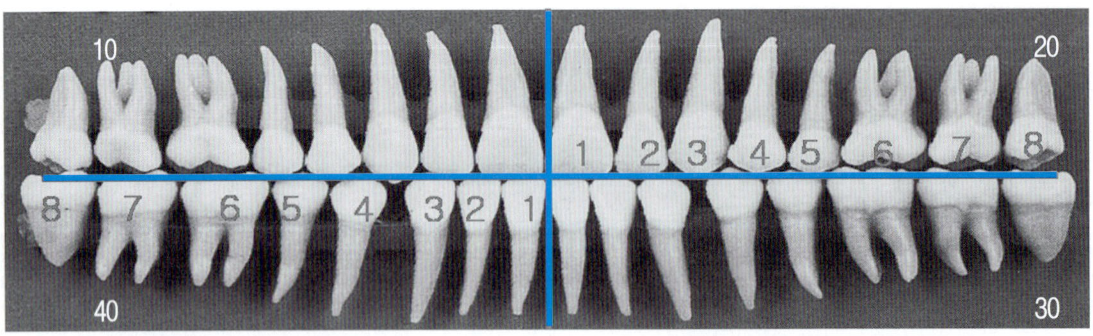

1: 중심앞니(중절치, central incisor)
2: 바깥앞니(측절치. lateral incisor)
3: 송곳니(견치, canine)
4: 첫째작은어금니(제1소구치, 1st premolar)
5: 둘째작은어금니(제2소구치, 2nd premolar)
6: 첫째큰어금니(제1대구치, 1st molar)
7: 둘째큰어금니(제2대구치. 2nd molar)
8: 셋째큰어금니(제3대구치, 3rd molar)

그림 2-1. 치아의 배열

(4) 큰어금니(대구치)

치아의 크기가 크고 교두(dental cusp)가 여러 개이며, 턱관절 가까이 자리하고 있으며, 저작기능을 발휘하는 동안에 지렛대의 역할을 한다. 큰어금니들은 음식물을 삼키기에 적당한 작은 크기로 분쇄하고, 갈고, 씹는 것이 주된 역할이다.

2 치아의 해부학적 구조

치아는 저작, 심미, 발음, 보호 기능에 중요한 요소이며, 그 구조는 크게 사기질(법랑질), 상아질(치질), 시멘트질(백악질), 치아속질(치수) 등으로 구분할 수 있다(그림 2-2).

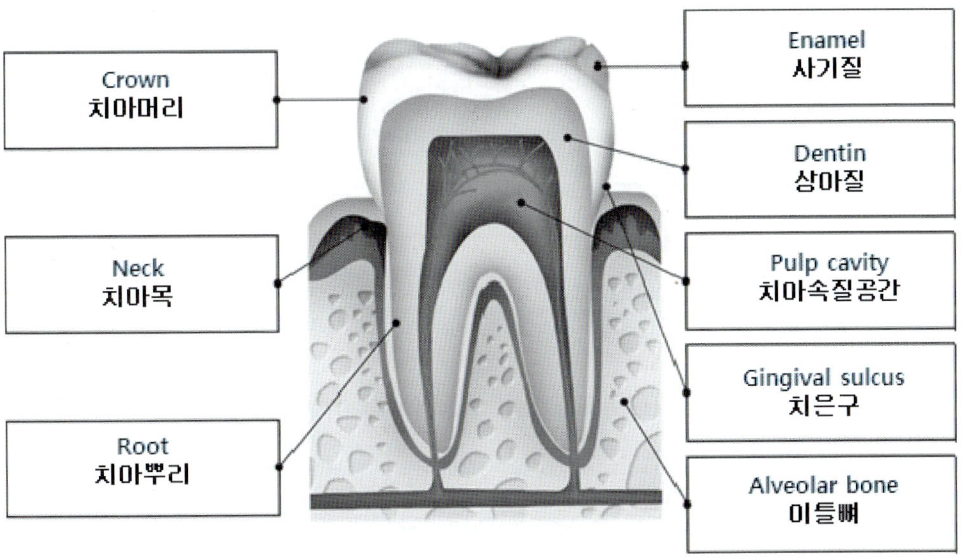

그림 2-2. 치아의 해부학적 구조

(1) 사기질(법랑질, enamel)

인체에서 가장 단단한 물질인 사기질(법랑질, enamel)의 경도는 치아표면의 부위에 따라 다르며, 안으로 갈수록 낮아져서 상아~사기 경계 부위가 가장 낮다. 사기질은 높은 탄성계수와 낮은 인장강도를 가지므로 단단한 구조라는 것을 나타내며 깨지기 쉬운 구조이다. 해부학적 치아머리부(치관, crown) 전체를 덮고 있으며, 이 두께는 치아의 부위에 따라 다르다. 절단면이나 교합면에서 두꺼우며, 시멘트~사기경계로 갈수록 점차 얇아져 끝나게 된다. 사기질은 대체적으로 회색이고 반투명하기 때문에 치아의 색깔은 아래쪽의 상아질 색깔과 사기질의 두께 및 사기질의 착색 정도에 의해 좌우되며, 사기질의 투명도는 석회화와 균질성의 정도에 따라 달라지며 인체를 구성하는 물질 중 가장 치밀한 조직으로 92%가 무기질로 구성되어 있다. 따라서 X선이 가장 많이 흡수되어 방사선 영상에서 치아머리부의 가장 바깥쪽에 뚜렷한 방사선불투과성(radiopaque)의 흰 층으로 나타나게 된다.

(2) 상아질(치질, dentin)

치아의 대부분을 구성하고 있는 상아질(치질, dentin)은 사기질 바로 아래 치아의 전체 길이에 걸쳐 있으며 치아의 중심층을 이루고 치아머리에서 치아뿌리까지 치아 구조의 대부분을 차지한다. 상아질의 바깥쪽은 해부학적 치아머리에서는 사기질에 의해, 해부학적 치아머리에서는 시멘트질에 의해 덮여있다. 안쪽으로는 치아속질공간(치수강, pulp cavity)의 벽을 이루고 있다. 상아질의 형성은 교두정이나 절단면에 인접한 부위에서부터 시작하여 점차적으로 치아뿌리끝을 향하여 진행된다. 사기질과 달리 치아가 맹출한 후에도 치아속질(치수)이 살아있는 한 상아질 형성은 계속된다. 치아의 처음모양(initial shape)을 형성하는 상아질을 일차 상아질이라고 하며(간니에 있어서), 치아 맹출 3년 후에 형성이 완료된다. 약 65%가 무기질로 되어있고 방사선 불투과성이지만 사기질에 비해서 단단하거나 치밀하지 못하고 방사선 영상에서 균일한 흑화도를 나타내는데 이는 골의 방사선영상 흑화도와 유사하다.

(3) 시멘트질(백악질, cementum)

치아의 해부학적 치아뿌리(치근)을 덮고 있는 단단한 조직(hard tissue)인 시멘트질(백악질, cementum)은 치아주머니(치낭, dental sac)의 결체조직의 미분화간엽세포에서 유래된 조백악세포가 형성한다. 상아질에 비해 다소 무르며, 무게비로 약 40~50%의 무기질(수산화인회석)과 50~55%의 유기질과 수분으로 구성되어 있다. 시멘트질에는 혈관이 없으며 옅은 황색이며, 상아질보다 다소 밝은 색이다. 모든 광화된 조직 중에서 불소 함량이 가장 높으며, 다양한 물질을 투과시킨다. 또한 완전한 부착을 유지하기 위하여 시멘트질의 표층이 수명을 다하면 새로운 시멘트질층이 축적되므로 시멘트질의 형성은 수명이 다할 때까지 계속된다.

(4) 치아속질(치수, pulp)

치아속질공간(치수강, pulp cavity)을 차지하고 있는 치아속질은 상아질에 의해 둘러싸여 있으며, 치아의 가장 안쪽에서 신경과 혈관을 포함하고 있으며 물렁한 조직(soft tissue)으로 구성되어 있기 때문에 치아속질을 함유하고 있는 치아속질공간과 치아뿌리관은 방사선 투과상(radiolucent)으로 어둡게 나타난다. 치아속질은 유수와 미수 신경섬유, 동맥, 정맥, 임파관, 결체조직세포, 세포 간질, 조상아세포, 섬유모세포, 대식세포, 교원질 및 미세섬유로 구성되어 있다. 치아속질의 중심부에는 큰 혈관과 신경관이 있으며 치아속질의 외곽에는 조상아세포, 무세포대 및 세포밀집대로 구성된 상아질을 생성하는 특수한 부위가 있다.

치아속질은 독특하고 특별한 기관으로서 (1) 형성 또는 발생, (2) 영양, (3) 감각 또는 보호 (4) 방어 또는 재생의 네 가지 기능을 가지고 있다. 조상아세포에 의해 일차와 이차 상아질이 형성되는 것이 형성기능이다. 영양기능은 조상아세포와 그 돌기에 공급되는 혈관을 통하여 상아질에 영양과 수분을 제공하는 것이다. 감각기능은 치아속질 내에 있는 감각신경섬유가 동통의 감지를 전달하는 것이다. 상아질의 수용체는 특이하여서 모든 자극에 대한 반응이 오직 동통으로만 나타난다. 치아속질은 보통 열, 접촉, 압력, 화학적 자극을 구별하지 못한다. 치아속질공간의 형태는 치아 형태에 좌우되지만 치아속질공간의 크기와 속질뿔(치수각, pulp horn)의 길이는 개인에 따라 매우 다양하다. 치아속질공간은 치아머리로부터 치아뿌리를 통해 치아뿌리끝까지 연장되어 있다.

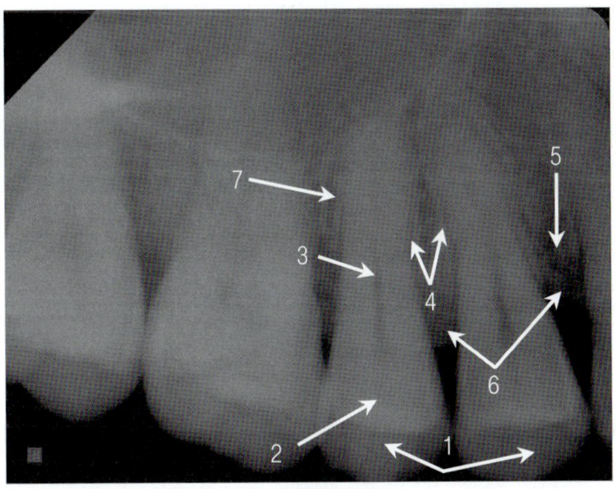

그림 2-3. 작은어금니 촬영영상의 해부학적 구조

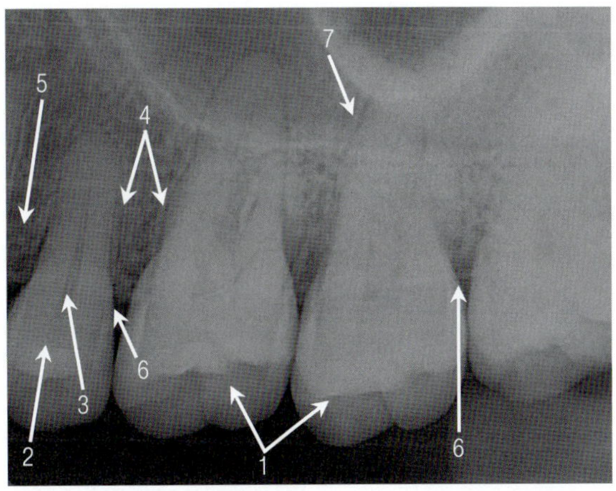

그림 2-4. 큰어금니 촬영영상의 해부학적 구조

1. 사기질(법랑질, enamel)
2. 상아질(치질, dentin)
3. 치아속질(치수, pulp)
4. 치조백선(lamina dura)
5. 갯솜뼈(해면질골, cancellous bone)
6. 이틀능선(치조정, arveolar crest)
7. 치아뿌리막강(치주인대강, periodontal ligament space)

3 지지 구조물(Supporting structure)

치아의 지지조직은 모든 X선 영상에서 뚜렷하게 나타난다. 치아를 지지하고 있는 구조물은 크게 위턱뼈(상악골)와 아래턱뼈(하악골)로 나뉘게 된다(그림 2-5).

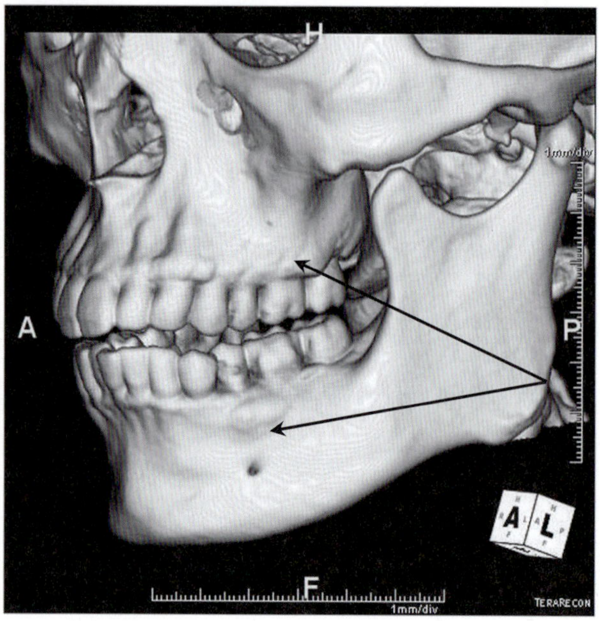

그림 2-5. 치아들이 이틀뼈에서 맹출하고 그 위치에서 이틀뼈에 의해서 유지된다.

(1) 위턱뼈(상악골, maxilla)

위턱뼈(상악골, maxilla)는 네 면을 갖고 있는 피라미드 모양의 위턱뼈 몸통(상악체), 4개의 돌기, 속이 빈 위턱굴(상악동)으로 이루어져 있다. 두개의 위턱뼈가 위턱의 대부분과 단단입천장의 주된 부분을 형성하고, 눈확바닥과 코안의 측면과 바닥을 형성하는 데 도움을 준다(그림 2-6).

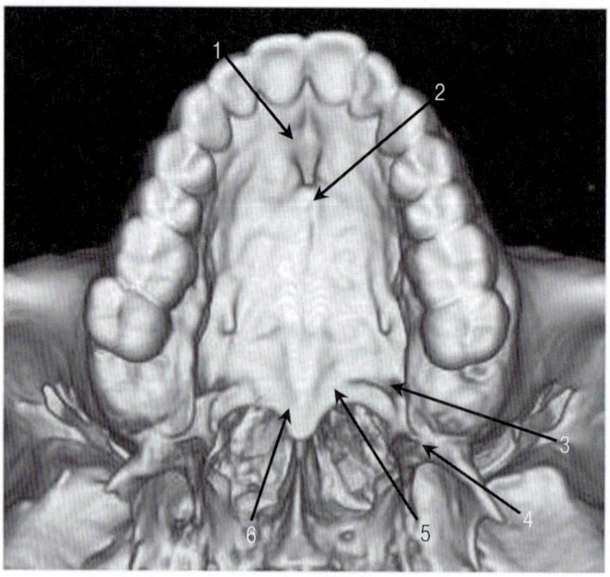

그림 2-6. 위턱뼈(상악골, maxilla)의 뼈입천장(골구개, bony palate)와 구조물

1. 앞니구멍(절치공, incisive foramen)
2. 정중입천장봉합(정중구개봉합, median palatine suture)
3. 큰입천장구멍(대구개공, greater palatine foramen)
4. 작은입천장구멍(소구개공, lesser palatine foramina)
5. 입천장뼈(구개골, bony palate)의 수평판(horizontal plate of palatine bone)
6. 뒤코가시(후비극, posterior nasal spine)

(2) 아래턱뼈(하악골, mandible)

아래턱뼈(하악골, mandible)는 얼굴의 가장 아래에 위치하며, 아래턱을 이루는 구조이며 말발굽 모양의 뼈로서 좌우 16개의 아래턱치아를 수용한다. 측두하악관절(temporomandibular joint)이라는 비골성(nonbody) 결합으로 머리뼈(두개골)에 부착되며, 수평부분인 턱뼈몸통(하악체, body of mandible)와 수직부분인 턱뼈가지(하악지, ramus of mandible)로 구분되고, 서로 거의 직각으로 만난다(그림 2-7).

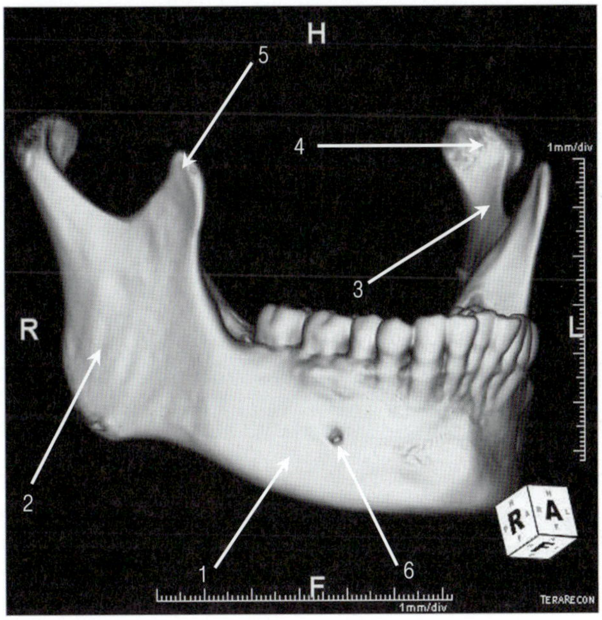

그림 2-7. 아래턱뼈(하악골, mandible)의 구분

1. 턱뼈몸통(하악체, body of mandible)
2. 턱뼈가지(하악지, ramus of mandible)
3. 턱뼈목(하악경, neck of mandible)
4. 턱뼈머리(하악두, head of mandible)
5. 근육돌기(근돌기, coronoid process)
6. 턱끝구멍(이공, mantal foramen)

(3) 치조백선(lamina dura)

치조백선(lamina dura)은 방사선 투과성의 치아뿌리막강(치주인대강)을 둘러싸고 있는 방사선 불투과성의 얇은 겉질뼈(피질골, cortical bone)로 이루어졌으며, 이틀능선(치조정, alveolar crest)의 겉질뼈와 연결되어 있다. 수직각도에 따라서 X선이 치조백선에 대해 접선방향으로 조사 시 방사선 영상에 명확하게 나타나며 비스듬히 조사시 방사선 영상에 관찰되지 않을 수도 있다. 치조백선의 두께와 밀도는 개개의 치아가 받는 교합력의 크기와 방향에 따라 다양하게 나타나는데 교합력을 과도하게 받는 치아뿌리주위에서는 넓고 치밀하게 나타나며, 교합력을 받지 않거나 약하게 받는 치아뿌리주위에서는 얇고 밀도도 감소한다. 일반적으로 치아뿌리끝 주위의 치조백선이 건전하면 생활치수라고 진단할 수 있으나 정상 치아에서도 치조백선이 분명하게 관찰되지 않을 수 있다. 즉, 모든 방사선영상에서 치조백선이 관찰되는 것은 아니다(그림 2-8).

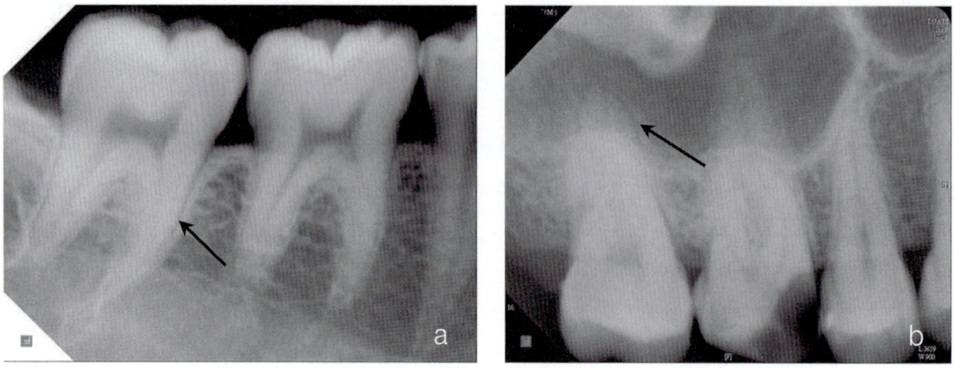

그림 2-8. 치조백선(lamina dura)
a. 치조백선　　b. 위턱굴(상악동)과 중첩된 치조백선

(4) 갯솜뼈(해면질골, cancellous bone)

갯솜뼈(해면질골, cancellous bone)은 뼈잔기둥(골소주)과 뼈잔기둥으로 둘러싸인 뼈속질공간(골수강, bone marrow space)으로 되어 있으며 뼈잔기둥의 양상은 사람마다, 부위마다 다르게 나타난다. 별로 치밀하지 못하고, 구조 내부에 골수를 가지고 있다. 또한 갯솜상 또는 망상의 밀도를 가지며 겉질뼈 보다 방사선 불투과성의 정도가 적게 나타난다. 특정 부위의 뼈잔기둥 양상을 평가하기 위해서는 위아래턱뼈 모두에서 뼈잔기둥의 분포, 크기, 밀도를 검사하고 비교해야 한다. 일반적으로 위턱 앞니의 뼈잔기둥은 얇고 수가 많으며 불규칙한 배열을 보이고 뼈속질공간은 작으며 비교적 수가 많다. 위턱 앞니의 뼈잔기둥은 뼈속질공간이 약간 크기는 하지만 앞니와 매우 유사하다. 아래턱 앞니의 뼈잔기둥은 위턱보다 두꺼우며 수가 적고 평행하게 배열되는 경향이 있으며 뼈속질공간은 상대적으로 더 크다. 아래턱 앞니에서 치아뿌리끝의 뼈잔기둥과 뼈속질공간은 아래턱 앞니와 유사하지만 크기가 좀 더 크고 뼈잔기둥이 치조백선에 거의 직각으로 서로 평행하게 규칙적인 배열을 하는 경향이 있다(그림 2-9).

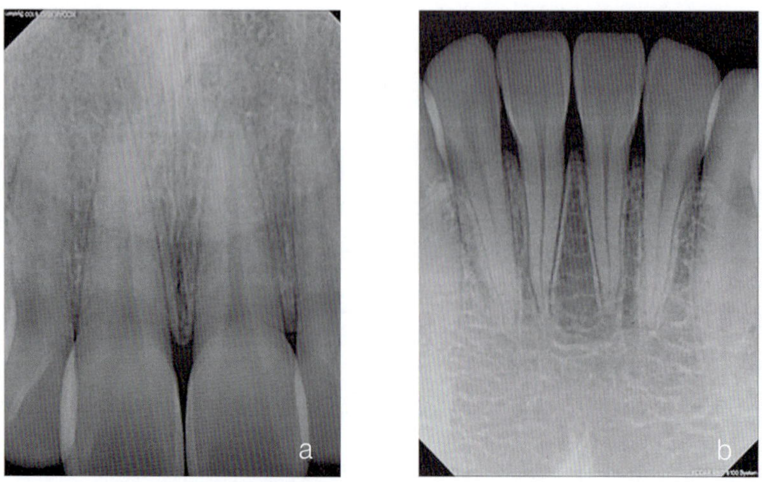

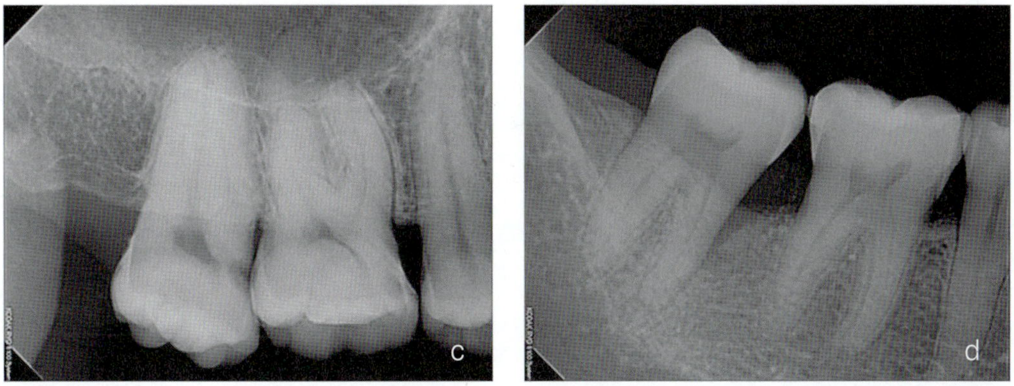

그림 2-9. 갯솜뼈(해면질골, cancellous bone)
a. 위턱 앞니의 뼈잔기둥 갯솜뼈
b. 아래턱 앞니의 뼈잔기둥 갯솜뼈
c. 위턱 큰어금니의 뼈잔기둥 갯솜뼈
d. 아래턱 큰어금니의 뼈잔기둥 갯솜뼈

(5) 이틀능선(치조정, alveolar crest)

이틀능선(alveolar crest)은 이틀뼈(치조골)의 끝 부위로 방사선 불투과성의 선으로 나타나며 인접 치아의 시멘트사기경계부를 기준으로 아래 1 또는 1.5 mm 이내에 있을 때 정상 범주로 간주한다. 일반적으로 연령이 증가하거나 치주질환이 있는 경우는 치아뿌리끝 쪽으로 내려가며 이틀뼈의 현저한 흡수상을 보이게 된다. 정상상태에서 이틀능선의 겉질뼈판이 관찰되지 않을 수도 있으며, 인접치아에서 시멘트사기경계부를 연결한 선과 평행하게 나타난다(그림 2-10, 2-11).

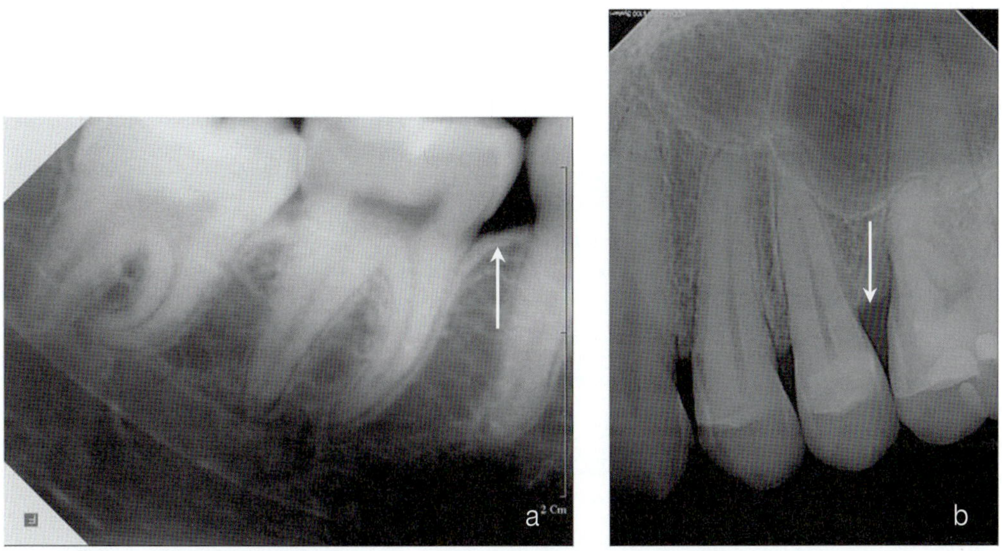

그림 2-10. 이틀능선(치조정, alveolar crest)
a. 아래턱 큰어금니 치근단 촬영영상에서 이틀능선
b. 위턱 작은어금니 치근단 촬영영상에서 이틀능선

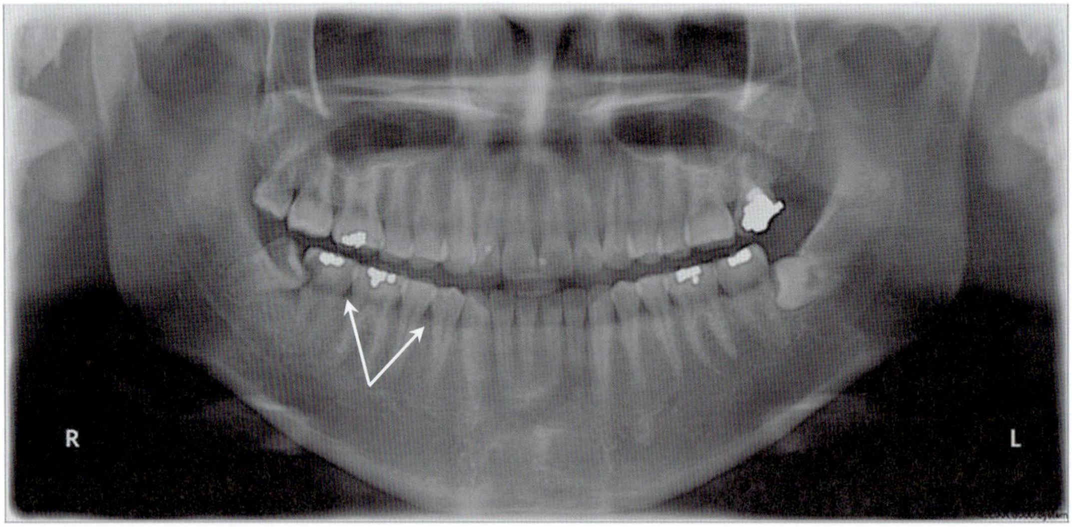

그림 2-11. 파노라마영상에서 이틀능선(치조정, alveolar crest)

(6) 치아뿌리막강(치주인대강, periodontal ligament space)

치아뿌리막강(치주인대강, periodontal ligament space)은 치아가 이틀뼈에 부착되게 하는 인대(ligament)가 있는 부위로 복잡하고 부드러우며 다양한 세포, 혈관, 신경, 섬유와 기질(ground sub-stance)로 이루어진 세포외 물질을 함유한 결체조직으로 되어있다. 대부분의 섬유는 교원질이며, 다양한 단백질과 다당류로 이루어져 있으며, 치아뿌리와 치조백선 사이에 얇은 방사선투과성 선으로 나타난다. 이틀능선으로부터 시작하며 이틀뼈 내에 있는 치아뿌리 부위로 이행하여 치아의 반대편 이틀능선까지 연결된다. 치아뿌리막강의 폭은 치아가 받는 교합력에 따라 다양하여 일반적으로 치아뿌리의 중간부위에서 가장 좁고 이틀능선과 치아뿌리끝에서 약간 넓다(그림 2-12).

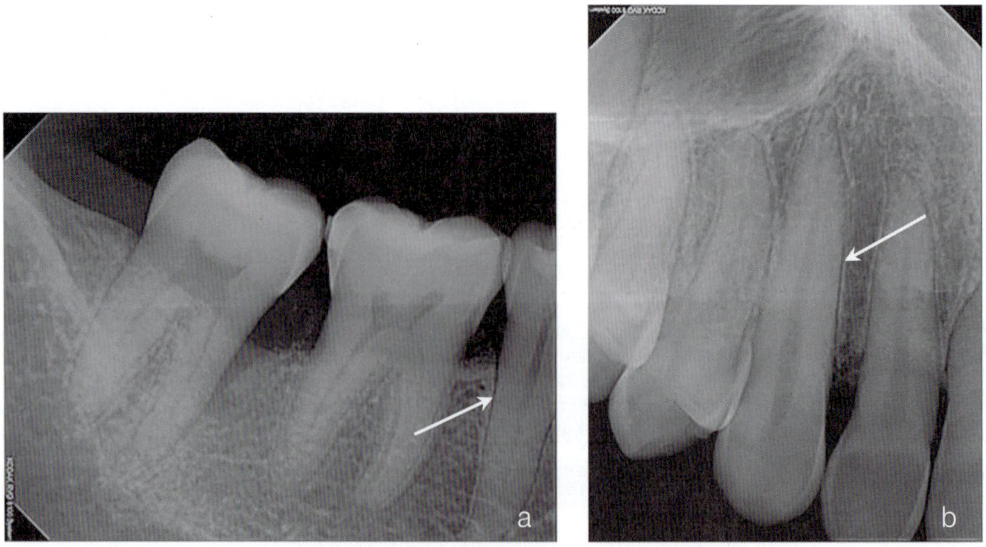

그림 2-12. 치아뿌리막강(치주인대강, periodontal ligament space)
a. 아래턱 큰어금니 차근단 촬영영상에서 치아뿌리막강
b. 위턱 송곳니 차근단 촬영영상에서 치아뿌리막강

4 위턱뼈활(상악궁)의 구조물

1) 앞니부(전치부)

(1) 앞니구멍(절치공, incisive foramen)

입안에 있는 코입천장관(비구개관, Nasoplatine canal)쪽의 개구부(openings)인 앞니구멍(절치공, incisive foramen)은 방사선 투과성으로 위치나 형태, 크기 및 선예도가 다양하며 주로 양 가운데 앞니의 치아뿌리 사이 또는 치아뿌리끝 부위에서 주로 관찰되며 난원형, 타원형 또는 서양배(western pear) 형태로 나타난다. 앞니구멍은 여러 개의 소관(smaller canals)들로 구성되어 있으며, 어떤 경우에는 이 소관들의 개구부가 관찰 될 수 있다(그림 2-13, 2-14).

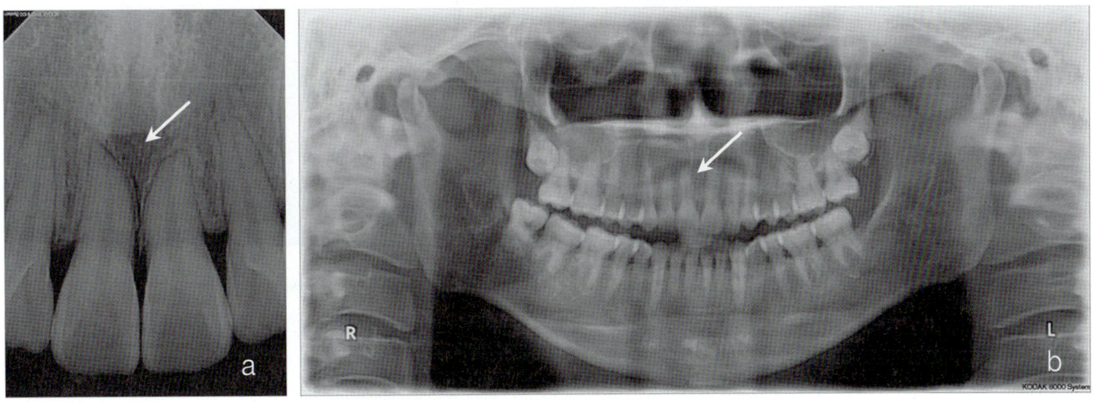

그림 2-13. 앞니구멍(절치공, incisive foramen)
a. 위턱뼈 앞니 치근단 촬영영상에서 앞니구멍
b. 파노라마영상에서 앞니구멍

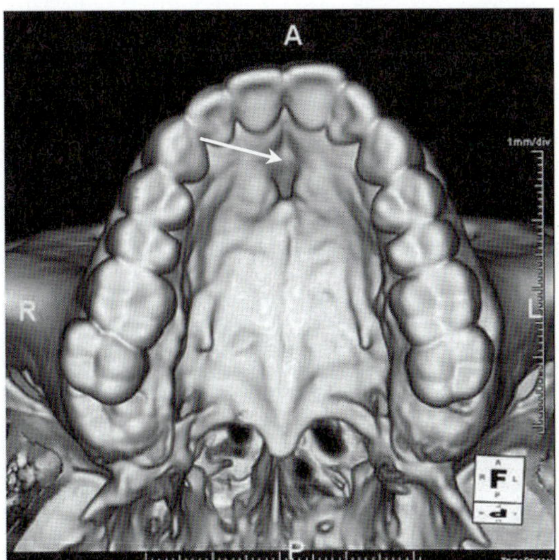

그림 2-14. CT 3D영상에서 앞니구멍(절치공, incisive foramen)

(2) 정중입천장봉합(정중구개봉합, median palatine suture)

위턱뼈의 중심부, 즉 이틀능선으로부터 양쪽 중심 앞니 사이에 얇은 방사선 투과성의 선으로 관찰되는 위턱사이봉합(정중상악봉합, intermaxillary suture) 또는 정중입천장봉합(정중구개봉합, median palatine suture)은 입천장의 뒷쪽으로 정중선을 따라서 연장되며, 좌·우측 위턱뼈의 연결을 나타낸다. 일반적으로 일정한 폭의 가는 방사선투과성 봉합 좌우에는 얇은 겉질뼈가 두 개의 평행한 방사선불투과성 선으로 나타나는데 이 겉질뼈는 평행하거나 불규칙하다(그림 2-15).

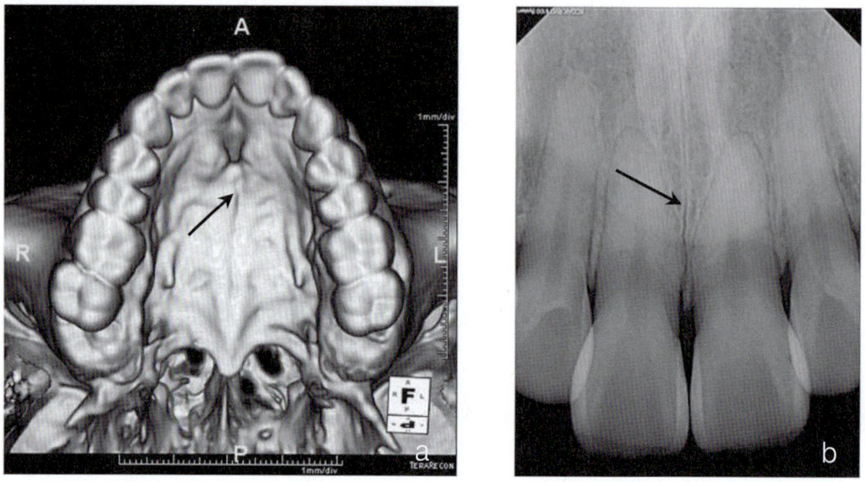

그림 2-15. 위턱사이봉합(intermaxillary suture) = 정중입천장봉합(median palatine suture)
a. CT 3D영상에서 정중입천장봉합
b. 위턱뼈 앞니 치근단 촬영영상에서 정중입천장봉합

(3) 앞코가시(전비극, anterior nasal spine)

앞코가시(전비극, anterior nasal spine)는 위턱 중심 앞니 사이의 이틀능선 위 1.5~2 cm 지점, 즉 코오목(비와)의 아래가장자리와 코중격(비중격)의 아래끝이 만나는 바로아래 부위에 위치한다. V자 형태의 방사선불투과상으로 나타난다(그림 2-16).

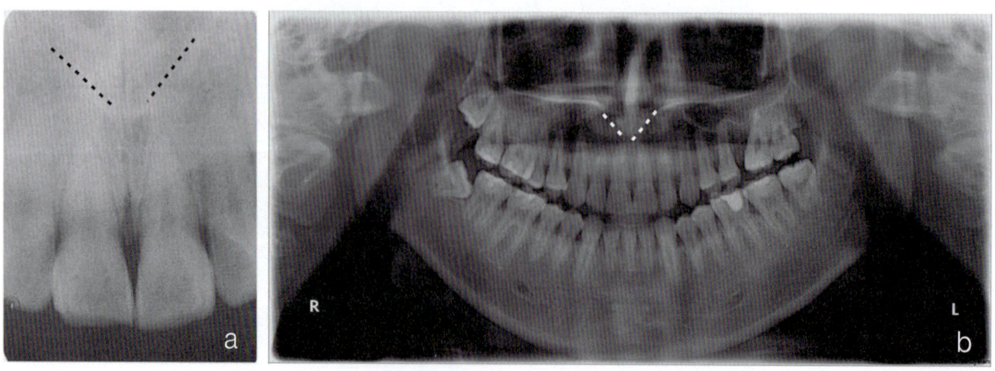

그림 2-16. 앞코가시(전비극, anterior nasal spine)
a. 위턱 앞니 치근단 촬영영상에서 앞코가시
b. 파노라마 영상에서 앞코가시

(4) 코오목(비와, nasal fossa)

공기를 함유하고 있는 코오목(비와, nasal fossa)은 입안의 바로 위에 위치하며 위턱 앞니 촬영 시 방사선투과상으로 나타난다. 앞니 방사선 영상에서 코오목의 아래가장자리는 앞코가시로부터 양쪽으로 방사선불투과성의 선으로 나타나고 이 선의 위쪽으로 코오목 아래부위의 방사선투과성 부위가 관찰되며 방사선불투과성을 보이는 코중격이 앞코가시 부위로부터 시작하여 위쪽으로 정중부에 나타난다(그림 2-17, 2-18).

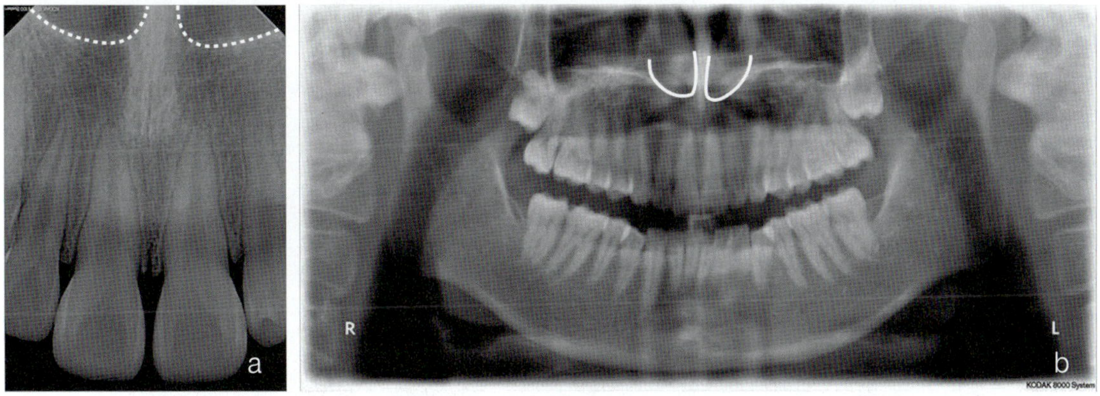

그림 2-17. 코오목(비와, nasal fossa)
a. 위턱 앞니 치근단 촬영영상에서 코오목
b. 파노라마 영상에서 코오목

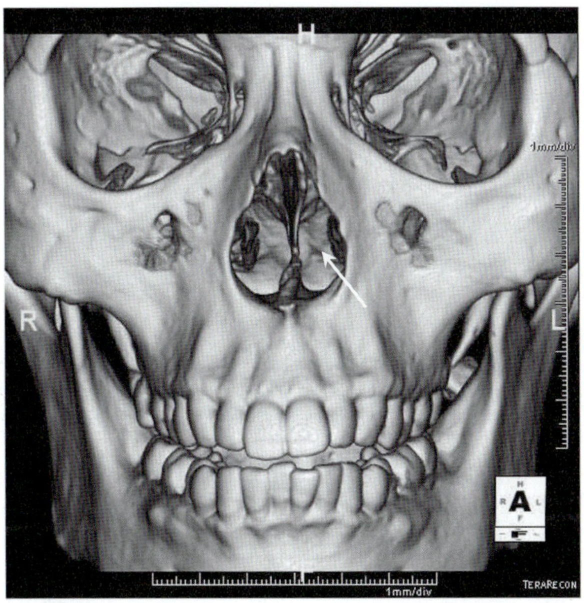

그림 2-18. CT 3D영상에서 코오목(비와, nasal fossa)

(5) 코중격(비중격, nasal septum)

코중격(비중격, nasal septum)은 앞코가시 부위로부터 시작하여 위쪽으로 정중 부위에 나타나며 경우에 따라 폭이 넓고 불명확하게 보이기도 하고 때때로 정중선으로부터 약간 변위되기도 한다(그림 2-19).

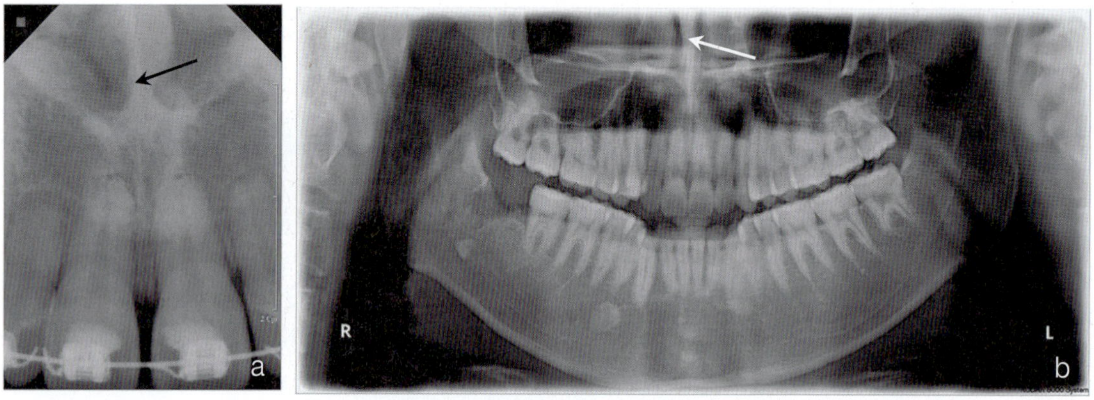

그림 2-19. 코중격(비중격, nasal septum)
a. 위턱 앞니 치근단 촬영영상에서 코중격
b. 파노라마 영상에서 코중격

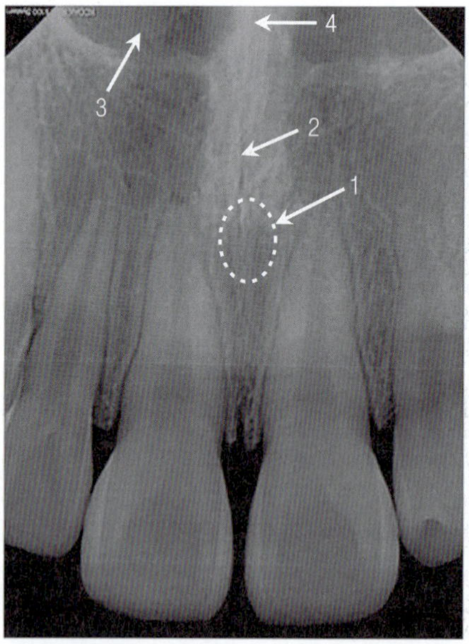

그림 2-20. 위턱 앞니부 해부학적 구조물
1. 앞니구멍(절치공, incisive foramen)
2. 정중입천장봉합(정중구개봉합, median palatine suture)
3. 콧구멍(비와, nasal fossa)
4. 코중격(비중격, nasal septum)

2) 송곳니부(견치부)

(1) 위턱굴(상악동, maxillary sinus)

송곳니 부위 촬영시 나타나는 중요한 구조물로 위턱굴(상악동, maxillary sinus)이 있다. 위턱굴은 4면으로 이루어진 피라미드(pyramid) 형태로서 기저부는 코안쪽으로 있는 내벽이고 첨부는 위턱뼈의 광대돌기 부위가 된다. 나머지 3면은 눈확바닥(안와저, floor of orbit)를 형성하고 있는 상벽, 작은어금니 위쪽으로 연장되어 있는 전벽, 큰어금니와 위턱뼈융기(상악결절) 위쪽으로 튀어나온 후측벽이다. 성인이 되면 위턱굴은 일반적으로 송곳니 부위에서부터 위턱뼈융기 위쪽의 위턱뼈 뒤가장자리까지 이른다. 코오목과 마찬가지로 공기를 함유하고 있어 방사선 투과성 부위로 나타난다. 크기는 매우 다양하지만 코곁골(부비동) 중에 가장 커서 위턱뼈몸통의 대부분을 차지한다(그림 2-21).

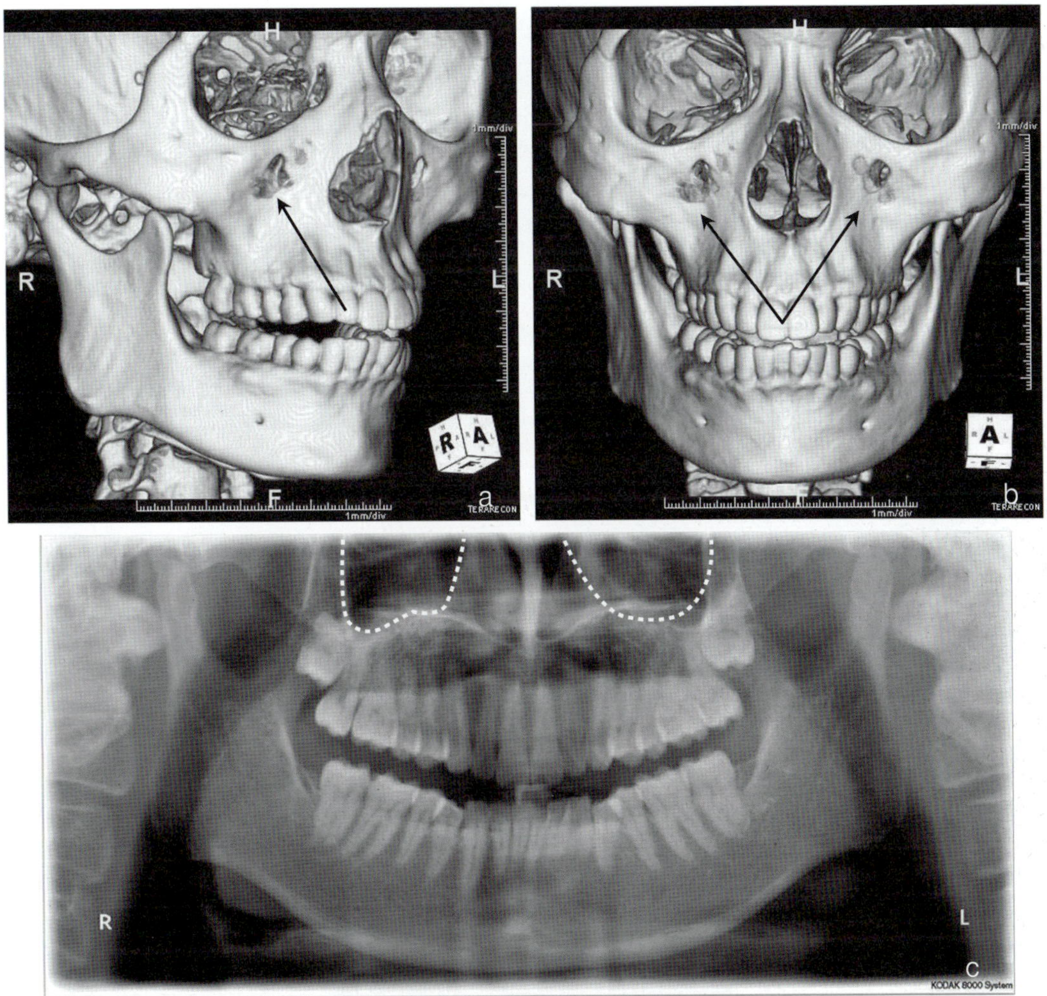

그림 2-21. 위턱굴(상악동, maxillary sinus)
a, b. CT 3D영상에서 위턱굴
c. 파노라마영상에서 위턱굴

(2) 역Y자(inverted Y)

송곳니부 치근단 촬영 영상에서 위턱굴의 전내벽이 코오목의 측벽과 서로 교차하여 전형적인 '역Y자(inverted Y)' 형태가 만들어진다(그림 2-23).

(3) 코눈물관(비루관, nasolacrimal canal)

코눈물관(비루관, nasolacrimal canal)은 코뼈와 위턱뼈에 의해 형성되는데 눈확(안와)의 전하벽의 내측으로부터 아래쪽으로 주행하여 코 안의 코선반뼈(하비갑개) 아래로 개통된다. 특히 X선의 수직각을 크게 했을 때 송곳니부 치근단 촬영영상에서 송곳니의 치아뿌리끝 위쪽에서 관찰될 수 있다. 또한 위턱 교합 촬영영상에서는 어금니부에서 관찰 된다(그림 2-22)

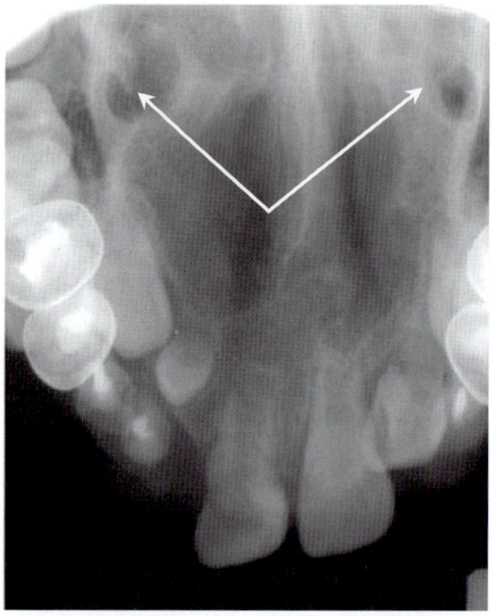

그림 2-22. 위턱 교합 촬영영상에서 코눈물관(비루관, nasolacrimal canal)

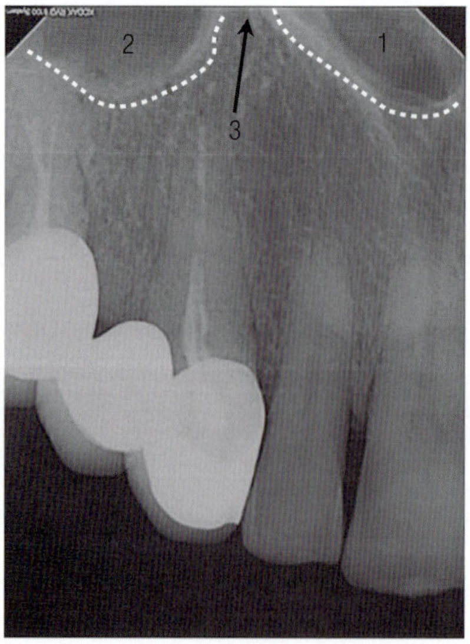

그림 2-23. 위턱 송곳니부 해부학적 구조물

1. 코오목(비와, nasal fossa), 2. 위턱굴(상악동, maxillary sinus), 3. 역 Y자(inverted 'Y' view)

3) 작은어금니부(소구치부)

치근단 촬영에서 작은어금니 부위의 촬영시에 관찰할 수 있는 구조물이 **위턱굴(상악동, maxillary sinus)**이다. 여러 환자들에게 위턱굴이 치아뿌리들 사이에 있는 이틀융기 쪽으로 연장되어 나타난다. **광대골(zygomatic bone)의 전방부위**가 이 부위 촬영시에 나타난다(그림 2-25).

(1) 코입술선(비순구, nasolabial fold)

코입술선(비순구, nasolabial fold)은 작은어금니부 치근단 촬영영상에서 주로 관찰되고 방사선 영상에서 흑화도의 차이를 보이는 사선이며 방사선 불투과성이 증가된 부위는 치아와 이틀뼈(치조골)에 두꺼운 뺨 조직이 중첩되었기 때문이다. 연령이 증가됨에 따라 주름이 깊어지기 때문에 좀 더 뚜렷하게 나타난다(그림 2-24).

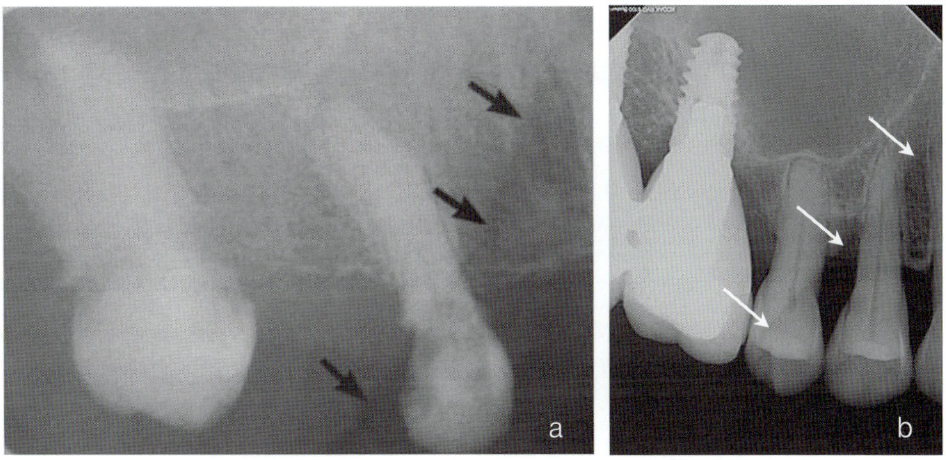

그림 2-24. 코입술선(비순구, nasolabial fold)
a, b. 코입술선

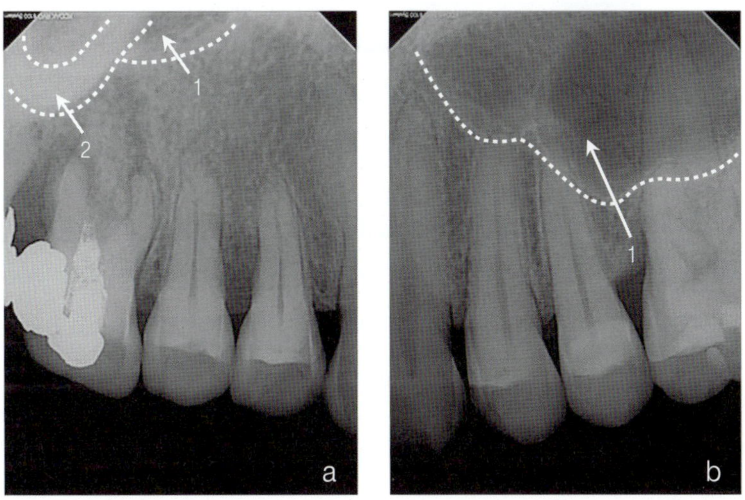

그림 2-25.
a, b. 위턱뼈 작은어금니부 해부학적 구조물
1. 위턱굴(상악동, maxillary sinus), 2. 광대골(협골, zygomatic bone)

4) 큰어금니부(대구치부)

위턱 큰어금니(상악 대구치) 부위의 치근단 촬영시 **위턱굴(상악동, maxillary sinus)**의 뒤쪽경계가 보여진다(그림 2-29).

(1) 광대돌기(권골돌기, zygomatic process)

광대돌기(권골돌기, zygomatic process)는 제 1, 2 큰어금니 치아뿌리끝 위쪽부에서 관찰되며 치근단 촬영 영상에서 위쪽으로 개방된 U자형의 방사선 불투과성의 선으로 나타난다. X선의 조사방향에 따라 크기, 넓이나 선예도가 다양하게 나타날 수 있으며, 대개 큰어금니의 치아뿌리끝과 중첩되어 나타난다. 뚜렷할 경우 광대활(**권골궁, zygomatic arch)**은 광대뼈로부터 뒤 쪽으로 연장되어 나타난다(그림 2-26).

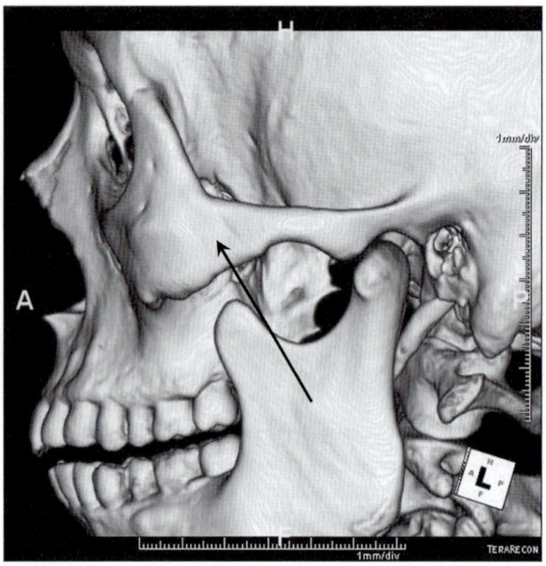

그림 2-26. 광대활(권골궁, zygomatic arch)

(2) 위턱뼈융기(상악결절, maxillary tuberosity), 갈고리돌기(구상돌기, hamular process)

큰어금니부위 촬영시 보여지는 또 다른 방사선 불투과성의 구조물은 위턱뼈융기(상악결절, maxil-lary tuberosity)와 근육의 부착부위인 갈고리돌기(구상돌기, hamular process)이다. 이들은 주로 갯솜질뼈(해면질골)로 구성되어 있으며 상후방에서 수직, 수평각을 주었을 때 관찰될 수 있다(그림 2-27, 2-28).

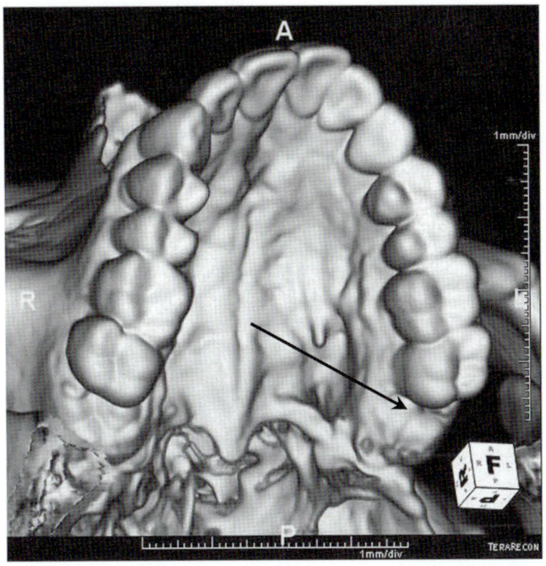

그림 2-27. 위턱뼈융기(상악결절, maxillary tuberosity)

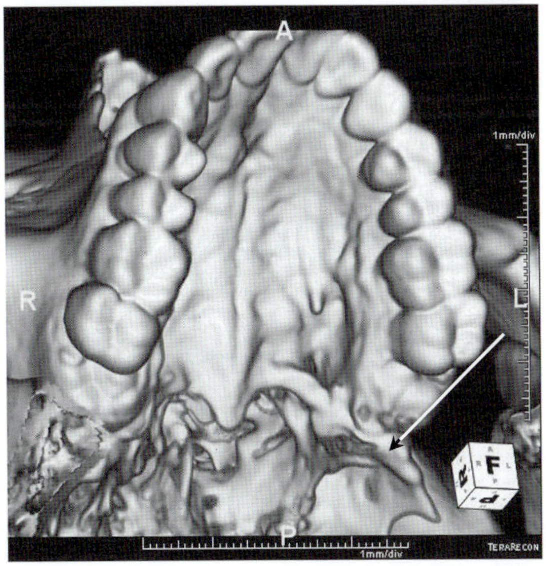

그림 2-28. 갈고리돌기(구상돌기, hamular process)

(3) 근육돌기(근돌기, coronoid process)

위턱어금니부 치근단 방사선 촬영시 입을 크게 벌리고 촬영하는 경우 근육 부착부위 중 하나인 아래턱뼈의 근육돌기(근돌기, coronoid process)를 종종 관찰할 수 있다(그림 2-30).

(4) 날개판(익상판, pterygoid plates)

날개판(익상판, pterygoid plates)은 위턱뼈융기 바로 뒤에 위치하며 크기와 모양이 매우 다양하다. 구내촬영영상에서는 거의 나타나지 않으나 나타나는 경우에는 뼈잔기둥(골소주)의 양상을 확인할 수 없고, 균일한 방사선불투과상을 보인다. 안쪽날개판(내익상판) 아래로 갈고리돌기가 나타나는데 중심선의 방향에 따라 방사선영상이 다양하여 치아뿌리편과 유사한 상을 보일 수 있다(그림 2-30).

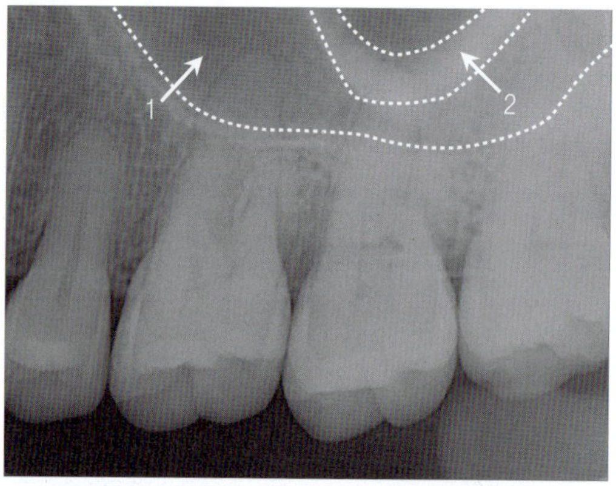

그림 2-29. 위턱뼈큰어금니부 해부학적 구조물
1. 위턱굴(상악동, maxillary sinus), 2. 광대뼈(협골, zygomatic bone)

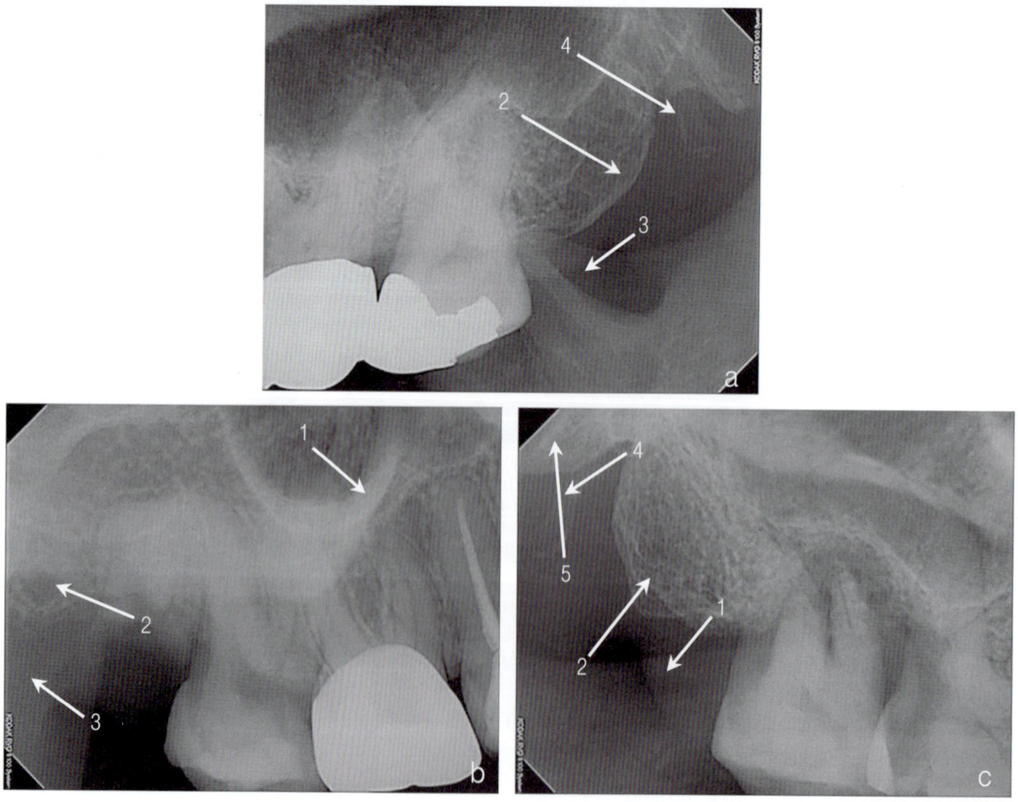

그림 2-30. 수평각을 distal에서 주었을 때 관찰되는 위턱뼈큰어금니부 해부학적구조물
1. 광대뼈(협골, zygomatic bone), 2. 위턱뼈융기(상악결절, maxillary tuberosity), 3. 근육돌기(근돌기, coronoid process), 4. 갈고리돌기(구상돌기, hamular process), 5. 날개판(익상판, pterygoid plates)

5 아래턱뼈활(하악궁)의 구조물

1) 앞니부(전치부)

(1) 아래턱결합(하악결합, symphysis)

아래턱결합(하악결합, symphysis)은 유아의 젖중심앞니(유중절치) 사이에서 아래턱뼈의 중심선을 지나는 방사선투과성의 선으로 나타나며, 일반적으로 생후 1년경에 융합되고 그 이후에는 방사선영상에 나타나지 않는다. 만일 방사선투과상이 이 시기 이후에 나타나는 경우에는 골절이나 열(creft)로 의심할 수 있다(그림 2-31).

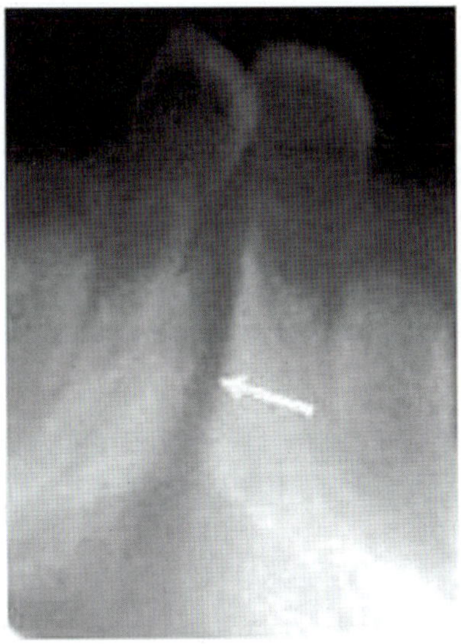

그림 2-31. 소아의 아래턱결합(하악결합, symphysis)

(2) 혀구멍(설공, lingual foramen), 턱끝가시(이극, mental spine)

혀구멍(설공, lingual foramen)은 중심 앞니의 치아뿌리끝 아래부위에 방사선 투과성의 작은 점으로 나타난다. 근육 부착을 위한 4개의 뼈가시(골극, bone spine), 즉 턱끝가시(이극, mental spine)에 의해 둘러싸여진다. 턱끝가시는 아래턱 혀옆면의 정중선상에 아래턱 아래가장자리 가까이 위치하며 종종 좌우 및 상하 돌출로 나누어지는 뼈돌기이다. 아래턱 앞니의 치근단 촬영영상에서는 매우 다양하게 나타나는데 앞니 뿌리 아래쪽의 중심부에서 직경 3~4 mm의 방사선불투과상의 흰 원으로 보일 수 있으나 항상 관찰되는 것은 아니다. 이 두 구조는 혀측에 위치하고 아래턱**의 아래가장자리** 가까이에서 나타난다. 소아 앞니부 치근단 촬영시 수직각을 과도하게 주었을 때 아래턱**의 아래가장자리** 아래쪽에 턱끝가시가 관찰될 수 있다(그림 2-32, 2-33, 2-34).

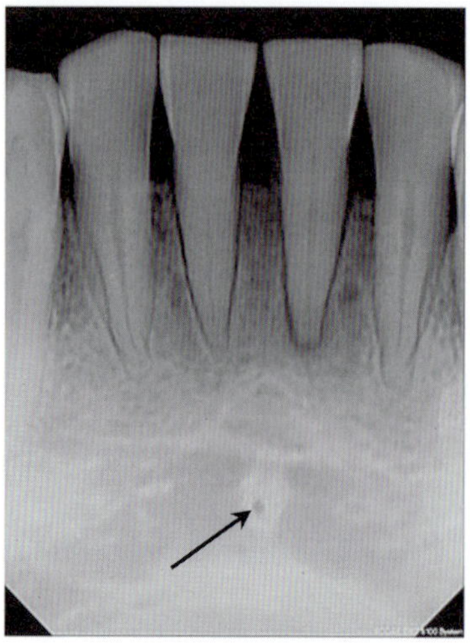

그림 2-32. 화살표는 아래턱 앞니 치근단 촬영영상에서 혀구멍(설공, lingual foramen)

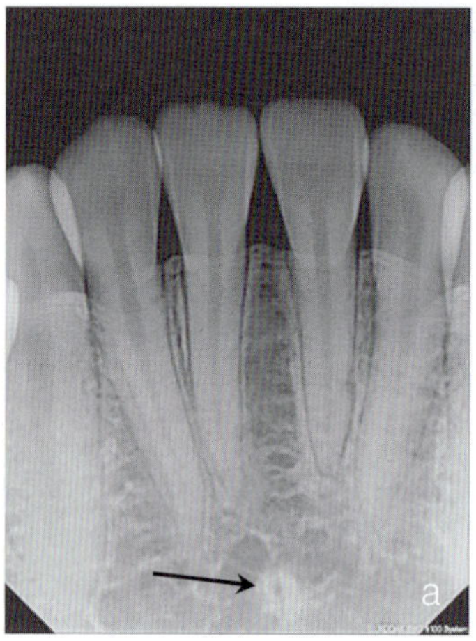

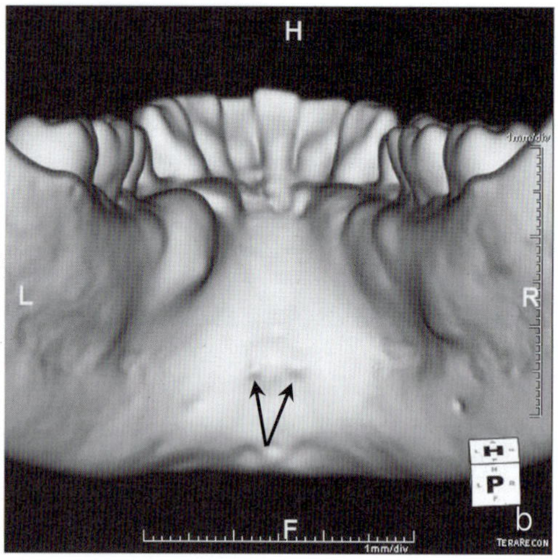

그림 2-33. 턱끝가시(이극, mental spine, genial tubercle)

a. 아래턱 앞니 치근단 촬영영상에서 턱끝가시

b. CT 3D영상에서 턱끝가시

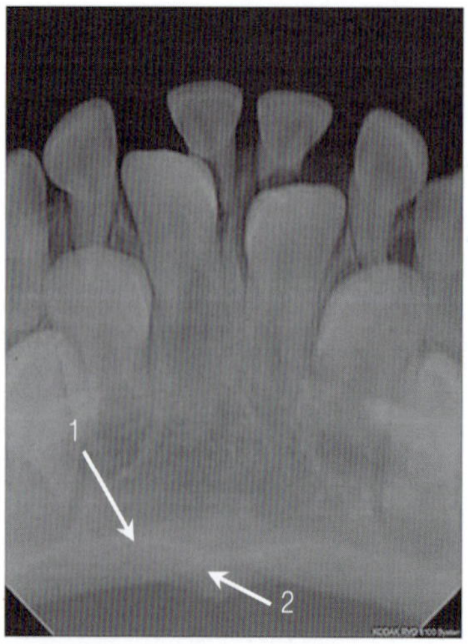

그림 2-34. 소아 아래턱 앞니 치근단 촬영시 수직각을 과도하게 주었을 때 나타나는 아래턱의 아래가장자리 (하연, base of mandible)와 턱끝가시(이극턱끝가시, mental spine)

1. 아래턱의 아래가장자리, 2. 턱끝가시

(3) 턱끝굴곡(이융선, mental ridge)

턱끝굴곡(이융선, mental ridge)은 아래턱 앞니 치아뿌리끝 아래쪽에 위치하는 뼈능선으로 아래턱의 입술측에 위치하며 양측성이며, 방사선불투과성의 띠로 보인다. 치밀뼈로 구성되어 있으며, 넓이와 흑화도가 다양하고 아래턱 정중선으로부터 작은어금니 뒷쪽부위까지 나타난다. 턱끝굴곡 또한 구내촬영에서 항상 관찰되는 것은 아니며, 주로 아래턱 앞니 치근단 촬영에서 수직각을 과도하게 주었을 때 관찰될 수 있다(그림 2-35).

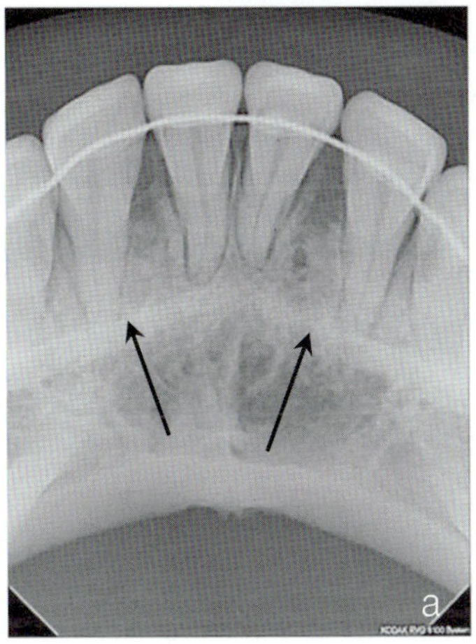

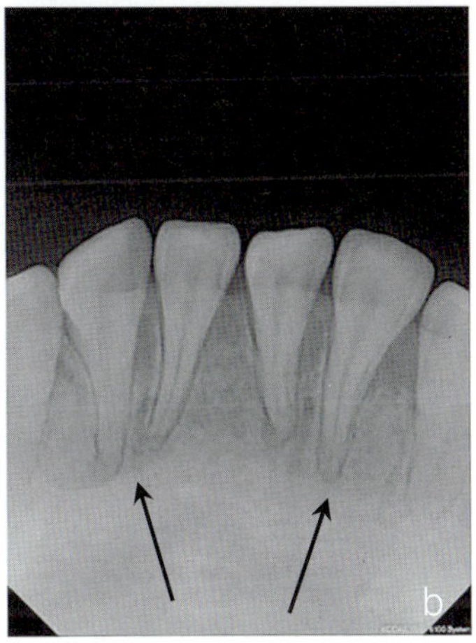

그림 2-35. 아래턱 앞니 치근단 촬영시 수직각을 과도하게 주었을 때 관찰되는 턱끝굴곡(이융선, mental ridge)
a. 좁은 띠 형태의 턱끝굴곡 b. 넓게 퍼져있는 턱끝굴곡

(4) 턱끝오목(이와, mental fossa)

턱끝오목(이와, mental fossa)는 아래턱뼈 입술측의 함몰부로 아래턱뼈의 두께가 얇기 때문에 턱끝굴곡(이융선) 위쪽에서 미만성의 방사선투과상으로 보인다. 앞니 부위에 발생된 치아뿌리끝 병소와 감별하여야 한다(그림 2-36).

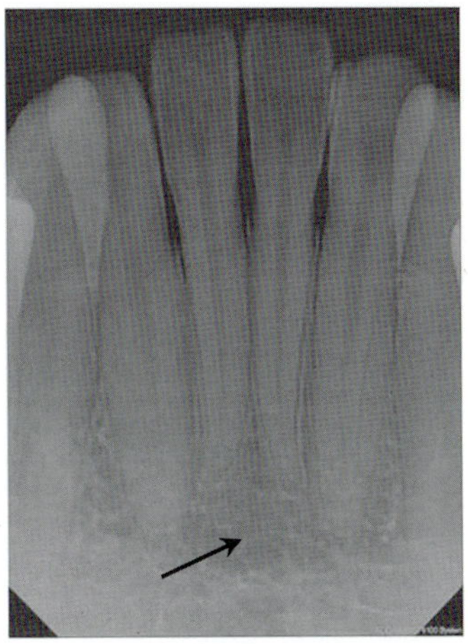

그림 2-36. 앞니부 치근단 촬영영상에서 턱끝오목(이와, mental fossa)

2) 송곳니부(견치부)

송곳니부(견치부) 치근단 촬영시 특징적인 해부학적 구조물은 많지 않으며, 센서의 위치에 따라 턱끝구멍(이공, mental foramen)이 나타날 수 있다(그림 2-37).

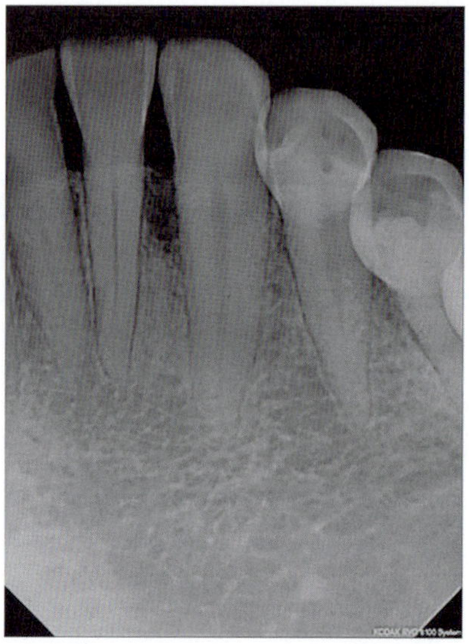

그림 2-37. 아래턱 송곳니부 치근단 촬영영상

3) 작은어금니부(소구치부)

(1) 턱끝구멍(이공, mental foramen)

턱끝구멍(이공, mental foramen)은 송곳니부 치근단 촬영시 나타나는 중요한 해부학적 구조물이다. 턱끝구멍은 아래턱의 아래가장자리와 이틀능선 사이의 중간부에서 다양한 방사선 영상을 나타내며, 보통 아래턱 제 2 작은어금니의 치아뿌리끝이나 제 1·2 작은어금니 중간부위에서 관찰되는 방사선 투과성의 구조물이다. 턱끝구멍은 뼈표면에 직각으로 개구하지 않고 상후방으로 비스듬히 개구하기 때문에 작은어금니 치근단 촬영시 개구부의 장축을 통해 X선이 조사되기 어려우며, 촬영 각도에 따라 치아뿌리끝과 중첩되어 나타나기도 한다. 방사선영상에서 턱끝구멍이 아래턱 작은어금니 치아뿌리끝과 중첩된 경우에는 치아뿌리끝 병소와 감별하여야 하는데 턱끝구멍은 턱뼈관과 연속되어 나타나며, 치아뿌리끝의 치조백선의 연속성이 유지된다. 따라서 턱끝구멍의 개구양상에 따라 방사선투과성 정도가 다양하고 변연의 형태와 선예도도 다양해 원형, 장방형, 가늘고 긴 형태 또는 매우 불규칙한 형태를 보이거나 부분적으로 또는 전체적으로 겉질뼈에 의해 둘러싸여 있을 수 있다. 또한 어떤 영상에서는 턱뼈관(mandibular canal)을 따라서 혈관과 신경이 턱끝구멍 안으로 들어가는 것을 볼 수 있다(그림 2-38).

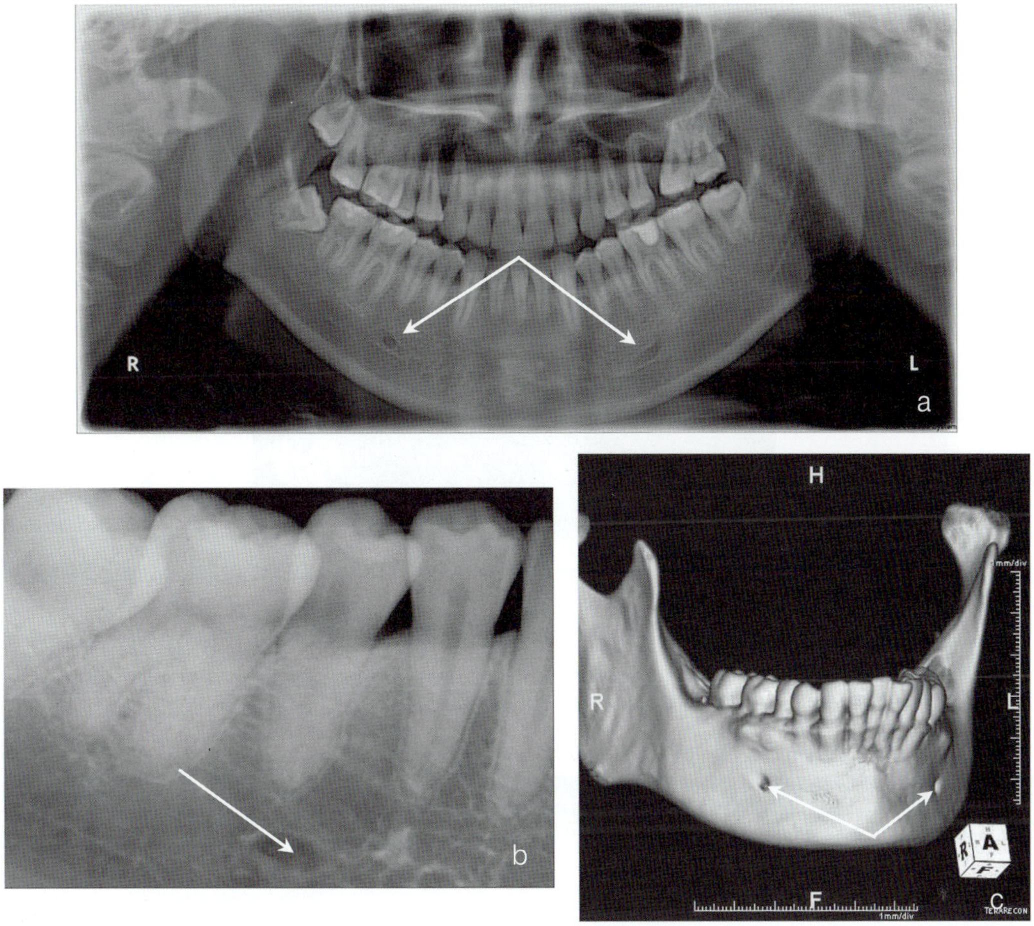

그림 2-38. 턱끝구멍(이공, mental foramen)
a. 파노라마영상에서 턱끝구멍
b. 작은어금니 치근단 촬영영상에서 턱끝구멍
c. CT 3D영상에서 턱끝구멍

4) 큰어금니부(대구치부)

(1) 바깥빗김능선(외사선, external oblique ridge), 속빗김능선(내사선, internal oblique ridge)

바깥빗김능선(외사선, external oblique ridge)은 턱뼈가지의 앞쪽 경계의 연장으로서 이틀돌기의 측방에서 전하방으로 주행하며 윗쪽부에서는 비교적 뚜렷하고 제3 큰어금니의 바깥면에서는 상당히 돌출되어 있다. 이 부위에 근육이 부착되고 특징적으로 어금니부 치근단 촬영영상에서는 턱목뿔굴곡과 거의 평행하게 주행한다. 속빗김능선(내사선, internal oblique ridge)은 턱뼈가지 안쪽면에서 전하방으로 주행하는데 방사선 영상에서는 바깥빗김능선과 중첩되어 나타나므로 관찰하기 어렵다(그림 2-39, 2-40).

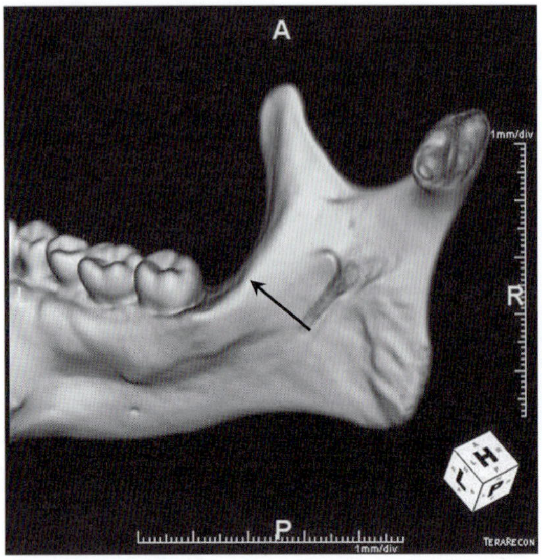

그림 2-39. CT 3D영상에서 속빗김능선(내사선, internal oblique ridge)

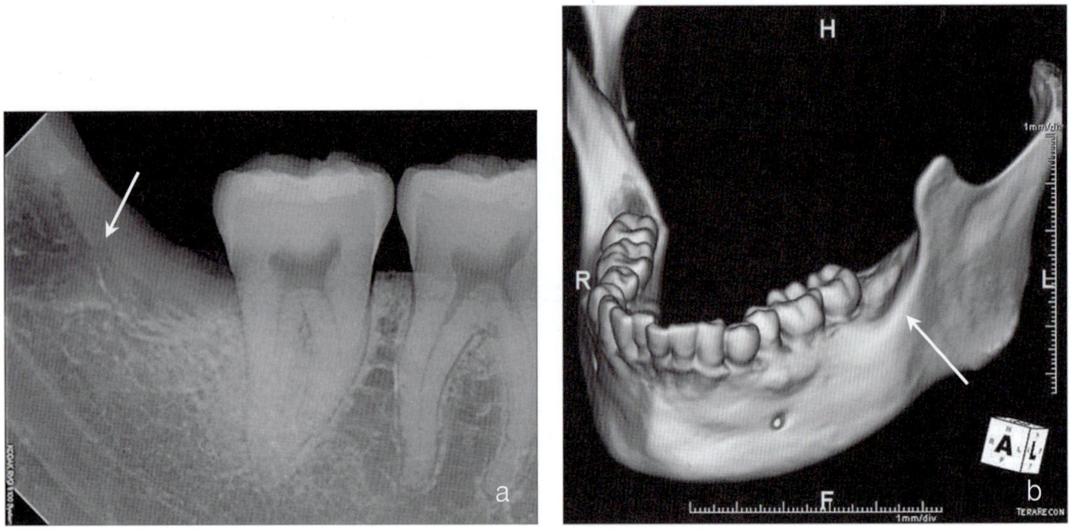

그림 2-40. 바깥빗김능선(외사선, external oblique ridge)
a. 큰어금니 치근단 촬영영상에서 바깥빗김능선
b. CT 3D영상에서 바깥빗김능선

(2) 턱목뿔굴곡(악설골융선, mylohyoid ridge)

턱목뿔굴곡(악설골융선, mylohyoid ridge)은 턱뼈몸통 혀면의 뼈가 다소 불규칙하게 능(crest)을 형성하고 있는 부위이며 바깥빗김능선 바로 전하방에 턱목뿔굴근(악설골근)이 시작되는 부위로 아래턱 셋째큰어금니부터 작은어금니까지 하전방 방향으로 턱 부위의 아래가장자리까지 연장되어 나타나며, 때로는 어금니의 치아뿌리와 중첩되어 나타난다. 아래턱의 비후된 부위로 명료하지는 않으나 미만성으로 나타나고 폭도 다양하다. 그러나 굴곡이 비교적 치밀하고 경계가 뚜렷하면 명확하게 나타날 수 있다. 방사선 불투과성으로 다양한 폭의 흰 선으로 나타나며 X선의 수직각을 증가시킬수록 치근단 촬영영상에서 뚜렷이 나타난다. 일반적으로 턱목뿔굴곡의 전후방 경계는 점차 불명확해지면서 주위뼈의 미만성으로 이행한다(그림 2-41).

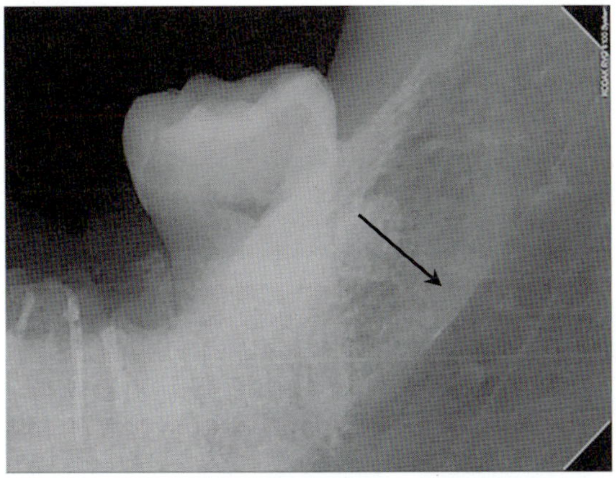

그림 2-41. 아래턱어금니부 치근단 촬영영상에서 턱목뿔굴곡(악설골융선, mylohyoid ridge)

(3) 턱뼈관(하악관, mandibular canal)

턱뼈관(하악관, mandibular canal)은 파노라마 촬영상에서 상하 2개의 방사선불투과성 선으로 되어 있는 선상의 방사선투과상으로 나타난다. 경우에 따라서 턱뼈관의 위가장자리와 아래가장자리는 부분적으로 보이거나 전혀 나타나지 않을 수도 있다. 턱뼈관의 주행은 대부분 턱뼈구멍과 턱끝구멍 사이에서 뚜렷이 나타나며 턱뼈관과 아래턱 치아뿌리와의 관계는 다양하다. 턱뼈관의 폭은 환자에 따라 다양하게 나타나지만 일반적으로 아래턱 셋째 큰어금니 전방부까지 비교적 일정하다(그림 2-42).

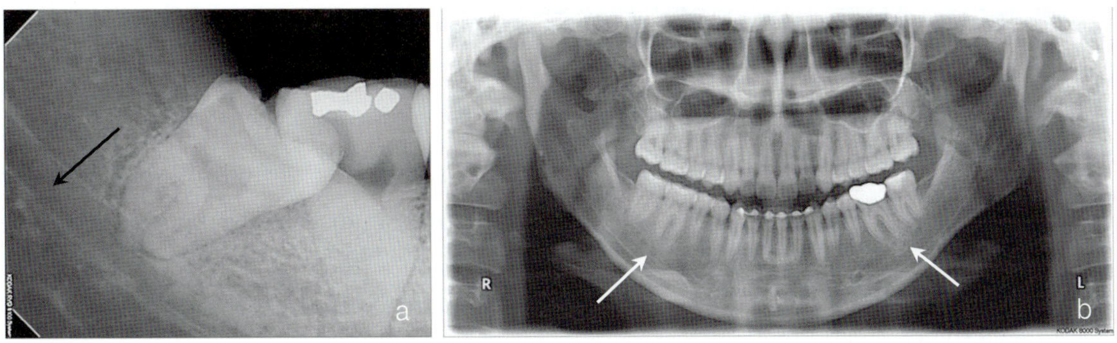

그림 2-42. 턱뼈관(하악관, mandibular canal)
a. 아래턱 셋째 큰어금니 치근단 촬영영상에서 턱뼈관
b. 파노라마영상에서 턱뼈관

(4) 영양관(nutrient canal)

영양관(nutrient canal)은 균일한 폭의 방사선투과성 선으로 나타난다. 아래턱 어금니부에서는 개구부는 턱뼈구멍(하악공)이며 턱뼈관으로부터 치아뿌리끝으로 수직으로 주행하고, 아래턱 송곳니부에서는 치아 사이로 주행하는데 아래턱 앞니부에서 가장 잘 관찰된다.

또한 남자와 노년층에서 더 많이 나타나고 혈압이 높거나 심한 치주질환이 있는 사람에서 더 자주 발견된다. 영양관은 겉질뼈(피질골)로 둘러싸인 해부학적 공간이기 때문에 때때로 방사선 영상에서 과골성(hyperostotic) 선으로만 나타나기도 한다(그림 2-43).

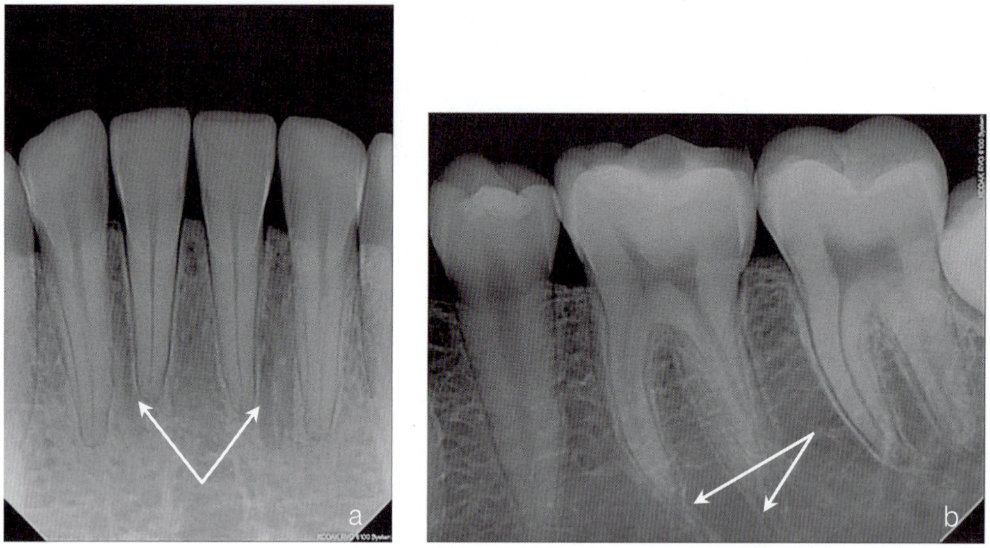

그림 2-43. 영양관(nutrient canal)
a. 아래턱 앞니 치근단 촬영영상에서 아래턱 앞니의 영양관
b. 아래턱 어금니 치근단 촬영영상에서 아래턱 어금니의 영양관

(5) 근육돌기(근돌기, coronoid process)

근육돌기(근돌기, coronoid process)는 아래턱의 일부분이지만 아래턱 치근단 촬영영상에서는 볼 수 없으며 흔히 위턱 어금니 치아뿌리끝 촬영영상에서 나타난다. 대개의 경우 삼각형의 방사선불투과상으로서 첨부가 상전방을 향하고 위턱 셋째 큰어금니부와 중첩되어 나타나며 때로는 둘째 큰어금니부위에서도 보일 수 있다. 또한 턱뼈의 위치와 X선 조사 방향에 따라 어금니의 위쪽으로 나타나거나 중첩될 수 있으며 아래쪽에 나타날 수도 있다. 방사선영상에서 균일한 방사선불투과상을 나타낸다(그림 2-44).

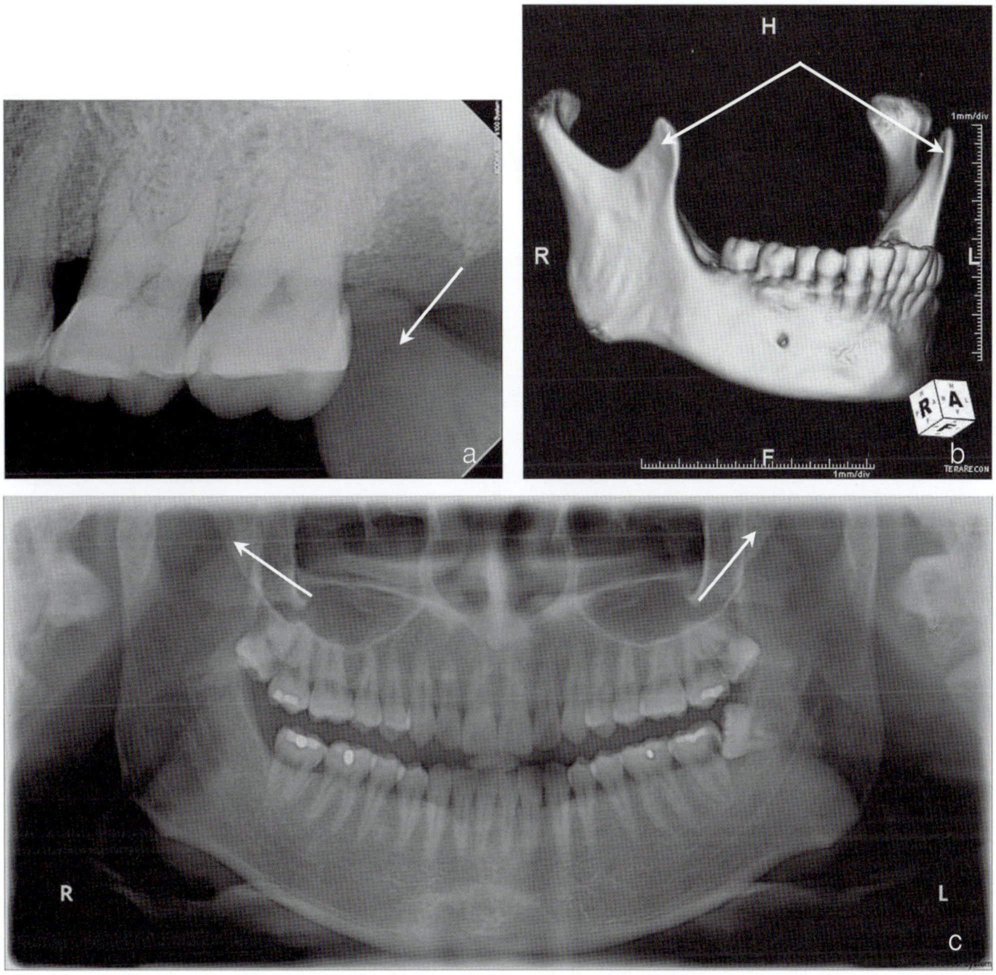

그림 2-44. 근육돌기(근돌기, coronoid process)

a. 위턱 큰어금니 치근단 촬영영상에서 근육돌기
b. CT 3D영상에서 근육돌기
c. 파노라마영상에서 근육돌기

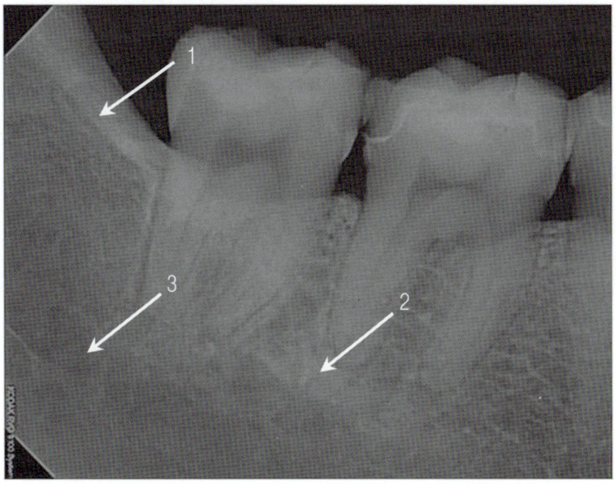

그림 2-45. 아래턱큰어금니부 해부학적 구조

1. 바깥빗김능선(외사선, external oblique ridge), 2. 턱목뿔굴곡(악설골융선, mylohyoid ridge), 3. 턱뼈관(하악관, mandibular canal)

6 주요 촬영에서 관찰되는 해부학적 구조물

(1) 교익촬영(Bitewing radiography)

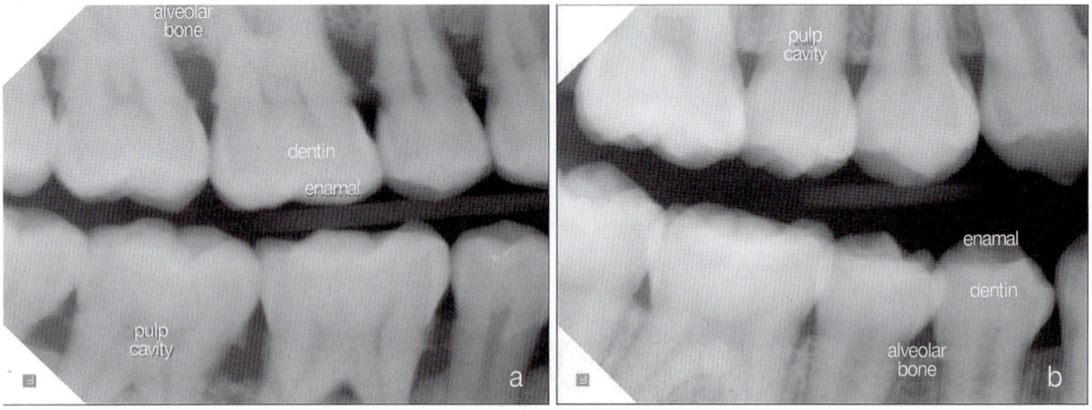

그림 2-46. 교익촬영(Bitewing radiography)
a. 큰어금니부 교익촬영에서 관찰되는 해부학적 구조물
b. 작은어금니부 교익촬영에서 관찰되는 해부학적 구조물

(2) 교합촬영(Occulusal radiography)

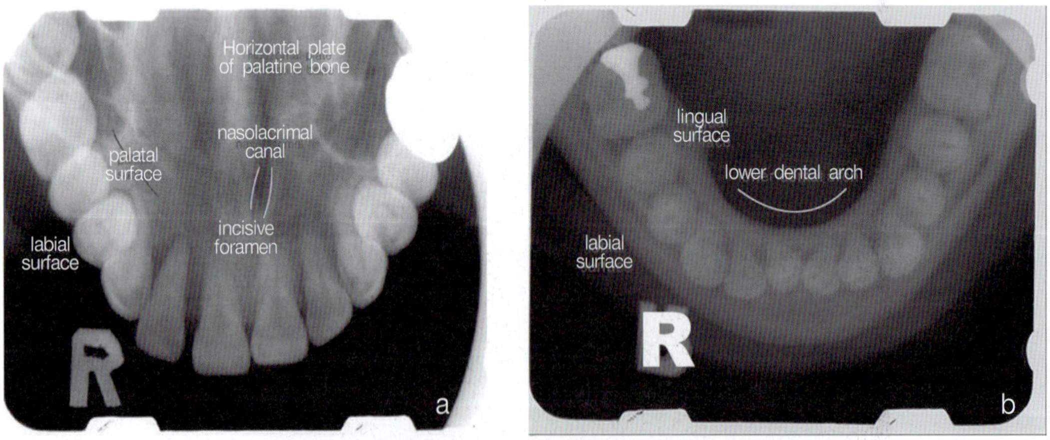

그림 2-47. 교합촬영(Occulusal radiography)
a. 위턱 교합촬영에서 관찰되는 해부학적 구조물
b. 아래턱 교합촬영에서 관찰되는 해부학적 구조물

(3) 파노라마 촬영(Panoramic radiography)

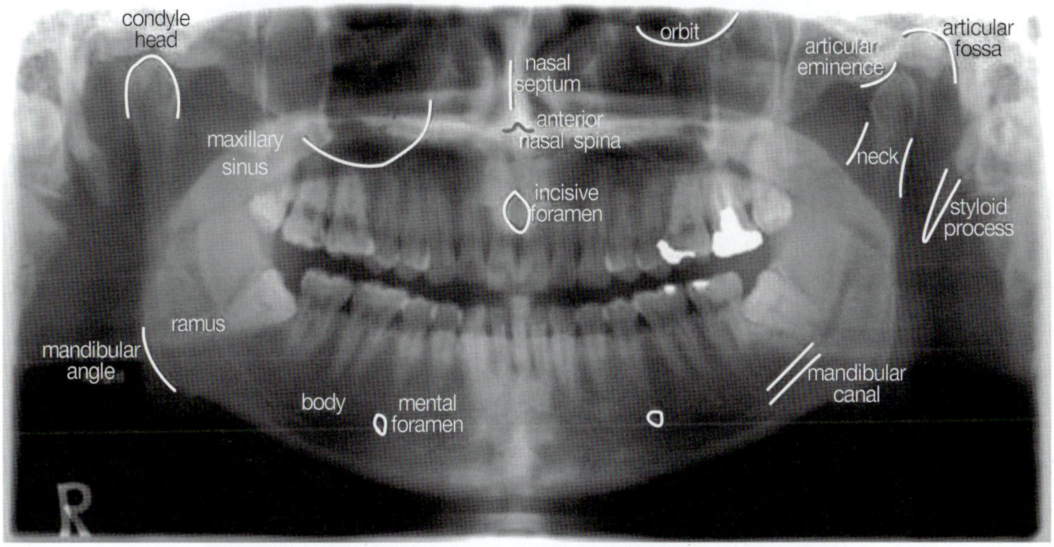

그림 2-48. 파노라마촬영(Panoramic radiography)에서 관찰되는 해부학적 구조물

(4) 두개부 규격 X선촬영(Cephalometric radiography)

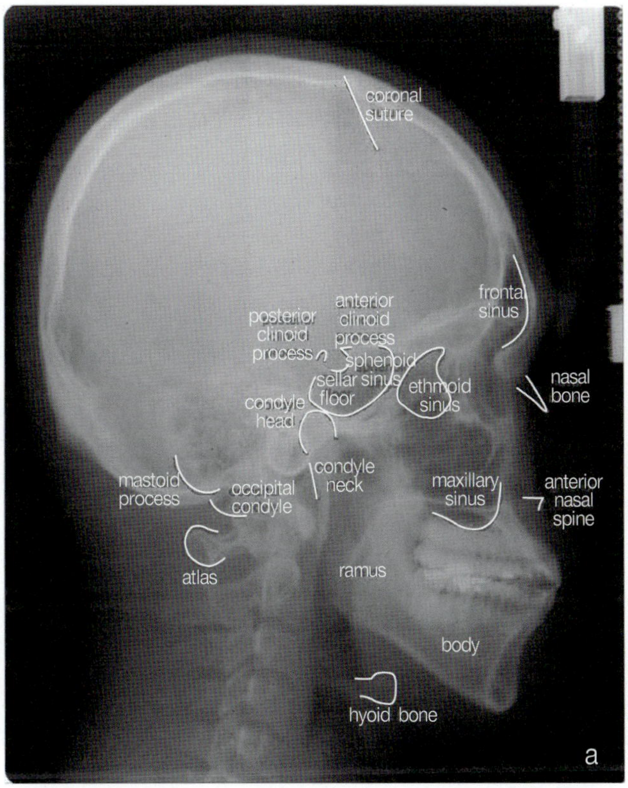

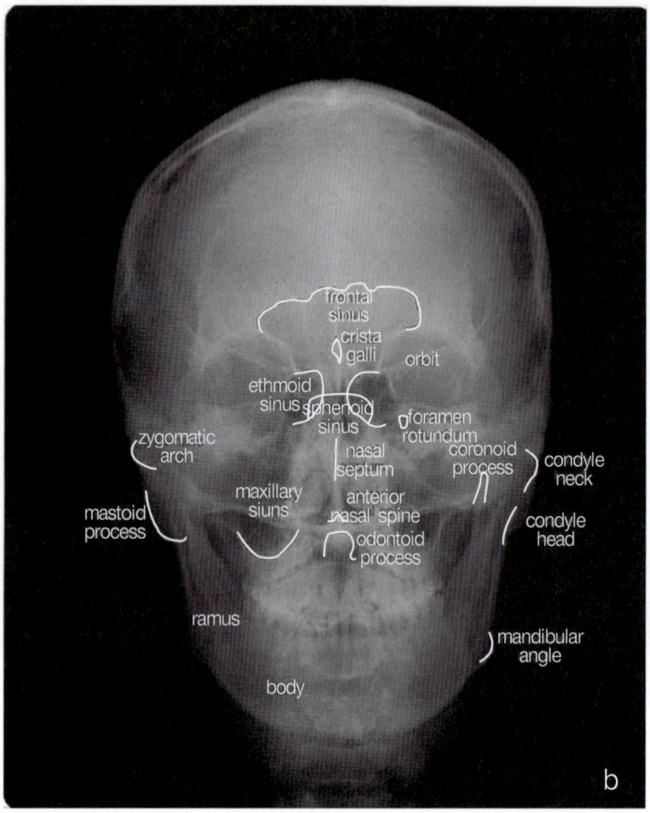

그림 2-49. 두개부 규격 X선촬영(Cephalometric radiography)
a. 측방 두개부 규격 X선촬영(Lat.Cephalometric Radiography)에서 관찰되는 해부학적 구조물
b. 후전방 두개부 규격 X선촬영(PA.Cephalometric Radiography)에서 관찰되는 해부학적 구조물

(5) 두정-비극방향 촬영(Parietoacanthial Projection : Waters view)

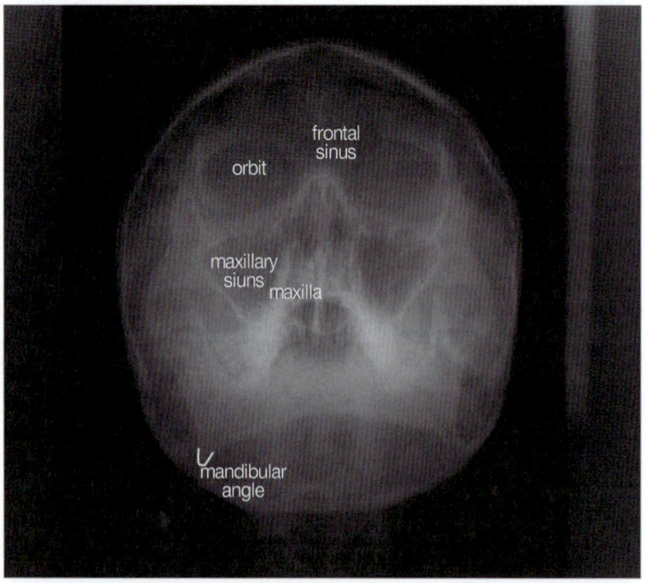

그림 2-50. Waters view에서 관찰되는 해부학적 구조물

(6) 하악-두정방향 촬영(Submentovertical(SMV) Projection)

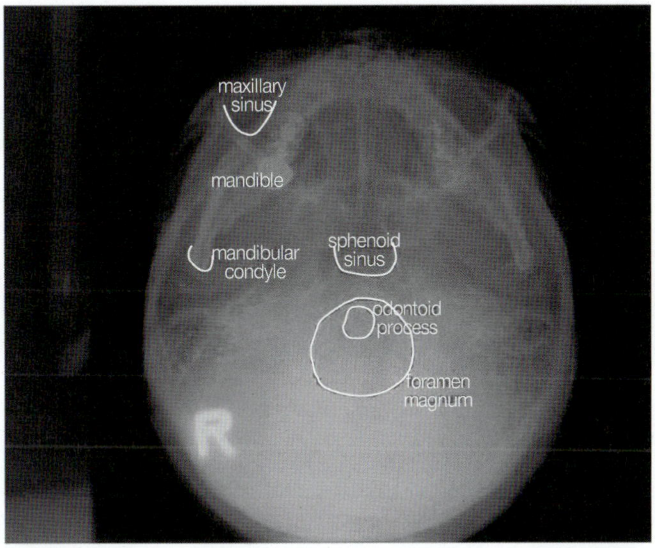

그림 2-51. SMV projection에서 관찰되는 해부학적 구조물

(7) 역-전후축방향촬영(Reverse Towne's View)

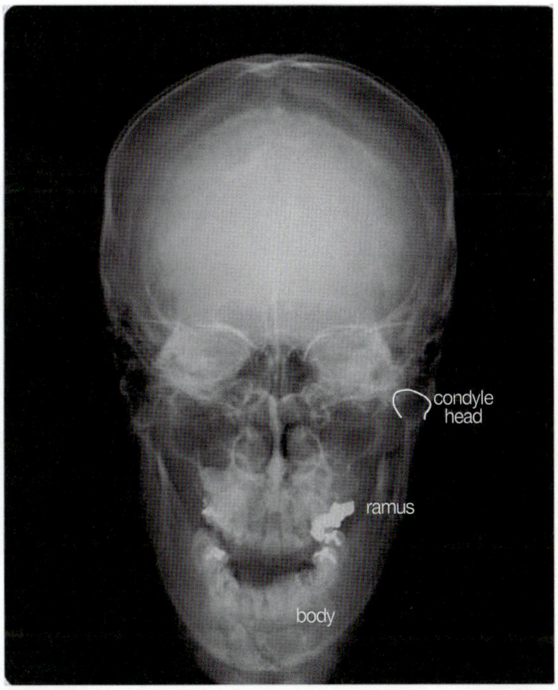

그림 2-52. Reverse Towne's View에서 관찰되는 해부학적 구조물

(8) 측두하악관절 규격 경두개촬영(Tempromandibular joint cephalometric transcranial projection)

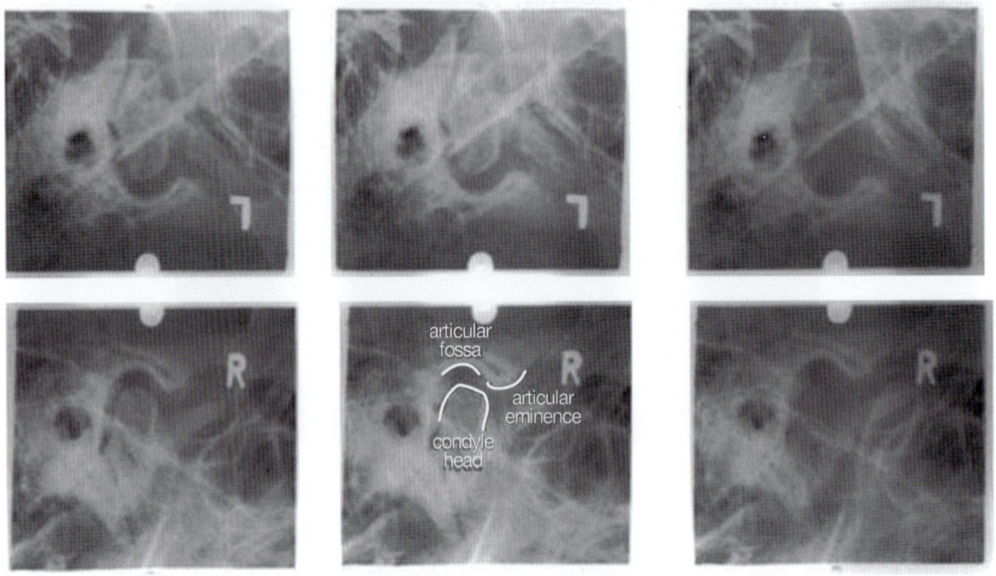

그림 2-53. Tempromandibular joint cephalometric transcranial projection에서 관찰되는 해부학적 구조물

(9) CT에서 axial view의 주요 해부학 구조

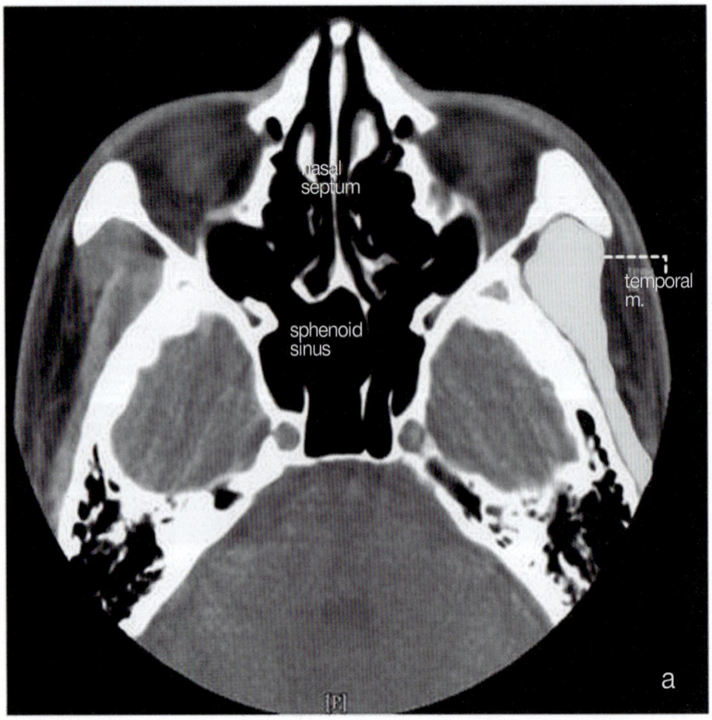

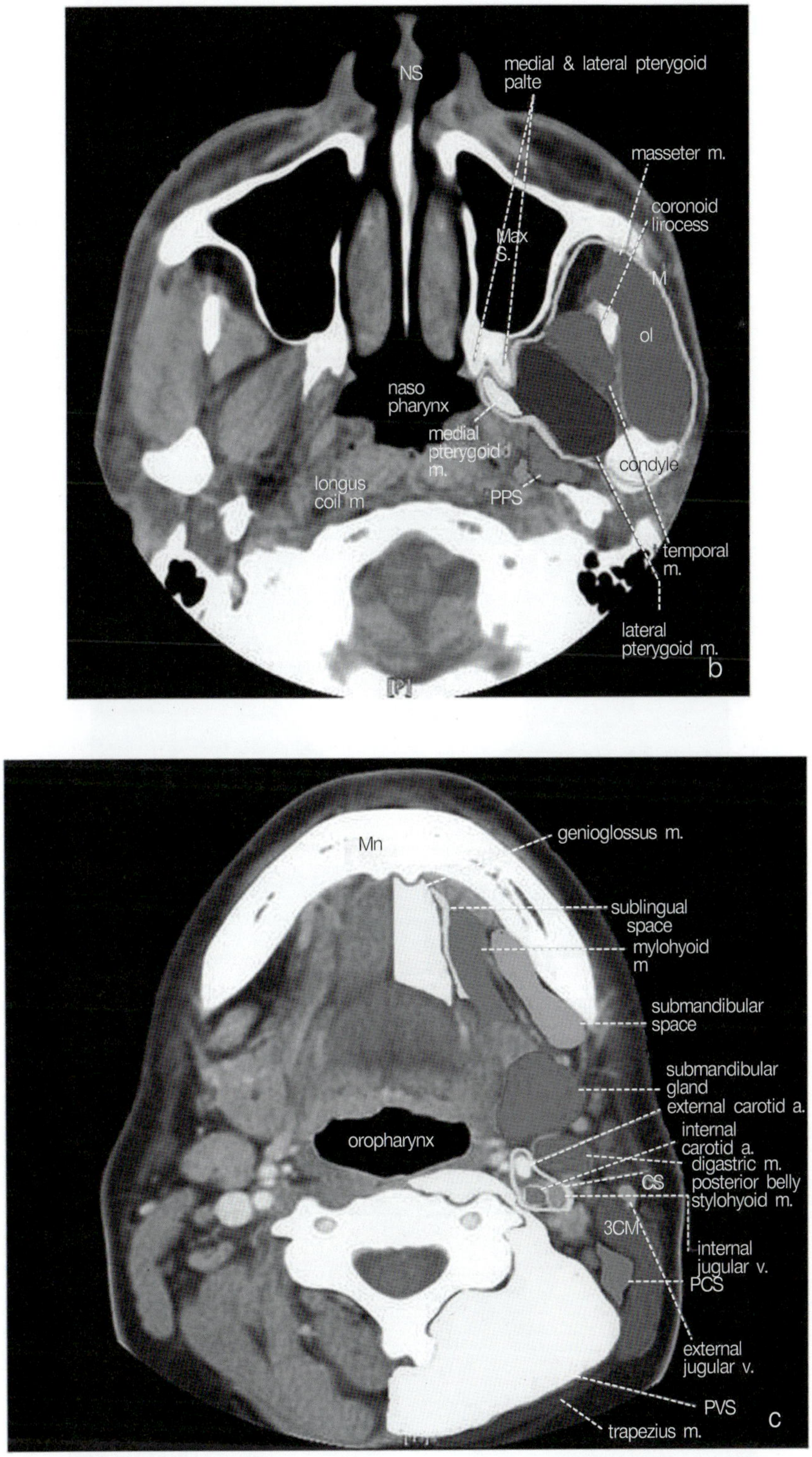

그림 2-54. CT axial view에서 관찰되는 해부학 구조물

(10) CT에서 coronal view의 주요 해부학 구조

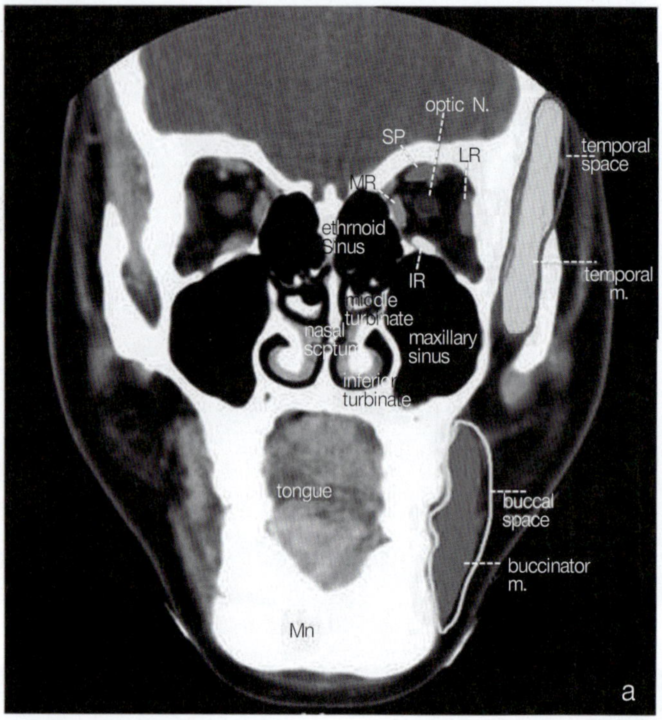

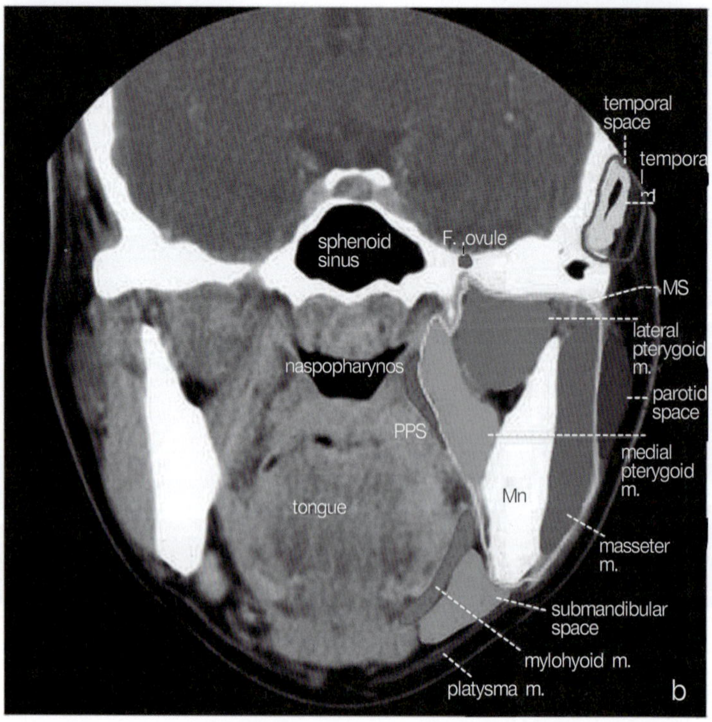

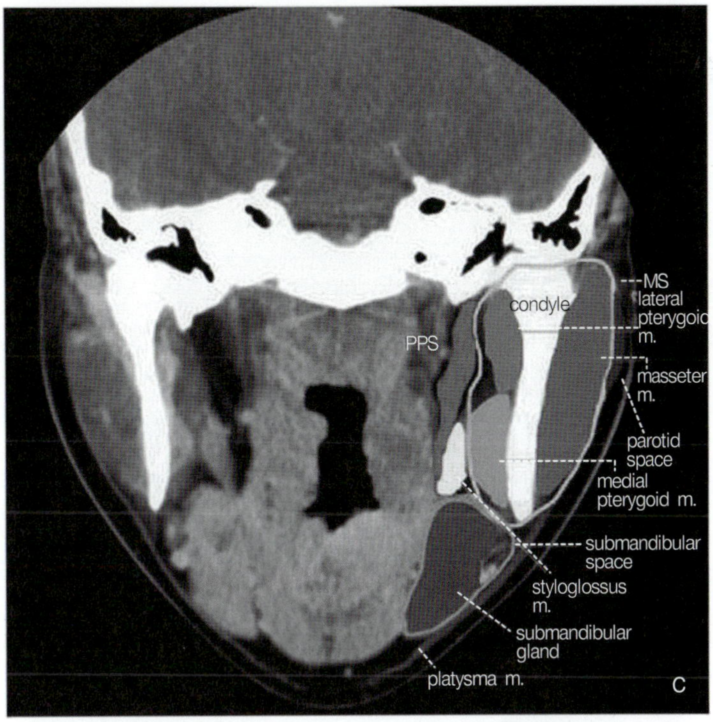

그림 2-55. CT coronal view에서 관찰되는 해부학 구조물

연/습/문/제

1. 다음 구내촬영 영상에서 화살표가 가리키는 해부학적 구조물은 무엇인가?
'치아뿌리막강(치주인대강)을 둘러싸고 있는 방사선 불투과성의 얇은 겉질뼈(피질골) 층'

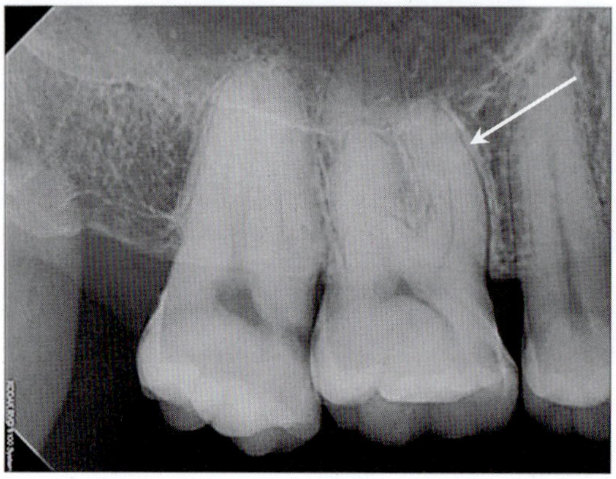

그림 2-56.

2. 다음이 설명하는 해부학적 구조물의 명칭은 무엇인가?

- 방사선 불투과성의 선으로 나타남.
- 연령이 증가함에 따라 치아뿌리끝 쪽으로 내려감.
- 치주질환이 있는 경우에는 현저한 흡수상을 보임.
- 인접치아의 시멘트사기경계를 연결한 선과 평행하게 나타남.

3. 방사선영상에서 관찰할 수 있는 이틀뼈(치조골)의 두 가지 양상을 설명하시오.

4. 다음 구내촬영 영상에서 화살표가 가리키는 해부학적 구조물은 무엇인가?
'치아뿌리와 치조백선 사이에서 방사선 투과성의 선으로 이틀능선(치조정)으로 시작하여 치아 뿌리부위로 이행하여 치아의 반대편 이틀능선까지 연결'

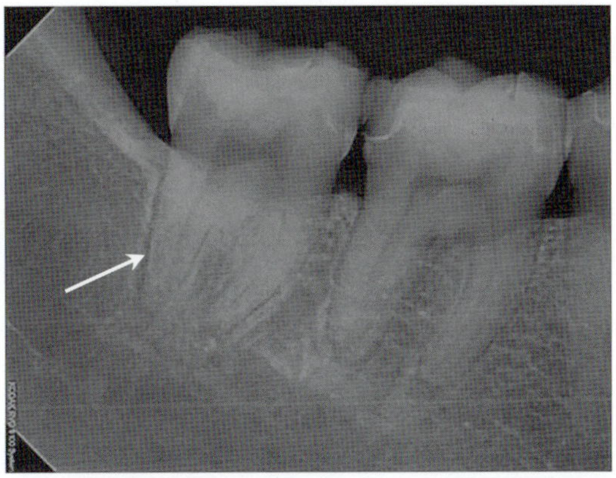

그림 2-57.

5. 다음 구내촬영 영상에서 화살표가 가리키는 해부학적 구조물은 무엇인가?
'위턱 중심앞니 사이의 이틀능선(치조정)으로부터 앞코가시(전비극)쪽으로 연장된 얇은 방사선 투과성의 선'

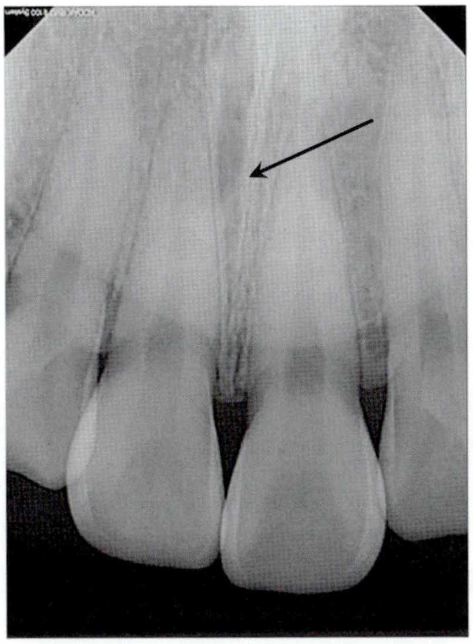

그림 2-58.

6. 다음이 설명하는 해부학적 구조물의 명칭은 무엇인가?

- 위턱 중심앞니 사이의 이틀능선(치조정) 상방 1.5~2 cm 부위.
- 방사선 불투과상.
- 코오목(비와)의 아래가장자리와 코중격 하단이 만나는 지점 직하방 부위에 위치.
- 인접치아의 시멘트사기경계를 연결한 선과 평행하게 나타남.

7. 다음 파노라마 영상에서 화살표가 가리키는 해부학적 구조물은 무엇인가?

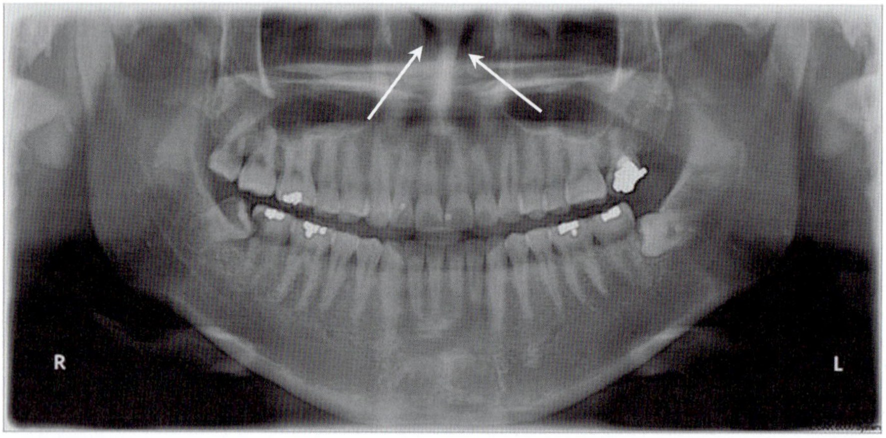

그림 2-59.

8. 다음 영상 a, b에서 화살표가 가리키는 해부학적 구조물은 무엇인가?

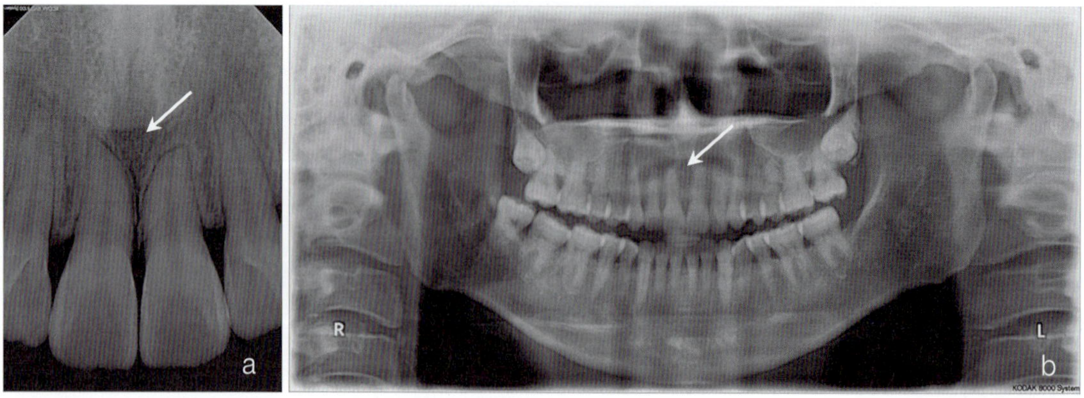

그림 2-60.

9. 다음 ( )에 들어갈 해부학적 구조물의 명칭을 쓰시오.
   송곳니 구내방사선영상에서 ( )과 ( )이 서로 교차되어 'inverted Y view'를 나타낸다.

10. 다음 구내촬영 영상에서 화살표가 가리키는 해부학적 구조물은 무엇인가?

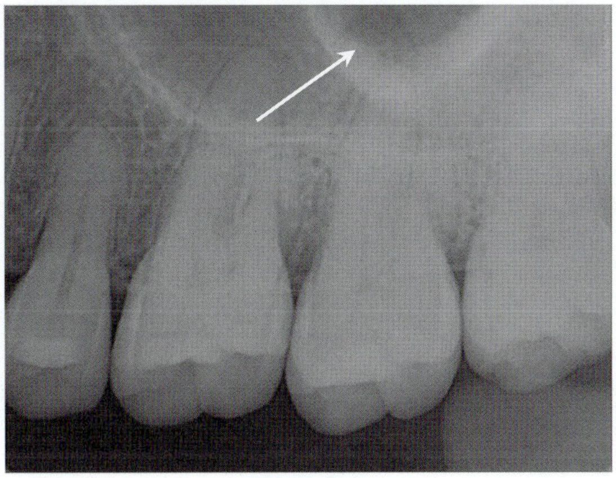

그림 2-61.

11. 다음 구내촬영 영상에서 화살표가 가리키는 해부학적 구조물은 무엇인가?

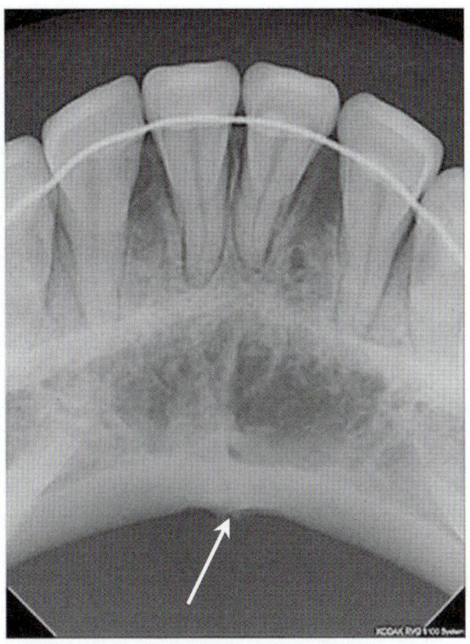

그림 2-62.

12. 다음이 설명하는 아래턱앞니부의 해부학적 구조물의 명칭은 무엇인가?

- 중심앞니의 치아뿌리 아래부위에 위치
- 방사선 투과상
- 턱끝가시(이극, mental spine)에 의해 둘러싸여져 있는 작은 점

13. 다음 파노라마 영상에서 화살표가 가리키는 해부학적 구조물은 무엇인가?

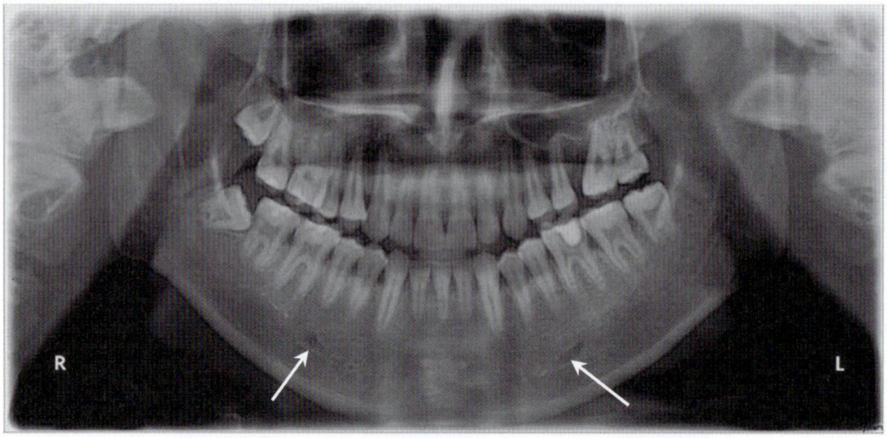

그림 2-63.

14. 다음은 턱뼈관(하악관)에 대한 설명이다. ( ) 안에 들어갈 해부학적 구조물의 명칭을 쓰시오.
'턱뼈관의 위가장자리와 아래가장자리는 부분적으로 보이거나 전혀 나타나지 않을 수도 있다. 턱뼈관의 주행은 대부분 (　　　　)과 (　　　　) 사이에서 뚜렷이 나타나며 턱뼈관과 아래턱 치아뿌리와의 관계는 다양하다.'

15. 다음 CT 3D영상에서 화살표가 가리키는 해부학적 구조물은 무엇인가?

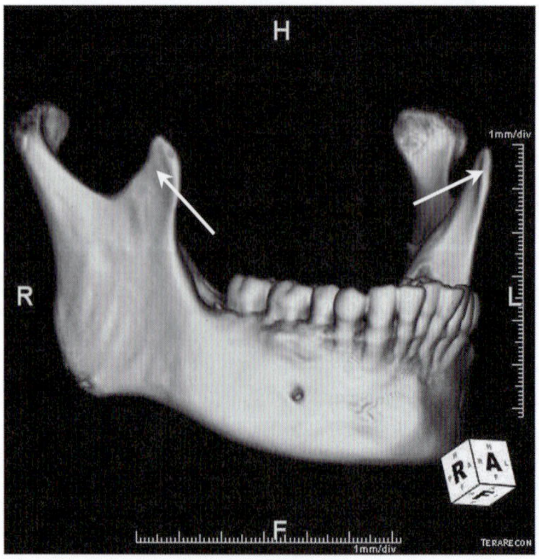

그림 2-64.

치과 영상의 발전과 변화 03

1 방사선 필름 및 현상

1) 방사선 필름(X-ray Film)

일반적으로 방사선 필름은 방사선을 영상으로 기록할 목적으로 만들어진 감광재료로써 감광유제층과 보호층이 지지체를 두고 양면에 대칭으로 되어 있다. 감광유제는 방사선이나 가시광선에 의해 상이 기록되는 부분으로 접착제에 의해 지지체의 양면에 도포되어 있다. 그리고 지지체는 적절한 유연성을 가지고 있으며, 감광유제를 안정적으로 지지해준다.

■■ 감광유제(Emulsion)

감광유제는 방사선과 가시광선에 민감하게 반응하는 할로겐화은 결정(silver halide crystal)을 포함하고 있는 젤라틴(gelatin)의 얇은 층으로 구성되어 있다. 할로겐화은 입자의 90~99%가 브롬화은(silver bromide)으로 이루어져 있지만, 브롬화은은 단독으로 사용하지 않고 1~10%의 요오드화은(silver iodide)을 혼합하여 사용하는데, 이는 감광유제의 감도를 증가시켜 적절한 방사선

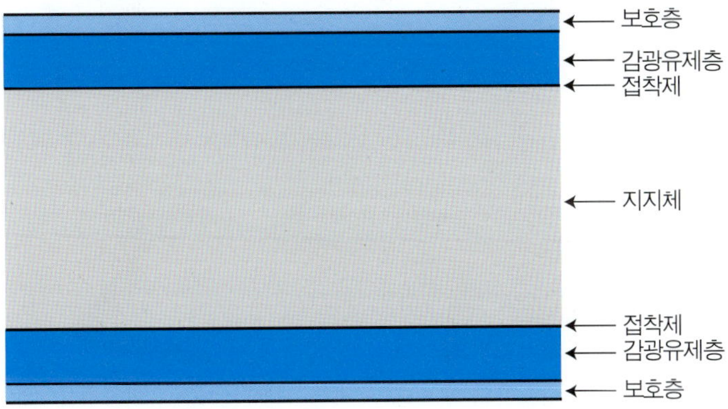

그림 3-1. 구내 방사선필름의 구조

영상을 얻기 위해서 방사선량을 감소시킨다.

양면유제 필름은 지지체(Base) 양면에 감광유제가 도포되어 있는 것으로 가시광선 보다 방사선에 민감해서 방사선에 직접 노출시키는 필름을 무-증감지형 필름(non-screen film) 또는 직접 노출 필름(direct exposure film)이라고 하며, 주로 구내 방사선 촬영에 쓰인다. 방사선에 비해 가시광선에 민감해서 증감지와 함께 이용하는 필름을 증감지형 필름(screen film) 또는 간접 노출 필름(indirect exposure film)이라고 하며, 주로 구외 방사선 촬영에 쓰인다.

■■ 지지체(Base)

지지체(Base)는 할로겐화은 입자와 젤라틴으로 이루어진 감광유제층을 지지하는 역할을 하는 것으로 다음과 같은 특성을 지녀야 한다. 필름 지지체(Base)는 물리적으로 장력이 강하고 온도나 습도의 변화에 따른 신축성이 없어야 하고, 적절한 유연성이 있어야 하며, 광학적으로 투명하고 균일하여 방사선사진 상에 영향을 주지 않아야 한다. 그리고 푸른빛의 지지체는 관찰자의 눈의 피로를 줄일 수 있으며 투명한 지지체보다 약간 높은 가시적 대조도를 보여준다.

(1) 구외필름(Extraoral Film)

구외방사선 촬영에서 주로 사용되는 필름은 증감지가 부착된 카세트(Cassette) 사이에 위치시켜 영상을 획득하는 증감지형 필름(screen film)으로써 파노라마 및 두부규격방사선영상, 그리고 수관부 등 여러 가지 구외 방사선 영상 획득에 이용된다.

파노라마 필름(Panoramic X-ray Film)은 15×30 cm의 크기로 Panorama 전용 Cassette에 넣어 검사하게 된다. 표준필름(Standard Film)으로 검사 시 전체 구강 상태를 보려면 14회 정도의 방사선검사가 필요하지만, 파노라마 필름은 한 번의 검사로 위턱(상악)과 아래턱(하악)의 전체 치아와 턱뼈(악골)을 동시에 관찰할 수 있다.

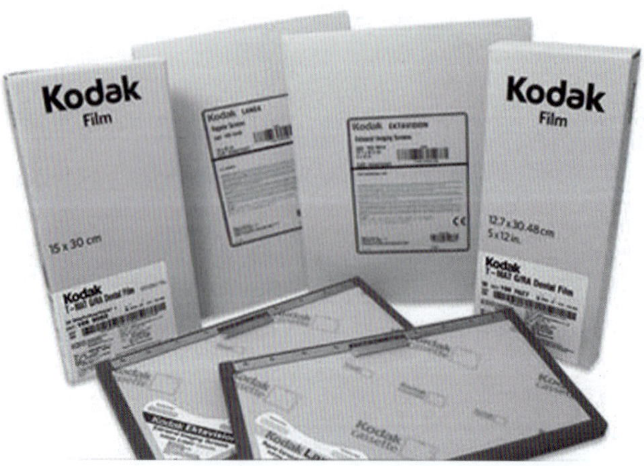

그림 3-2. KODAK 사의 파노라마 필름, 카세트 및 구외촬영용 필름

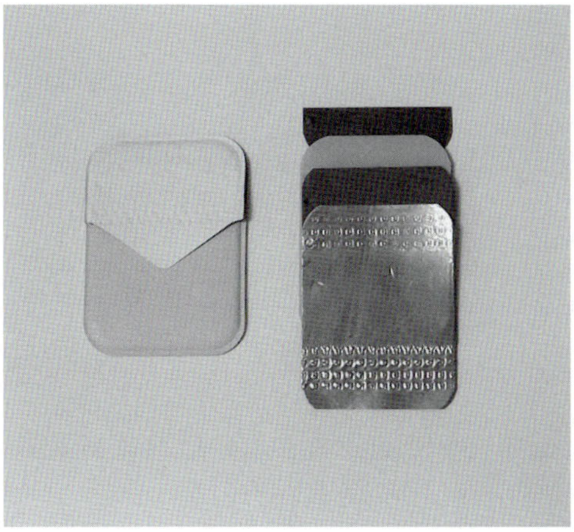

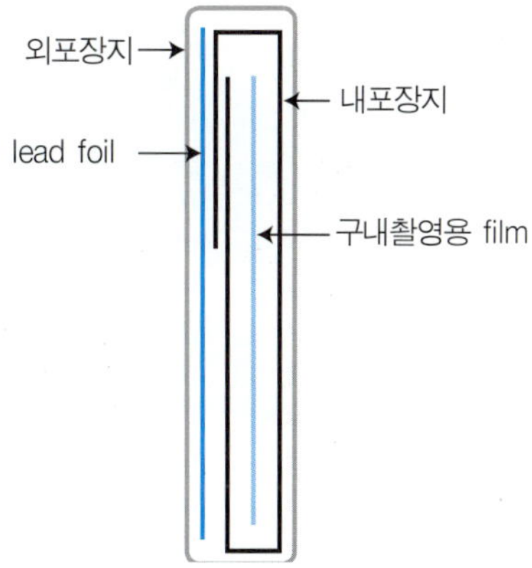

그림 3-3. 구내필름의 구성

(2) 구내필름(Intraoral Film)

구내필름의 특징은 크기가 작으며, 증감지(Screen)를 사용하지 않는 무-증감지형으로, 양면에 감광유제가 도포되어 있다. 구내필름에는 모서리 한 코너에 작은 점의 융기부분이 있는데 이를 점(Dot) 또는 필름 표지(Film Marker)라 한다. 이 부분은 검사 후 치아의 좌우상하를 구별하는데 도움을 주며, 볼록한 쪽이 x선관을 향하게 위치시켜야 한다. 구내필름은 크게 표준필름(Standard Film)과 교합 필름(Occlusal Film)으로 나눌 수 있으며, 표준필름은 다시 성인용 필름과 소아용 필름으로 나눌 수 있다. 보통 한 장의 구내필름은 그림 3-3에서와 같이 외포장지(고무), 내포장지(흑지), 필름, 연박(Lead Foil)으로 구성되어 있다. 다만 교합용 필름에는 필름과 연박 사이에 흰 색종이가 한 장 더 들어있다. 또한 교익 필름의 경우에는 기성화 된 교익 필름을 사용하나, 그 외에 표준 필름에 탭(Tab)을 붙여서 사용하여 경우에는 환자에게 검사할 치아부위에 물게 하여 필름을 고정하게 한다.

① 표준필름(Standard Film)

표준필름 또는 치근단 방사선 필름(Periapical Radiography Film)이라고 하며, 치아뿌리(치근)와 이틀뼈(치조골)의 병소 유무 및 치아 주위조직의 검사에 이용된다. 소아용은 25×35 mm로 크기가 작아 소아의 구강에 사용하기 적합하며, 성인용으로는 31×41 mm 크기의 필름을 사용한다.

② 교익필름(Bitewing Film)

교익필름(Bitewing Film)은 치아 사이의 치아우식증, 치석과 치주질환으로 인한 이틀뼈(치조골) 흡수를 관찰하기에 용이하다. 교익필름은 한 장의 필름으로 위, 아래턱(상, 하악) 치아의 치아머리(치관) 및 치아목(치경)부 검사가 가능하다.

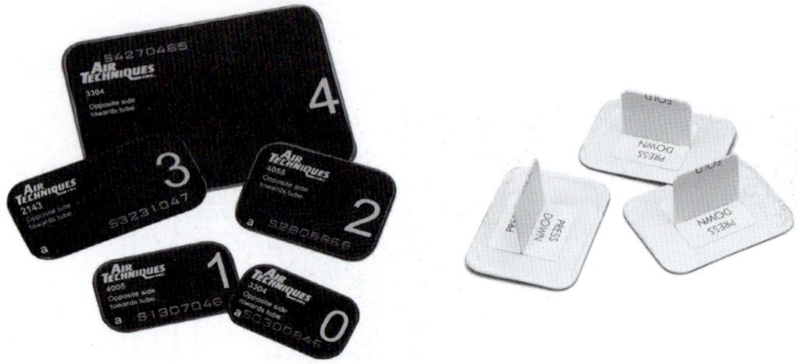

그림 3-4. 구내필름의 종류 및 교익용 탭(tab)

③ 교합필름(Occlusal Film)

교합필름(Occlusal film)의 크기는 표준필름의 약 4배이다. 따라서 보통 한 장의 표준필름보다 위, 아래턱의 더 넓은 부위를 포함시킨다. 필름을 환자의 씹는면(교합면) 사이에 위치시키고 치아를 교합시킨 상태에서 검사하므로 교합필름이라고 한다. 이 교합필름은 위턱뼈나 아래턱뼈의 큰 병소를 관찰하기에 용이하다.

④ 검사한 구내필름의 보관

구내필름은 크기가 작아 분실의 염려가 많으므로 검사 후에 의무기록관리법령에 따라 분실되지 않도록 잘 보관하지 않으면 안 된다. 이러한 불편을 줄이고 효율적인 구내필름의 보관을 위하여

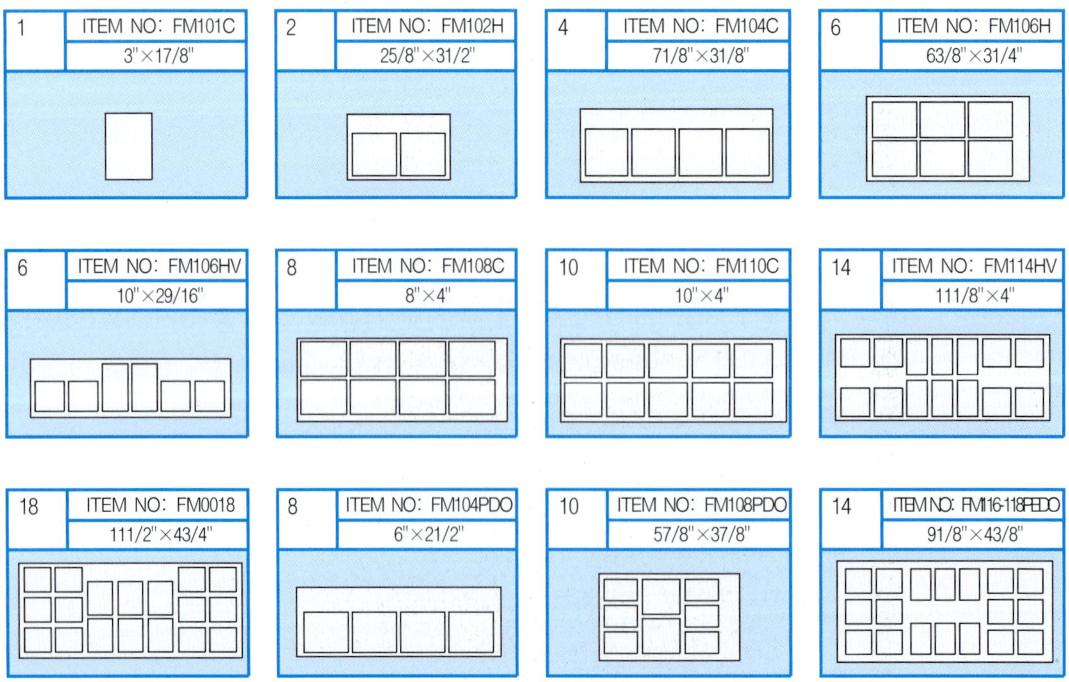

그림 3-5. 여러 가지 필름 마운터(Film Mounter)의 종류

보통 필름 마운터(Film Mounter)를 사용하게 되는데 필름 마운터는 한 환자에 대해 검사한 여러 장의 구내필름들을 그 위치와 해부학적 관계를 토대로 적절히 배열함으로써 보관 및 사진 판독에 편리한 장점이 있다. 필름의 종류 및 검사부위 등에 따라 미리 정형화된 제품도 있지만 사용자의 편의에 의해 주문형 생산도 가능하다.

2) 방사선 필름의 현상

(1) 잠상(Latent Image)

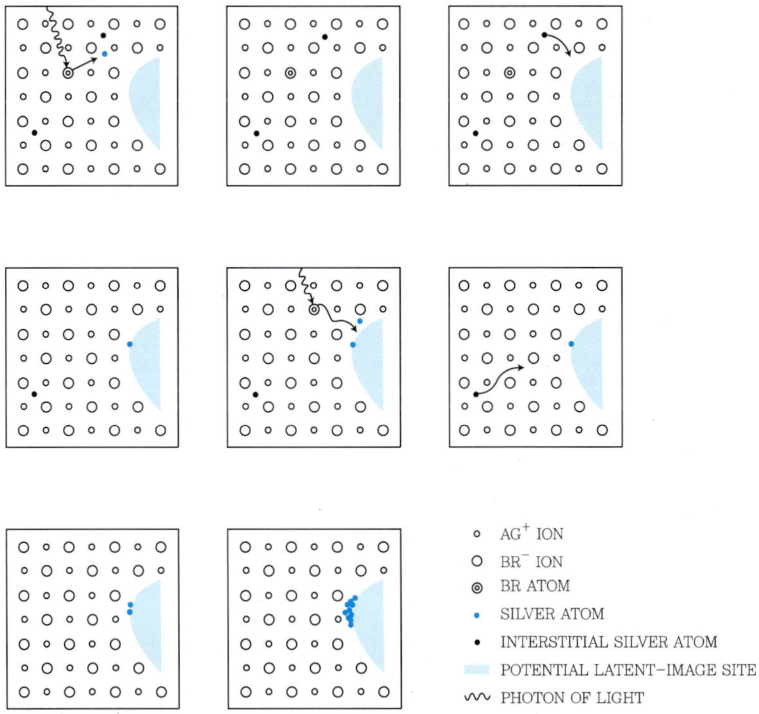

그림 3-6. 잠상의 형성과정

필름의 감광유제에는 은과 브롬, 요오드, 염소 같은 할로겐 결정체들이 분포되어 있다. 감광유제 안의 할로겐화은을 포함한 결정이 방사선에 노출되면 브롬이온들에 의해 방사선 광자들이 흡수되고, 이 브롬이온은 브롬원자가 되며, 되튐 전자(Recoil Electron)과 광자들이 생성된다. 이 전자는 이차전자를 만들면서 에너지를 소비하고, 이 이차전자가 잠상부위에 충돌하면서 음전하를 띠게 된다. 그리고 음전하를 띤 잠상부위로 중간은이온이 끌려간다. 이렇게 중간은이온이 잠상부위에 도달하면 은원자가 되고 이러한 은원자들이 잠상을 형성한다.

(2) 현상처리용액(Processing Solution)

① 현상액(Developing Solution)

감광유제내의 할로겐화은 결정이 방사선 광자에 노출되면, 노출된 할로겐화은 결정이 잠상을 형성하게 된다. 이 할로겐화은을 금속은으로 환원시키는 화학작용을 일으키게 되는데, 그 현상약품으로서 현상주약, 보호제, 촉진제, 억제제로 구성되어 있다.

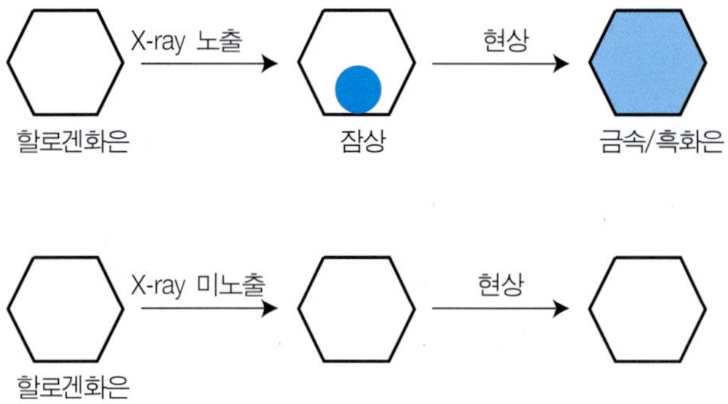

그림 3-7. 잠상의 형성과 현상을 통해 금속은으로 변화하는 과정

■■ 현상주약(Developer)

현상주약은 감광유제의 노출된 할로겐화은 결정을 금속은으로 환원시키는 작용을 한다. 잠상이 형성되지 않은 할로겐화은 결정은 노출된 결정이 환원되는 동안 영향을 받지 않는다.

현상과정을 조절하기 위해 사용되는 용액으로는 하이드로퀴논(Hydroquinone)과 메톨(metol)이다. 하이드로퀴논은 방사선사진상의 대조도를 조절하며, 온도 변화에 민감하게 활성화되므로 현상액의 온도가 매우 중요하다. 메톨은 온도의 영향을 받지 않으나 상의 선예도를 조절하며, 환원력이 강하여 상의 형성을 빠르게 한다.

■■ 현상보조제(Developing Subordinators)

– 보호제(Protective Agent)

현상액이 공기에 노출되면 산화되면서 그 효능이 떨어지기 때문에 공기 중의 산소에 의해 자연 산화되는 것을 방지하는 역할을 하며, 보호제로는 황화나트륨이 주로 사용된다.

– 촉진제(Accelerator)

현상액은 알칼리성의 용액에서만 활성화되므로 알칼리성이어야 하며, 젤라틴막을 빨리 연화시켜 현상액이 브롬화은 결정에 쉽게 도달하게 한다.

– 억제제(Retarder)

억제제는 브롬화칼륨이 사용되며, 노출되지 않은 부분의 현상을 지연시켜 필름을 뿌옇게 만드는 포그(fog) 방지제 역할을 한다.

② 정착액(Fixing Solution)

정착액은 노출되지 않은 할로겐화은 결정을 제거하는 작용을 하는 약산성 화합물이다. 노출되지 않은 결정이 제거되지 않으면 상이 흐려져 판독이 불가능하게 된다.

■■ 정착주약(Fixing Agent)

청정제에 의해 환원되지 않은 할로겐화은 결정이 제거된다. 티오황산암모늄이 사용되며 노출되지 않은 할로겐화은을 물에 쉽게 녹을 수 있게 만들어 감광유제로부터 쉽게 제거 되게 한다.

■■ 정착보조제(Fixing Subordinators)

- 산제(Acid Agent)

일반적으로 초산이 사용되며, 현상액에 의한 알카리를 중화시킨다.

- 보호제(Protective Agent)

현상액과 같은 황화나트륨이 사용되며, 정착액 내에서 생긴 산화된 현상액을 제거한다.

- 경막제(Hardener)

현상처리 중 알카리액으로 인해 연해진 젤라틴막을 굳히기 위해 사용되며, 현상 처리 후 젤라틴이 손상되는 것을 방지한다.

(3) 자동현상(Automatic Film Processing)

현상의 모든 과정, 즉 현상, 정착, 수세 및 건조부가 일정한 힘을 받아 자동으로 움직이게 되어 있고, 현상액의 온도도 일정하게 맞춰지기 때문에 안정된 현상과 정착이 가능하다. 그리고 이러한 현상과정의 모든 부분이 빛을 차단할 수 있도록 되어 있어서 암실이 아닌 명실에서도 사용할 수 있다. 자동현상기의 종류와 온도 등에 따라 모든 과정이 4~7분 정도가 소요된다.

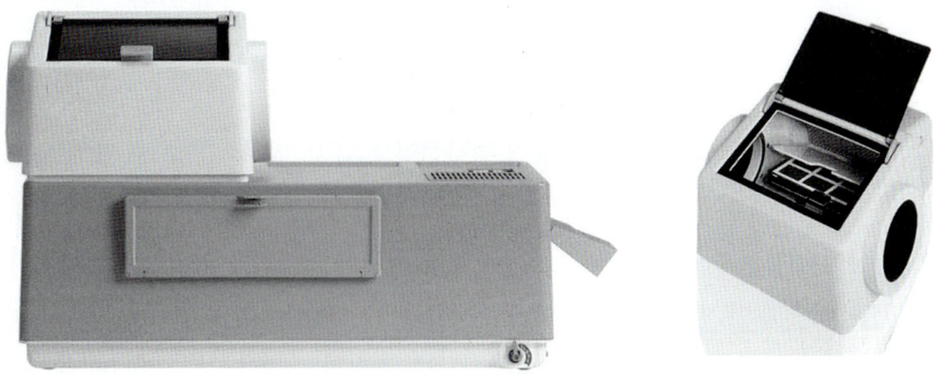

그림 3-8. 암상자에 양손을 넣어 구내필름을 현상하는 구내필름 전용 자동현상기(Air Techniques 사의 Peri-Pro 3 외관)

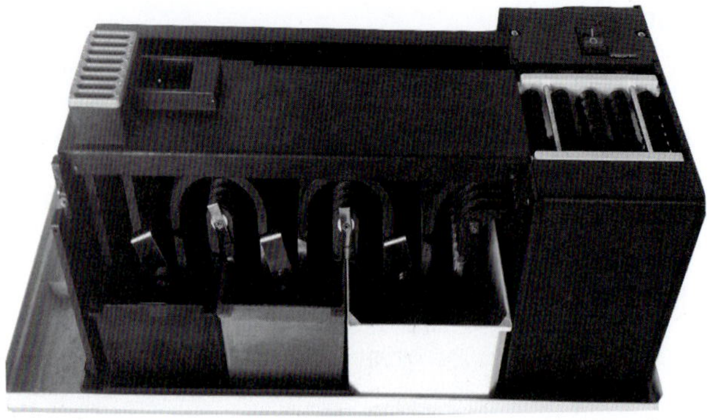

그림 3-9. 필름 컨베이어를 이용하여 현상, 수세, 정착부로 필름을 운반시키는 구내필름 전용 자동현상기(Air Techniques 사의 Peri-Pro 3 내부)

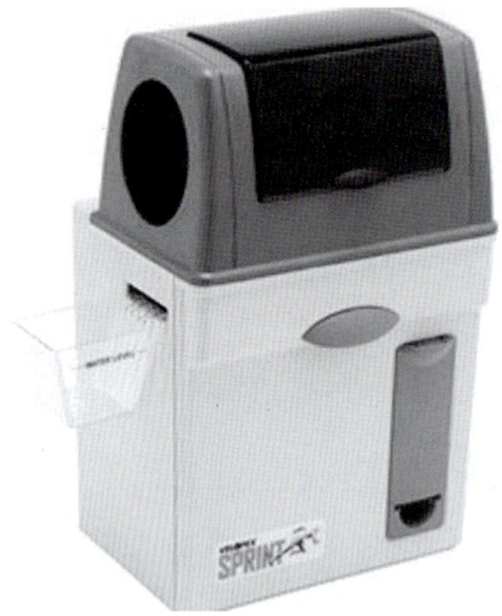

그림 3-10. 구내필름 전용 자동현상기(VELOPEX 사의 Sprint)

2 디지털 방사선 영상(Digital Radiographic Image)

디지털 방사선영상은 1980년대에 처음으로 구내방사선 센서가 도입된 이래 광범위하게 사용되고 있다. 현재 파노라마 방사선영상, 두부규격 방사선영상, 구내 방사선영상 등 거의 모든 분야에서 아날로그 방사선영상을 대체하고 있다.

아날로그영상에 비하여 디지털영상의 장점이라면 암실에서 행해지는 복잡한 현상과정이 필요하지 않으며, 진단에 필요한 방사선 노출량을 줄일 수 있고, 영상의 폭(Width)과 치(Level), 확대(Zooming), 회색조의 역전(Inverting) 그리고 각도나 거리의 측정을 직접 제어할 수 있어 보다 다양한 진단 정보를 얻을 수 있다.

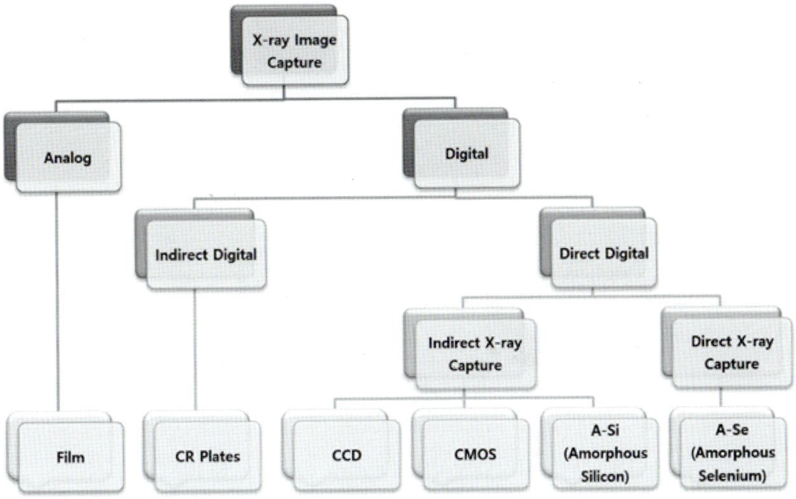

그림 3-11. 방사선 영상획득장치의 종류

디지털 방사선영상의 가장 큰 장점은 의료영상저장 및 전송시스템(Picture Archiving and Communication System; PACS)과의 연동이다. 데이터의 손실 없이 콤팩트 디스크(Compact Disk)로의 복사나 웹 기반을 통해 영상의 전송이 가능하므로 개인병원과의 영상의 공유가 가능하고, 교육자료의 활용 면에서도 커다란 장점이 있으며, 검사된 영상을 빠르게 확인할 수 있어 환자의 진료시간을 단축하는 효과를 얻을 수 있다.

치과용 디지털 방사선 획득방식은 영상판의 위치에 따라 구내(Intraoral)와 구외(Extraoral)로 구분되며, 구내의 경우는 이차원 구조의 평판형(Flat Panel Type) CCD나 CMOS 검출기 등을 사용하는 직접 디지털 획득의 간접변환방식과 영상판(IP)을 이용한 간접 디지털 획득방식으로 나눌 수 있다. 현재 물리적 파손의 단점이 있긴 하지만 연속적인 영상획득이 가능하고 검사 즉시 영상을 확인할 수 있는 장점이 있는 CCD, CMOS 등의 간접변환방식이 많이 사용되고 있다.

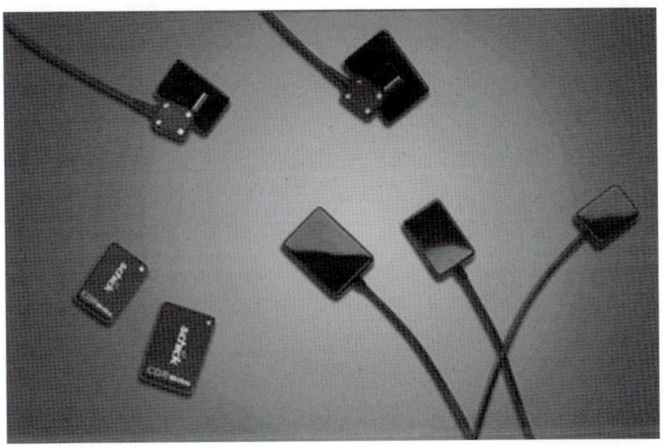

그림 3-12. 직접 디지털방식 중 간접변환방식의 구내촬영용 디지털 센서

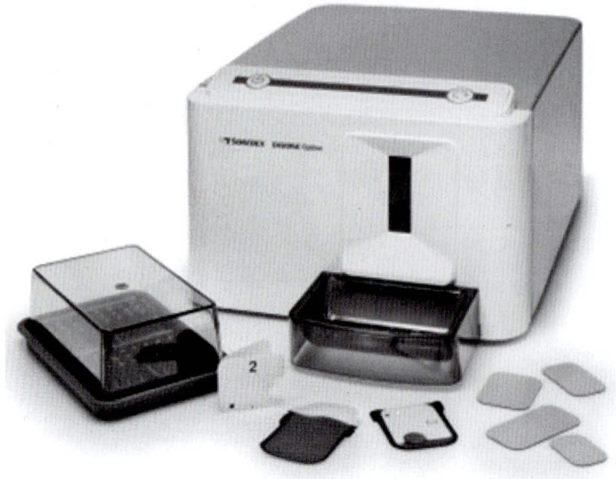

그림 3-13. 간접 디지털방식의 Digora Optime(SOREDEX 사)

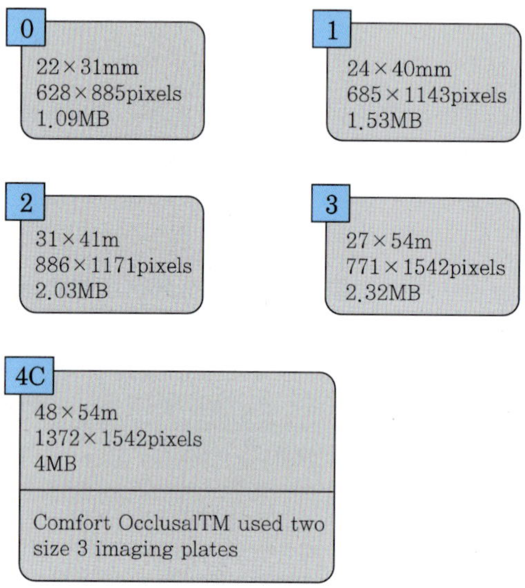

그림 3-14. 구내촬영용 Digora Optime(SOREDEX 사)의 영상판의 크기

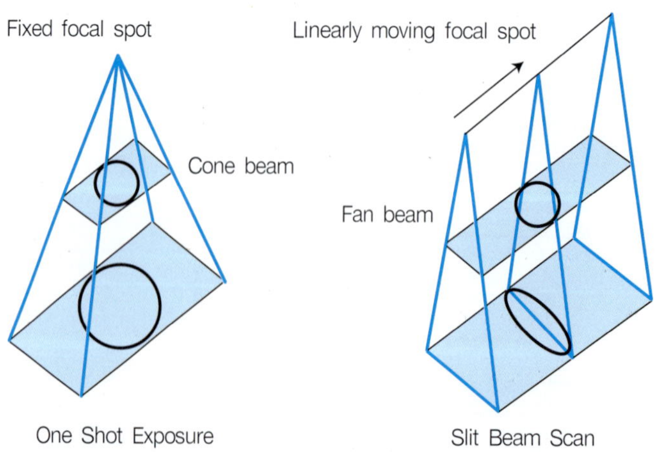

그림 3-15. One Shot Exposure 방식과 Slit-Scanning 방식

구외촬영의 경우도 좁고 긴 형태의 일차원구조 선형 검출기(Linear Detector)를 사용하는 직접 디지털 방사선영상 중 간접변환방식과, 영상판을 사용하는 간접 디지털 방사선영상으로 나눌 수 있다. 파노라마의 선형 검출기는 이차 슬릿 부위에 고정시켜 사용하게 되며, 방사선원과 방사선영상검출기가 파노라마 방식으로 스캔하여 영상을 얻는 간접변환방식의 경우, 비용면에 있어 고가의 영상판독기(Image Reader)를 구입할 수 없는 적은 구외촬영장비를 갖춘 곳에 유리하며, 구외촬영 검사장비의 수가 많은 경우 여러 장비에 한대의 영상판독기만으로 충분하므로 영상판을 사용하는 간접 디지털 방사선시스템이 유리하다. 그리고 검사의 방식면에서 일정한 속도로 움직이는 Slit Beam 형태의 방사선과 일차원 검출기가 일정한 속도로 이동하면서 스캔하는 Slit Beam Scan의 경우, 수평 또는 수직으로 왜곡된 영상을 얻게 되지만, 한 번에 조사되는 One Shot Exposure의 경우, 영상판을 사용하는 간접 방사선영상 시스템과 유사한 짧은 검사시간이 가능해 동적 모션 블러(Motion Blur)를 방지할 수 있으며, 수평 또는 수직으로 왜곡되지 않은 영상을 얻을 수 있기에 두부계측 검사 시 간접 디지털 방사선시스템이 더 유리하다.

치과 영역에서 사용되는 직접 디지털 방사선 검출기로는 구내촬영의 경우 CCD, CMOS 기반 검출기가 사용되며, 구외촬영의 경우는 CCD, CMOS, CDZnTe 기반 검출기가 주로 사용된다.

1) 간접 디지털 방사선 영상(Indirect Digital Radiographic Image)

컴퓨터화 방사선영상(Computed Radiography; CR)시스템은 기존의 아날로그 방식에서 사용되는 필름 대신에 광자극성 인광체(휘진성형광체, Photostimulable Phosphor)로 이루어진 영상판(Imaging Plate)에 방사선이 조사되면, 인광체에 잠상이 축적되고, 그 축적된 잠상에 특정 파장대의 레이저를 조사하여 영상을 획득하는 과정이다. 이 때 저장된 에너지가 가시광선으로 방출되고, 집광 가이드(Light Guide)로 모아 광증배관(PM Tube)에서 증폭시킨다. 이를 전기신호로 변환하여 최종적으로 영상을 형성한다.

(1) 영상판(Imaging Plate; IP)

지지체 위에 할로겐화 물질의 결정을 도포한 0.5~1 mm 두께의 유연한 판으로, 구성은 보호층, 형광체층, 지지체, 후면 보호층, 그리고 바코드 표지로 되어 있다.

보호층(Protective Layer)은 취급 및 운반시의 손상으로부터 형광체층을 보호하며, 온도나 습도의 변화로 인한 늘어남 및 수축을 방지한다. 형광체층(Phosphor Layer)은 BaFx:Eu^{2+}라는 고분자 미립자가 지지체상에 고밀도로 도포된 것으로 방사선이 조사되면 그 에너지를 흡수하여 방사선 양에 대한 정보가 일시적으로 저장된다. 저장된 물질에 가시광선을 조사하면 방사선 양과 비례하는 빛을 방출하는데, 이 빛으로부터 영상을 얻게 된다. 지지체(Support layer)는 외부의 충격으로부터 형광체층을 보호하고, 신축성을 가지고 있으며 탄소를 포함한 PET 필름을 사용한다. 바코드 표지(Barcode Label)에는 영상판의 정보와 아이디 단말기(Identification Terminal)의 정보를 일치시키는 역할을 한다.

영상판은 10^4 mR까지의 넓은 범위에서 좋은 직선성을 보이기에 피사체 내의 흡수 물질의 미세한 차이까지도 세밀히 얻을 수 있으며, 동시에 자동 영상 처리 시스템을 가능하게 하며 언제나 안정된 영상을 얻을 수 있다.

잠상퇴행(Fading)이란 영상판에 저장된 방사선 정보가 시간이 지남에 따라 감소되는 현상을 말한다. 이러한 잠상퇴행은 시간과 보관 온도가 올라갈수록 커지며, 영상판을 오래 둘 경우에는 자연방사선에도 에너지를 축적할 수 있어 가능한 빠른 시간 안에 검출할 수 있도록 한다.

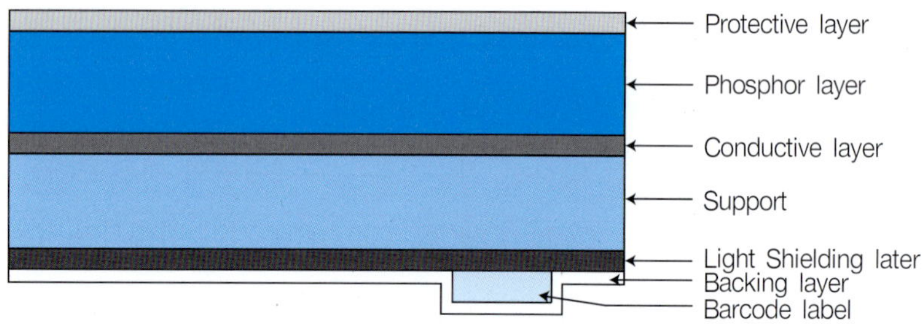

그림 3-16. 영상판의 구조

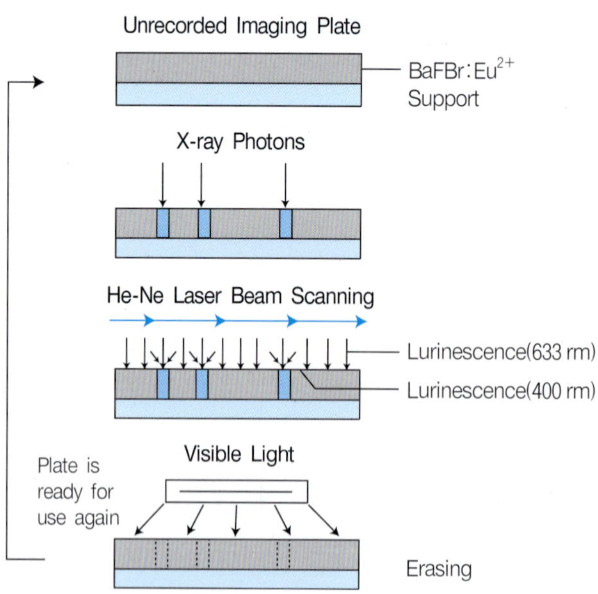

그림 3-17. 영상판의 방사선 노출, 소거 및 재사용 과정

(2) 구내촬영용 영상판을 이용한 디지털 공제술(디지털 방사선 영상 감산법, Digital Subtraction Radiography)

디지털 공제술은 두 개의 영상을 필요로 하는데, 공제된 상은 이들 두 영상의 합성이며, 흑화도의 차이가 있는 부위를 보여준다. 치근단 영상의 육안적 검사는 치밀골의 두께에서 0.85 mm의 변화를 식별할 수 없지만, 이 디지털 공제술은 0.12 mm의 변화도 식별할 수 있을 정도로 예민하다.

먼저 첫 번째 검사를 시행하기 전에 인상을 채득하여 환자 고유의 교합용 블록(Block)을 제작하게 되며, 이 블록과 영상판을 연결하고, 평행촬영유지기구(모델명-XCP, PI, 필름 유지기구 또는 CCD센서용 촬영 유지기구 등)와 함께 구내에 삽입하여 방사선검사를 시행한 후 획득한 디지털영상을 저장한다. 치료가 진행되는 과정에서 다시 검사가 시행되는데 이때 환자의 고유의 블록을 이용하여 동일한 위치와 각도의 검사가 가능하게 된다.

이를 통해 얻은 디지털 영상을 첫 번째 영상과 공제(감산)프로그램을 이용하여 비교해 보는 디지털 공제술을 시행하게 된다.

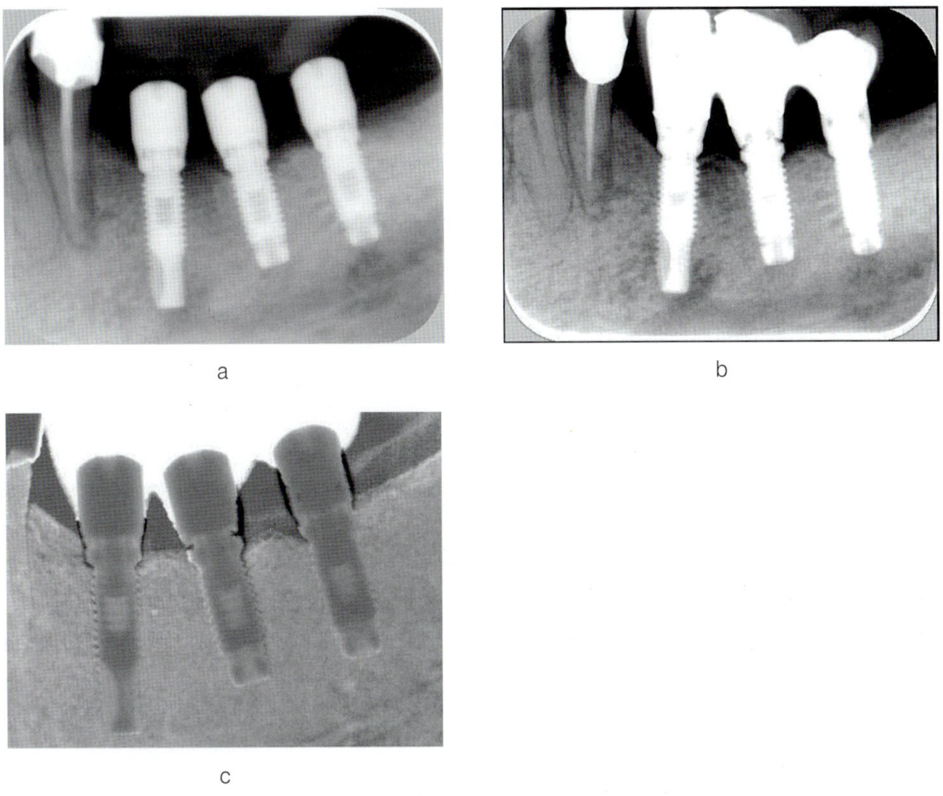

그림 3-18. 1차 디지털 방사선 영상(a), 동일부위의 2차 디지털 방사선 영상(b), 1차 영상과 2차 영상의 디지털 공제영상(c)

조직의 미세한 차이를 기록하는 디지털 공제술의 능력은 두 영상이 얼마나 동일한 조건에서 검사되었는가에 따라 좌우된다. 즉, 디지털 공제 시 공제하고자 하는 두 필름의 대조도 보정이 필요하며, 두 필름의 검사 시 동일 위치, 동일 각도로 검사한다는 점이 중요하다.

두 필름의 영상 대조도의 보정 술식이 개발되어 활용되고 있으며, 검사 시 기하학적인 차이를 보정할 수 있는 알고리즘이 보고되었다. 대표적인 Emago Software(Oral Diagnostic Systems, The Netherlands)는 기하학적으로 표준화되지 않은 두 장의 방사선 영상에서 4개의 대응점만 선정해 주면 자동으로 재구성 영상을 만들어 디지털 공제하는 프로그램으로 지금까지 통상적으로 이용되어 온 기계적인 기하학적 표준화 과정의 불편을 해소할 수 있는 장점을 가지고 있다.

디지털 공제술은 치주 및 치아 우식성 병소의 진단에 유용한데, 이들 질환은 잠행성이며 비교적 느린 진행의 특성을 보여주고 있으며, 색조를 부가한 공제 영상의 대조도 증강(Contrast Enhancement)이 작은 치주 결손의 관찰에 도움이 된다.

또한 턱뼈머리(하악과두)의 위치 및 관절면 형태의 미세한 변화의 확인과 임플란트 주위의 골개형(Bone Remodelling) 평가 시 이용 가능성이 있다고 보고되었다.

(3) 구외촬영용 영상판을 이용한 방사선검사

영상판독기(Image Reader)는 영상판을 카세트로부터 꺼내고 교환하는 Feed/Loader부, 영상판의 back up 기구가 있는 stacker부, 검사된 영상판의 영상 정보를 읽어내는 광학부, 영상판에 남아있는 정보를 소거하는 소거부 등으로 구성되어 있다. 광학부에는 광학 스캐너(Optical Scanner)와 회전 팔각형 거울과 렌즈, 집광기(Light Guide) 및 광전자 증배관(PhotoMultiplier Tube)이 있다.

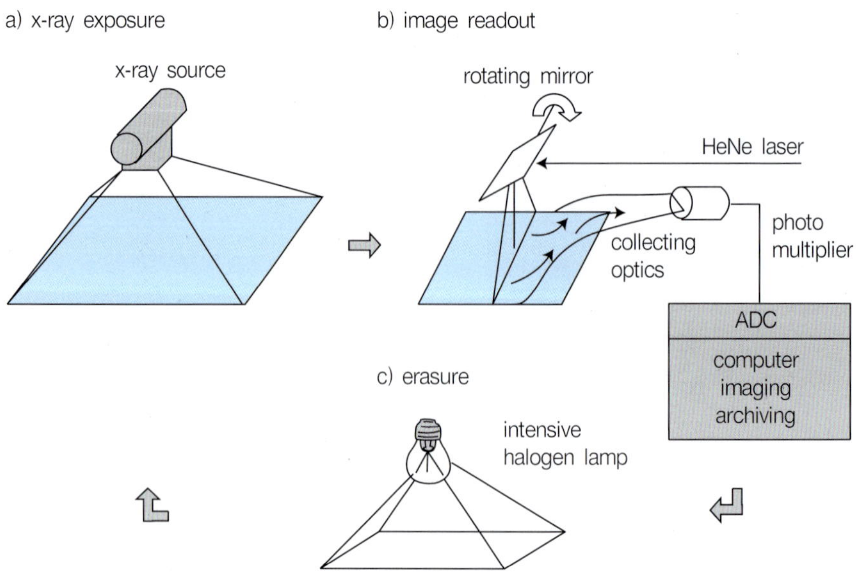

그림 3-19. 간접 디지털 방사선영상의 획득 및 소거 과정

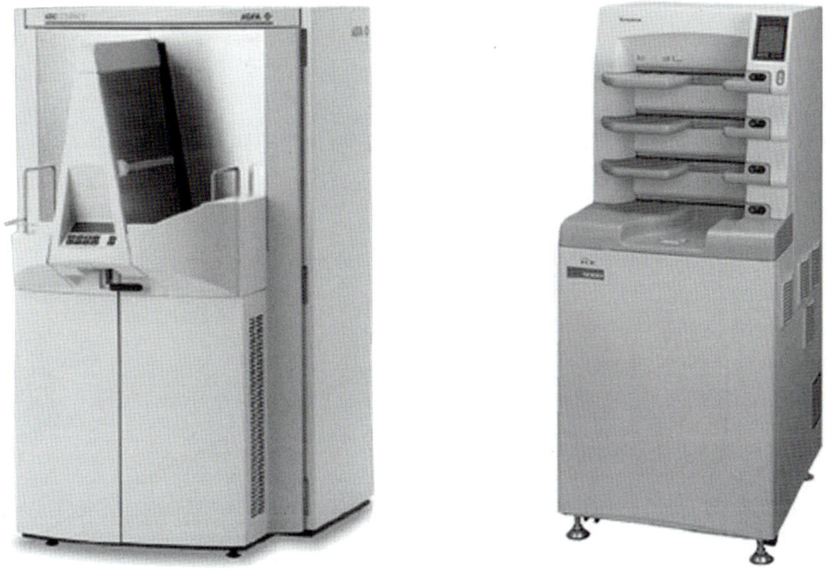

a b

그림 3-20. 여러 가지 영상판독기. AGFA 사의 ADC COMPACT(a), FUJI 사의 FCR XG5000(b)

방사선검사 후 잠상이 형성된 영상판을 영상판독기에 삽입하면, 영상판에 가스 레이저나 반도체 레이저빔이 주사되고 영상판에 저장된 잠상에서 빛 신호가 발생한다. 영상판독기에서 이 빛을 집광기로 모아 광전자 증배관으로 보내면 광 신호를 전기 신호로 변환시키고 이것을 증폭시킨다. 증폭된 신호를 아날로그/디지털 컨버터(A/D Converter)에서 디지털 신호로 변환하여 영상처리기(Image Processor)에 보내면 영상처리기는 디지털로 변환된 영상신호를 알맞은 처리를 통해 완성시키고, 완성된 영상은 PACS 전송하거나 보조기억 매체에 보관된다. 영상이 생성된 영상판은 소거부에서 소거되어 다시 재사용이 가능하게 된다.

아날로그/디지털 컨버터는 아날로그 신호를 디지털 신호로 변환해주는 장치로 표본화(Sampling), 양자화(Quantization), 부호화(Coding)의 과정을 거친다. 표본화는 아날로그 신호를 받으면 일정한 시간 간격을 기준으로 표본을 추출하는 것으로 연속적으로 변화하는 신호 파형을 일정 시간간격으로 표본을 추출하여 시간적으로 불연속적인 신호로 만드는 것을 말한다. 양자화는 표본의 값을 이산값으로 표현하는 것을 의미하는데 이산값으로 표현할 수 있는 값의 범위가 8 bit인지 12bit인지에 따라서 표현할 수 있는 값의 정밀도가 차이가 발생한다. 이러한 것을 해상도(Spatial Resolution)라 한다. 즉 표본화 된 진폭치를 특정 대표값으로 바꾸는 과정이다. 그리고 부호화는 기계적 신호처리가 용이한 디지털 코드(Binary Code) 형태로 변환하는 과정이다.

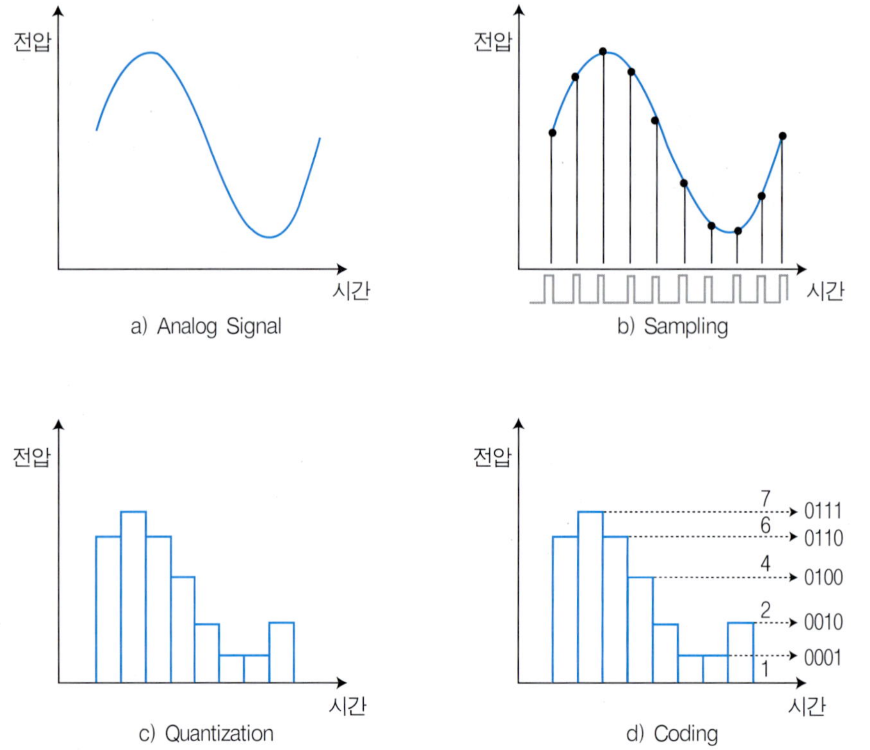

그림 3-21. 아날로그/디지털 컨버터의 표본화, 양자화 및 부호화 과정

간접 디지털 방사선시스템에서 영상 처리기(Image Processor)는 두 가지 분류로 나눌 수 있다. 일종의 전처리에 속하는 자동감도 조절처리(Exposure Data Recognition Processing; EDR)로써 영상의 흑화도(Density)와 대조도(Contrast)의 안정성을 향상시키는 것이다. 다른 한 부분으로 계조처리 및 공간주파수처리 등 부가적인 처리에 속하는 Dynamic Range Compression, 1-Dimensional Unsharp Mask, Subtraction 등의 객관적인 영상 증강 방법이다.

(4) 건식 레이저 이미저(Dry Laser Imager)

하나의 영상신호만 입력이 가능한 최초의 1세대 레이저를 거쳐, 2세대의 습식방식은 이미저와 현상기로 구성되어 있으며 현상액, 정착액, 폐액처리 등 현상기 유지보수가 필요하였다. 이에 비해 3세대 방식은 특수처리된 필름을 사용하여 현상기와 약품 없이 영상을 출력하는 건식 레이저 이미저이다.

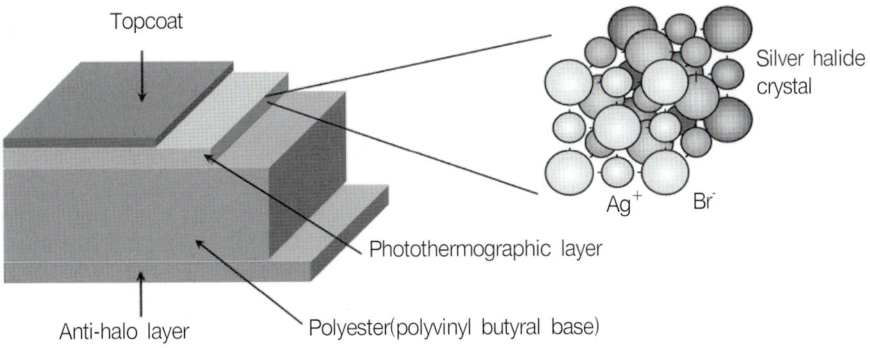

그림 3-22. Kodak 사 DryView FILM의 구조

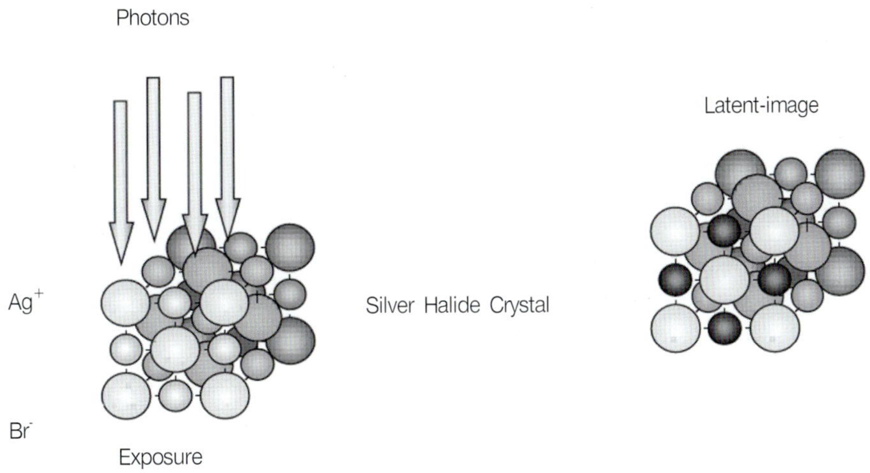

그림 3-23. Kodak 사 DryView FILM의 잠상형성과정

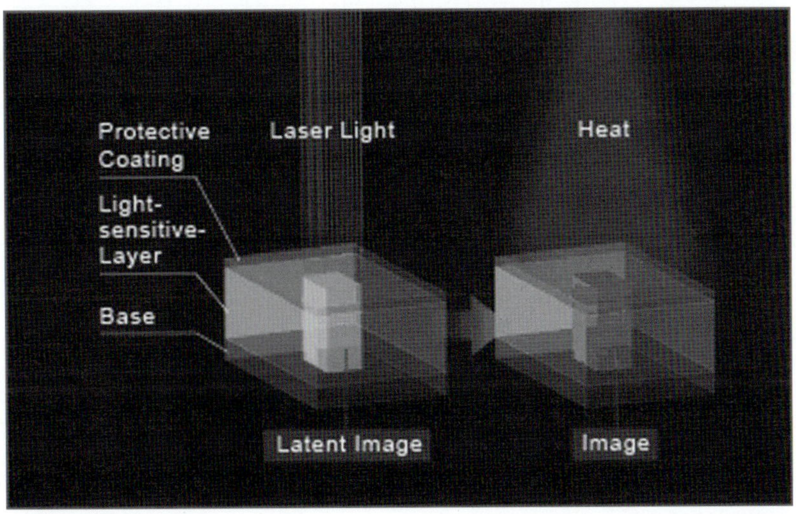

그림 3-24. FUJIFILM 사의 DRYPIX 4000/7000 Dry Laser Imaging System으로 Thermographic 프로세스를 이용한 건식 이미저 시스템

■■ 포토 더모그래픽 이미저(Photothermographic Imager)

디지털 신호를 아날로그 신호로 재 전환시킨 후, 필름 위로 반도체 레이저 빔(Semi-Conductor Laser Beam)을 주사(Scanning)한다. 레이저용 필름을 모터를 이용하여 일정한 속도로 이동시키면서 그 직각 방향으로 미세하게 주사하여 화상 신호를 필름에 기록한다. 이때 필름에 기록된 잠상에 열(Heat)이 가해지면 레이저에 의해 노광된 부분의 은이 발색하는 원리로 영상이 얻어진다.

2) 직접 디지털 방사선영상(Direct Digital radiographic image)

디지털 방사선영상에는 아날로그와 유사한 방식으로 형광물질을 사용하여 조사된 방사선을 가시광으로 변환한 뒤 비정질 실리콘(Amorphous Silicon, A-Si)을 사용하여 가시광을 전기신호로 변환하는 방식인 간접변환방식(Indirect Conversion Method)과 비정질 셀레늄(Amorphous Selenium, A-Se)과 같이 조사된 방사선에 대해 전자-정공 쌍을 생성시키는 물질을 감응물질로 사용하는 경우로 발생되는 전하를 수집함으로써 직접 전기신호를 얻는 방식인 직접변환방식(Direct Conversion Method)이 있다.

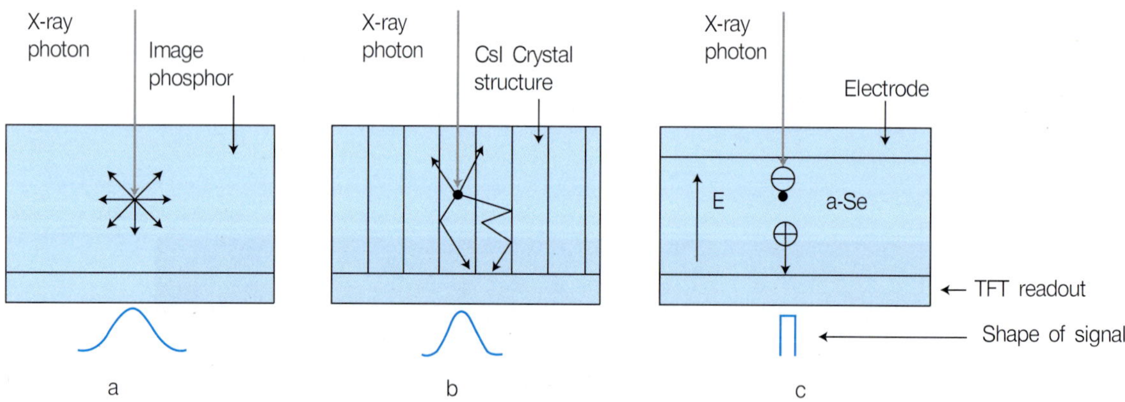

그림 3-25. 직접 디지털 방사선영상 중 간접변환방식(a) 및 직접변환방식(c)과 섬광산란으로 인한 공간 분해능 저하를 막기 위해 픽셀 구조화 된 섬광체(b)

(1) 간접 변환 방식(Indirect Conversion Method)

조사된 방사선을 섬광체를 사용하여 가시광 파장을 갖는 광자로 전환하고, 이를 광소자나 CCD를 이용하여 전기적 신호로 변환하여 검출하는 방식을 말한다.

방사선영상 검출 소자로는 현재 CCD, CMOS, a-Si 등이 사용되고 있으며, 이때 사용되는 섬광체는 GOS(Gadolinium Oxysulfide) 섬광체와 CsI(Cesium Iodide) 섬광체가 주로 사용되고 있다.

기존방식인 형광물질과 광 검출기술을 사용하여 제조가 용이한 반면, 2차 변환 과정에 따른 가시광의 산란이 일어나게 되므로 해상도의 저하가 따르고 변환효율도 떨어지는 단점이 있다.

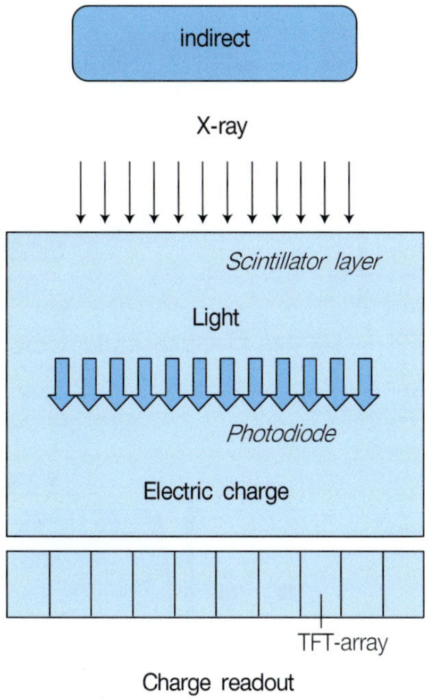

그림 3-26. 간접변환방식의 검출과정

① CCD(Charge Coupled Device)

CCD는 간접변환방식의 디지털 방사선영상 중에 가장 먼저 사용하기 시작한 소자로서, 방사선을 가시광선으로 바꾸어주는 섬광체를 사용하여 광량에 의한 각 픽셀내의 자유전하량의 변화를 전기적 신호로 변환하는 구조를 가진다. 일반적으로 투영 방사선의 면적보다 작은 센서이며, 이러한 작은 크기 때문에 CCD를 사용하는 시스템은 투영된 가시광선 영상의 크기를 줄이는 것이다. 그 결과 영상의 전달과정에서 광결합(Optical Coupling)을 필요로 한다. CCD센서는 크게 실제 광량에 의해 전하가 축적되는 Photo Effective영역과 축적된 전하를 차례대로 전송하는 통로역할을 하는 Shift Register로 구분된다. CCD센서는 다른 광소자들에 비해 픽셀 크기를 최소화할 수 있고, 감도가 우수하며 높은 해상도를 가진다. 그러나 가격이 비싸며 회로가 복잡한 단점이 있다.

■■ CCD를 이용하는 간접 변환 방식의 종류

- 영상증배관(Image Intensifier Tube) + CCD

영상증배관은 입력부의 발광체를 통하여 2차원 영상신호를 받아들여서 이것을 전자의 형태로 바꾸고, Electro-Diode 등을 이용하여 증폭시킨 후 출력부에 장치된 형광체를 통해 빛 영상신호로 전환시킨다. 이 영상신호를 영상증배관과 연결된 CCD가 받아들여 처리하는 방식이다.

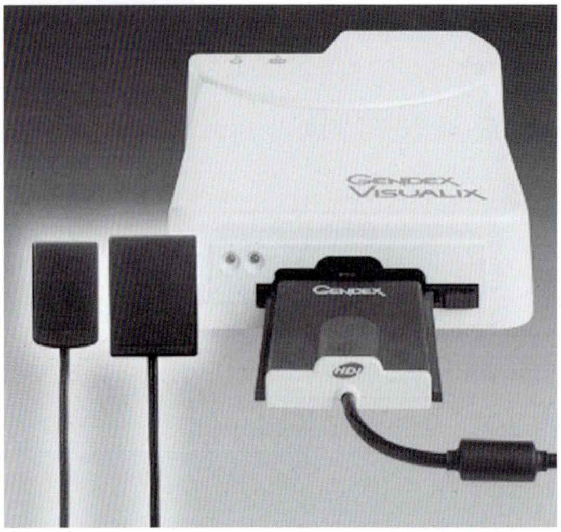

그림 3-27. CCD 방식의 구내촬영용 디지털센서(MEDWOW 사의 VISUALIX)

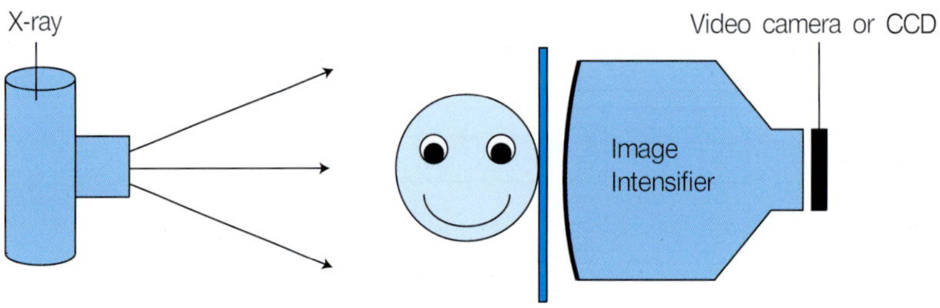

그림 3-28. 영상증배관과 CCD를 이용한 간접변환방식

- **섬광체(Scintillator) + 광학 렌즈(Optical Lens) + CCD**

섬광체가 방사선에 반응하여 빛을 내면, 그 빛을 광학렌즈로 모으고, 모아진 빛의 신호들을 집속하여 CCD로 보내주게 되어 영상을 처리하게 되는 방식이다.

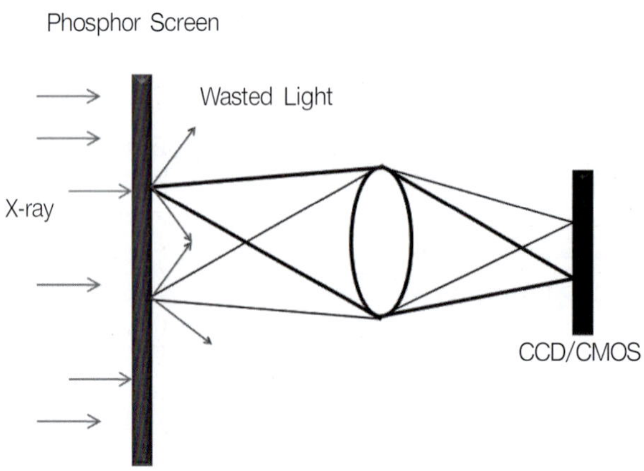

그림 3-29. 광학렌즈와 CCD/CMOS를 이용한 간접변환방식

- 섬광체(Scintillator) + 광학 섬유(Optical Fiber) + CCD

섬광체와 CCD 사이를 광학 섬유로 연결함으로써, 섬광체에서 나오는 광자들은 광학 섬유를 통과하여 연결된 CCD로 들어가게 된다.

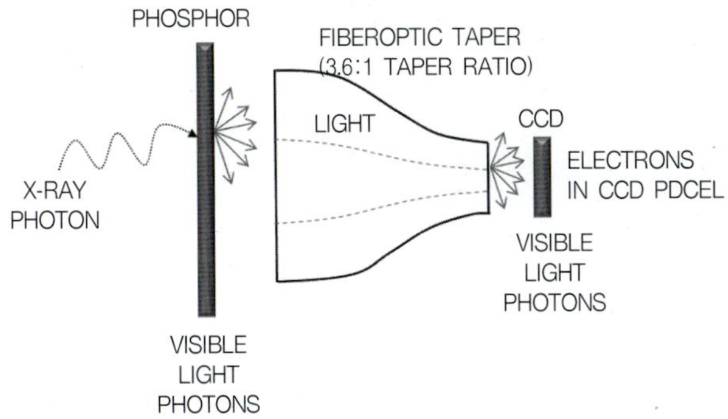

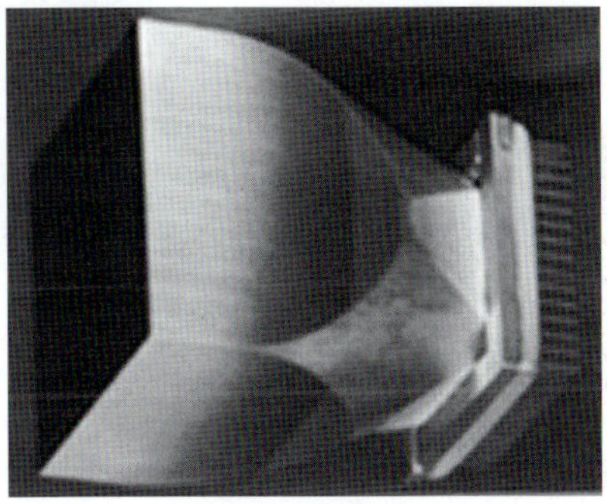

그림 3-30. FIBEROPTIC TAPER와 CCD를 이용한 간접변환방식(a)과 Taper Bonded to CCD(b)

- 섬광체(Scintillator) + 광학 섬유(Optical Fiber) + Multi CCD(Scan 방식)

영상 전체 면적 전체에 해당하는 CCD 대신에 한 줄 혹은 적당히 작은 면적을 가지는 CCD Array를 이용하여 섬광체와 광학 섬유, CCD가 이동하면서 2차원 방사선을 스캔하는 방식으로 영상획득이 이루어진다.

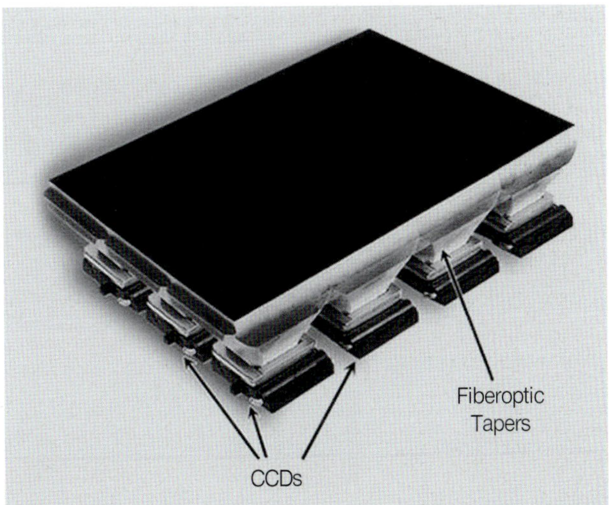

그림 3-31. FFDM(Full-Field Digital Mammography)에 사용된 CCD검출기(3×4 CCD배열)

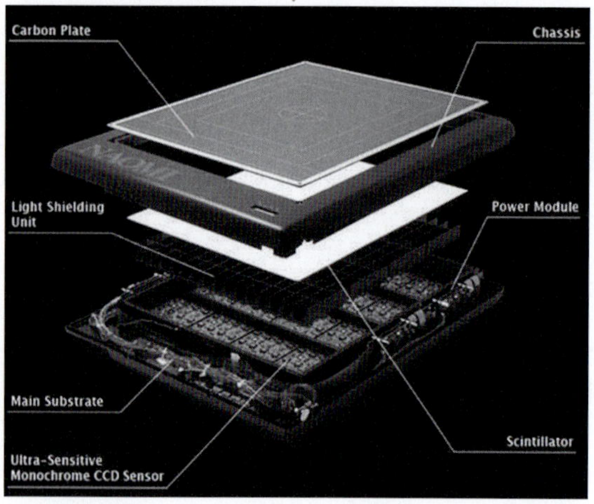

그림 3-32. RF사의 NAOMI Digital Radiography sensor의 구조

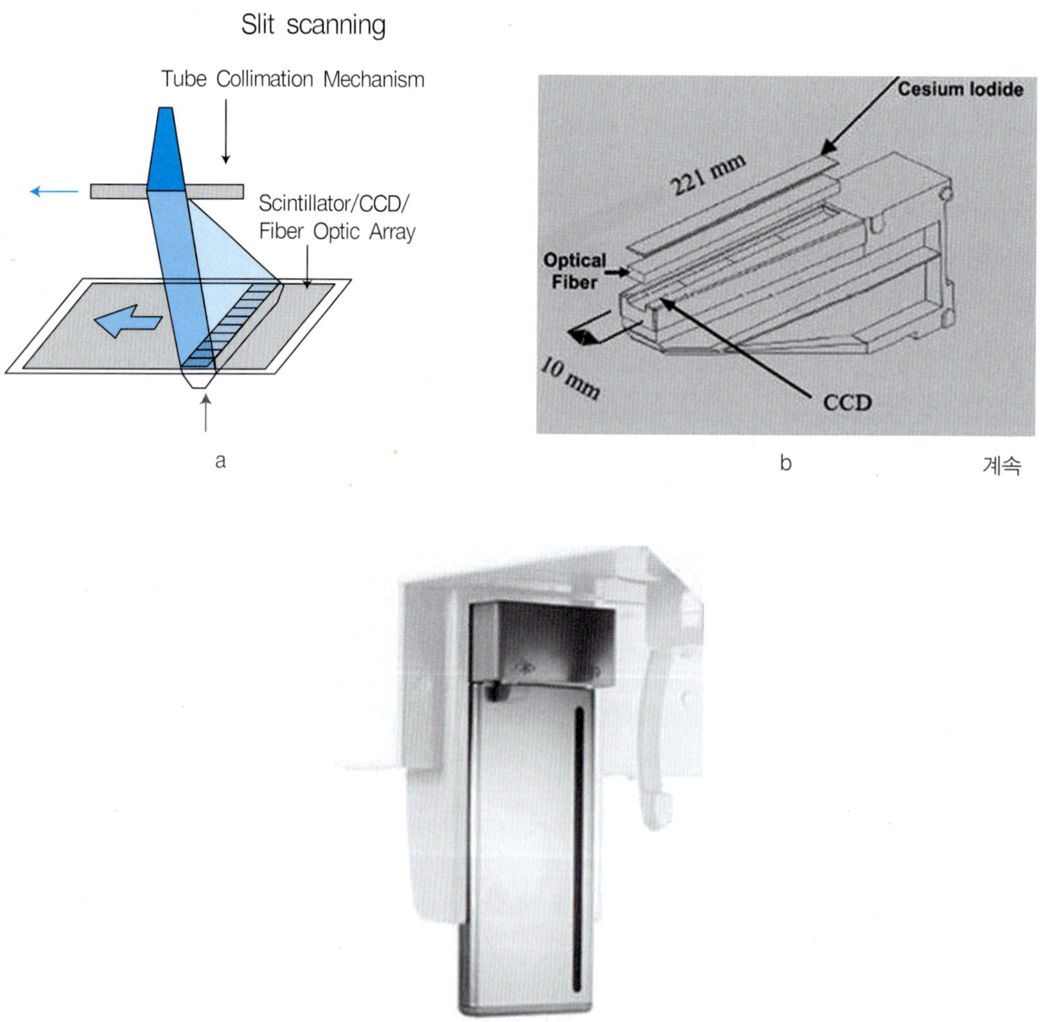

a

b

계속

c

그림 3-33. CCD Array를 이용하여 섬광체와 광학 섬유, CCD가 이동하면서 2차원 방사선을 스캔하는 방식(a), SenoScan의 Linear Array CCD(b), SOREDEX사의 CRANEX Digital CCD Detector(c)

- 섬광체(scintillator) + CCD

최소한의 광학물질만을 사용하여 섬광체와 CCD를 직접 붙힌 형태로, 방사선이 조사되면 섬광체가 내는 빛의 신호들이 바로 CCD로 입력되어 처리하는 방식이다. 비교적 높은 해상도의 영상을 얻을 수 있다.

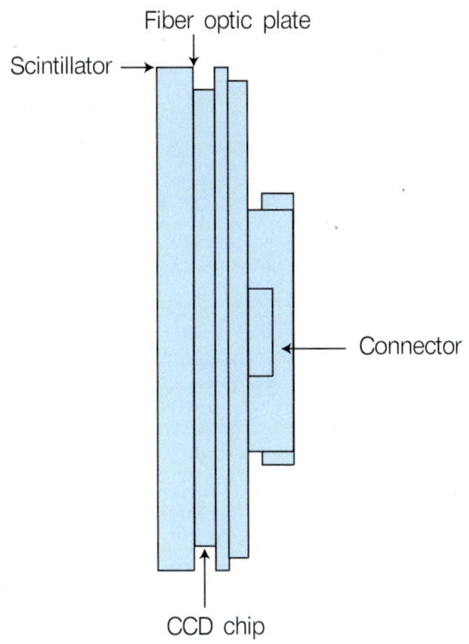

그림 3-34. 섬광체와 CCD로 구성된 간접변환방식

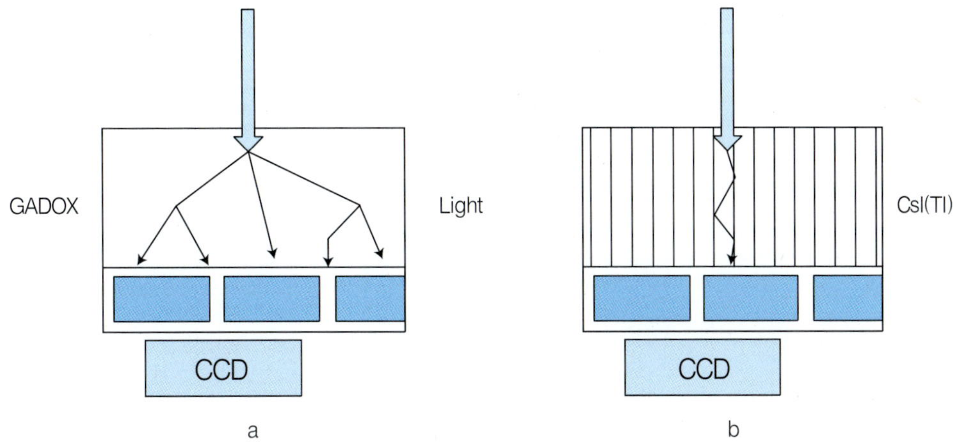

그림 3-35. GADOX섬광체(a)와 CsI(TI)섬광체(b)의 간접변환방식

② CMOS(Complementary Metal-Oxide-Semiconductor)

CCD와 달리 전하를 전기신호로 바꾸는 변조기가 모든 픽셀에 각각 부착되어 있기 때문에 속도가 빠르고, 전력도 더 적게 소비되며, 주변 IC의 원 칩화가 가능하다. 그러나 CCD의 경우는 면적

전체가 100% Photosite로 채워져 있으나, CMOS의 경우는 기타회로가 차지하는 면적 때문에 감도가 낮고, Noise가 많이 발생하며, Dynamic Range가 좁다.

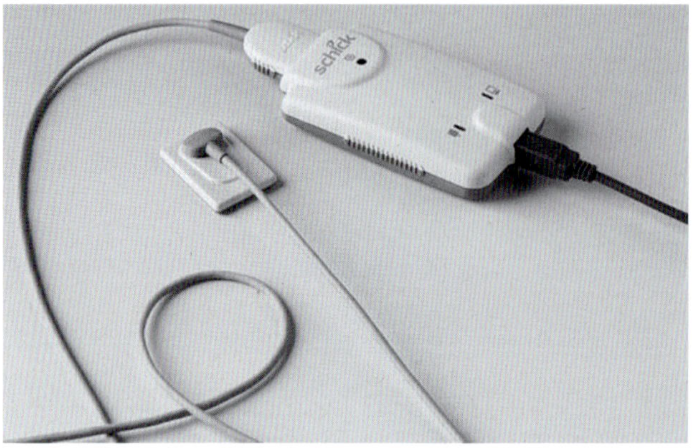

그림 3-36. CMOS 방식의 구내촬영용 디지털센서(SHICK 사의 CDR elite)

■■ CMOS를 이용하는 간접 전환 방식의 종류

섬광체(Scintillator) + CMOS(Single or Multi)

섬광체(Scintillator) + 광학 렌즈(Optical Lens) + CMOS(Single or Multi)

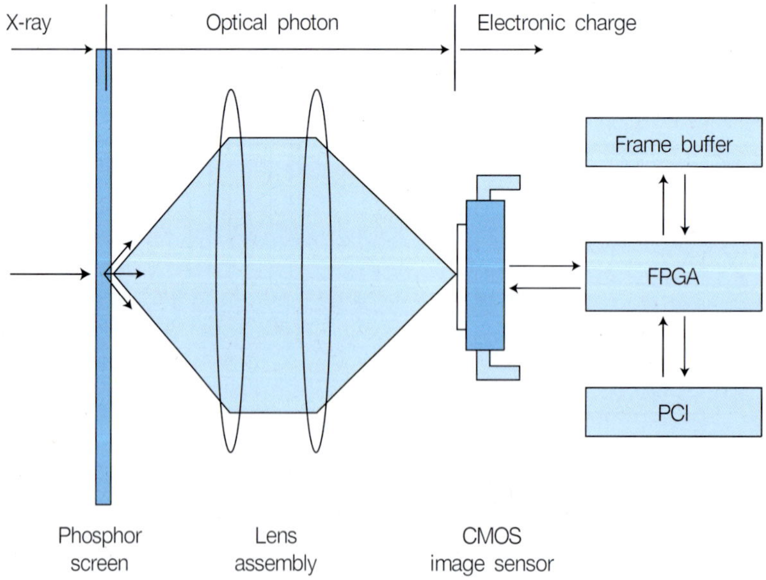

그림 3-37. Phosphor Screen, Lens와 CMOS로 구성된 간접 변환 방식

– 섬광체(Scintillator) + 광학 섬유(Fiber Optics) + Multi CMOS

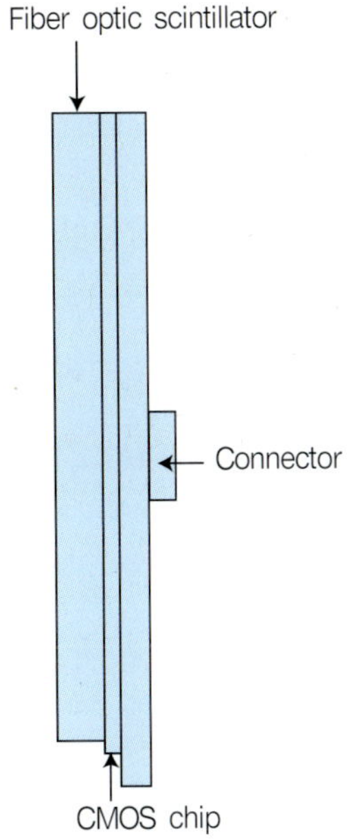

그림 3-38. 섬광체, Fiber Optic Scintillator와 CMOS로 구성된 간접변환방식

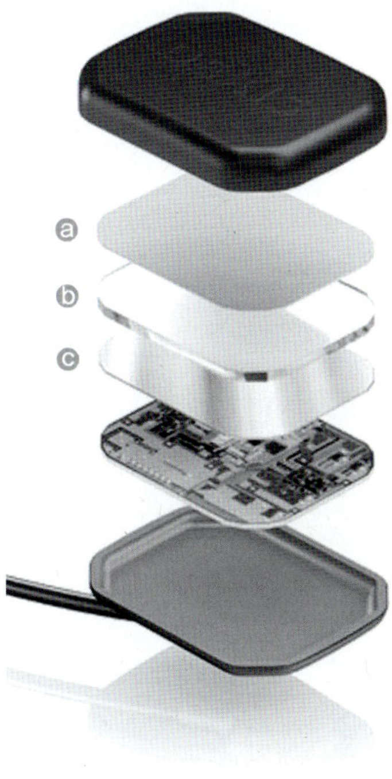

a. Caesium Iodide Scintillator
b. Fiber Optics
c. High Resolution CMOS Sensor

그림 3-39. DEXIS사의 DEXIS Platinum Sensor의 구조

③ Amorphous-Si(Amorphous Silicon)

비정질 실리콘(Amorphous Silicon)같은 소자는 방사선과 직접 반응하지 못하고 CsI(TI)와 같은 섬광물질을 사용하여 측정하게 되는데, 이런 경우 방사선에 대한 반응성은 좋지만, 발생된 빛의 퍼짐 현상이 있어 해상도가 떨어지는 단점이 있다. 픽셀의 최소화가 어렵기 때문에 높은 해상도의 영상 획득은 어려우나, Large Flat Panel로 상용화 할 수 있기 때문에 일반 진단용에 많이 이용된다.

Flat Panel Detector는 그 전면의 섬광체의 종류에 따라서 그 특성이 달라지는데, GOS (Gadolinium Oxysulfide), CsI(Cesium Iodide) 같은 간접 변환 방식과 Se(Selenium) 같은 직접 변환 방식이 있다.

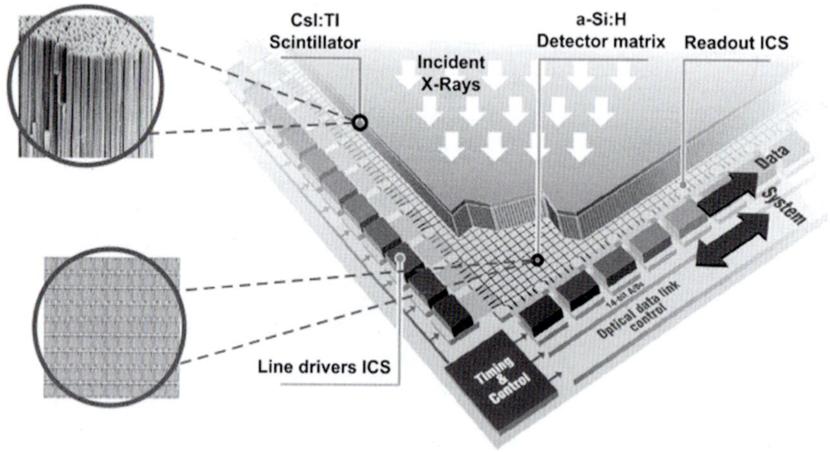

그림 3-40. Philips Medical Systems의 amorphous-Si 간접변환방식

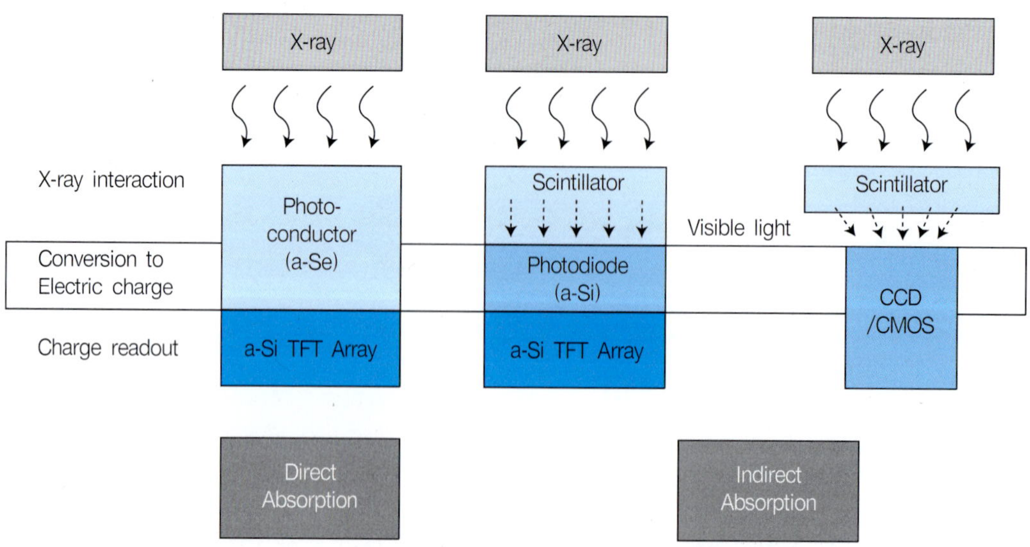

그림 3-41. 디지털 방사선영상에서의 방사선의 직접 및 간접흡수

(2) 직접 변환 방식(Direct Conversion Method)

X-선의 흡수에 의해서 중간단계를 거치지 않고 바로 전자-정공 쌍을 생성시키는 광전물질(Photoconductors)을 사용하는 경우로써, 발생되는 전하를 수집하여 전기신호를 직접 얻는 방식이다. 중간에 변환 과정에서 생기는 해상도의 손실이 거의 없어 에너지 변환효율이 우수하다. 즉 적은 방사선 조사량으로 우수한 영상을 얻을 수 있으며, TFT Matrix에서 전하수집을 할 수 있기 때문에 구조가 간단한 만큼 충전율(Fill Factor)도 높다.

그러나 상대적으로 노이즈가 많으며, 구동을 위해 높은 전압이 필요하고, 비정질 셀레늄의 반응 회복특성으로 인해 검사간에 일정 시간 간격이 필요하다.

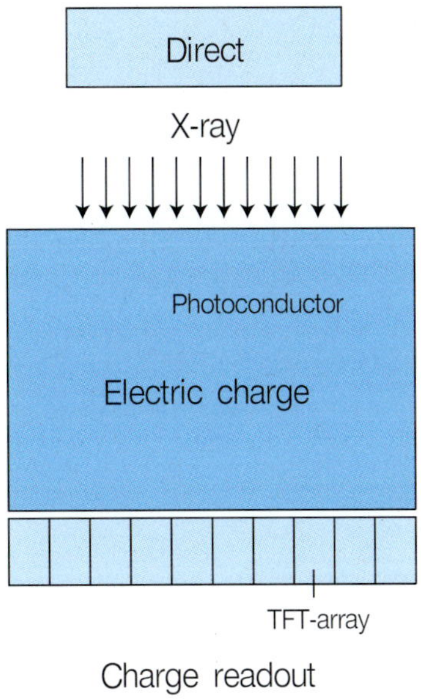

그림 3-42. 직접변환방식의 검출과정

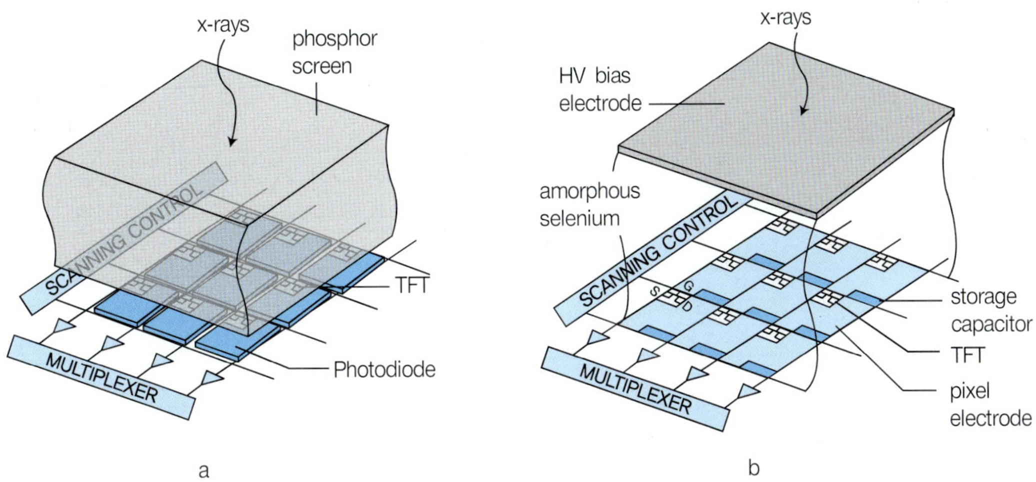

그림 3-43. 간접변환방식(a)과 직접변환방식(b)의 비교

- Amorphous-Se(Amorphous Selenium)

셀레늄은 실리콘과 달리 섬광물질 없이 방사선과 직접 반응한다. 방사선이 조사되어 셀레늄에 의해 전자/전공 쌍으로 전환되며, 이것이 전기 신호로 전환되고, 그 후 회로를 통해 영상신호를 생성한다. 픽셀 크기를 가변적으로 다룰 수 있기 때문에 높은 해상도를 가지는 영상 획득이 가능하며, 고 전압 공급이 필요하다.

연 습 / 문 / 제

1. 구내필름(Intraoral Film)의 종류를 쓰고, 간략하게 설명하시오.

2. 자동현상(Automatic Film Processing)의 특징을 설명하시오.

3. 간접 디지털 방사선영상에서 영상판독기(Image Reader)의 영상을 획득하는 과정을 간략히 설명하시오.

4. 직접 디지털 방사선영상에서 간접변환방식(Indirect Conversion Method)을 설명하시오.

5. 직접 디지털 방사선영상에서 직접변환방식(Direct Conversion Method)을 설명하시오.

6. CCD(Charge Coupled Device)와 비교하여 CMOS(Complementary Metal-Oxide-Semiconductor)의 특징을 설명하시오.

04 Dental PACS의 이해

1 개요

최근 의료사업은 경제의 가속화 및 서비스의 고급화, 정보기술의 발전 등 대내외적인 환경이 급격히 변화함에 따라 병원의 정보화가 경쟁우위의 필수조건이 되었다. 또한 PACS는 단순한 수가의 인정으로서 구축하는 시스템이 아닌 IT 시대의 병원 경쟁력과 위상을 도약시키는 계기를 만들어 내었다.

PACS 등의 병원 정보 시스템은 단순한 의료 및 의료영상 정보화가 아닌 병원의 IT화에 대한 척도가 되는 중요한 시스템이다. 따라서 병원은 도입한 시스템의 적응과 함께 병원 시스템을 한 단계 발전시켜야 한다. 이는 앞으로 병원의 생존성과 결부되어지는 중추적인 시스템이며 솔루션 도입의 성공은 병원의 위상을 높이는 계기가 된다고 할 수 있다.

마찬가지로 의료사업의 e-business 도입 및 고객 서비스 강화, 고품질의 의료 서비스 필요, 치료가 아닌 예방 차원의 삶의 질 추구, 의료시장 개방 등의 외부 환경의 변화와 전산 시스템의 표준화 및 업무의 생산성과 효율성의 최적화를 요구하는 내부 환경의 충족이 필요하다.

아울러 OCS, PACS, EMR 등 의료정보화 솔루션과 Web 기반 및 Network 기술의 획기적인 발전을 도모하는 효과를 나타내며 이러한 과정에서 일반적인 Medical PACS와 치과병원 Dental PACS의 차별화 및 특성들을 알아보고 이해하는 것은 무엇보다도 중요하다고 할 수 있다.

2 Dental PACS 구축

1) 서버 및 스토리지

- 이미지 서버, DB 서버 각 1대 설치 (클러스터 적용)

PACS 서버 구성도

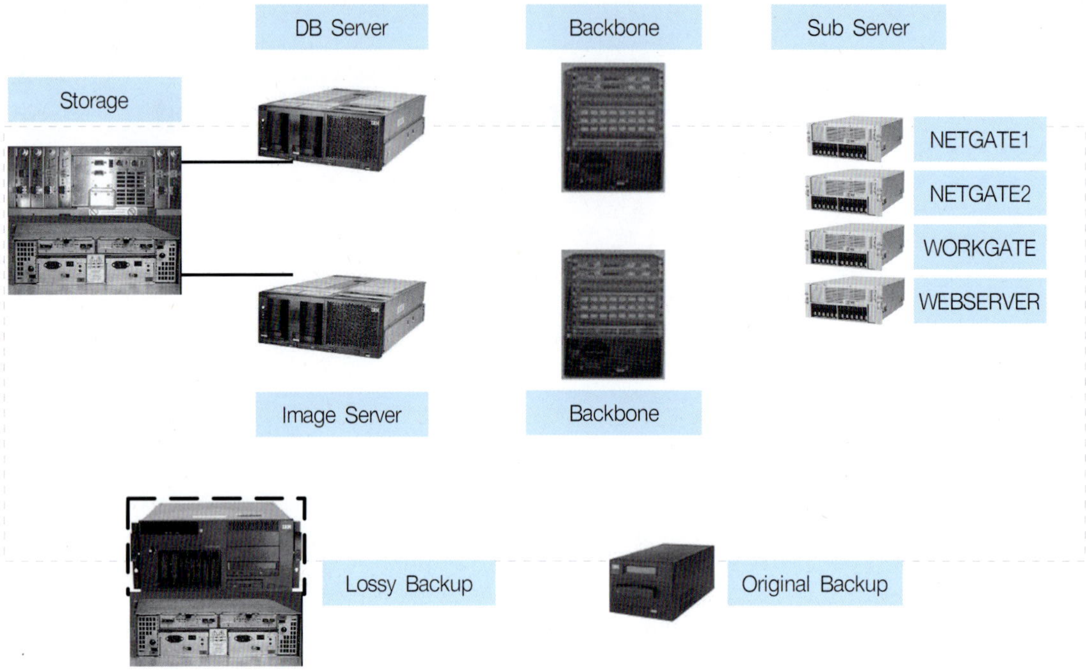

- Netgate 서버 2대 (영상획득 서버)
- Workgate 서버 1대 (OCS 연동 서버)
- Web 서버 1대 (Web PACS용)
- 단기저장장치 1TB (SAN 방식)
- 장기저장장치 3TB (NAS 방식)
- 백업용 테이프 드라이브 (LTO)

2) 구축범위

- 영상치의학과
  - · OCS 및 EMR과의 연동
  - · 모든 방사선 장비 영상 획득
  - · 영상의 판독과 조회
- 일반 진료과
  - · Unit Chair상 영상 조회

· 수술실 영상 조회

· 구내촬영 장비 영상 획득

– PACS 활용

· 과별 독립 서버 구축

· 환자와 정보 공유 활용

· 실습생 교육 고려

– Web PACS

· 다른 병원과의 협진 체계 구축

· Internet을 통한 영상 교환

3) 장비 구성도

영상치의학과에서 운영되고 있는 장비(구내 및 구외촬영기, CT, CBCT, 기타 특수장비)의 CR 또는 DR 여부를 판단하여 그에 따른 interface가 중요하며 구내촬영 장비의 경우 DICOM 지원 여부에 따른 Gateway 추가 설치 및 개발이 필요하다.

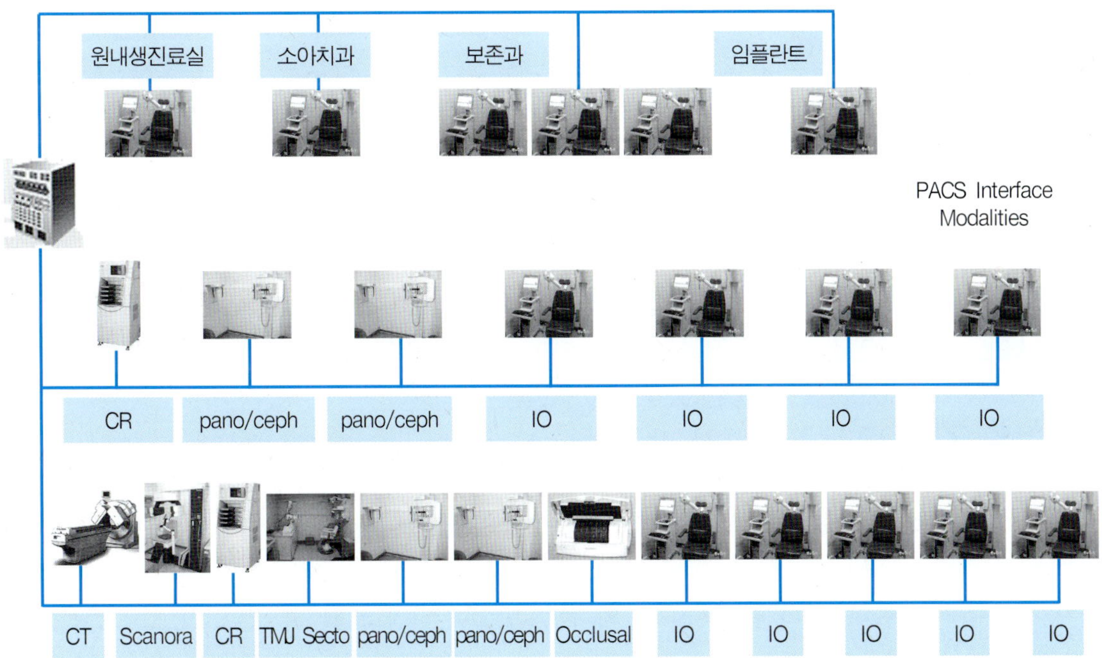

4) Work Station(W/S) 설치 현황: 판독용 및 임상용(일반용)

구 분	설치 유형	모니터 유형
판독용 W/S	판독테이블	판독용, 일반용
임상용 W/S	PC 테이블/작업대	일반용
	카트형 (강당, 세미나실)	일반용
	벽 부착형 (수술실)	일반용
	유닛 체어에 부착	일반용
	카트형	일반용
	PC 테이블/작업대	일반용
	벽 부착형	일반용

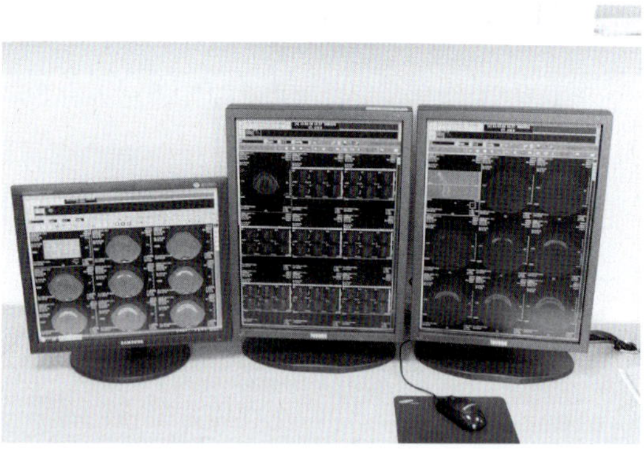

그림 4-1. 판독용 W/S

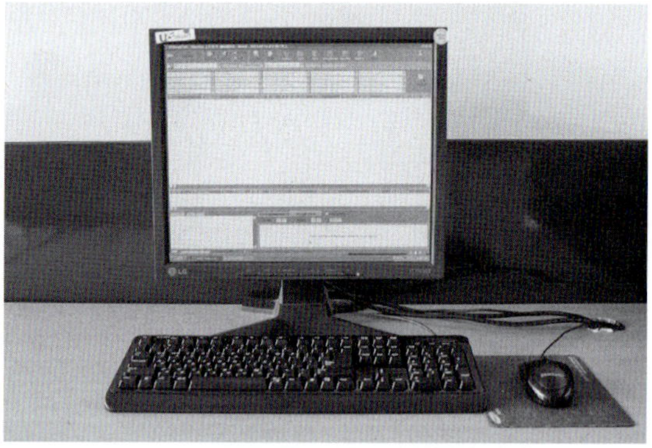

그림 4-2. 임상용 W/S

3 Dental PACS의 특성 및 고려사항

1) 진료 환경

- 유닛 체어(진료실 의자) 중심으로 진료가 이루어진다.
- 유닛 체어 중심의 PC 및 모니터의 배치 구성이 이루어져야 한다.
- 진료 공간이 좁다. 따라서 Client PC의 설치 방법이 다양화 될 수 있다.
- 기타 기구들과 접촉되기 쉽다.
  (치료재료, 치료기구, 유닛 체어 자체의 움직임, 환자의 부주의, 물 등)
- 환자의 이동이 없이 의사가 이동하며 진료한다.
- 촬영실에서도 마찬가지로 방사선사의 이동으로 촬영이 이루어진다.

- 유닛 체어 중심의 진료 환경에서는 PC 권한 설정에 대한 이해가 이루어 져야 한다. (1대의 PC를 여러 사람이 사용함)
- 환자가 유닛 체어에서 대기하는 시간이 길다.

2) Work- flow

- 방사선과 촬영 후 진료실에서 치료가 이루어지는 경우가 80% 이상이다.
- 마찬가지로 바로 판독을 요구하는 경우가 많다.
- 실습생 교육을 고려한 시스템이 필요하다.
- 실습생이 처방을 내리고 촬영을 하며 판독까지 한다.
- 이에 따른 보안 기능이 필요하다.

3) 검사 및 기타사항

- 특히 구내촬영이 치과병원에서 이루어지는 검사 건수의 50% 이상을 차지하며 데이터량도 30% 이상을 차지한다.
- 이에 따른 Viewing system 및 영상의 획득과 전송과 관련된 Gateway의 개발이 필요하다.
- 구내촬영과 관련하여 CR 또는 DR System의 여부를 결정해야 한다.
- 구내촬영 시스템 선정 시 영상의 질 및 bit수를 충분히 고려해야 한다.
- 위와 관련하여 DR System에서 CCD 센서의 선택은 아주 중요하다. 아울러 환자의 이물감, 술자의 편의성, 기구 관리의 용이성 등을 파악해야만 한다.

4) Client PC의 설치

- 유닛 체어형: 유닛 체어에 직접 Arm 등으로 모니터를 연결하고 진료에 지장이 없는 범위 내에 PC를 설치하며 경우에 따라서는 무선의 키보드와 마우스 일체형을 사용할 수도 있다. Dental PACS에서 설치되는 특징적인 형태이며 대부분을 차지한다(그림 4-3).
- 작업대형: 상담실 및 의국 등 책상 형태의 작업대에 PC를 올려서 설치하는 방식으로 Medical PACS에서 흔히 볼 수 있다(그림 4-4).
- 카트형: Mobile cart에 PC를 설치하는 형태로 유동성을 고려하여 설치할 수 있다(그림 4-5).
- 칸막이 부착형: 치과 진료실 공간 배치를 위해 설치된 칸막이 또는 수술실 등에 공간을 최소화하여 설치하는 형태이다(그림 4-6).

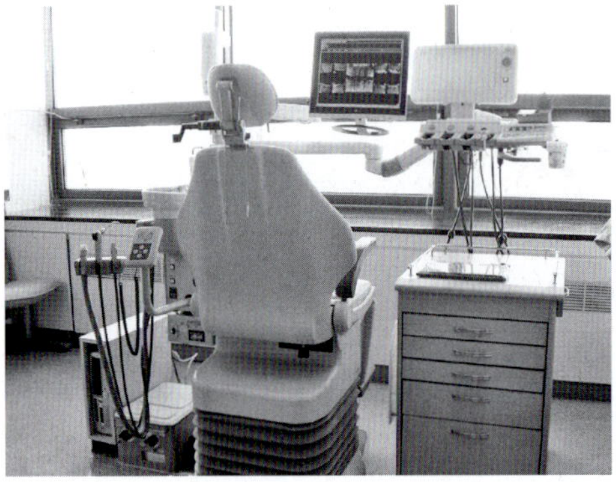

그림 4-3. Unit Chair형

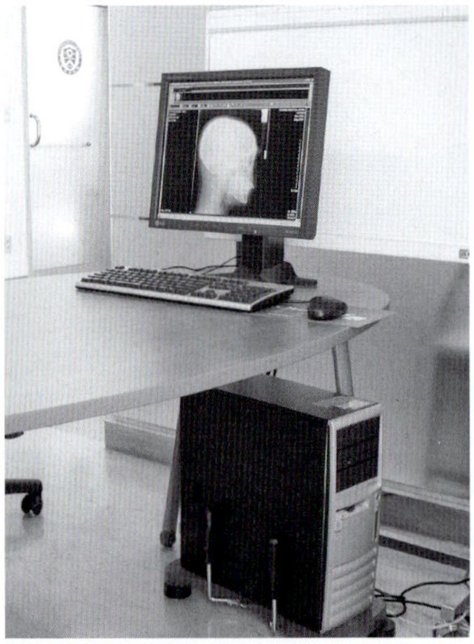

그림 4-4. 작업대형

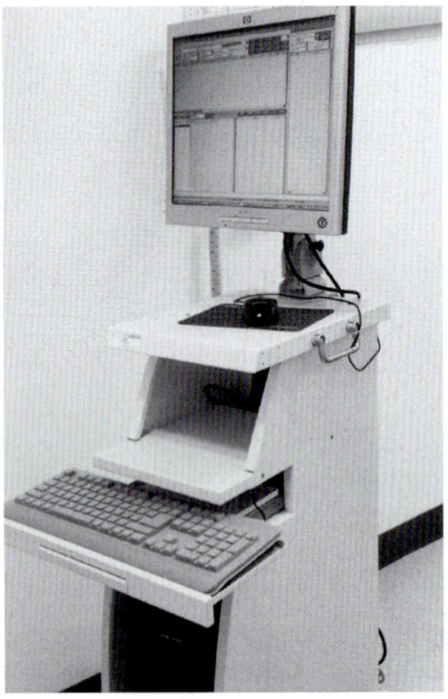

그림 4-5. Cart 형

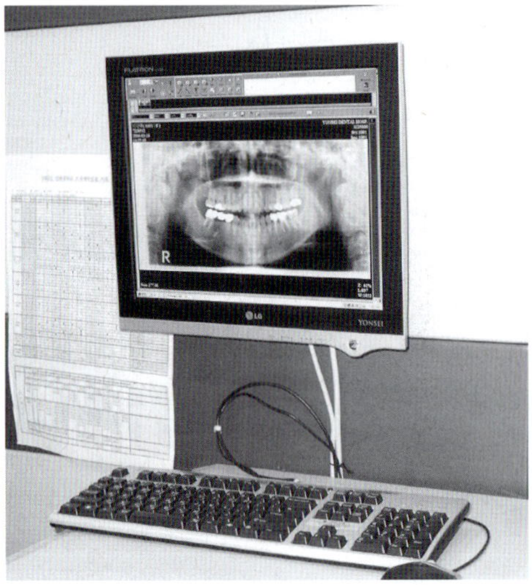

그림 4-6. 칸막이 부착형

이러한 PC의 설치는 임상과의 업무 흐름에 맞게 설계되어야 하며 기타 진료실 주변의 환경(치료와 관련된 기구 및 재료, 유닛체어 자체의 움직임, 환자의 부주의, 치료 과정에서 발생하는 물, 바닥 및 기타 청소와 관련 된 사항 등)도 고려하여야 한다.

또 다른 특징 중에 하나는 방사선 촬영 후 임상과 진료실에서 치료가 대부분 이루어지므로 OCS 프로그램 내부적으로 촬영 후 환자의 이동 상태가 표시되어야 하며 판독과 관련된 부분도 업무 흐름에 맞게 표시되고 진료에 지장 없이 이루어져야 한다. 또한 Dental PACS 전체의 업무 흐름에 영향을 미치는 요소 중에 하나가 실습생을 고려한 시스템의 구축이 필수적이다. 치과병원은 실습생들에 의해 처방과 촬영 그리고 판독까지 직접 하는 교육과정이 이루어지므로 이에 따른 관리와 보안 기능은 중요한 부분을 차지한다고 할 수 있다.

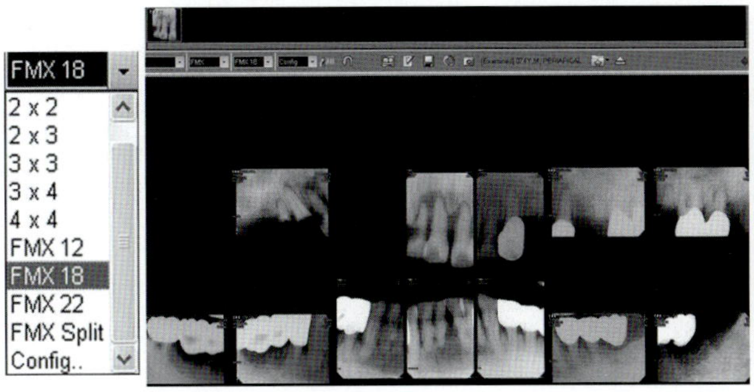

그림 4-7. 치과 전용 Viewing system

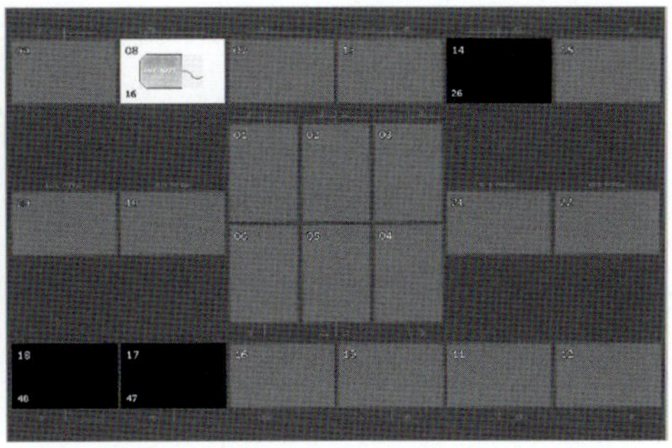

그림 4-8. 구내촬영 영상획득 Gateway

마지막으로 Dental PACS와 관련된 새로운 프로그램의 개발이 필요하다. 특히 구내촬영과 같이 Medical PACS에서는 볼 수 없는 검사법이 있으며 영상의 차이로 인한 Viewing system(그림 4-7)과 영상의 획득과 전송을 위한 고유의 Gateway 개발(그림 4-8)은 Dental PACS의 성공 여부를 좌우한다고 할 수 있다.

이와 관련하여 구내촬영용 CCD Sensor의 선정 시 Dental PACS와의 연동성을 고려하여야 한다. 또한, 영상의 질과 영상의 bit수 등을 충분히 고려하고 환자의 이물감, 술자의 편의성, 기구 관리의 용이성 등도 파악하여야 한다.

PACS의 충분한 기대 효과를 실현시키기 위해서는 갖추어야 할 필수적인 조건이 요구되며 일반적으로 PACS가 병원의 경영 효율에 도움을 주기 위해서 갖추어야 할 조건과 병원이 중점적으로 검토해야 할 사항은 미국의 저명한 의료기술 평가기관(ECRI)에서 공표한 PACS selection guidance를 참고하면 시스템의 안정성(이중저장기능, 설치경험, A/S 신속성 등), 병원 환경에 맞도록 개별화된 시스템(설치 인력 규모, 사용자 교육의 제공 등), 지속적인 업그레이드(유지 보수 계약), 현재 시스템과의 연동성(DICOM 표준 구현력 등), 가격의 합리성으로 정리할 수 있다.

다음과 같이 PACS의 이상적인 필요충분조건은 Medical PACS와 Dental PACS의 차이점은 없겠지만 앞에서 살펴 본 바와 같이 치과병원 자체의 특이성을 올바르게 이해한다면 보다 나은 Dental PACS의 구축이 될 것이다.

연/습/문/제

1. PACS의 정의

2. Gateway의 정의

3. 다음과 같이 대별하여 치과 PACS의 특성을 서술하시오.

   1) 진료환경

   2) Work-flow

   3) 검사 및 기타사항

   4) Client PC의 설치

05 치과용 장비의 자율관리

1980년대 초반부터 의료영상 분야에 변화가 일어나 기존의 Film/Screen 방식인 Analog 방식에서 새로운 Digital 방식으로 전환되면서 PACS와 Teleradiology 기술이 관심을 끌기 시작하였으며 마찬가지로 구강악안면방사선 영역에서의 변화 또한 구내 촬영용 장비와 구외 촬영용 장비뿐만 아니라 특수 장비들에서 다양하게 나타나고 있다.

이에 따라 다양해진 치과용 장비관리의 중요성이 대두되면서 주요사항에 대해 서술하고자 한다.

1 구내 촬영용 장비 및 촬영실과 영상의 관리

치과 치료에 있어서 가장 필수적인 장비로서 치아에 발생한 질환에 대한 진단, 치료 계획의 수립 및 예후의 평가에 있어서 매우 중요한 역할을 하고 있다.

형태에 따라 벽걸이형, 바닥고정형(이동형의 경우 바퀴사용)이 있으며 요즘은 카메라 형태의 장치도 볼 수 있지만 벽걸이형이 일반적으로 사용되며 이들 대부분 관두부(tube head), arm, 제어장치로 구성되어 있다.

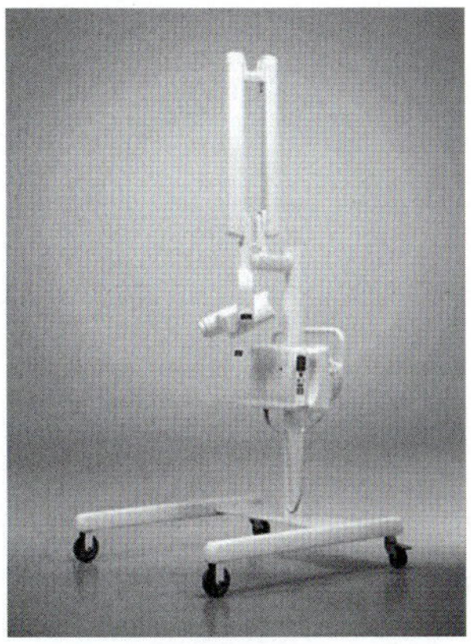

그림 5-1. 바닥이동형 구내 촬영기의 예

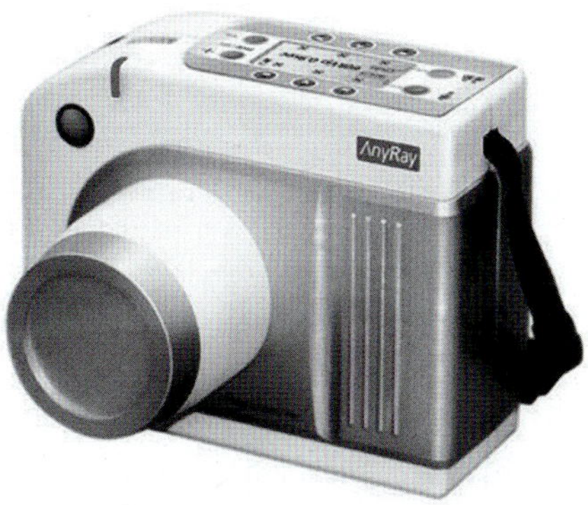

그림 5-2. 카메라형 구내 촬영기의 예

적정한 관리를 위해 다음과 같은 점에 유의해야 한다.

1) 촬영기의 arm은 힘을 가해 지나치게 펼쳐 놓거나 압박을 가해 접어놓지 말아야 한다.
2) 관두부(tube head)는 무거우므로 사용하지 않을 경우엔 제자리에 접어 두어야 한다.
3) 관두부가 벽이나 다른 기구와 접촉하지 않도록 한다.
4) 관두부의 파손 원인은 충격으로 인한 x선관 주위에 있는 기름이나 가스가 새어 나올 수 있으며 과도한 노출로 인한 열과 관계가 있을 수 있다.
5) 구내 촬영실에서는 환자의 타액 및 기타 분비물에 노출되기 쉽다. 따라서 제품화 된 소독용품 등을 이용하여 장비뿐만 아니라 촬영에 필요한 기구 및 출입문 손잡이 등의 청결을 위한 대책이 필요하다.
6) Film system에서 환자의 상태와 촬영 부위에 따라 노출 조건의 변화로 이상적인 영상을 얻는 것과 마찬가지로 digital화 된 촬영 환경에서도 film 대신 사용되는 매개체(CCD sensor, IP type 등)와 효율적으로 작용하여 최상의 영상을 얻기 위한 노력이 필요하다.
7) 특히, digital system에서 사용되는 sensor의 경우 고가이므로 안전한 관리를 위해 충분한 고려가 필요하다. 아울러 물리적 충격 및 기타 외부 환경에 의해 sensor 내부 구조물의 변형으로 반점 및 영상의 깨짐 현상 등이 나타날 수 있으므로 평소에 주의 깊게 관찰하여야 한다.
8) 촬영실에서의 방사선 방어는 크게 환자 방어와 술자의 방어 두 가지 측면으로 나누어 이루어져야 한다. 방사선 영상으로부터 유용한 정보를 얻고 치료 중 환자에게 해로운 방사선의 노출을 최소화하는 것이 필요하고 술자에 대한 기본은 직접적인 방사선 피폭을 피하며 산란 방사선에 대해서도 주의를 하여야 한다(기본적으로 환자와 술자는 필요 시 납 앞치마를 착용).
9) 술자와 방사선원 사이의 방어벽은 방사선 방어의 가장 효과적인 방법이며 환자와 술자에 있어 방사선 피폭의 최소화뿐만 아니라 이상적인 장비 관리와 영상의 최적화를 위해 전문성이 요구되는 인력이 반드시 필요하다.
10) 구내 촬영과 관련한 모든 행위는 환자와 술자를 위한 감염관리에 대해 적절한 조치가 필요하다(glove, finger glove, 마스크 사용, 기구관리 및 소독 등).

2 구외 촬영용 장비 및 촬영실과 영상의 관리

구외 촬영은 카세트 및 digital sensor를 구강 외에 위치시켜 구강악안면 부위를 검사하는 모든 술식을 말하며 영상치의학 영역에서는 파노라마 및 두개부 규격촬영 등이 주류를 이루지만 특정부위 검사에 적합한 여러 가지 형태의 기계 장치도 현재 보편화되어 있다.

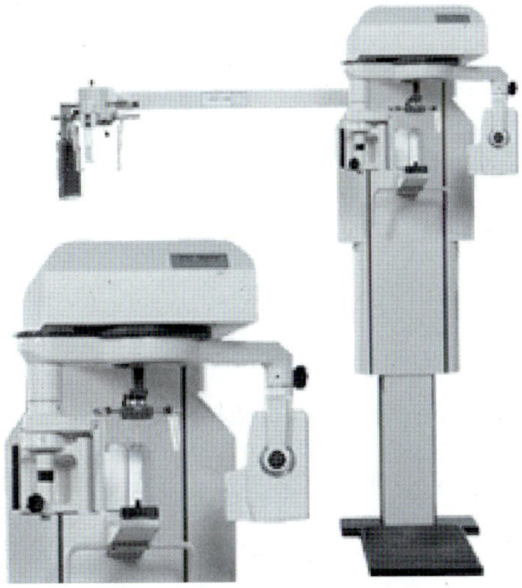

그림 5-3. 파노라마 및 두부규격촬영장치의 예

이러한 방법은 머리뼈(두개골)나 얼굴부위(안면부)를 검사하는 데 유용하며 주로 위, 아래턱뼈(상, 하악골)및 얼굴뼈(안면골)의 병소나 외상 및 골격 성장을 평가하는 데 이용되며 기존의 Film system 뿐만 아니라 CR 및 DR system으로 발전된 형태의 기계 장치와 부속물들로 이루어져 많은 변화를 보이고 있다.

이러한 환경에서 적정한 관리를 위해 다음과 같은 점에 유의해야 한다.

1) 구내 촬영과 마찬가지로 환자의 접촉으로부터 오염되는 장비 및 기타 기구의 소독이 필요하며 환자와 술자의 피폭 방지를 위한 대책이 필요하다.
2) 구외 촬영시 film system에서 사용되는 cassette내 증감지나 CR system에서 사용되는 IP(Imaging Plate)의 경우 영상의 최적화를 위해 제품화된 세정제를 이용하여 깨끗하게 관리되어야 한다.(장시간 사용으로 이물질이 있을 수 있음)
3) 획득된 영상을 보고 기기의 이상 유, 무를 판단하고 필요 시 업체나 전문인력과 협의하여 신속히 처리 하도록 한다. 파노라마 장비의 경우 상층(focal trough) 형성에 있어 축소나 확대의 문제와 환자의 정확한 자세 조정을 위한 불빛(light beam) 등에 주로 발생하며 두부규격 촬영 장비에서는 두개부고정장치(cephalostat)의 좌, 우 비대칭 경우가 흔하지만 아주 미세한 부분에도 관심을 가져야만 한다.

3 Film의 현상 처리(processing) 및 암실관리

현재 대부분 현상업무 환경이 자동화 또는 digital화 되어 암실이 아닌 외부에서 이루어지고 있지만 암실 작업이 필요한 경우 무엇보다도 중요한 관리부분 이므로 구내용 필름을 예를 들어 언급하고자 한다. 먼저 수동현상의 처리의 기본 순서는 현상(developing), 중간수세(rinsing), 정착(fixing), 수세(washing), 건조(dry)의 5단계이다.

현상은 현상온도에 따라 다소 차이를 보이며 18℃에서 약 6분, 24℃에서 약 3분의 시간이 소요되며 현상액이 이보다 고온 혹은 저온이어서 제조회사가 제시한 시간보다 길거나 짧은 시간 동안 현상되면 필름의 대조도가 저하된다. 또한 지시된 시간보다 긴 시간 또는 고온에서 현상되면 필름 fog가 증가된다.

따라서 현상에서 건조까지 정확한 작업이 이루어져야 최상의 영상을 얻을 수 있고 판독 및 보관에 용이하므로 주의를 기울여야 한다.

암실은 사용이 편리해야 하고 빛이 철저히 차단되는 것이 중요하며 전 조명을 끄고 20분 후에도 내부의 물체가 보이지 않아야 한다(ICRP 권고).

또한 안락하게 작업이 이루어질 수 있도록 환기가 잘 되어 신선한 공기가 공급되어야 하고 필름을 건조시킬 때 생기는 수분과 열을 제거할 수 있어야 한다.

암실 내부 온도가 적당해야 현상, 정착, 수세액의 변질을 막을 수 있으며, 특히 32℃ 이상된 암실에서는 필름 fog에 의해 필름 흑화도가 증가된다.

암실 내에는 백열등과 안전등이 구비되어야 하며 안전등은 비교적 장파장(황색-적색)이고 조도가 낮아 필름의 감광없이 작업할 수 있고 작업대로부터 최소한 1.2 m 이상 떨어져 있어야 하며 사용전구는 보통 10~15와트의 것을 사용한다.

부적절한 안전등에 의한 필름의 fog 유무를 검사하는 방법은 다음과 같다.

1) 노출되지 않은 필름을 암실에서 개봉하여 작업대 위에 둔다.
2) 이 필름 위에 동전과 같이 빛이 차단되는 물체를 올려놓고 약 5분 동안 기다린다.
3) 필름을 현상하여 올려놓은 물체의 외형이 나타나면 부적절한 안전등으로 인한 fog가 발생한 것으로 조치가 필요하다.

이 외에 자동화 또는 digital화된 업무 환경에서의 관리를 살펴보면 기계적으로 복잡한 장치가 많으므로 이에 대한 이해가 필요하며 영상치의학 영역에서는 구내 및 구외 필름의 자동 현상기와 digital화된 laser printer가 대표적이라 할 수 있다.

하지만 최근에는 대형 치과병원 및 의원에서도 PACS(Picture Archive and Communication System) 및 여러 digital system의 도입으로 업무 환경이 많이 변화되고 있으므로 치과용 장비관리에 있어 전문적인 이론과 실무가 필요하며 효율적인 관리가 될 수 있도록 노력해야 할 것이다.

4 특수 의료장비의 관리

영상치의학 분야의 특수 장비로는 단층촬영장치, CT 등을 대표적으로 이야기 할 수 있지만 현재에는 다양한 형태의 장비들이 개발되어 있다.

최근 MDCT(Multi Detection Computed Tomography) 및 치과 전용 CT 장비인 CBCT(Cone Beam Computed Tomography)에 대한 관심이 집중되고 있는 가운데 이에 대한 운영과 관리는 아주 중요한 문제로 대두되고 있다.

이러한 특수 의료장비는 고출력의 방사선 장비로서 방사선 관련 종사자가 다루고 관리하여야 하며 특히, CBCT의 경우 현재 법규상 치과의원 등이 예외로 되어 있어 설치에는 큰 무리가 없어 보이나 운용과 관리면에 있어서 방사선사와 치과의사만이 장비를 취급할 수 있도록 되어 있다.

특수 의료장비의 경우 장비 자체의 기계적인 관리 외에 부가적인 software의 관리도 중요하며 사후관리(A/S)에도 관심을 가져야 한다.

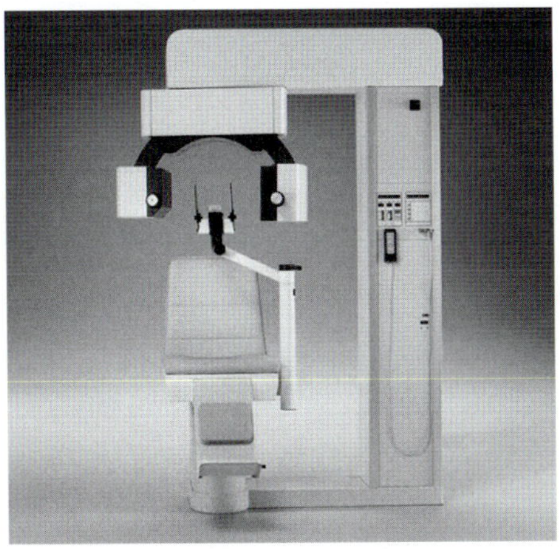

그림 5-4. 두개부 다기능 단층촬영장치의 예

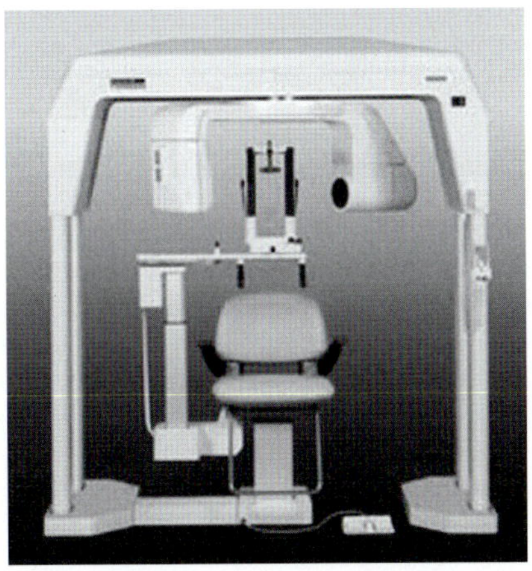

그림 5-5. CBCT 장치의 예

연 습 / 문 / 제

1. 치과 영상학에서 다음과 같이 대별하여 장비의 관리를 위한 방사선사의 역할을 서술하시오.

   1) 구내 촬영 관련

   2) 구외 촬영 관련

   3) 특수 촬영 관련

구내 방사선촬영(Intraoral radiography) 06

1 구내 촬영(Intraoral radiography)

구내 촬영은 영상 획득 매체인 필름이나 센서를 환자의 구강 내에 위치시키고 행해지는 검사를 말하며, 치과영역에서는 파노라마 검사와 함께 가장 대표적인 검사방법으로 파노라마를 통하여 얻어진 진단정보와 더불어 치아와 그 주위의 국소적인 병소 확인과 진단을 위하여 주로 이루어지는 기본 검사이다. 그러나 환자의 구강내 구조가 사람마다 다르고 구강 내 민감도에 대한 영향이 크며 환자의 협조가 크게 요구되므로 술자의 해부학적 지식과 기술적 숙련도가 타 검사에 비하여 절실히 요구되는 촬영 방법이다. 구내촬영은 입안에 넣을 수 있는 작은 크기의 전용 필름을 사용하였으나, 최근에는 구내촬영용 필름의 사용은 점차 사라지고 대부분 CCD나 CMOS 센서를 이용한 디지털 영상을 이용하고 있다. 구내 촬영은 크게 치근단 촬영(Periapical radiography), 교익촬영(Bitewing radiography), 교합촬영(Occlusal radiography), 위치결정법(Localization technique) 등으로 나눌 수 있다.

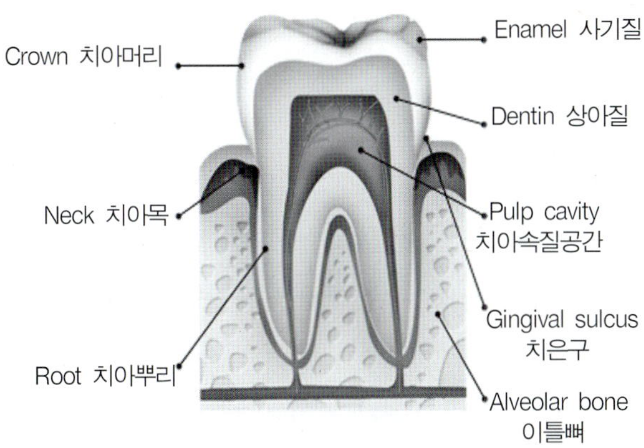

그림 6-1. 치아의 구조

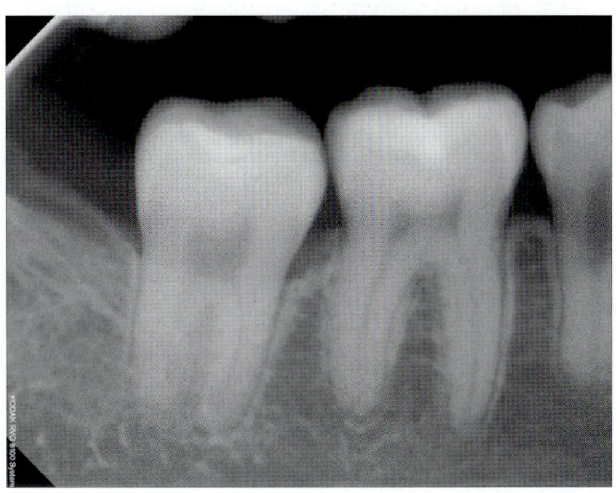

그림 6-2. 치아의 구내촬영 영상

표 6-1. 구내 촬영의 분류

촬영법	종 류
1. 치근단 촬영 (Periapical Radiography)	평행촬영, 등각촬영
2. 교익 촬영 (Bitewing radiography)	작은어금니촬영, 큰어금니촬영
3. 교합 촬영 (Occlusal radiography)	위턱교합촬영, 아래턱교합촬영
4. 피사체위치결정법 (Localization technique)	관구이동촬영법, 볼쪽(협측)피사체촬영법, 직각촬영법

■■ 구내 촬영의 3단계

첫째, 환자의 자세설정

환자는 편안하게 앉은 자세로 정면을 바라본 상태에서 검사에 임하며 위턱의 경우 씹는면(교합면)이 바닥에 수평이 되도록 맞추고 아래턱인 경우 아래턱의 씹는면이 바닥에 수평이 되도록 고개를 약간 뒤로 젖힌 상태로 맞춘다.

둘째, 필름 및 센서의 위치 설정

보편적으로 앞니와 송곳니 촬영시는 필름을 세로방향, 작은어금니와 큰어금니는 가로방향으로 위치시키며 손가락이나 필름 유지 기구를 이용하여 구강내 검사하고자 하는 치아의 위치에 고정시킨다.

셋째, 중심 X선의 결정

술자는 환자의 상태와 구강내 구조, 필름의 위치를 사전에 파악하여 목적 치아가 필름 중앙에 위치하고 인접 치아와 겹치지 않도록 수평각을 인접치아의 접점과 수평으로 입사되도록 맞추고 수직각은 치아의 모양이 왜곡되지 않도록 필름 면에 가능한 수직으로 입사되도록 한다.

하지만 이러한 방법들은 환자의 상태, 구강내 구조, 목적 부위의 위치에 따라 적절히 변화를 주어 촬영에 임하여야 한다.

* 일반적으로 임상에서는 각 치아에 대하여 고유번호인 치식을 매겨 사용한다. 그림 6-3과 같이 치열을 4등분하여 좌측 상단부터 시계방향으로 10, 20, 30, 40의 구획을 정하고 중심앞니부터 1, 2, 3 순으로 번호를 매겨 우측 위턱 중심앞니의 경우 #11번, 우측 아래턱 둘째큰어금니는 #47번으로 고유 번호를 매겨 표시하기도 한다. 소아의 경우는 성인과 같은 방법으로 50, 60, 70, 80의 순으로 구획을 나누고 성인의 간니와 구분하여 #53, #72와 같이 표시하며, 아라비아 숫자 대신 알파벳 A, B, C, D, E로 표시하기도 한다.

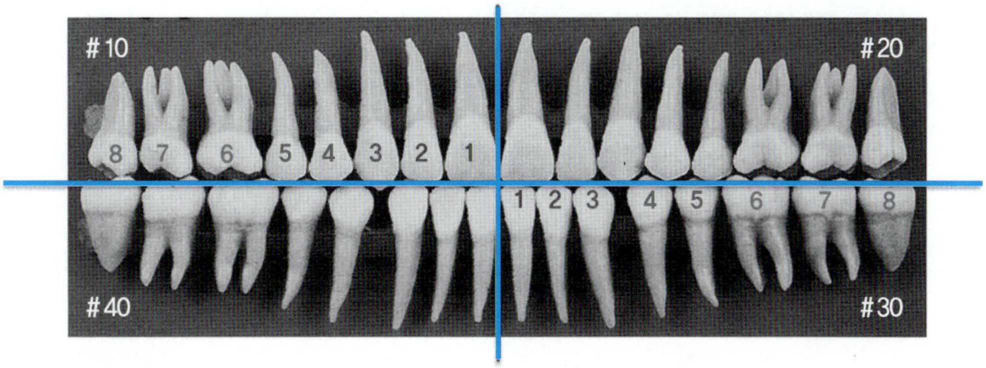

a. 간니(영구치)의 배열

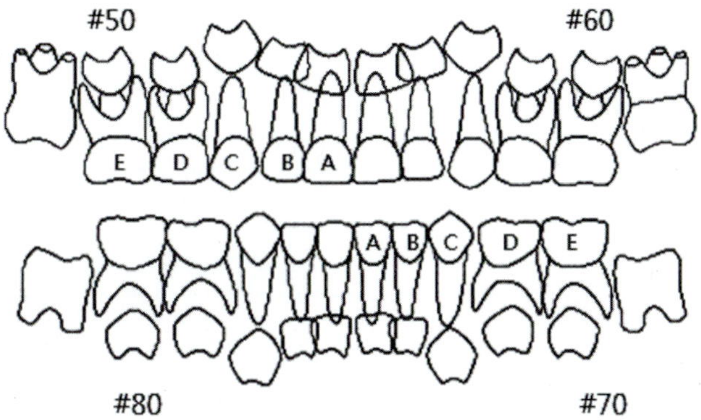

b. 유치의 배열

1. Central incisor(중심앞니)
2. Lateral incisor(바깥앞니)
3. Canine(송곳니)
4. 1st premolar(첫째작은어금니)
5. 2nd premolar(둘째작은어금니)
6. 1st molar(첫째큰어금니)
7. 2nd molar(둘째큰어금니)
8. 3rd molar(셋째큰어금니)

그림 6-3. 치아의 배열과 명칭

(1) 구내 촬영용 필름

구내 촬영용 X선 필름은 환자의 입안에 삽입 할 수 있도록 크기가 작으며 영상의 선예도를 높이기 위해 증감지를 사용하지 않고 감광유제가 양면 도포된 필름을 사용한다. 구내 촬영용 필름은 크게 성인용, 소아용, 교합용, 교익용 필름으로 나눌 수 있으며 가장 안쪽부터 필름, 연박, 흑지, 포장지로 이루어져 있다. 필름의 앞면의 한쪽 모서리에는 작은 돌기(dot, 인식점)가 있어 촬영 후 영상에서 치아의 상하좌우를 쉽게 구분할 수 있도록 되어 있다. 따라서 촬영시 인식점이 있는 면을 항상 X선 관을 향하게 하고 인식점이 있는 모서리부분이 치관이 있는 방향, 즉 씹는면(교합면) 방향으로 가도록 위치시킨다. 필름의 뒷면에는 현상시 필름을 쉽게 빼낼 수 있도록 포장지의 개폐부가 있다.

촬영된 필름은 film mounter에 꽂아 보관하는데 이때 필름은 dot가 판독자를 향하도록 위치하며 치아의 해부학적 위치와 동일한 위치에 꽂는다.

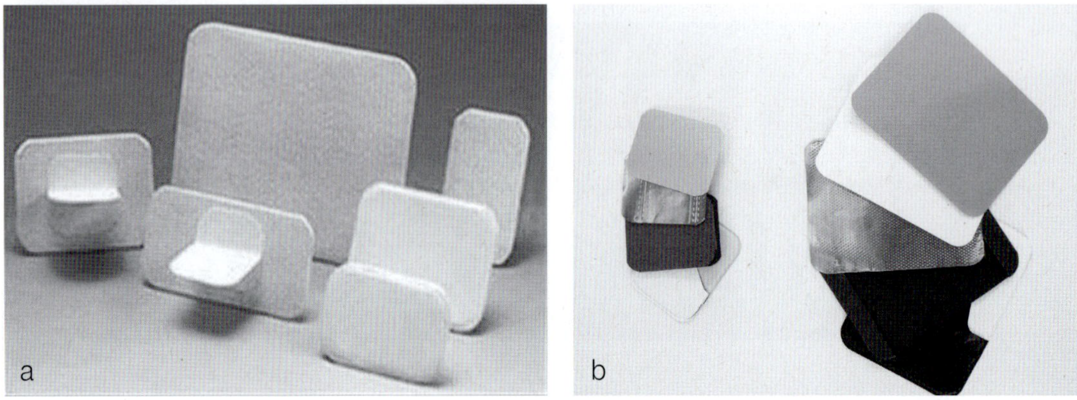

a. 구내촬영용 필름의 종류, b. 필름의 구성: 치근단 필름(좌) 교합용 필름(우)

그림 6-4.

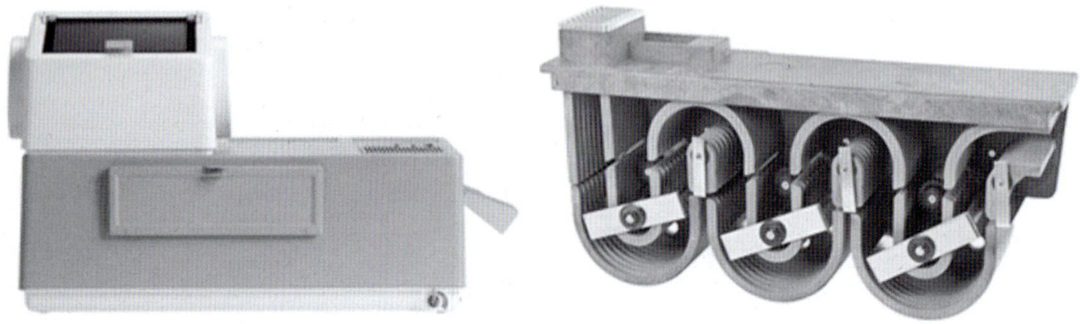

그림 6-5. 구내촬영용 필름 현상기(좌)와 필름 이동 롤러(우)

(2) 구내 디지털 영상(Intraoral Digital image)

근래에는 의료 영역 전반에 걸쳐 필름의 사용은 거의 사라졌으며 CR(computed radiography), DR(digital radiography) 등의 digital image가 사용되고 있다. 치과영역에서도 마찬가지로 파노라마나 세팔로와 같은 구외촬영뿐 아니라 구내촬영에서도 필름 대신 CCD나 CMOS방식을 이용한 구내 디지털 센서의 사용이 보편화되고 있으며, 교합촬영의 경우 CR-type의 image plate를 이용하여 촬영하기도 한다.

(3) 구내 촬영용 digital sensor

구내 디지털 영상 획득을 위해 사용되는 센서는 구내 방사선 필름의 크기와 비슷하며 두께는 조금 두껍다. 외부는 플라스틱으로 되어 있고 획득한 영상 데이터를 전송하기 위한 케이블이 연결되어 있어 촬영 후 바로 영상을 확인할 수 있다. 주로 CCD(Charge-coupled device)나 CMOS(Complementary metal oxide semiconductor)를 촬상 소자로 사용하며 약 20~25 μm 정도 크기의 화소를 갖는다. 구내 촬영용 필름의 경우 영상의 해상도를 결정하는 은 입자의 크기가 약 8 μm 정도인 것과 비교하면

화소에 있어서 아직까지는 필름을 넘어서지는 못하는 실정이다. 그럼에도 불구하고 영상의 디지털화와 전산화의 흐름, 노출선량의 감소, 공유의 편리성, 보관의 편의성 등 여러 가지 이유로 필름의 영역을 대체하고 있다. 성인용과 소아용으로 구분되며 실제 센서의 외관크기보다 실제 영상이 획득되는 촬상면의 크기는 조금 작다. 센서의 사용은 필름에 비하여 방사선 노출량이 현저히 감소한다고 알려 졌으나, 노출량이 부족할 경우 노이즈에 의한 화질 저하로 진단능이 감소되어 실제 임상에서는 필름과 비슷한 수준 혹은 2/3 정도 수준의 노출량을 조사하고 있다.

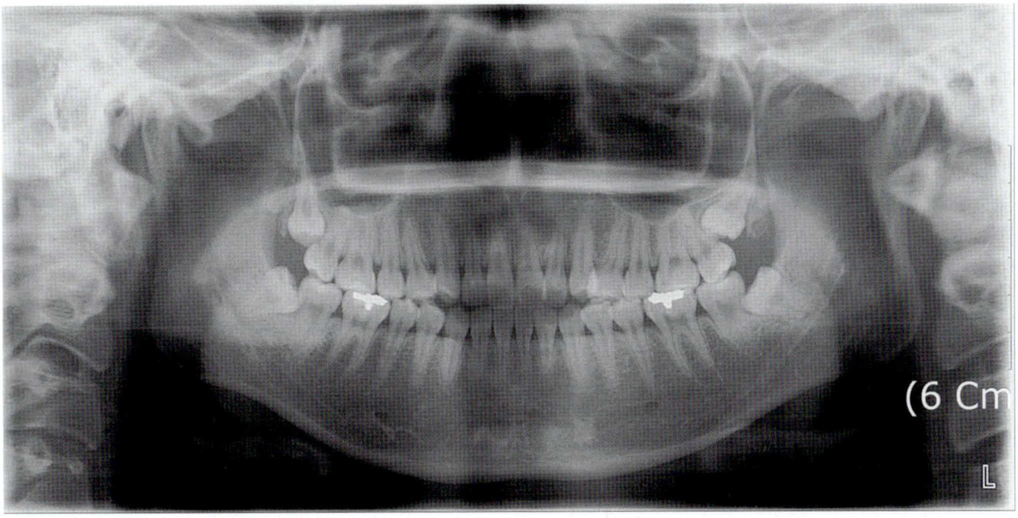

그림 6-6. 디지털 파노라마 영상

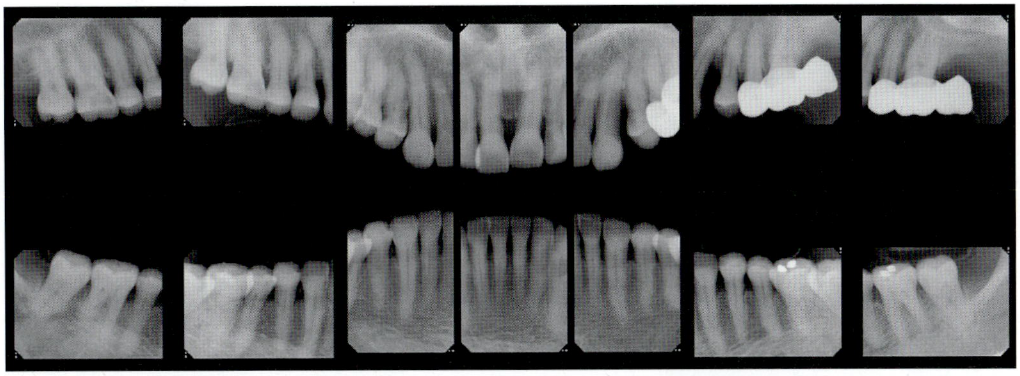

그림 6-7. 전체턱(전악) 구내촬영(full-mouth) 디지털 영상

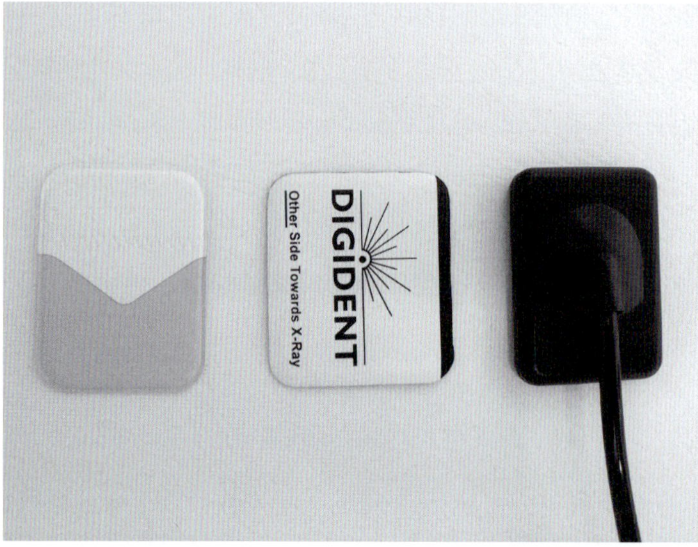

그림 6-8. 디지털 센서와 필름의 크기 비교
좌측부터 구내촬영용 필름, 영상판(IP. image plate), 구내촬영용 디지털 센서

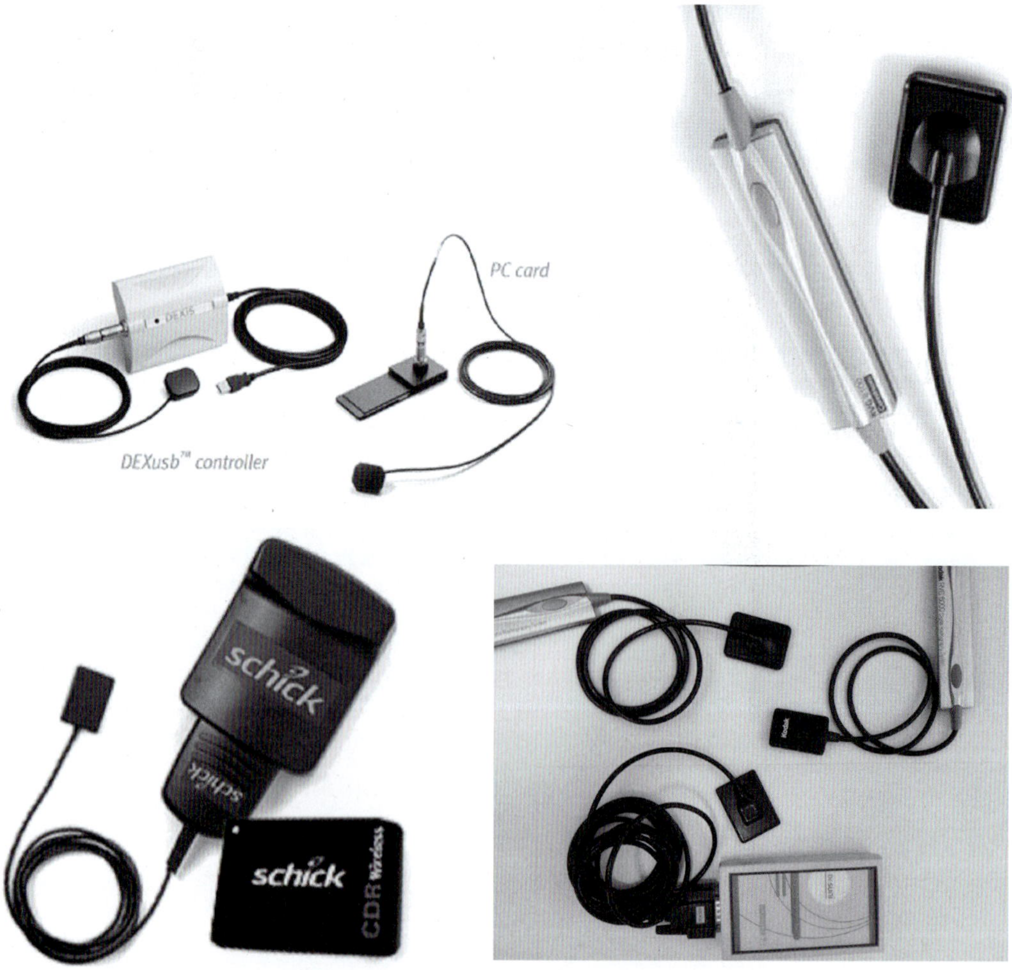

그림 6-9. 여러 종류의 구내촬영용 센서와 모양

(4) 구내 촬영용 영상판(image plate)

이것은 구내촬영용 센서와 달리 CR-type의 영상획득 방식이다. 비닐로 된 케이스 안에 image plate가 들어 있으며 필름과 크기나 사용방법에서 거의 유사하다. 그러나 촬영 후 영상을 바로 확인할 수 없고 전용 reader기를 이용하여 scan 후 영상 확인이 가능하며 초기화작업 후에 재촬영을 해야 하는 번거로움이 있으나 센서보다 두께가 얇고 연결된 케이블이 없어 입안에 위치를 설정하기가 용이한 점이 있다. 또한 센서에 비하여 크기에 대한 제한이 없어 사이즈가 큰 교합 촬영용으로도 많이 사용된다.

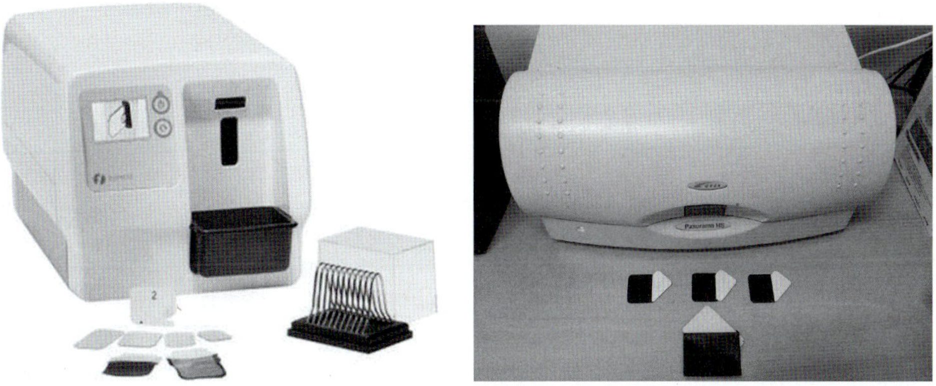

그림 6-10. 구내촬영용 영상판(IP, image plate)과 reader기

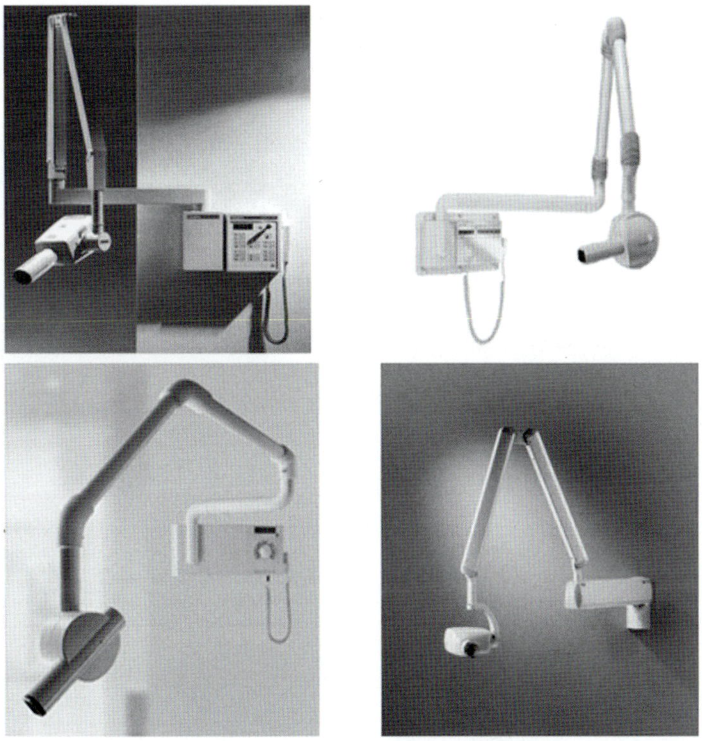

그림 6-11. 여러 가지 구내촬영기

2 치근단 촬영(Periapical radiography)

치근단 촬영은 촬영방법에 따라 평행촬영(Paralleling technique), 등각촬영(Bisecting technique)으로 나눌 수 있다.

1) 평행촬영법(Paralleling technique)

평행촬영(Paralleling technique)법은 McComack에 의해 고안되었으며 Fitzgerald에 의해 실용화된 검사방법으로 long cone technique 혹은 extension technique라고도 한다.

이 촬영법은 영상의 기하학적 왜곡(geometric distortion)을 최소화하기 위하여 센서와 치아의 장축은 평행하게 놓고 중심 X선을 치아와 필름면에 수직으로 조사한다(그림 6-12).

일반적으로 모든 구내촬영은 산란선에 의한 불선예도를 줄이기 위해 cone을 사용하는데, 특히 평행촬영법의 경우 구강내 구조의 특성으로 인하여 센서와 치아가 평행을 이루기 위해서는 1~2 cm 정도의 거리가 떨어지게 되며 이때 생길 수 있는 상의 왜곡을 줄이기 위해 long cone를 사용한다. 또한 촬영시 센서와 치아 중심 X선의 위치를 손쉽게 하기 위하여 평행 유지 기구를 사용하며 환자가 유지기구의 교합체를 물어서 고정시키게 된다. 그 종류로는 XCP instruments, Precision instruments, Snap-a-ray holder, Hemostat 등이 있으며 일반적으로 XCP가 널리 사용되고 있다.

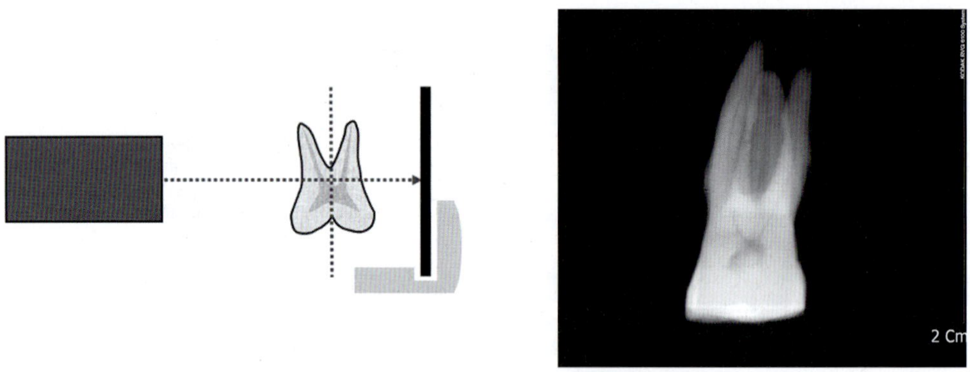

그림 6-12. 평행촬영법의 원리와 촬영 영상

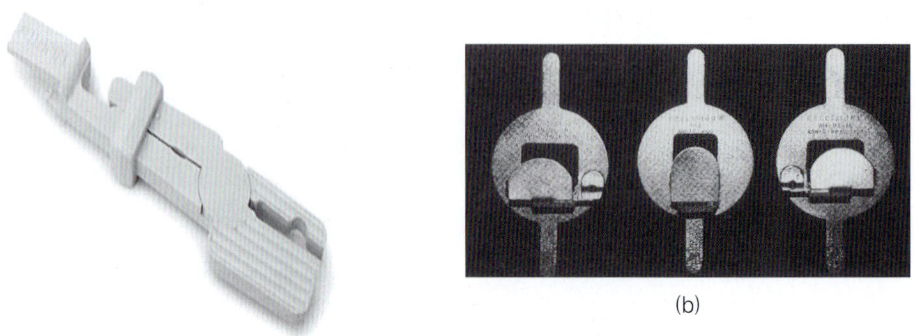

(a) (b)

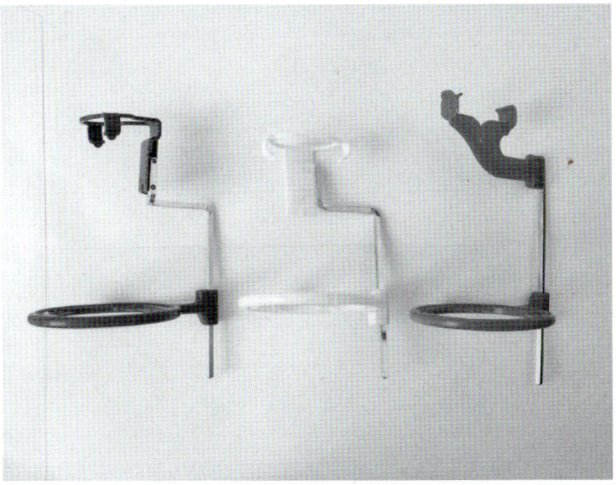

(a) Snap-a-ray holder
(b) Precision instruments
(c) XCP instruments

(c)

그림 6-13. 센서용 평행유지기구의 종류

(1) 평행촬영법의 장점

- 센서 유지기구 사용으로 인하여 중심 X선의 수평각과 수직각이 자동으로 설정된다.
- 각각의 치아에 대하여 조사각이 정확하게 입사되므로 인접치아와의 겹침이 없어 인접면 관찰에 용이하다.
- 상의 왜곡이 거의 없다.
- 충전물 아래의 2차 우식증 관찰에 용이하다.
- 위턱 어금니부의 경우 치아뿌리와 광대뼈(권골)의 겹침이 적어 치아뿌리의 관찰에 유리하다.
- 인공보철물의 적합성 판정이 용이하며 이틀뼈(치조골)의 흡수상태가 잘 관찰된다.

(2) 평행촬영법의 단점

- 구강내 구조적, 공간적인 제한으로 실제 모든 부위에서 필름과 치아가 평행을 이루기가 어렵다(특히, 송곳니의 경우 평행하게 정확한 위치를 설정하기가 어렵다).
- 센서와 치아의 거리가 멀어 치아영상의 확대가 발생한다.
- 입이 작은 환자나 비위가 약한 환자에 대하여 필름 유지기구를 위치하기가 어렵다.
- 평행 유지기구의 사용으로 인한 구강내 점막에 상처가 생기기 쉽다.
- 치아가 없는 환자의 경우 평행 유지기구를 정확히 고정하기기 어렵고 환자의 협조가 이루어지기 어려운 어린아이나 장애환자의 경우 사용이 제한적이다.

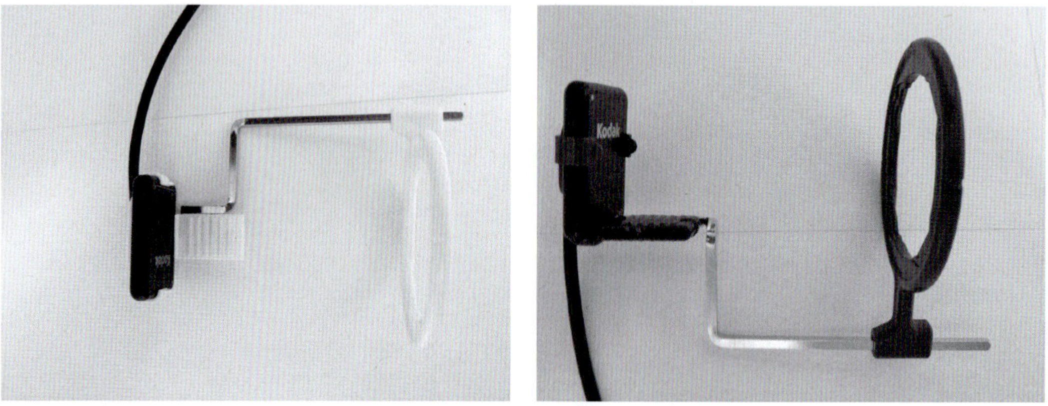

그림 6-14. 평행 유지 기구에 구내촬영용 센서를 장착한 모습. (좌) 어금니부, (우) 앞니부

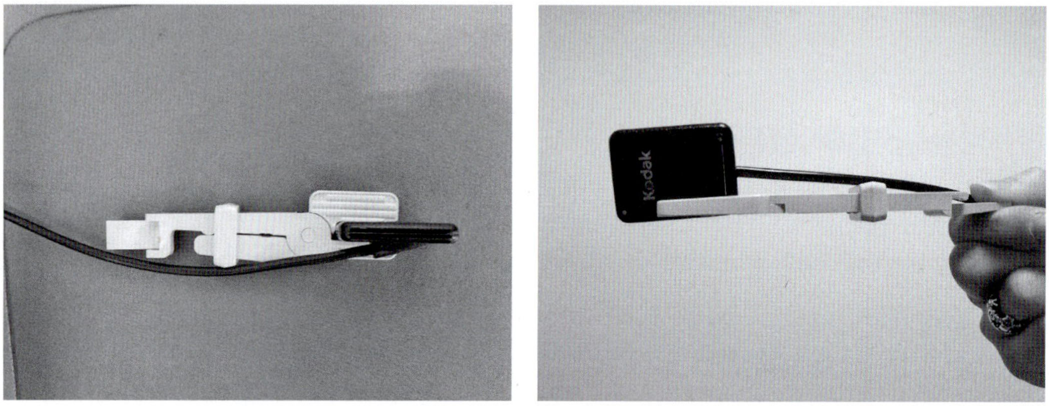

그림 6-15. Snap-a-ray holder를 이용한 센서 사용 모습

2) 등각촬영법(Bisecting technique)

이 촬영법은 Price와 Cieszynski에 의해 고안되었으며 평행촬영법보다 보편적으로 많이 사용되고 있다. 등각촬영법은 환자의 둘째 손가락으로 센서를 치아 옆면에 밀착시키고 센서와 치아 장축(A)이 이루는 각을 이등분하는 가상선(B)에 대하여 중심 X선이 수직으로 조사되게 한다(그림 6-16). 이 촬영법은 주로 센서 유지기구를 사용하지 않기 때문에 환자나 술자에게 영상을 얻기가 쉽고 용이하지만 입안에 있는 센서와 치아의 장축이 이루는 가상선을 짐작하여 수직으로 조사각을 맞추는 것은 어려운 일이다. 또한 환자별 자세와 안면의 모양, 구강내 해부학적 구조, 치아의 위치와 모양이 서로 다르기 때문에 검사하고자 하는 치아마다 그에 맞게 조사각을 조정해 주어야 하는 것은 상당히 어려운 일이며, 술자의 숙련도가 보다 요구되어지는 검사법이다. 또한 최근 보편적으로 사용되어지고 있는 구내촬영용 디지털 센서의 경우 필름에 비하여 재질이 단단하고 유연성이 없어 치아에 밀착시키기가 어려워 센서와 치아 장축이 이루는 각이 커지게 되므로 중심X선의 수직 조사각은 필름을 사용하는 경우에 비하여 증가하게 된다. 일반적으로 씹는면(교합면)이 바닥면에 수평인 상태에서의 참고 조사각도는 다음과 같다.

표 6-2. 등각촬영 기준 조사각

	위턱	아래턱
앞니(절치)	0	0
송곳니(견치)	60~75°	45~50°
작은어금니(소구치)	70~80°	70~80°
큰어금니(대구치)	80~90°	80~90°

수평각

	위턱	아래턱
앞니(절치)	+40°	-15°
송곳니(견치)	+45°	-20°
작은어금니(소구치)	+30°	-10°
큰어금니(대구치)	+30°	-5°

수직각

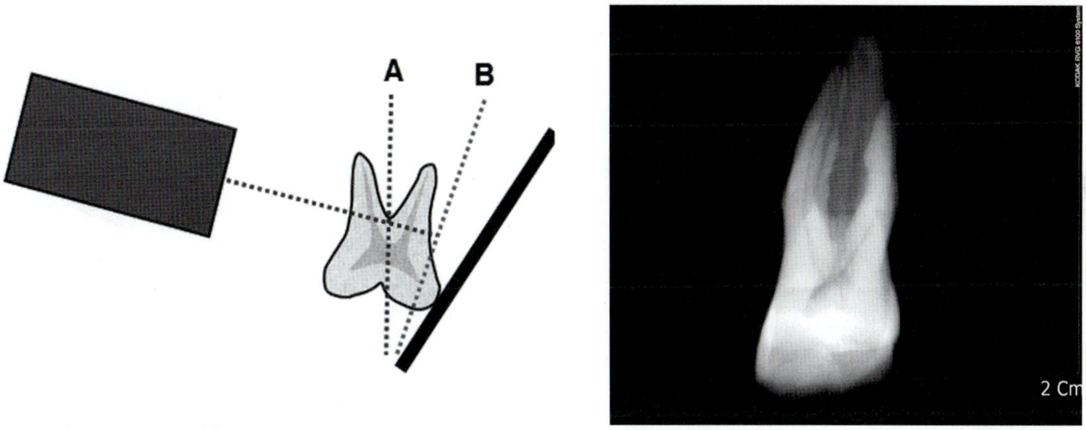

그림 6-16. 등각 촬영법의 원리와 촬영 영상

(1) 등각촬영법의 장점

- 센서는 검사하고자 하는 치아에 가능한 밀착되므로 치아의 확대가 거의 없다.
- 입천장(구개)이 낮은 환자에 대하여도 촬영이 가능하다.
- 검사방법이 간단하다.
- 평행유지기구로 인한 환자의 부담을 줄일 수 있다.

(2) 등각촬영법의 단점

- 치아뿌리의 볼쪽(협측)과 혀쪽(설측) 관계의 왜곡이 생긴다.
- 치아목(치경)부위의 우식증 발견이 어렵다.
- 중심 X선의 수직각의 정확도에 따라 치아길이의 왜곡이 쉽게 생긴다.
- 수평각의 정확도에 따라 인접치아와의 겹침이 생기기 쉽다.
- 술자의 기술적 숙련도에 따라 cone cut, elongation, shortening, bending 등이 나타나기 쉽다.

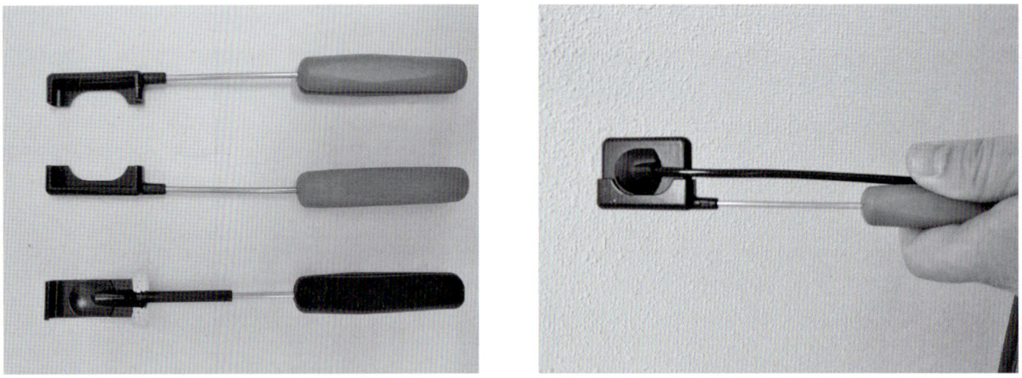

(a) (b)

그림 6-17. 등각촬영을 위한 intraoral sensor(kodak) 전용 holder(a)와 sensor장착 모습(b)

그림 6-18은 큰어금니의 평행촬영과 등각촬영의 디지털 영상이다. 평행촬영(a)의 영상은 등각촬영(b) 영상에 비하여 중앙의 lingual root 길이가 양측의 buccal root와 거의 비슷한 반면 등각촬영 영상(b)의 lingual root는 상대적으로 길어져 있는 것을 볼 수 있다. 또한 (a), (c) 영상은 큰어금니의 치아머리(치관)가 거의 씹는면에 평행하고 판판하게 나타나는 반면 (b), (d) 영상은 큰어금니 치아머리의 씹는면이 넓게 보이는 것을 알 수 있다. 아래턱의 경우도 등각촬영(d)에서는 치아머리의 씹는면이 (c)영상에 비하여 넓게 펼쳐져 보이는 것을 확인할 수 있다.

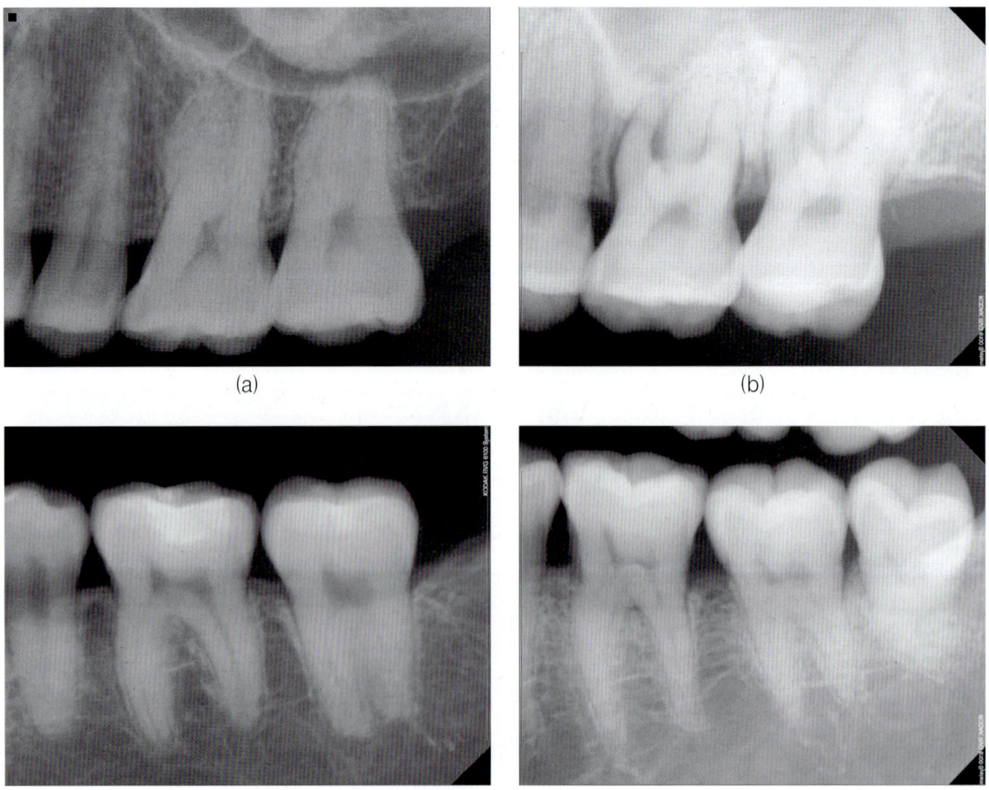

(a) (b) (c) (d)

그림 6-18. 평행촬영과 등각촬영의 영상비교. (a), (c) 평행촬영. (b), (d) 등각촬영

3 치근단 촬영 방법

환자는 방사선 차폐용 납방호복(lead apron)을 입고 구내촬영용 의자에 편하게 앉아 검사에 임할 수 있도록 한다. 위턱을 검사하는 경우 위턱의 씹는면이 바닥면에 평행하도록 정면을 바라보는 자세로 하며 아래턱을 검사하는 경우 아래턱의 씹는면이 바닥면에 평행하도록 고개를 약간 젖힌 상태로 검사한다(그림 6-19).

치근단 촬영시 필름이나 센서의 방향은 일반적으로 앞니, 송곳니는 세로방향, 작은어금니, 큰어금니는 가로방향으로 센서를 위치시킨다. 등각촬영과 평행촬영 모두 동일하며 환자의 상태나 구조적인 문제로 인하여 위치하기 어려울 경우 방향을 바꾸어 촬영하기도 한다. 기본적으로 센서 중앙에 관심 치아가 위치하도록 하고 좌우 인접치아의 근심면과 원심면이 일부 포함되도록 하며, 치아머리(치관) 부위와 치아뿌리끝 부위가 모두 포함되도록 한다. 특히 구내촬영용 디지털 센서를 사용하는 경우 구강내의 잇몸이나 입천장은 조직이 약하기 때문에 센서를 삽입할 때 상처를 입지 않도록 세심한 주의가 필요하다.

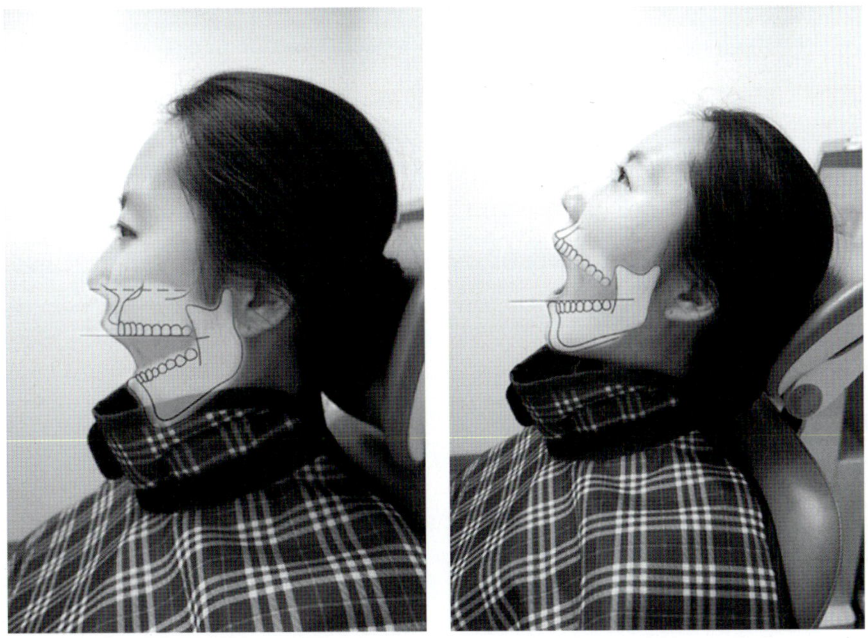

(a) (b)

그림 6-19. 구내촬영의 환자의 자세. (a) 위턱 촬영 (b) 아래턱 촬영

1) 치아별 평행촬영 방법

(1) 위턱 앞니부(전치부)(Maxillary incisor region) 평행촬영

가) 촬영목적

양쪽 중심앞니, 바깥앞니와 이 치아의 치아뿌리끝부위를 관찰할 수 있다.

나) 촬영방법

① 환자의 자세

환자의 기본자세는 앉은 자세로 하고 위턱씹는면(Maxillary occlusal plane) 이 바닥에 수평이 되도록 머리를 유지시킨 다음 정중면이 수직이 되게 한다.

② 센서의 위치

센서는 세로로 하여 턱활(악궁)의 정중선과 센서의 중앙선이 일치하도록 위턱 중심앞니 입천장(구개부)에 위치시킨다.

③ 중심X선

평행 유지기구를 사용하여 촬영하면 관구의 위치나 조사각등이 자동적으로 정해지지만 일반적으로 중심X선은 양 중심앞니의 접점을 통과하도록 하며 위턱 중심앞니의 치아 장축은 약 15~20도 정도의 경사를 이루고 있어 관구의 수직각은 이와 동일하게 하고 윗입술의 위쪽, 코중격(비중격)의 직아래쪽 부위에, 수평각은 환자의 정면, 즉 0도에서 조사한다. 이때 입천장의 높이가 낮아 유지기구의 고정시 센서와 치아장축의 평행이 유지되지 않고 물릴 경우 거즈나 솜 등을 함께 물어 평행을 유지할 수 있도록 한다.

다) 영상의 평가

치아뿌리끝 부위가 충분히 포함되어야 한다.

양측 바깥앞니가 포함되어야 한다.

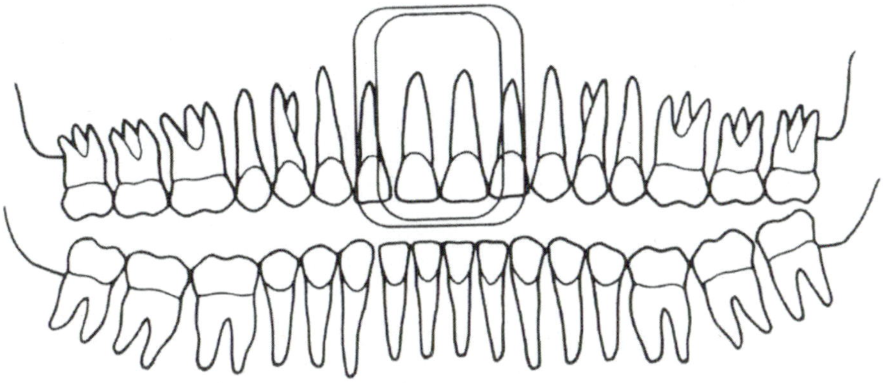

그림 6-20. 촬영부위

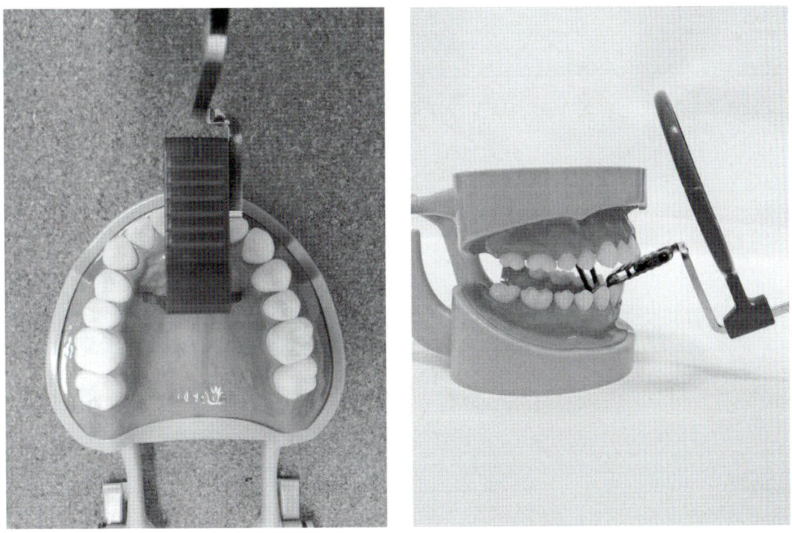

그림 6-21. 치아와 센서의 위치

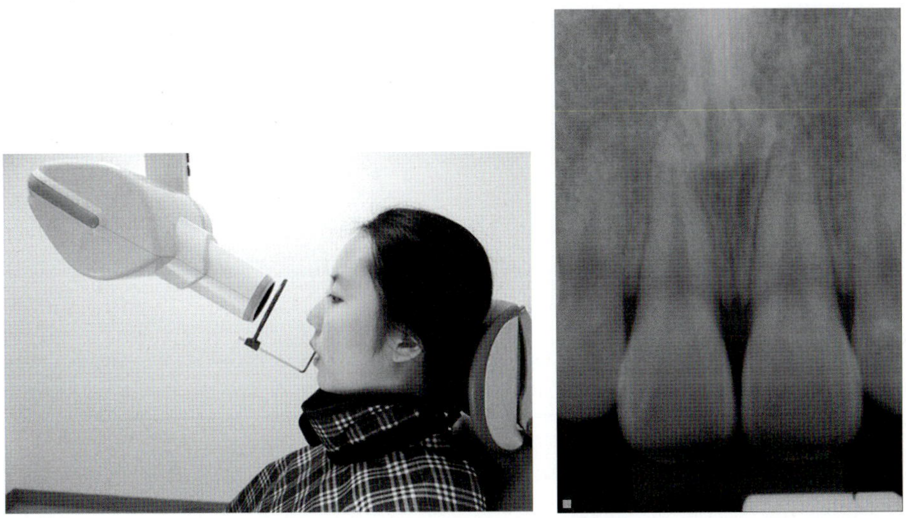

(a) (b)

그림 6-22. 환자의 자세와 촬영영상

(2) 위턱 송곳니부(견치부)(Maxillary canine region) 평행촬영

가) 촬영목적

송곳니와 이 치아의 치아뿌리끝 부위를 관찰할 수 있다.

나) 촬영방법

① 환자의 자세

환자의 기본자세는 앉은 자세로 하고 위씹는면(상교합면)이 바닥에 수평이 되도록 머리를 유지시킨 후 정중면이 수직이 되게 한다.

② 센서의 위치

센서는 세로로 하여 앞가장자리(anterior border)에 바깥앞니의 중앙부위가 오도록 하고, 센서의 장축과 송곳니의 장축이 평행하게 한다. 이때 센서를 치아의 입천장면으로부터 되도록 멀리 위치시킴으로서 상의 왜곡(distortion)을 줄일 수 있다.

③ 중심X선

- 중심선의 방향: 센서에 수직으로 중앙에 조사한다.
- 중심선의 입사점: 입사점은 송곳니의 융기부(canine eminence)를 통과하도록 조사한다.

다) 영상의 평가

- 치아뿌리끝 부위가 포함되도록 하여야 한다.
- 근심부위는 중첩(overlap)이 되지 않아야 하며 원심부위는 다른 방사선 사진에서도 관찰이 가능하므로 별 문제가 되지 않는다.
- 치아활(치궁)이 급격한 각을 이루고 있으므로 중첩현상이 빈번히 일어나는 부분이기도 하다.

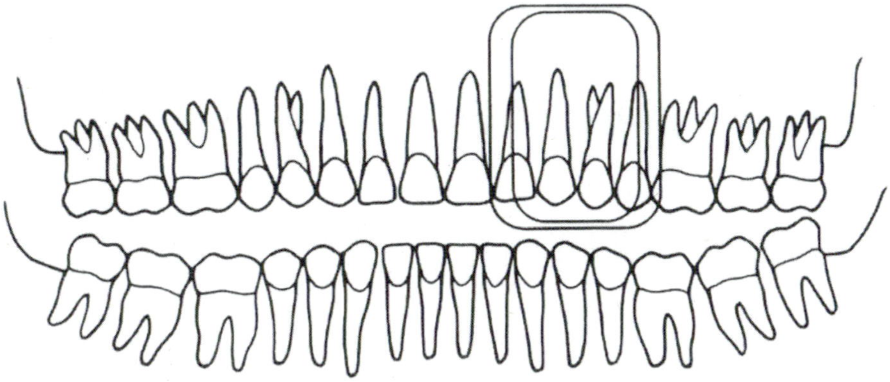

그림 6-23. 촬영부위

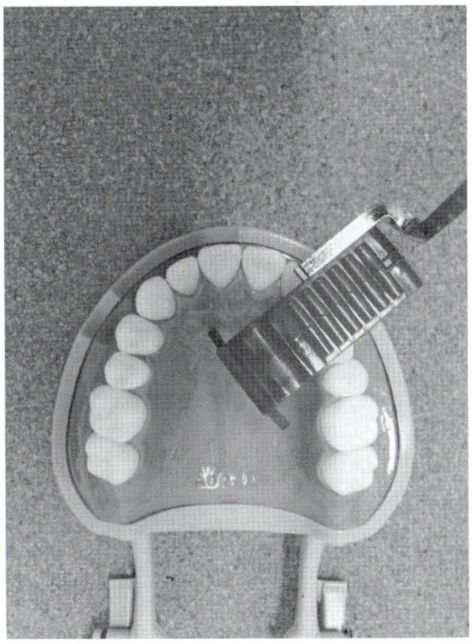

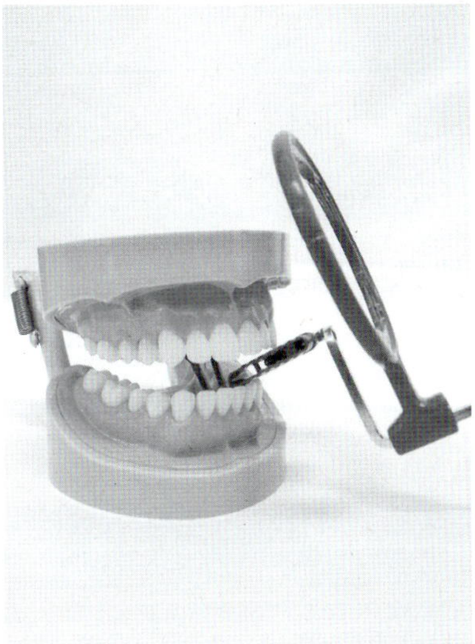

그림 6-24. 치아와 센서의 위치

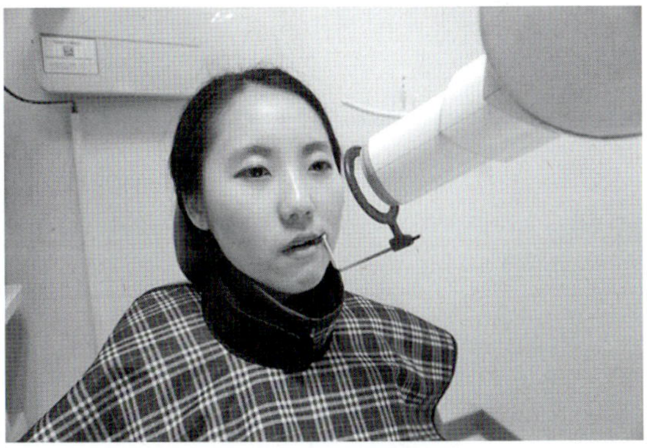

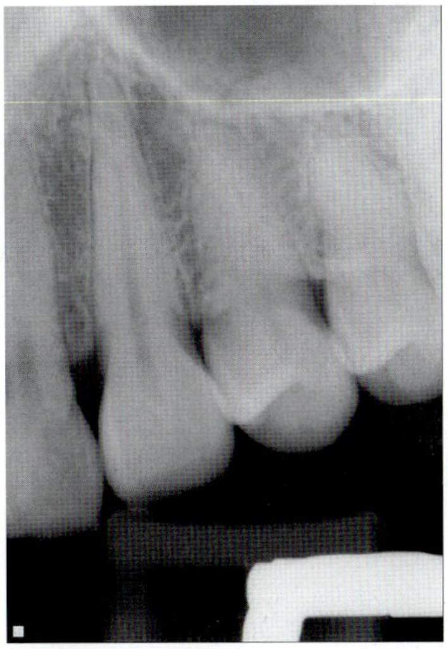

그림 6-25. 환자의 자세와 촬영영상

(3) 위턱 작은어금니(소구치)부(Maxillary premolar region) 평행촬영

가) 촬영목적

작은어금니 및 송곳니의 일부분(원심부), 첫째큰어금니와 둘째큰어금니 일부분(근심부)을 관찰할 수 있다.

나) 촬영방법

① 환자의 자세

환자의 기본자세는 앉은 자세로 하고 위씹는면(상교합면)이 바닥에 수평이 되도록 머리를 유지시킨 다음, 정중면이 수직이 되게 한다.

② 센서의 위치

센서는 가로로 하여 센서의 앞가장자리가 송곳니의 원심부가 포함되도록 위치시키고, 뒤가장자리는 둘째큰어금니 근심부가 포함되도록 한다. 전체적으로는 센서 장축이 작은어금니 장축에 평행이 되도록 한다.

③ 중심X선

- 중심선 방향

  센서에 수직으로 조사하되 첫째작은어금니와 둘째작은어금니 사이 인접면으로 통과하도록 한다.
- 중심선의 입사점

  동공(pupil of eye) 아래쪽에 있는 둘째작은어금니 치아뿌리 방향으로 조사한다.

다) 영상의 평가

- 치아뿌리끝 부위가 포함되도록 하여야 한다.
- 결손치아(missing teeth) 부위에서 위턱결절이 보여야 한다.

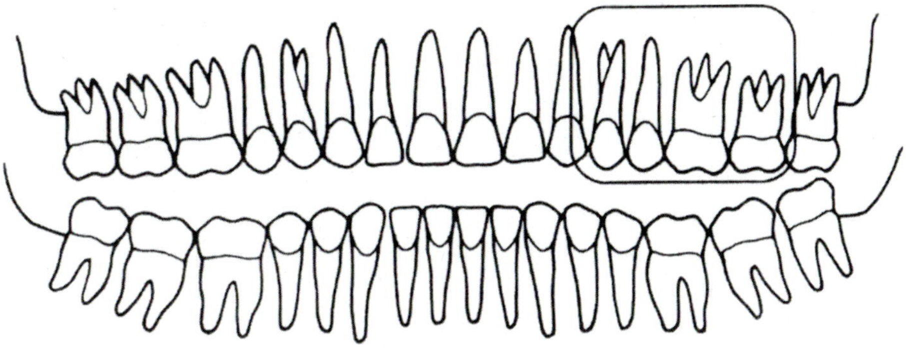

그림 6-26. 촬영부위

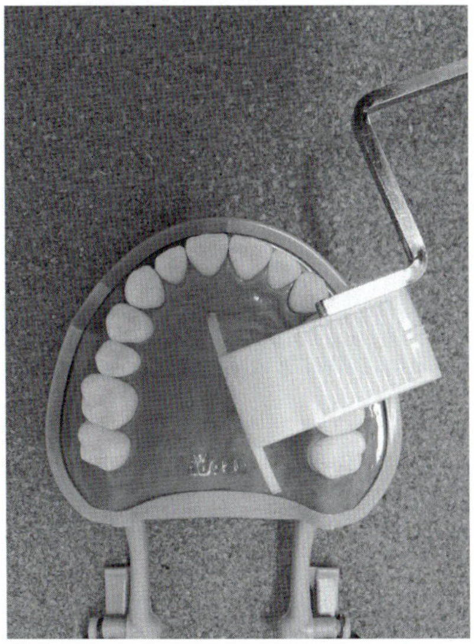

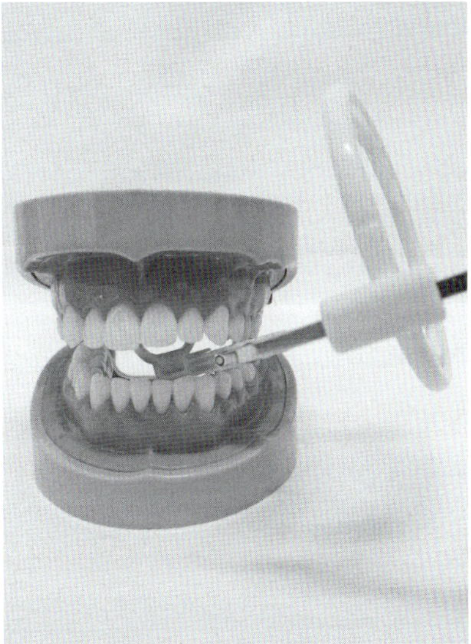

그림 6-27. 치아와 센서의 위치

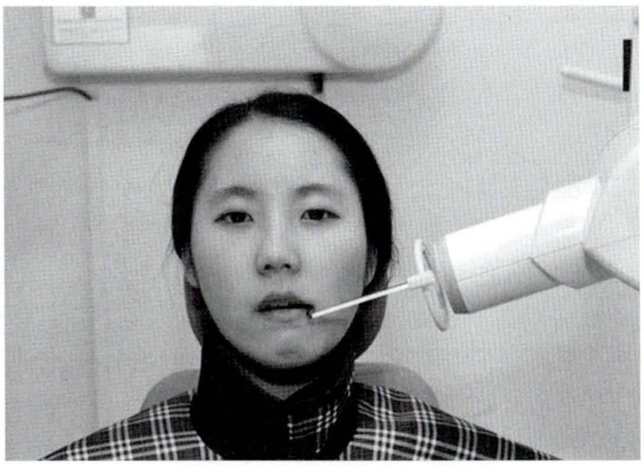

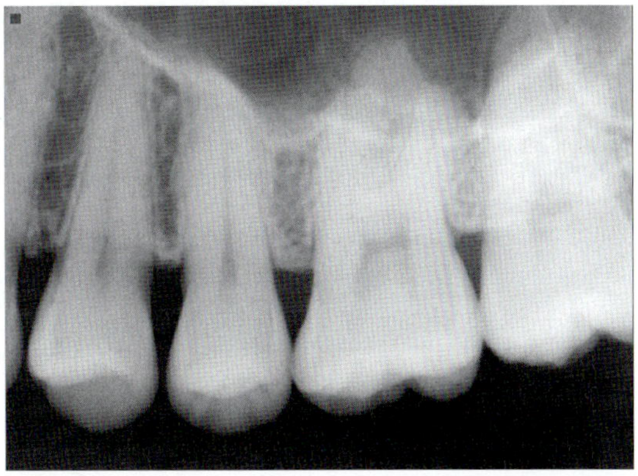

그림 6-28. 환자의 자세와 촬영 영상

(4) 위턱 큰어금니(대구치)부(Maxillary molar region) 평행촬영

가) 촬영목적

큰어금니 및 둘째작은어금니 원심부, 위턱결절의 일부를 관찰할 수 있다.

나) 촬영방법

① 환자의 자세

환자의 기본자세는 앉은 자세로 하고 위씹는면(상교합면)이 바닥에 수평이 되도록 머리를 유지시킨 후, 정중면이 수직이 되게 한다.

② 센서의 위치

센서는 가로로 하여 센서 앞가장자리가 둘째작은어금니 원심부가 포함되도록 위치시키고 뒤가장자리는 셋째 큰어금니가 포함되도록 한다. 전체적으로 센서 장축이 큰어금니 씹는면에 평행이 되도록 하고, 중앙에 둘째큰어금니가 오도록 한다. 치아머리부터 치아뿌리끝까지 어금니부가 포함되게 하기 위해서는 센서가 구내 정중부에 위치되어야 한다.

③ 중심X선

- 중심선의 방향

  센서에 수직으로 둘째큰어금니를 통과하도록 조사한다.

- 중심선의 입사점

  눈의 외안각(outer cathus) 아래쪽에서 둘째큰어금니 위치의 광대뼈(관골)부위에 조사한다.

다) 영상의 평가

- 치아뿌리끝 부위가 포함되도록 하여야 한다.
- 큰어금니가 결손된 경우에도 결손된 부위가 나와야 한다.

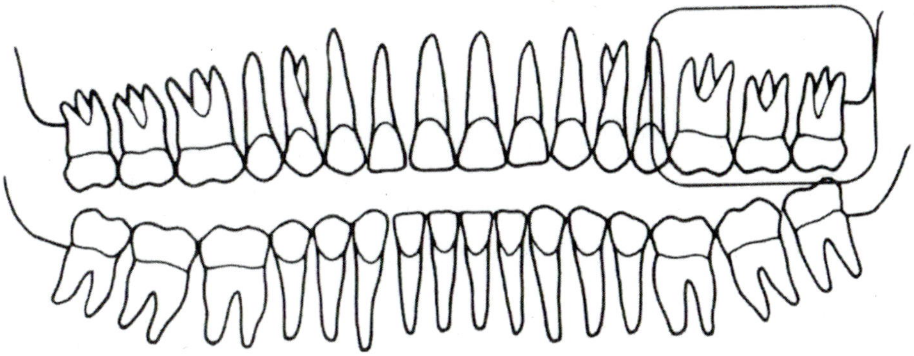

그림 6-29. 촬영부위

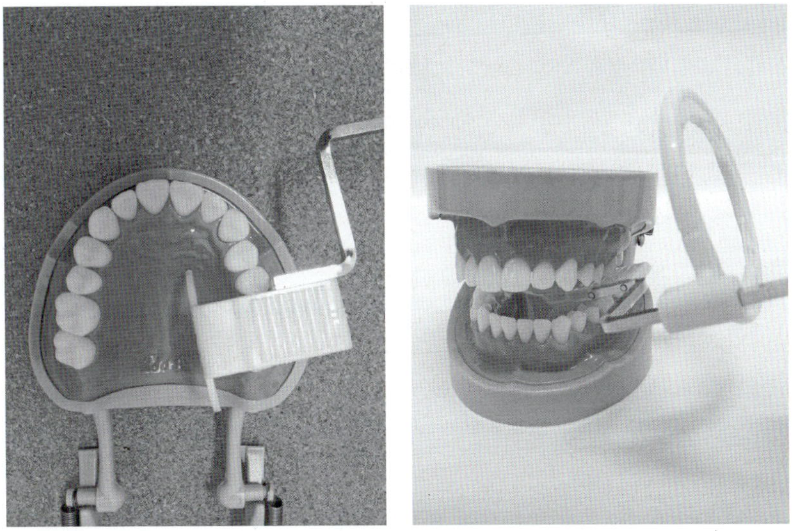

그림 6-30. 치아와 센서의 위치

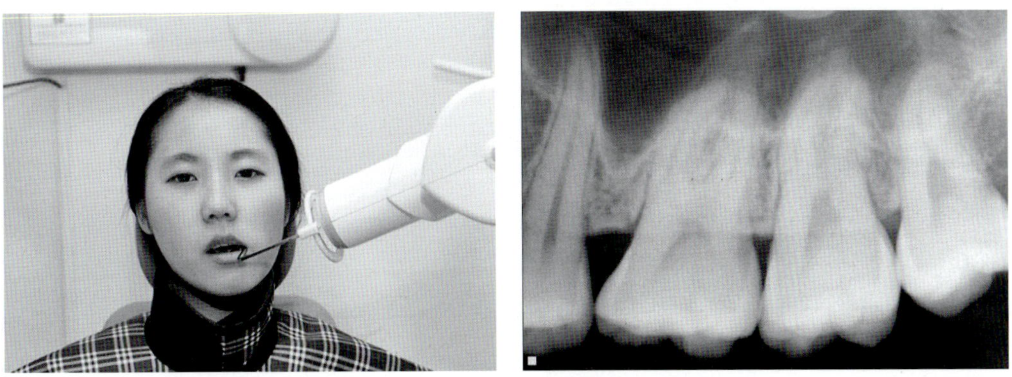

그림 6-31. 환자의 자세와 촬영 영상

(5) 아래턱 앞니부(전치부)(Mandibular incisor region) 평행촬영

가) 촬영목적

아래턱중심앞니와 바깥앞니, 이들 치아의 치아뿌리끝부위를 관찰할 수 있다.

나) 촬영방법

① 환자의 자세

환자는 앉은 자세이며 머리는 정중면이 수직이 되게 하고 아래턱의 씹는면(Mandibular occlusal plane)이 바닥에 수평이 되게 한다.

② 센서의 위치

센서는 유지기구에 세로방향으로 끼워 양쪽 아래턱 작은어금니 사이의 혀 위에 올려놓는다. 환자로 하여금 유지기구를 가볍게 물게 한다. 이때 유지기구를 조정하여 센서와 아래중심앞니 씹는면이 수직되게 한다. 세워진 센서의 장축과 아래턱 중심앞니의 장축이 평행되게 한다.

③ 중심X선

- 중심선의 방향

  양 중심앞니의 접점을 통과하도록 한다.

- 중심선의 입사점

  정중선의 아랫입술 바로 아래쪽에 조사되도록 한다.

다) 영상의 평가

- 치아뿌리끝 부위가 포함되도록 하여야한다.
- 좌, 우 바깥앞니가 포함되어야 한다.

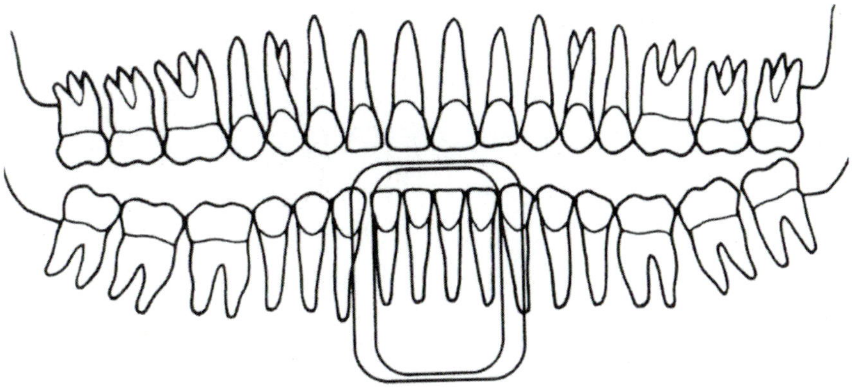

그림 6-32. 촬영부위

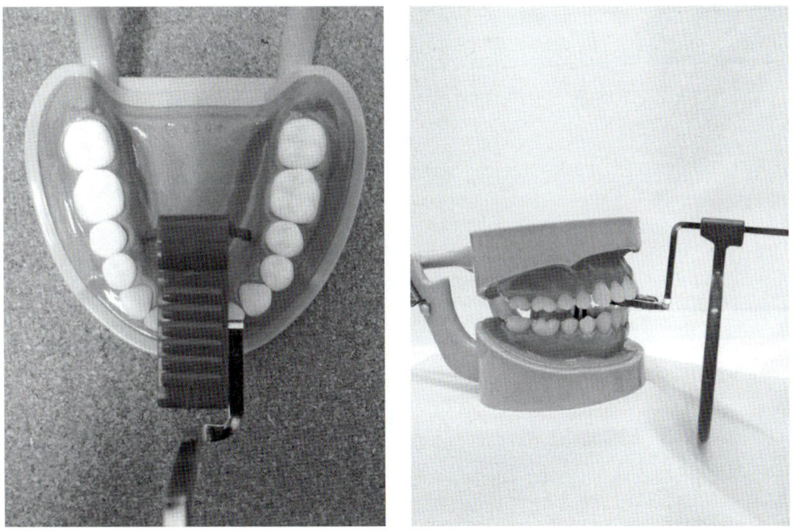

그림 6-33. 치아와 센서의 위치

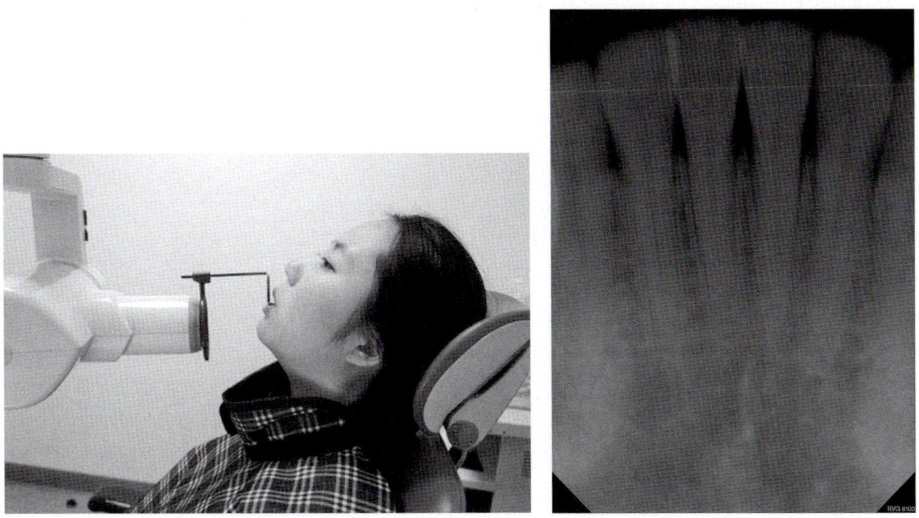

그림 6-34. 환자의 자세와 촬영 영상

(6) 아래턱 송곳니(견치)부(Mandibular canine region) 평행촬영

가) 촬영목적

아래턱 송곳니 및 치아뿌리끝 부위를 관찰할 수 있다.

나) 촬영방법

① 환자의 자세

환자는 앉은 자세이며 머리는 정중면이 수직이 되게 하고 아래씹는면(하교합면)이 바닥에 수평이 되게 한다.

② 센서의 위치

유지기구에 세로방향으로 끼워 중앙에 송곳니가 오도록 한다. 환자로 하여금 유지기구를 가볍게 물게 하며 센서의 장축과 아래턱 송곳니의 장축이 평행되도록 한다.

③ 중심X선

- 중심선의 방향
  치아의 근심부 접점부위를 통과하도록 한다.
- 중심선의 입사점
  콧방울(비익) 아래쪽의 송곳니부위 아래턱뼈 아래가장자리에서 위로 3 cm 부위에 수직으로 조사한다.

다) 영상의 평가

- 치아뿌리끝 부위가 포함되도록 하여야 한다.
- 아래턱 송곳니의 근심면 접점부위가 중첩되지 않아야 한다.

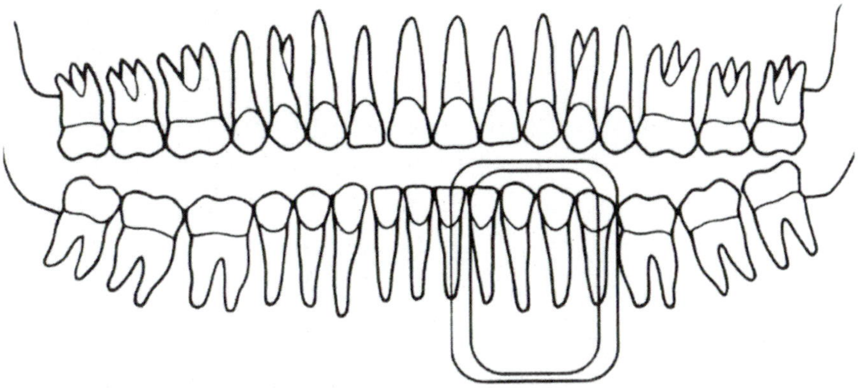

그림 6-35. 촬영 부위

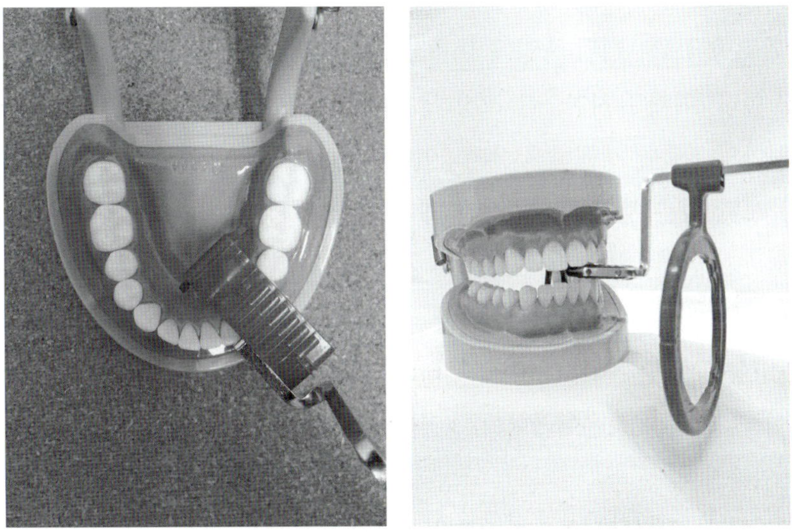

그림 6-36. 치아와 센서의 위치

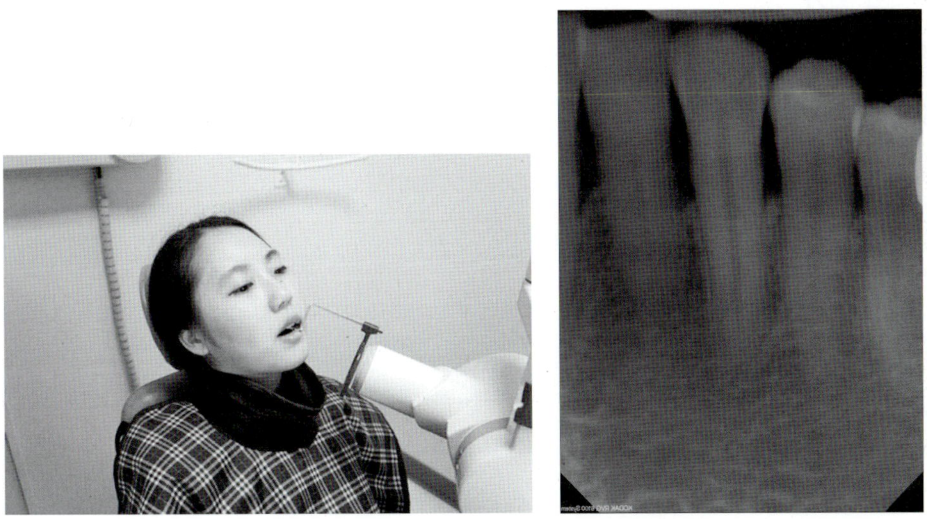

그림 6-37. 환자의 자세와 촬영 영상

(7) 아래턱 작은어금니(소구치)부(Mandibular premolar region) 평행촬영

가) 촬영목적

첫째, 둘째작은어금니 및 송곳니의 원심부, 첫째큰어금니를 관찰할 수 있다.

나) 촬영방법

① 환자의 자세

환자는 앉은 자세이며 머리는 정중면이 수직이 되게 하고 아래씹는면(하교합면)이 바닥에 수평이 되게 한다.

② 센서의 위치

유지기구에 가로방향으로 끼워 중앙에 둘째작은어금니가 오도록 하고, 환자로 하여금 유지기구를 가볍게 물게 한다. 이때 유지기구를 조정하여 장축과 아래턱작은어금니의 씹는면이 수직되도록 한다. 센서는 치아의 장축에 평행하게 유지되어야 하며 되도록 센서는 치아로부터 멀리 떨어져 입안바닥(구강저) 보다 깊은 부위에 위치시킨다.

③ 중심X선

- 중심선의 방향
  첫째작은어금니와 둘째작은어금니의 접점부위를 통과하도록 한다.
- 중심선의 입사점
  동공의 하부에서 아래턱뼈의 아래가장자리 위쪽 3 cm 지점에 조사되도록 한다.

다) 영상의 평가

- 치아뿌리끝 부위가 포함되도록 하여야 한다.
- 첫째큰어금니가 전부 포함되어야 한다.

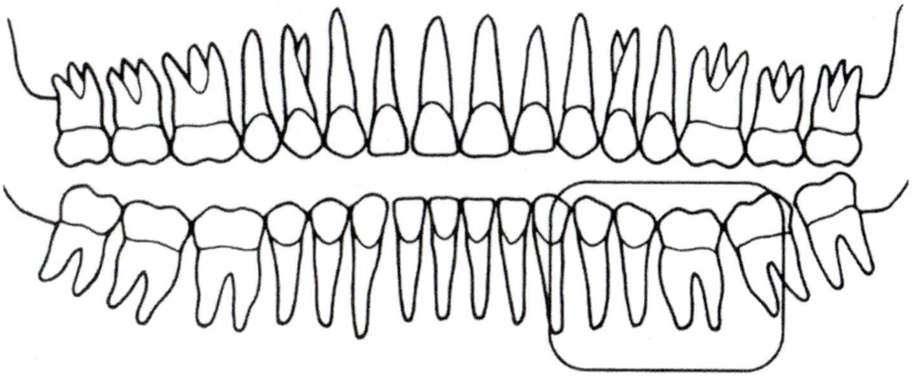

그림 6-38. 촬영 부위

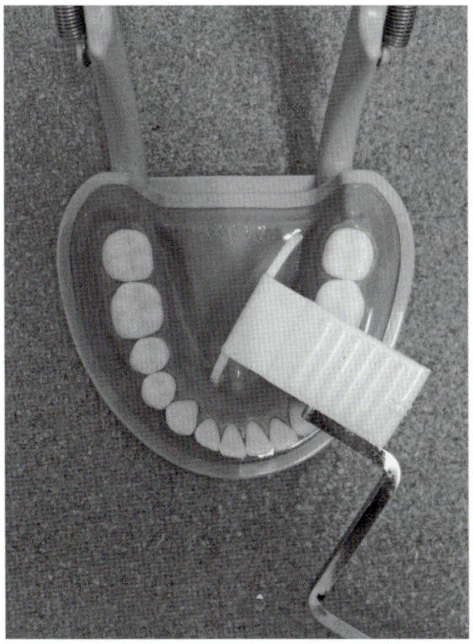

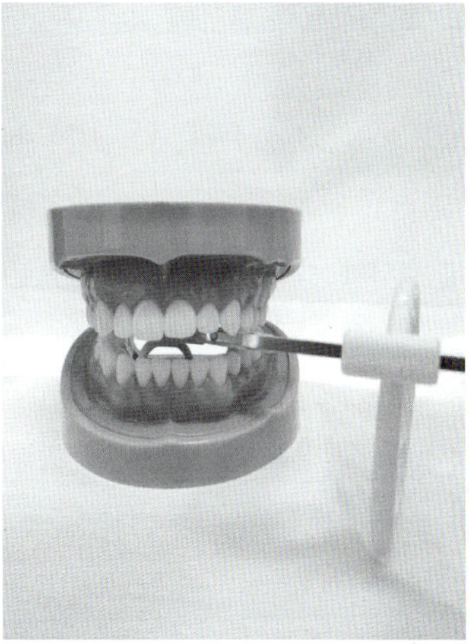

그림 6-39. 치아와 센서의 위치

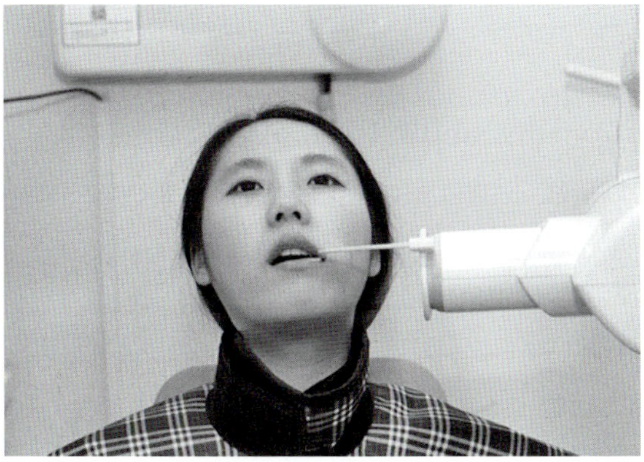

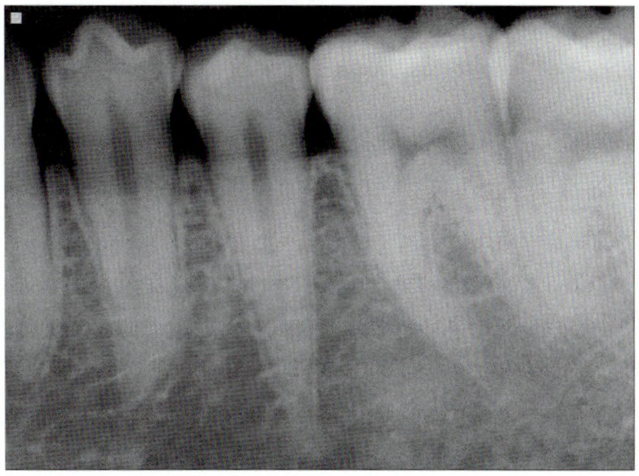

그림 6-40. 환자의 자세와 촬영 영상

(8) 아래턱 큰어금니(대구치)부(Mandibular molar region) 평행촬영

가) 촬영목적

첫째, 둘째, 셋째큰어금니와 둘째작은어금니 원심부를 관찰할 수 있다.

나) 촬영방법

① 환자의 자세

환자는 앉은 자세이며 머리는 정중면이 수직이 되게 하고 아래씹는면(하교합면)이 바닥에 수평이 되게 한다.

② 센서의 위치

유지기구에 가로방향으로 센서를 끼워 중앙에 둘째큰어금니가 오도록 하고, 환자로 하여금 센서 유지기구를 가볍게 물게 한다. 센서의 앞가장자리는 둘째작은어금니 1/2이 나오도록 위치시키고, 이때 유지기구를 조정하여 센서의 장축과 아래턱 큰어금니의 씹는면이 수직되도록 한다. 일반적으로 혀는 이틀돌기(alveolar process)와 어금니부위에서 센서에 힘을 가하게 되는데 이로 인하여 치아의 장축에 센서가 자연스럽게 평행하게 된다.

③ 중심X선

- 중심선의 방향

  둘째큰어금니를 통과하도록 한다.

- 중심선의 입사점

  외안각 아래쪽에서 아래턱뼈 아래가장자리 3 cm 지점에 조사되어야 한다. 어금니는 약간의 혀쪽(설측) 경사를 갖기 때문에 중심선은 약 +8도의 수직각을 주는게 이상적이다.

다) 영상의 평가

- 치아뿌리끝 부위가 포함되도록 하여야 한다.
- 어금니부의 치아가 없을 경우 뒤쪽부위가 포함되어야 한다.
- 시야로 확인이 어려운 매복치(ex. 셋째큰어금니)도 포함되어야 한다.

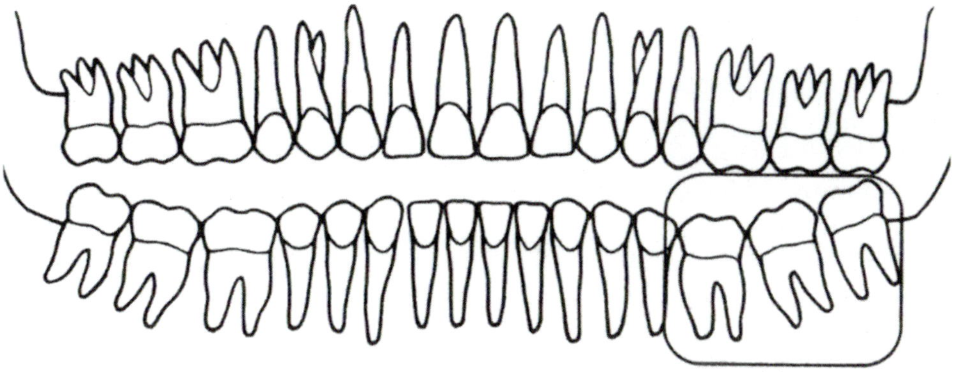

그림 6-41. 촬영 부위

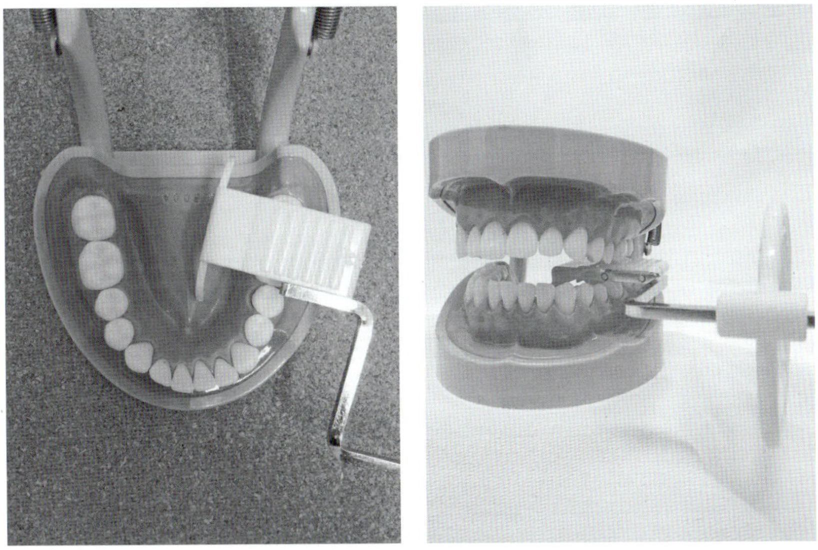

그림 6-42. 치아와 센서의 위치

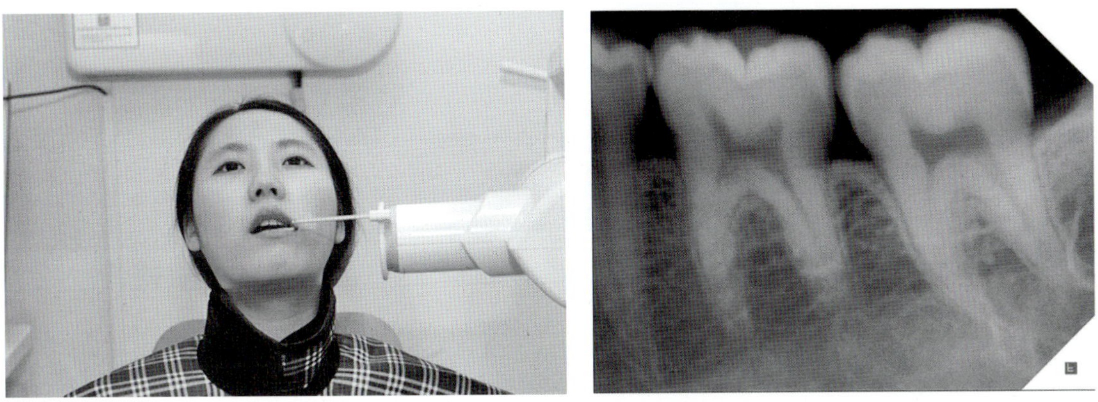

그림 6-43. 환자의 자세와 촬영 영상

2) 치아별 등각촬영 방법

등각촬영의 경우 전용 IP(영상판)을 사용하는 경우 등각촬영용 유지기구가 있으나 사용의 불편함으로 거의 사용하지 않으며 실제 임상에서는 환자가 직접 검사부위의 반대편 손가락으로 눌러 위치시킨다. 일반적으로 위턱은 반대편 엄지손가락으로 아래턱은 반대편 검지로 가볍게 눌러 고정한다. 디지털 센서의 경우 전용 holder나 센서 유지기구를 이용하여 구내에 위치하고 환자가 직접 손잡이를 잡고 검사한다.

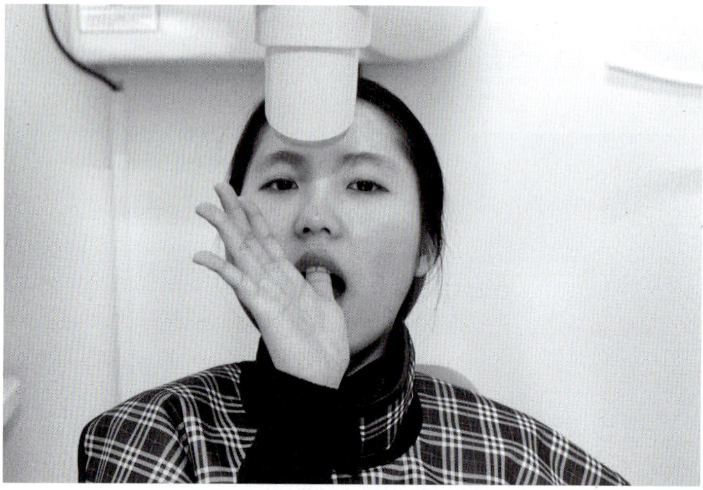

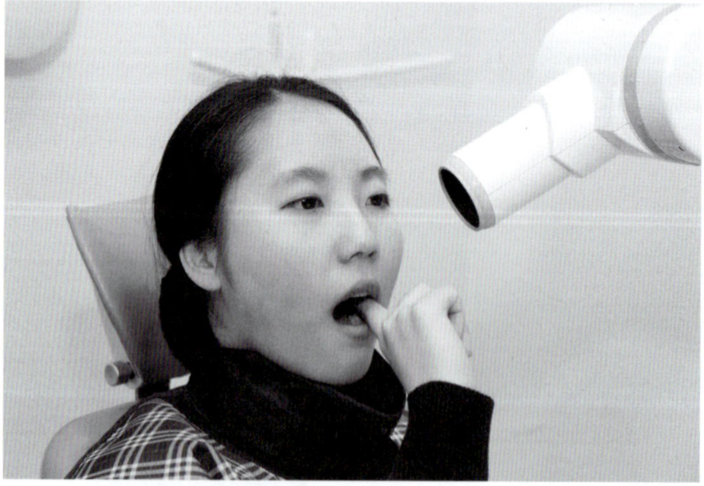

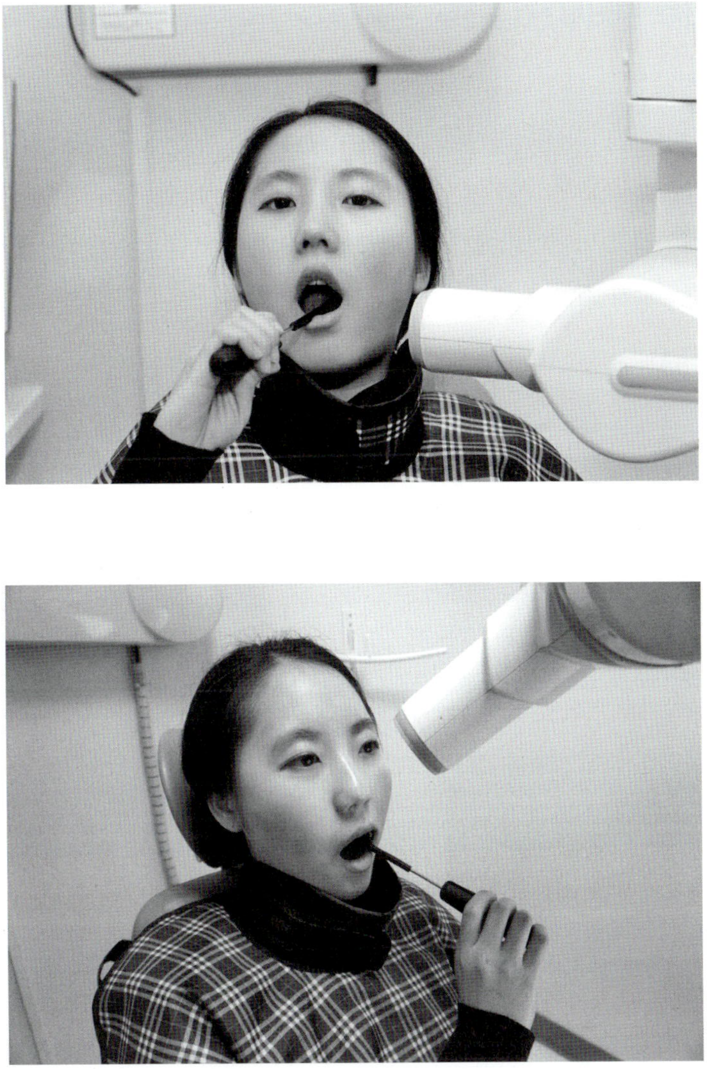

그림 6-44. 등각촬영시 환자의 모습

(1) 위턱 앞니부(전치부)(Maxillary incisor region) 등각촬영

가) 촬영목적

양쪽 중심앞니, 바깥앞니와 이 치아의 치아뿌리끝부위를 관찰할 수 있다.

바깥앞니의 원심부까지 모두 포함하기 어려운 경우 특이한 의심부위가 없다면 센서가 정중앙에 위치한 상태로만 촬영하고 바깥앞니에 의심부위가 있을 경우 바깥앞니 중심으로 추가 촬영을 한다.

나) 촬영방법

① 환자의 자세

환자의 기본자세는 앉은 자세로 하고 위턱씹는면(Maxillary occlusal plane)이 바닥에 수평되게 머리를 유지시킨 다음 정중면이 수직이 되게 한다.

② 센서의 위치

센서의 위가장자리은 구강 안으로 넣고, 아래가장자리는 구강 밖으로 나오게 하되 중심앞니의 치아머리이 잘리지 않게 2~3 mm 정도 여유를 두고 위치시킨다. 센서는 전용 홀더를 사용하거나 snap-a-ray 등과 같은 유지기구를 이용하여 고정시키고 유지기구가 없는 경우 필름 사용시와 동일하게 환자가 엄지 손가락으로 중심부를 살며시 누르고 나머지 손가락은 검사위치를 가리지 않도록 펴서 검사위치에 센서를 고정시킨다.

③ 중심X선

- 중심선의 방향

  양 중심앞니의 접점을 통과하도록 하며 치아뿌리와 센서의 장축이 이루는 이등분선에 수직이 되도록 수직각은 +40도, 수평각은 0도 정도를 준다.

- 중심선의 입사점

  입사점은 코끝(비첨, tip of nose)부위가 되도록 한다.

나) 영상의 평가

- 치아뿌리끝 부위가 포함되도록 하여야 한다.
- 좌, 우측 바깥앞니가 포함되어야 한다.

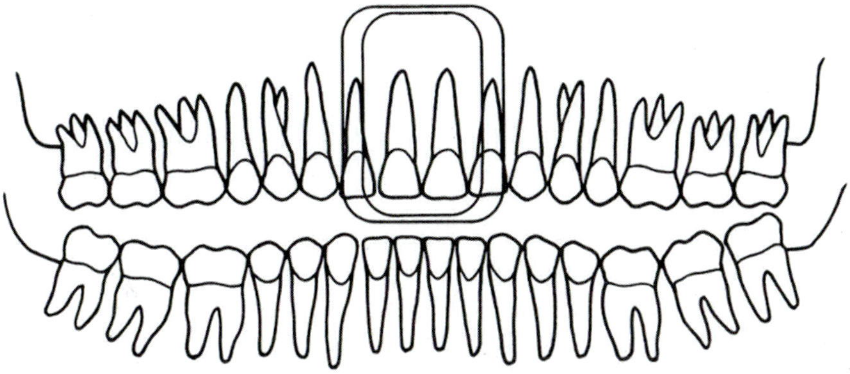

그림 6-45. 촬영부위

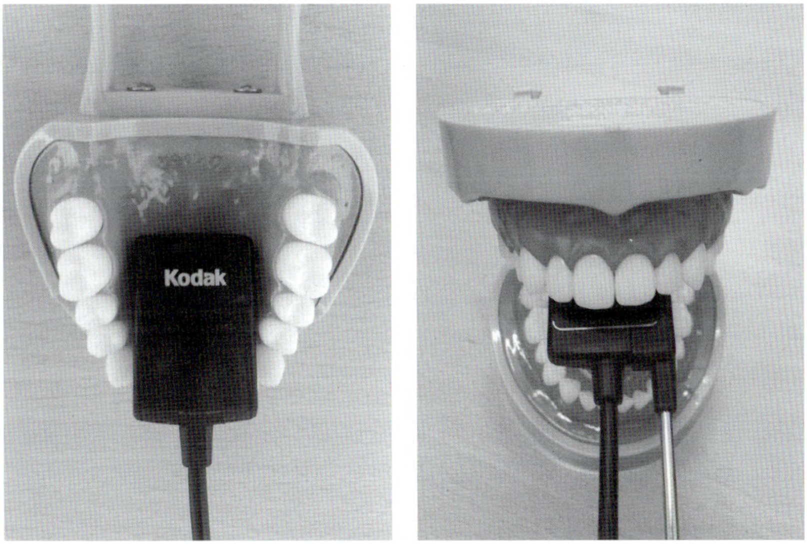

그림 6-46. 치아와 센서의 위치

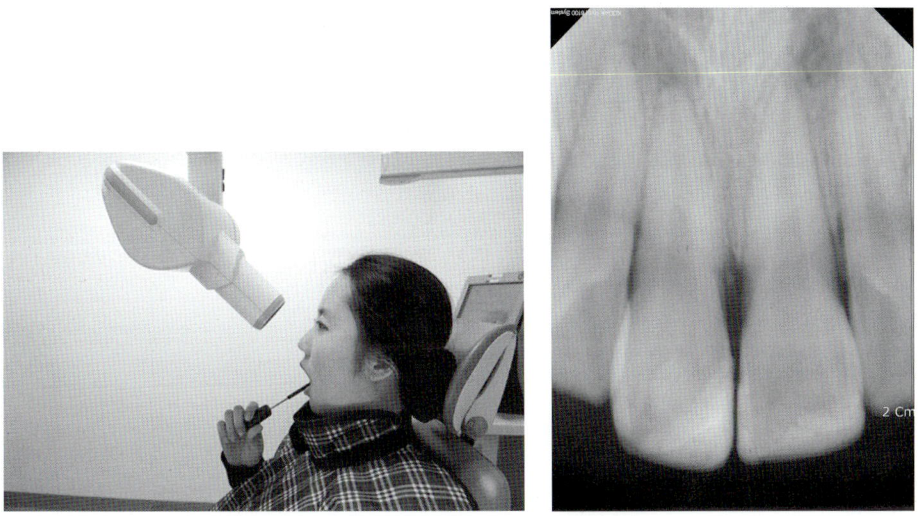

그림 6-47. 환자의 자세와 촬영 영상

(2) 위턱 송곳니부(견치부, Maxillary canine region) 등각촬영

가) 촬영목적

송곳니와 이 치아의 치아뿌리끝 부위를 관찰할 수 있다.

나) 촬영방법

① 환자의 자세

환자의 기본자세는 앉은 자세로 하고 위턱씹는면(상악교합면)이 바닥에 수평 되게 머리를 유지시킨 다음 정중면이 수직이 되게 한다.

② 센서의 위치

센서는 세로로 하여 송곳니가 센서의 중앙에 오게 한다. 센서 아래가장자리는 입천장쪽(구개측)에, 센서 위가장자리는 씹는면과 평행하게 하게 위치시킨다. 센서의 전용 holder나 유지기구를 이용하여 촬영위치에 고정하고 유지기구가 없는 경우 환자가 직접 촬영반대쪽 엄지손가락으로 센서의 중심부를 살며시 눌러 고정시킨다.

③ 중심X선

- 중심선의 방향

  센서의 중앙을 향하여 이등분선에 수직이 되도록 조사하며 수직각은 +45도, 수평각은 +45-50도가 적당하다.

- 중심선의 입사점

  입사점은 콧방울(비익 ala of nose)을 향해 조사한다.

다) 영상의 평가

- 치아뿌리끝 부위가 포함되도록 하여야 한다.
- 근심부위는 중첩(overlap)이 되지 않아야 하며 원심부위는 다른 방사선 영상에서도 관찰이 가능하므로 별 문제가 되지 않는다.
- 치아활(치궁)이 급격한 각을 이루고 있으므로 중첩현상이 빈번히 일어나는 부분이기도 하다.

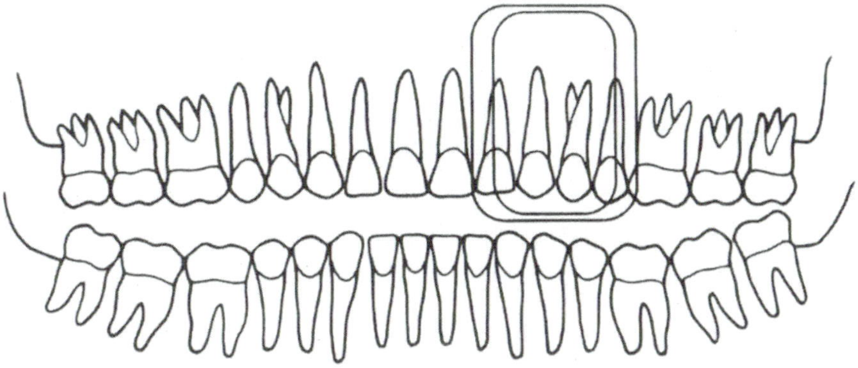

그림 6-48. 촬영 부위

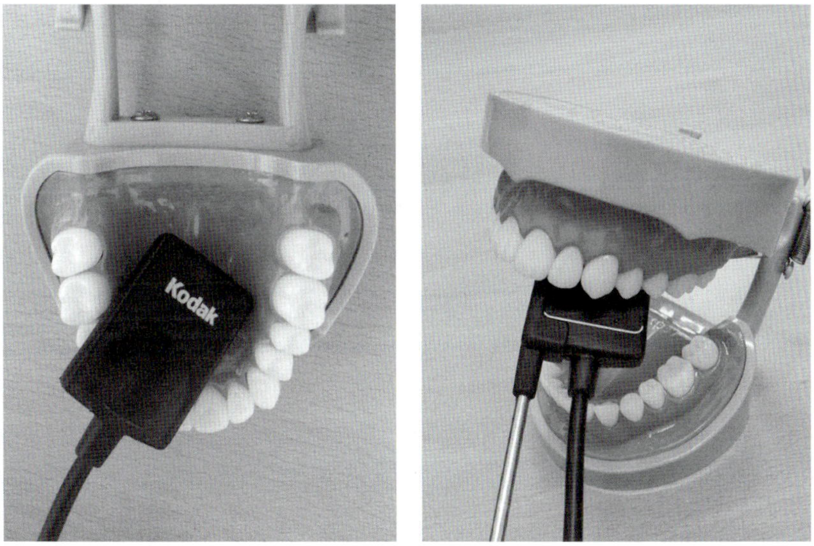

그림 6-49. 치아와 필름의 위치

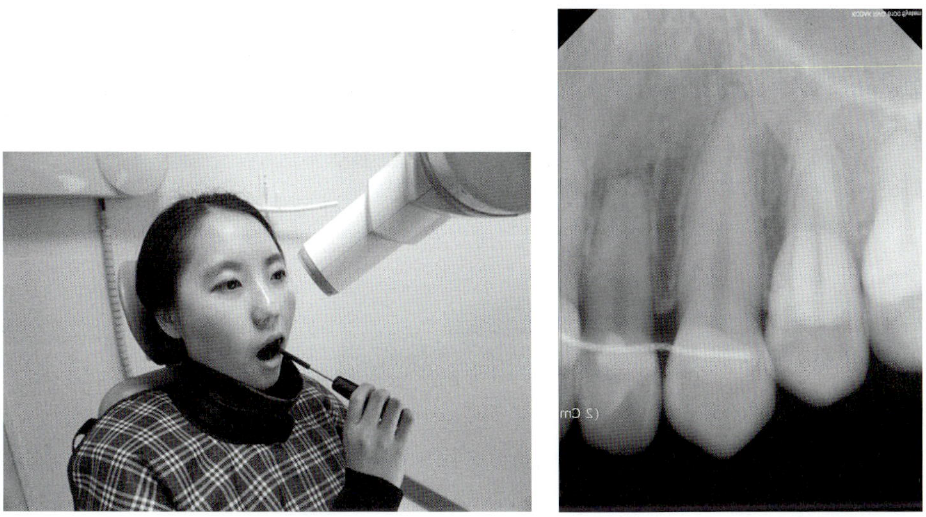

그림 6-50. 환자의 자세와 촬영 영상

(3) 위턱 작은어금니(소구치)부(Maxillary premolar region) 등각촬영

가) 촬영목적

작은어금니 및 송곳니의 일부분(원심부), 첫째큰어금니와 둘째큰어금니 일부분(근심부)을 관찰할 수 있다.

나) 촬영방법

① 환자의 자세

환자의 기본자세는 앉은 자세로 하고 위턱씹는면이 바닥에 수평 되게 머리를 유지시킨 다음, 정중면이 수직이 되게 한다.

② 센서의 위치

센서는 가로로 하여 위가장자리는 입천장(구개)에 닿게 하고 아래가장자리는 송곳니의 원심부가 나오도록 작은어금니 교두측에 위치시킨다. 둘째작은어금니가 센서의 중앙에 오도록 한다.

③ 중심X선

- 중심선 방향

  센서의 중앙을 향하여 이등분선에 수직이 되도록 수직각은 +30도, 수평각은 +70~+80도로 첫째작은어금니와 둘째작은어금니 사이로 조사한다.
- 중심선의 입사점

  동공에서 콧방울(비익)과 이주(tragus)를 연결한 가상선에 수직선을 내려 이들이 교차되는 지점으로 조사한다.

다) 영상의 평가

- 치아뿌리끝 부위가 포함되도록 하여야 한다.
- 결손치아(missing teeth) 부위에서 위턱결절이 보여야 한다.

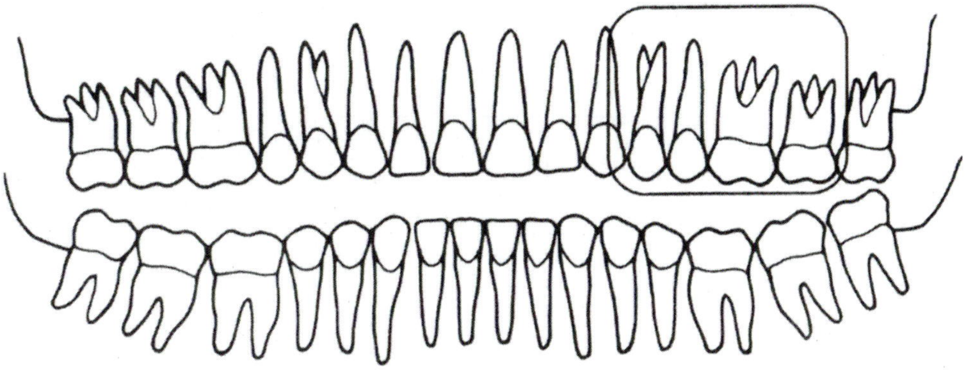

그림 6-51. 촬영 부위

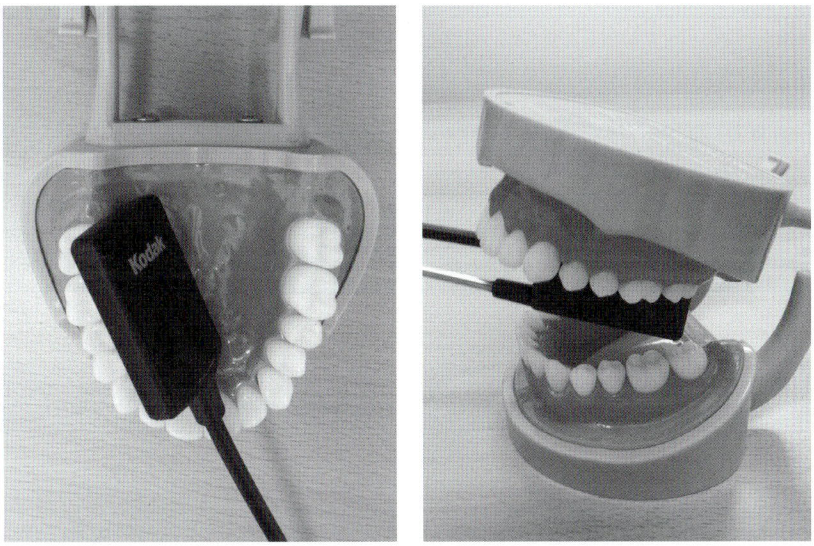

그림 6-52. 치아와 필름의 위치

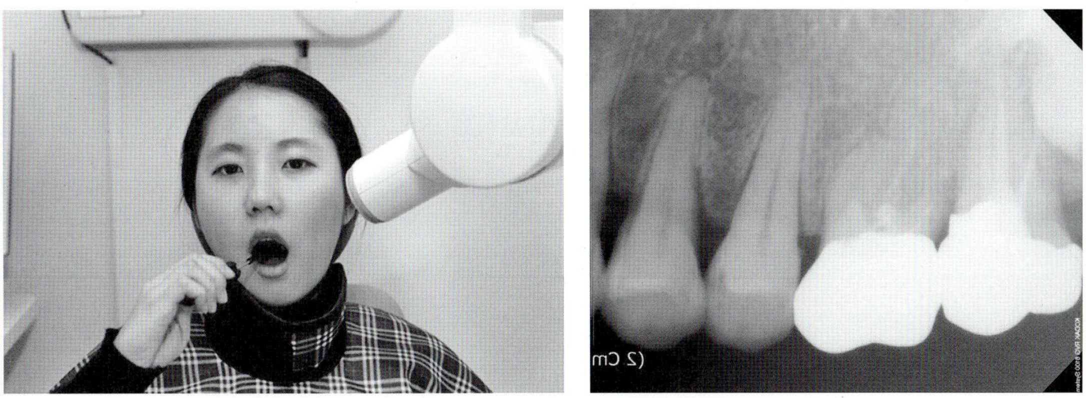

그림 6-53. 환자의 자세와 촬영 영상

(4) 위턱 큰어금니(대구치)부(Maxillary molar region) 등각촬영

가) 촬영목적

큰어금니 및 둘째작은어금니 원심부, 위턱결절의 일부를 관찰할 수 있다.

나) 촬영방법

① 환자의 자세

환자의 기본자세는 앉은 자세로 하고 위턱씹는면이 바닥에 수평 되게 머리를 유지시킨 다음, 정중면이 수직이 되게 한다.

② 센서의 위치

센서는 가로로 하여 위가장자리가 입천장(구개)에 닿게 하고, 아래가장자리는 큰어금니교두 측에 위치시킨다. 앞가장자리는 둘째작은어금니 원심부에, 뒤가장자리는 셋째큰어금니가 포함되도록 위턱큰어금니의 볼쪽(협측) 교두 아래쪽에 위치한다. 전체적으로는 센서의 장축이 큰어금니 씹는면에 평행이 되도록 한다.

③ 중심X선

- 중심선의 방향

  센서에 수직으로 둘째큰어금니 치아뿌리를 통과하도록 수직각은 +20~30도, 수평각은 큰어금니 사이의 인접면을 통과하도록 +80~90도로 조사한다.

- 중심선의 입사점

  외안각에서 콧방울과 이주를 연결한 가상선에 수직선을 내려 이들이 교차되는 부위가 입사점이 된다.

다) 영상의 평가

- 치아뿌리끝 부위가 포함되도록 하여야 한다.
- 셋째큰어금니가 결손된 경우에도 그 부위가 포함되어야 한다.

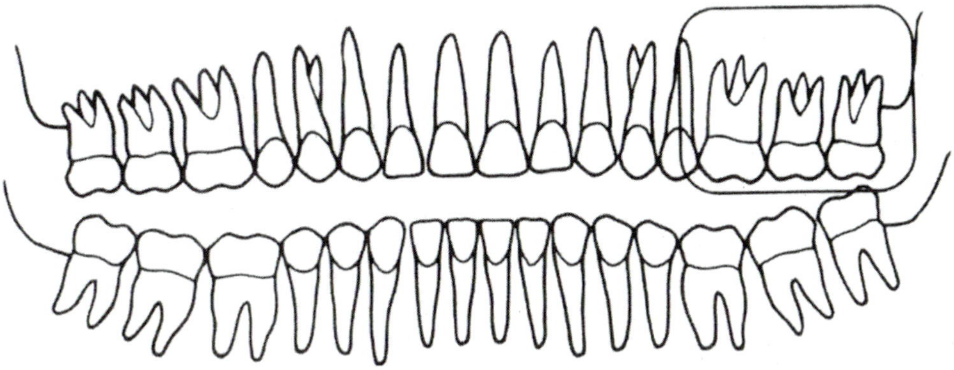

그림 6-54. 촬영 부위

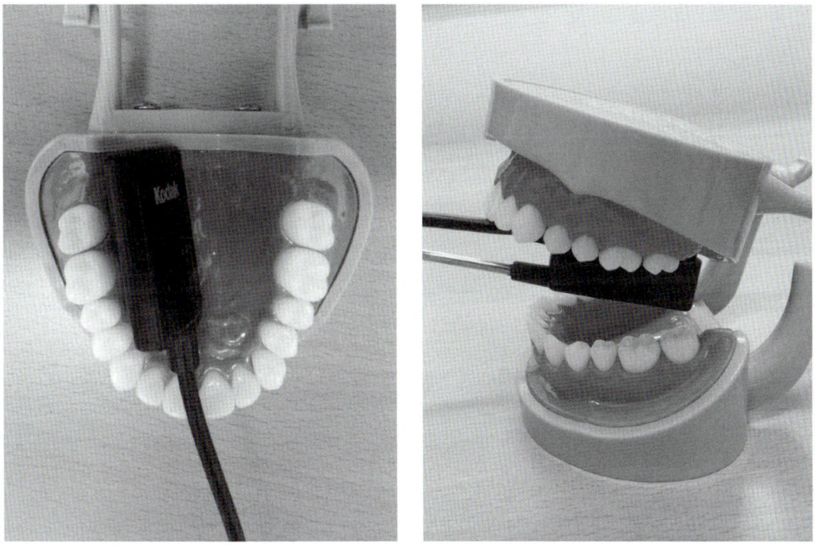

그림 6-55. 치아와 센서의 위치

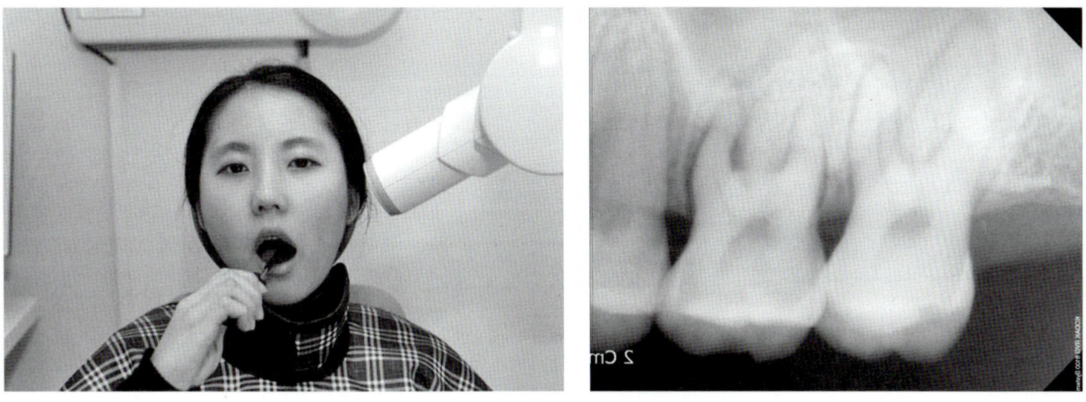

그림 6-56. 환자의 자세와 촬영 영상

(5) 아래턱 앞니부(전치부)(Mandibular incisor region) 등각촬영

가) 촬영목적

아래턱 중심앞니와 바깥앞니, 이들 치아의 치아뿌리끝부위를 관찰할 수 있다.

나) 촬영방법

① 환자의 자세

환자는 앉은 자세이며 머리는 정중면이 수직이 되게 하고 아래턱씹는면(Mandibular occlusal plane)이 바닥에 수평이 되게 한다.

② 센서의 위치

환자에게 혀를 올려 입천장에 닿게 한다. 센서는 세로로 하여 위가장자리에 치아머리가 포함되도록 하고, 아래가장자리는 치아뿌리끝 부위가 포함되도록 잇몸(치은, gum)과 혀밑주름(설하주름) 사이에 비스듬히 올려놓는다.

③ 중심X선

- 중심선의 방향

  센서와 치아가 이루는 각의 이등분선에 수직으로 양쪽중심앞니의 인접면을 향하여 통과한다. 수직각은 −15도, 수평각은 0도이다.

- 중심선의 입사점

  정중부위의 입의 입술가장자리(구순연, vermillion border) 아래쪽이 된다.

다) 영상의 평가

- 치아뿌리끝 부위가 포함되도록 하여야 한다.
- 좌, 우바깥앞니가 포함되어야 한다.

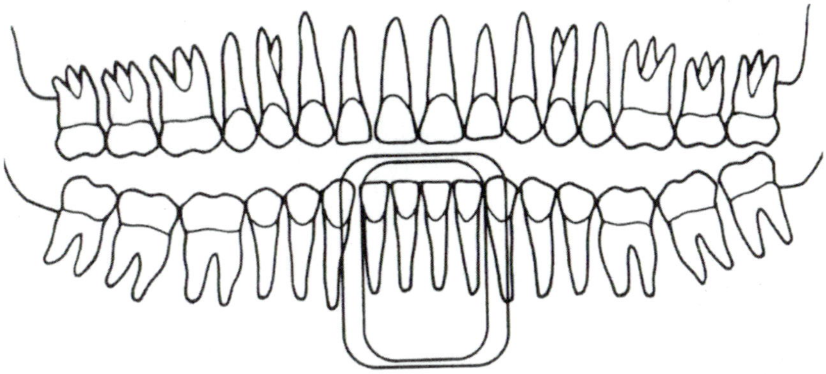

그림 6-57. 촬영 부위

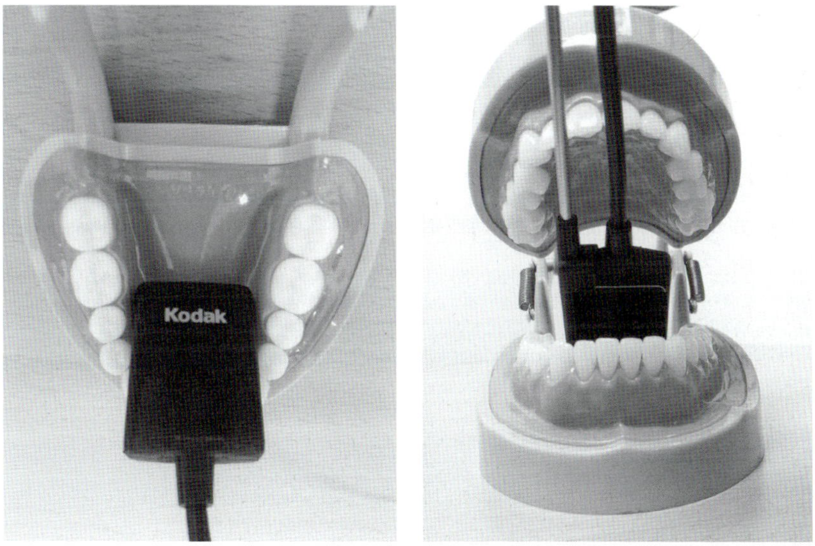

그림 6-58. 치아와 센서의 위치

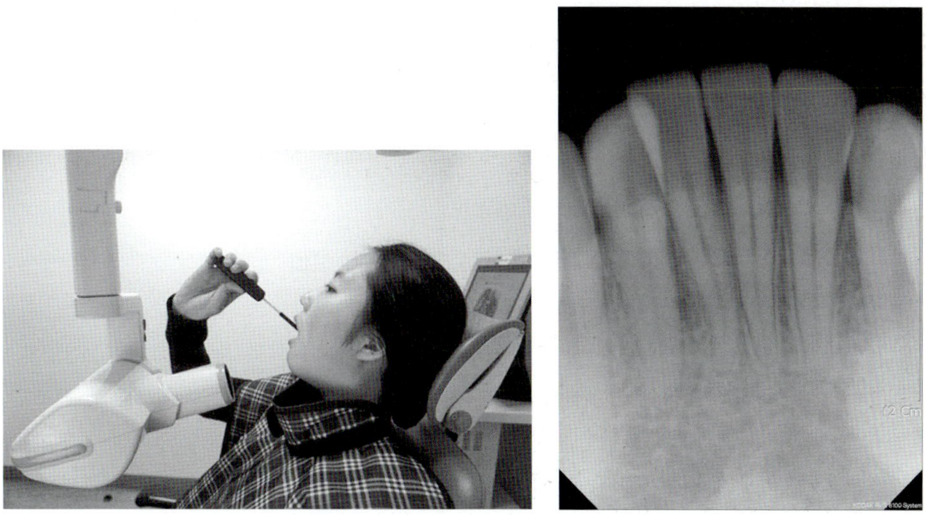

그림 6-59. 환자의 자세와 촬영 영상

(6) 아래턱 송곳니(견치)부(Mandibular canine region) 등각촬영

가) 촬영목적

아래턱송곳니 및 치아뿌리끝 부위를 관찰할 수 있다.

나) 촬영방법

① 환자의 자세

환자는 앉은 자세이며 머리는 정중면이 수직이 되게 하고 아래턱씹는면이 바닥에 수평이 되게 한다.

② 센서의 위치

환자에게 혀를 촬영하고자 하는 반대쪽으로 놓도록 한다.

센서는 세로로 하여 위가장자리에 송곳니 및 인접 치아의 치아머리가 포함되도록 하고 아래가장자리는 치아뿌리끝 부위가 포함되도록 아래턱의 혀쪽(설측) 점막에 위치시킨다. 센서의 중심부에 송곳니가 오도록 하고 위가장자리와 아래턱씹는면이 평행 하도록 한다. 아래턱의 경우 센서 holder나 유지기구를 사용하지 않는 경우 환자의 둘째손가락으로 하여금 센서를 가볍게 눌러 움직이지 않도록 고정시킨다.

③ 중심X선

- 중심선의 방향
  센서와 치아가 이루는 각의 이등분선에 수직으로 송곳니의 중앙을 향하여 통과한다.
  수직각은 −20도, 수평각은 45~50도이다.
- 중심선의 입사점
  정중부위에서 3 cm 떨어진 송곳니부가 된다.

다) 영상의 평가

- 치아뿌리끝 부위가 포함되도록 하여야 한다.
- 아래턱 송곳니의 근심면 접점부위가 중첩되지 않아야 한다.

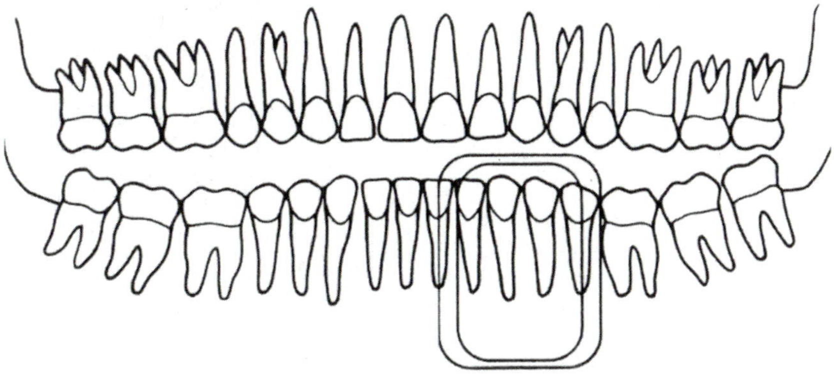

그림 6-60. 촬영부위

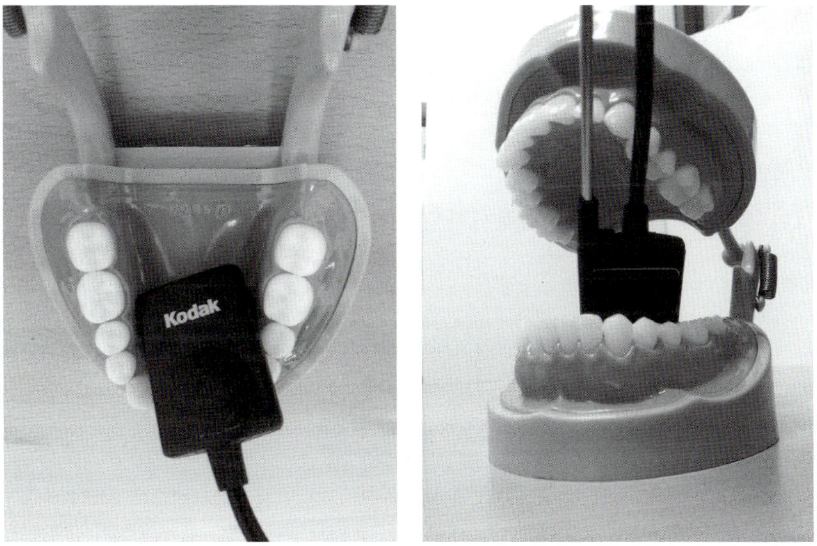

그림 6-61. 치아와 센서의 위치

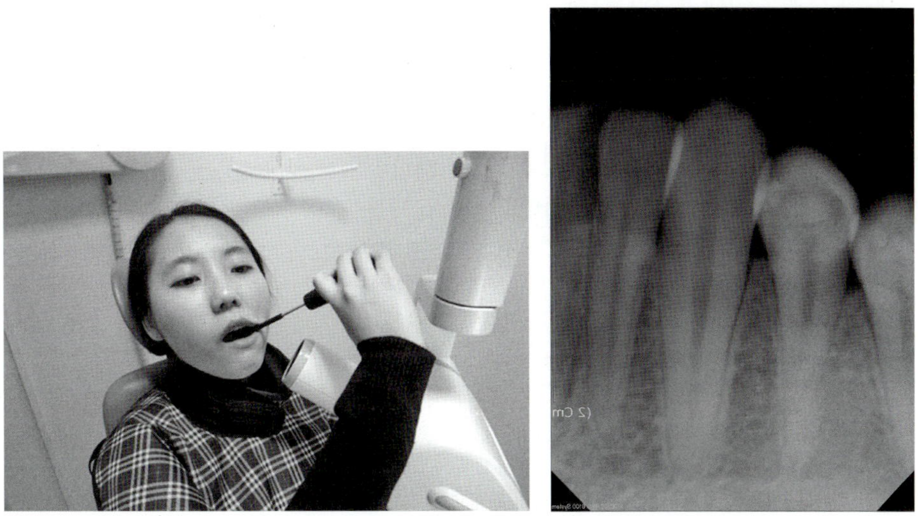

그림 6-62. 환자의 자세와 촬영 영상

(7) 아래턱 작은어금니(소구치)부(Mandibular premolar region) 등각촬영

가) 촬영목적

첫째, 둘째작은어금니 및 송곳니의 원심부, 첫째큰어금니를 관찰할 수 있다.

나) 촬영방법

① 환자의 자세

환자는 앉은 자세이며 머리는 정중면이 수직이 되게 하고 아래턱씹는면이 바닥에 수평이 되게 한다.

② 센서의 위치

환자에게 혀를 당겨 촬영하고자 하는 반대쪽으로 편하게 놓도록 한다.

센서는 가로로 하여 위가장자리에 작은어금니 및 인접 치아의 치아머리가 포함되도록 하고, 아래가장자리는 치아뿌리끝 부위가 포함되도록 혀의 옆가장자리 아래쪽에 위치시킨다. 센서 앞가장자리는 송곳니의 원심부 1/2부위에 위치시키고, 센서의 중심부에 둘째작은어금니가 오도록 하고 위가장자리와 아래턱 씹는면이 평행하도록 한다.

③ 중심X선

- 중심선의 방향

  센서와 치아가 이루는 각의 이등분선에 수직으로 첫째작은어금니와 둘째작은어금니의 접점 부위를 통과하도록 한다. 수직각은 −10도, 수평각은 70~80도이다.

- 중심선의 입사점

  동공의 하부에서 아래턱뼈의 아래가장자리 위쪽 3 cm 지점에 조사되도록 한다.

다) 영상의 평가

- 치아뿌리끝 부위가 포함되도록 하여야 한다.
- 첫째큰어금니가 전부 포함되어야 한다.

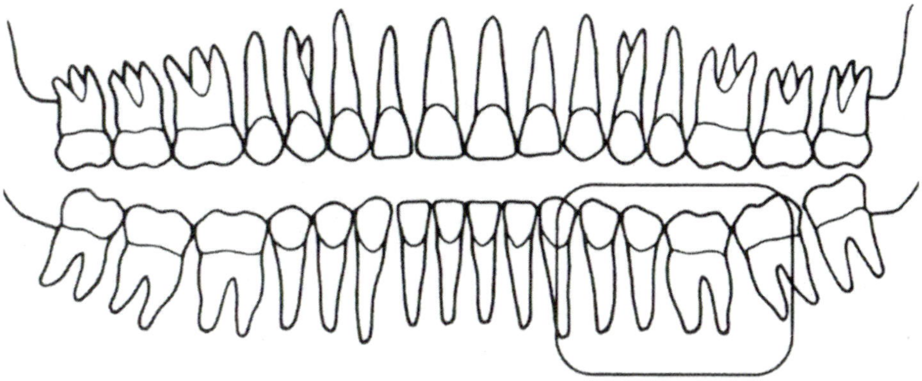

그림 6-63. 촬영 부위

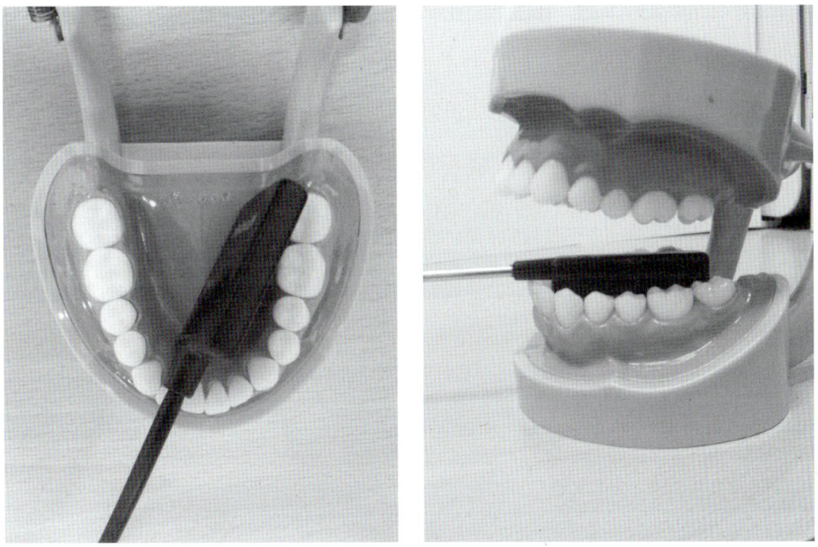

그림 6-64. 치아와 센서의 위치

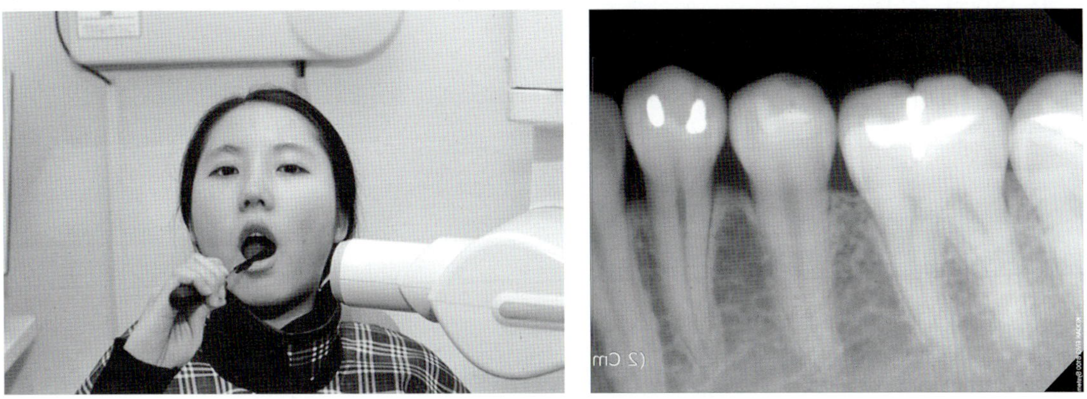

그림 6-65. 환자의 자세와 촬영 영상

(8) 아래턱 큰어금니(대구치)부(Mandibular molar region) 등각촬영

가) 촬영목적

첫째, 둘째, 셋째큰어금니와 둘째작은어금니 원심부를 관찰할 수 있다.

나) 촬영방법

① 환자의 자세

환자는 앉은 자세이며 머리는 정중면이 수직이 되게 하고 아래턱씹는면이 바닥에 수평이 되게 한다.

② 센서의 위치

환자에게 혀를 옮겨 촬영하고자 하는 반대쪽으로 편하게 놓도록 한다.

센서는 가로로 하여 위가장자리에 큰어금니 치아머리가 포함되도록 큰어금니 교두 바로 위쪽에 위치시키고, 아래가장자리는 치아뿌리끝 부위가 포함되도록 혀의 옆가장자리 아래쪽에 위치시킨다. 센서 앞가장자리는 둘째작은어금니의 원심부 1/2 부위에 위치시키고, 센서의 중심부에 둘째큰어금니가 오도록 센서 위가장자리와 아래턱 씹는면이 평행하게 유지시킨다.

③ 중심X선

- 중심선의 방향

  센서와 치아가 이루는 각의 이등분선에 수직으로 둘째큰어금니를 통과하도록 한다.

  수직각은 −5, 수평각은 80~90도이다.

- 중심선의 입사점

  외안각 아래쪽에서 아래턱뼈 위쪽 3 cm 지점에 조사되어야 한다.

다) 영상의 평가

- 치아뿌리끝 부위가 포함되도록 하여야 한다.
- 어금니부의 치아가 없을 경우 뒤쪽 부위가 포함되어야 한다.
- 시야로 확인이 어려운 매복치(ex.셋째큰어금니)도 일부분 포함되어야 한다.

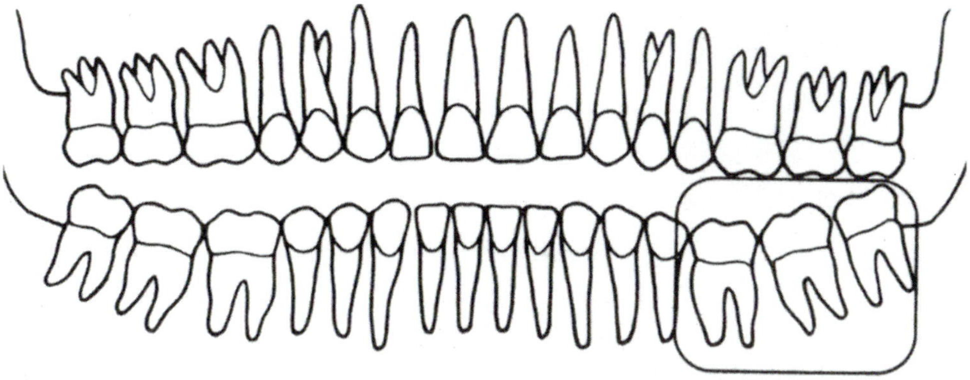

그림 6-66. 촬영 부위

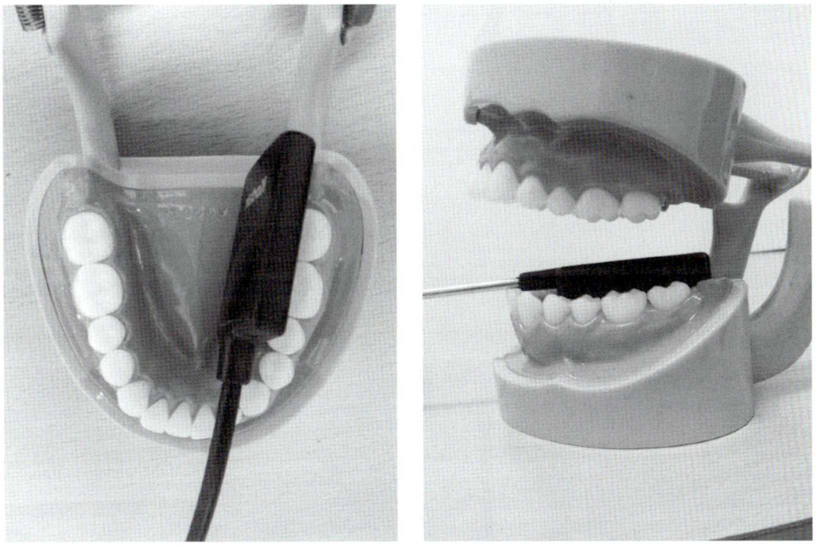

그림 6-67. 치아와 센서의 위치

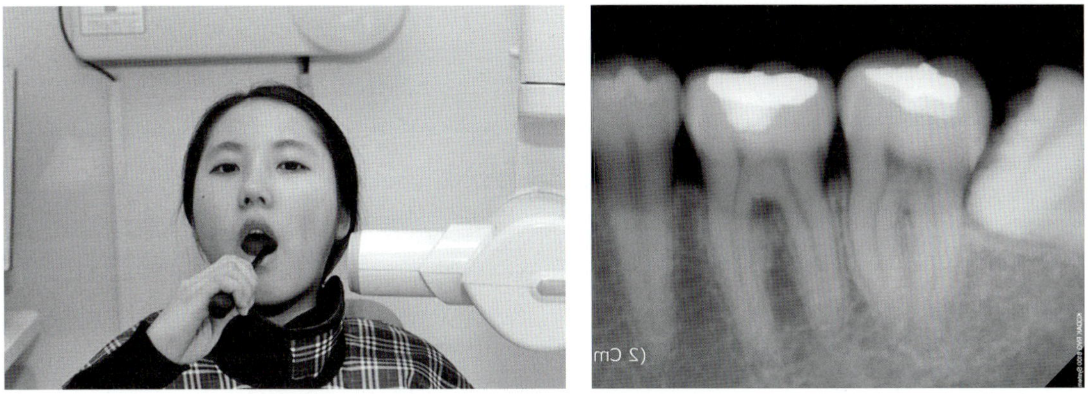

그림 6-68. 환자의 자세와 촬영 영상

4 교익촬영법(Bitewing radiography)

교익촬영은 필름중앙에 교합용 날개가 붙어있는 교익촬영용 전용필름이나 구내촬영용 디지털 센서를 이용하여 위·아래턱의 동일 치아의 머리부위를 한 장의 필름에 함께 촬영하여 관찰하는 방법이다. 이 촬영법은 치아와 필름간의 거리가 상대적으로 짧고 중심 X선이 치아의 인접면을 통과하면서 씹는면과 평행하게 조사되어 촬영되어지기 때문에 상의 왜곡이 적다. 주로 초기 인접면 우식증(interproximal caries)과 치주질환(periodontal disease)의 유무를 평가하기 위하여 이용된다. 따라서 위·아래턱 치아의 머리가 겹치지 않도록 중심X선이 씹는면에 수평하게 조사되어지도록 주의하여야 한다. 앞니부위의 경우 이론상으로는 가능하나 실제 임상에서는 거의 이용하지 않으며 주로 작은어금니와 큰어금니의 관찰에 이용된다. 교익촬영 필름은 일반 필름보다 가로길이가 길어 작은어금니와 큰어금니를 모두 포함하여 한번에 촬영하기도 하지만 센서의 경우 그 크기가 일반 구내촬영용 필름의 크기와 동일하여 일반적으로 작은어금니와 큰어금니를 나누어 촬영한다. 센서 사용 시 교익촬영용 센서 유지 기구를 사용하면 조사각과 x선관의 위치가 자동적으로 설정되므로 영상을 얻기가 편리하다.

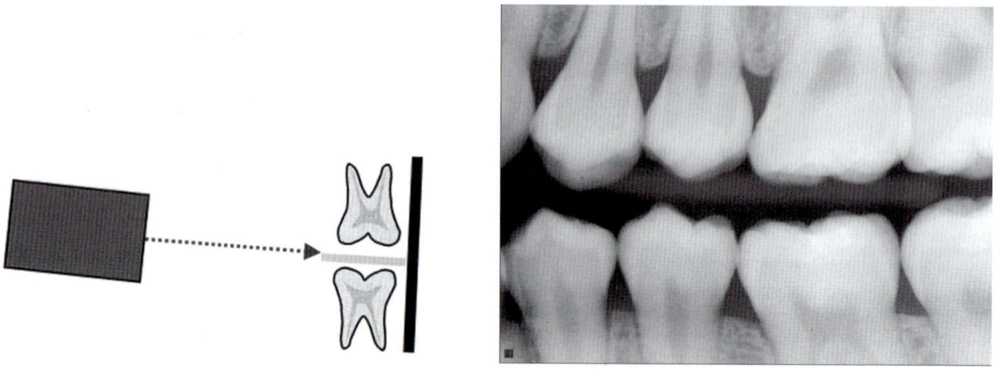

그림 6-69. 교익촬영의 원리와 디지털 촬영 영상

1) 교익촬영법의 목적

- 초기 인접면 우식증(interproximal caries)의 관찰
- 치아속질공간(치수강, pulp cavity)의 검사
- 치아우식병소의 치아속질(치수)에 대한 근접정도 관찰
- 인공 충전물의 잇몸(치은) 주변부 관찰
- 치조결석, 치주 흡수 등의 초기 치주질환(early periodontitis)의 검사

2) 교익촬영의 방법

(1) 작은어금니(소구치) 교익촬영법(Premolar bitewing radiography)

가) 촬영목적

위·아래턱 송곳니 원심부 일부분과 작은어금니 치아머리(치관)와 치아목(치경)부(neck), 둘째 큰어금니 2/3를 관찰할 수 있다.

나) 촬영방법

① 환자의 자세

환자의 기본자세는 앉은 자세이며 환자의 머리는 위턱씹는면이 신체의 장축에 수직되게 고정시킨다.

② 센서의 위치

센서를 혀와 치아 사이에 검사하고자하는 면에 근접시키고 치아 장축에 평행하게 위치시킨다. 센서 앞가장자리는 송곳니 1/2이 포함되도록 하고, 센서의 중앙에 둘째작은어금니 부위를 위치시키면 이상적이다. 이때 주의할 점은 환자가 입을 다물 때 센서와 치아의 밀착이 잘되게 하여야 하며 평행관계가 변하지 않도록 해야 한다. 센서와 치아의 밀착이 잘되게 하려면 환자에게 살며시 물도록 지시한 다음 교익촬영용 기구를 볼쪽(협측)으로 잡아당기는 게 좋다.

③ 중심X선

중심선의 방향: 센서의 중앙부를 향해 +5~+10도의 수직각을 조사한다.
이는 센서가 약간 입천장(구개) 쪽으로 기우는 것을 보상해주기 위함이다.

중심선의 입사점: 둘째작은어금니와 첫째큰어금니의 인접면 접촉점에서 위·아래턱 씹는면 선상으로 조사한다.

다) 영상의 평가

- 치아머리가 인접치아와 중첩되지 않아야 한다.
- 치조정의 위치가 관찰되어야 한다.

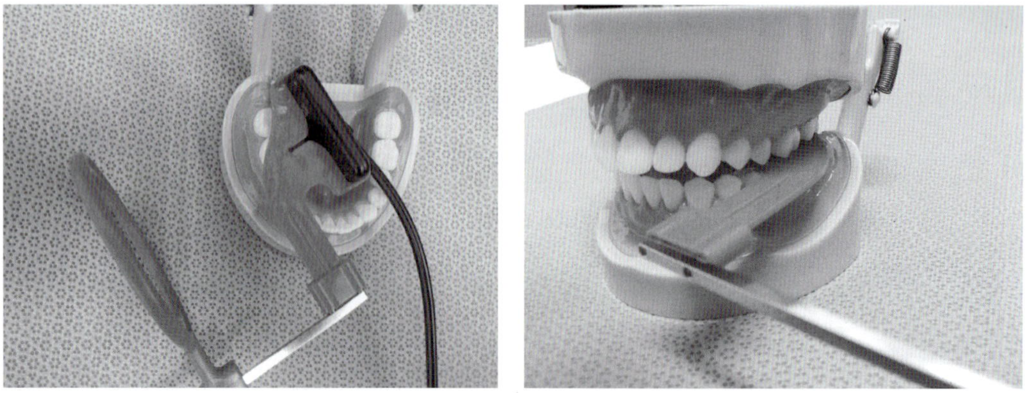

그림 6-70. 치아와 센서의 위치

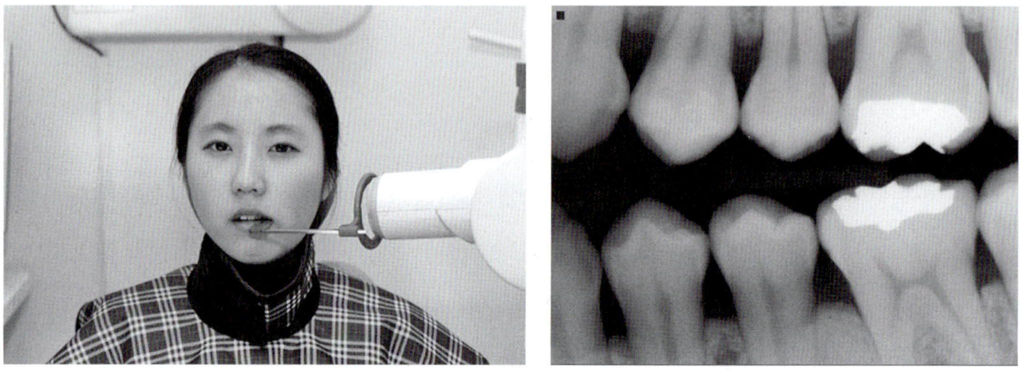

그림 6-71. 환자의 자세와 촬영 영상

(2) 큰어금니(대구치) 교익촬영법(molar bitewing radiography)

가) 촬영목적

위아래턱 최후방 어금니부 원심면과 치아머리(치관), 치아목(치경)부를 관찰할 수 있다.

나) 촬영방법

① 환자의 자세

환자의 기본자세는 앉은 자세이며 환자의 머리는 위턱씹는면이 신체의 장축에 수직되게 고정시킨다.

② 센서의 위치

센서를 혀와 치아 사이에 검사하고자 하는 면에 근접시키고 치아 장축에 평행하게 위치시킨다. 센서 앞가장자리는 첫째작은어금니 1/2이 포함되도록 하고, 센서의 중앙이 둘째큰어금니 부위에 오도록 위치시킨다. 뒤가장자리는 셋째큰어금니 일부분이 포함될 수 있도록 한다. 센서의 앞가장자리는 작은어금니 일부분이 나타나도록 위치하면 좋으나 그다지 별 문제가 되지 않는다. 주의할 점은 작은어금니 교익촬영에서와 같다.

③ 중심X선

중심선의 방향: 센서의 중앙부를 향해 첫째큰어금니와 둘째큰어금니의 인접면을 향해 +5~+10도의 수직각을 조사한다. 주의할 점은 큰어금니의 인접면이 치아 볼쪽면(협면)에 직각으로 위치가 되지 않기 때문에 약간의 수평각을 앞쪽(mesial)에서 준다.

중심선의 입사점: 외안각 아래쪽의 뺨으로 조사한다.

다) 영상의 평가

- 위·아래턱 큰어금니의 치아머리와 치아목부가 잘 관찰되어야 한다.
- 치아머리가 인접치아와 중첩되지 않아야 한다.
- 치조정의 위치가 관찰될 수 있도록 충분히 포함되어야 한다.

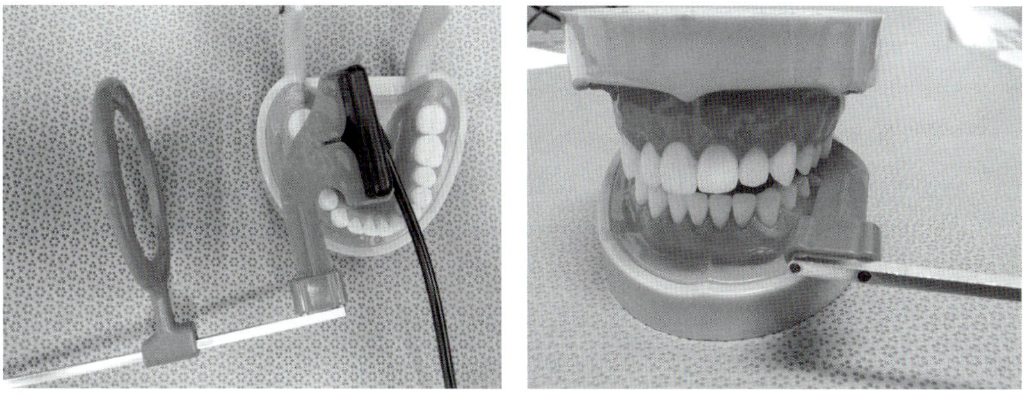

그림 6-72. 치아와 센서의 위치

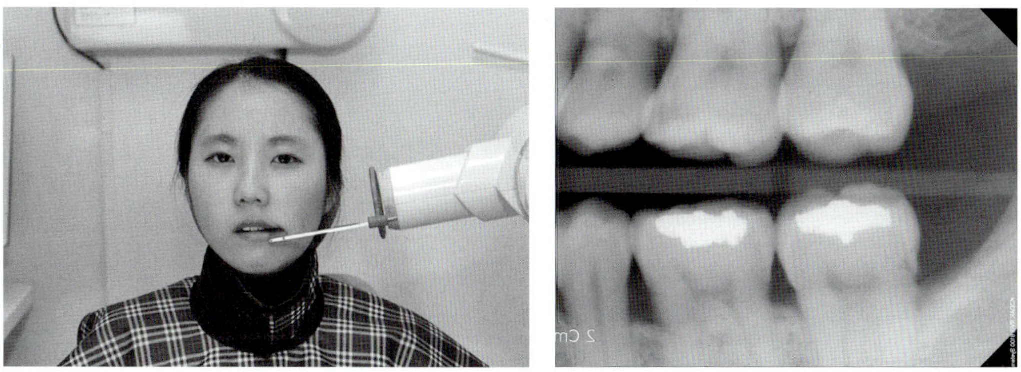

그림 6-73. 환자의 자세와 촬영 영상

5 교합촬영법(Occlusal radiography)

교합촬영은 구강내 병소의 크기가 크거나 광범위하게 퍼져있는 경우, 전반적인 구강구조를 관찰하거나 병소와 주변 구조물과의 관계를 파악하기 위하여 이용된다.

일반적으로 외상이나 기타 원인으로 인하여 충분히 입이 벌어지지 않거나 골절(fracture), 과잉치아(supernumerary tooth), 매복치아(impacted tooth), 이물질(foreign body), 위턱굴(상악동) 병소들을 보다 넓게 관찰하고자 할 때 유용한 검사방법이다. 교합촬영은 이용목적에 따라 일반 교합 촬영(Topographic projection)과 절단면 교합 촬영(Cross-sectional projection)으로 구분된다. 성인의 경우에는 표준화된 교합촬영용 IP를 사용하며, 소아일 경우에는 성인용 치근단 촬영용 IP를 사용하는 방법도 가능하다.

1) 일반 교합촬영법(Topographic projection)

이 촬영법은 주로 위턱의 비교적 넓은 부위나 아래턱의 앞쪽 부위를 관찰할 때 유용하게 사용되며 등각 촬영법의 기본원리를 적용하여 촬영된다. 환자의 얼굴은 앞쪽을 향한 상태에서 씹는면이 바닥과 평행하도록 고정하고 씹는면 사이에 필름을 위치시킨 후 필름에 무리한 힘이 가해지지 않도록 살며시 필름을 물어 고정시킨 후 촬영한다.

(1) 촬영목적

- 광범위하게 퍼져있는 병소의 관찰
- 매복치, 과잉치의 위치확인
- 위턱굴(상악동) 주변부의 관찰
- 위·아래턱뼈(상·하악골)의 전반적 평가
- 외상이나 턱관절이상으로 인하여 입벌림이 불량한 환자의 구강 상태 평가
- 골절부위의 위치와 범위 관찰

2) 절단면 교합촬영법(Cross-sectional projection)

절단면 교합 촬영법은 파노라마나 치근단 촬영을 통하여 확인된 병소에 대하여 보다 구체적인 확인과 병소나 이물질 등의 위치를 관찰하기 위하여 주로 이용된다. 아래턱의 절단면 교합촬영의 경우 환자의 목을 가능한 뒤로 젖히고 씹는면에 필름을 위치시킨 후 일반 교합촬영법과 동일한 방법으로 필름을 고정하고 중심 X선은 검사 목적부위의 치아 장축에 평행하게 조사한다. 위턱의 경우 이론적으로 가능하나 중심 선속이 두개부를 통과하여야 하므로 노출량의 과도한 증가와 영상의 질 저하 등을 이유로 실제 임상에서는 거의 사용하지 않는다.

(1) 촬영 목적

- 매복치, 과잉치, 잔존치아뿌리, 미맹출 치아 등의 위치 확인
- 이물질의 위치확인과 주변 치아와 인접 구조물과의 관계 확인
- 턱뼈병소의 볼, 혀쪽(협, 설측) 위치확인
- 아래턱 골절의 위치와 범위 평가
- 턱밑샘(악하선)에 발생한 타석의 위치 결정

3) 교합 방사선사진 촬영방법

(1) 상악전방부 교합촬영법(Maxillary topographic occlusal projection)

가) 촬영목적

위턱 앞쪽부위와 앞쪽 코오목바닥(비와저, floor of nasal fossa), 어금니 부위까지 관찰할 수 있다.

또한 입벌림이 불완전하여 구내촬영을 못하는 환자의 구강을 관찰할 수 있다.

나) 촬영방법

① 환자의 자세

환자의 정중 시상면이 바닥과 수직이 되도록 하고 씹는면이 바닥과 평행이 되도록 머리를 숙여 고정시킨다.

② IP의 위치

위아래턱 씹는면 사이에 IP를 위치시켜 가볍게 물게 한다.

③ 중심방사선

중심선의 방향: 치아장축과 IP가 이루는 가상의 이등분선을 긋고 IP의 중앙을 향하게 한다. 수직각은 65도, 수평각은 0도가 되게 한다.

중심선의 입사점: 비교(bridge of nose)나 코끝(비첨)을 통해 조사되도록 한다.

다) 영상의 평가

– 치아뿌리의 주위를 포함하여 다수의 치아의 치아뿌리들을 전체적으로 관찰할 수 있어야 한다.

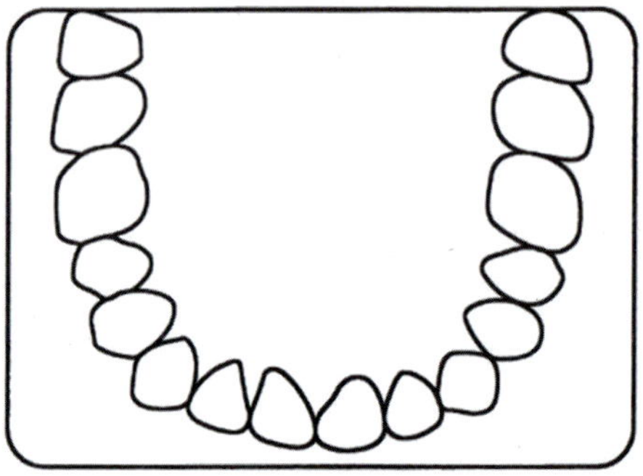

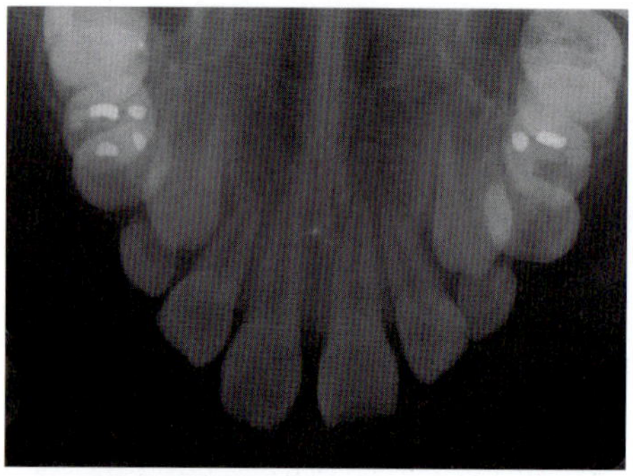

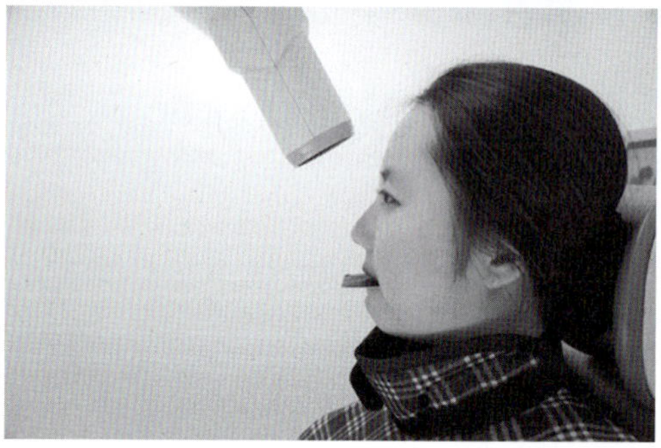

그림 6–74. 환자의 자세와 촬영영상

(2) 상악 표준 교합촬영법(maxillary standard occlusal projection)

가) 촬영목적

입천장(구개), 위턱의 광대뼈돌기(관골돌기, zygomatic process), 위턱굴(상악동)의 아래쪽부, 코눈물관(비루관, nasolacrimal canal), 좌, 우 둘째큰어금니 사이, 코중격(비중격, nasal septum)을 관찰할 수 있다.

나) 촬영방법

① 환자의 자세

환자의 씹는면이 바닥과 평행이 되도록 머리를 숙여 고정시킨다.

② IP의 위치

씹는면 사이에 IP를 가로로 위치시켜 가볍게 물게 한다. IP의 뒤가장자리가 턱뼈가지의 앞가장자리와 접하도록 한다.

③ 중심방사선

중심선의 방향: 가상의 이등분선을 긋고 IP의 중앙을 향하게 한다. 수직각은 +75도, 수평각은 0도가 되게 한다.

중심선의 입사점: 비교(bridge of nose)를 통해 조사되도록 한다.

다) 영상의 평가

- 좌, 우 둘째큰어금니 사이를 관찰할 수 있어야 한다.

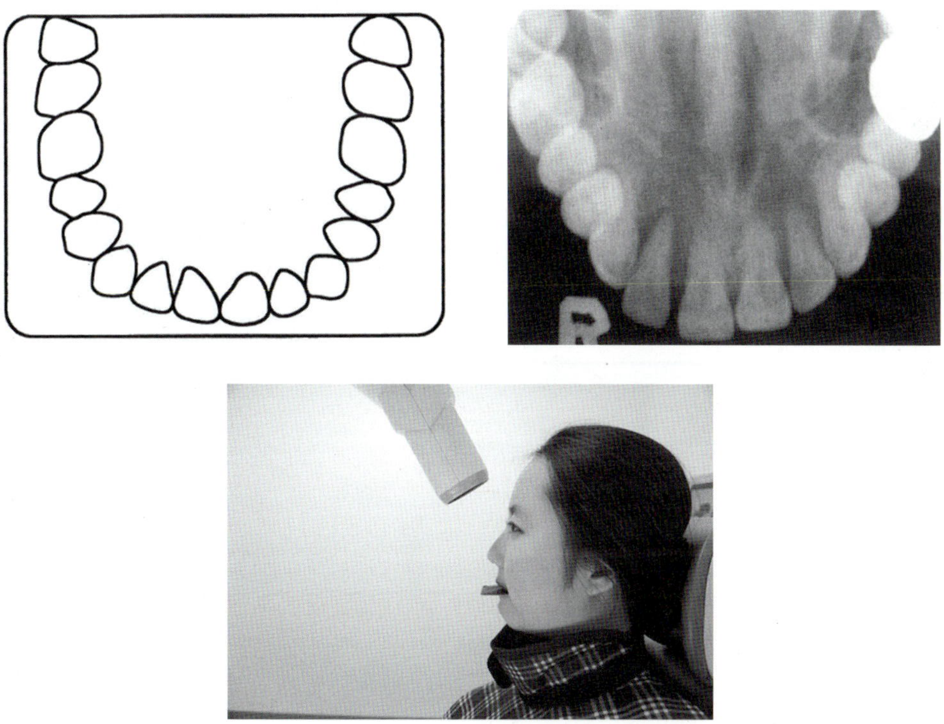

그림 6-75. 환자의 자세와 촬영 영상

(3) 상악측방부 교합촬영법(maxillary lateral occlusal projection)

가) 촬영목적

한쪽위턱뼈(편측상악골), 한쪽위턱굴(편측상악동)의 아래쪽, 위턱결절, 한쪽 바깥앞니에서 반대쪽 셋째큰어금니까지 관찰할 수 있다.

나) 촬영방법

① 환자의 자세

환자의 씹는면이 바닥과 평행이 되도록 머리를 숙여 고정시킨다.

② IP의 위치

촬영하고자하는 좌, 우측부위에 세로로 위치시킨다. 이때 IP는 가능한 한 뒤쪽으로 위치시켜 뒤가장자리가 턱뼈가지의 앞가장자리에 닿게 하고 장축과 어금니부 씹는면은 평행되도록 하고, 볼쪽 교두보다 1/4인치 볼쪽에 오게 한 후에 입을 다물어 IP를 고정시킨다.

③ 중심방사선

중심선의 방향: 가상의 이등분선을 긋고 IP의 중앙을 향하게 한다. 수직각은 60도

중심선의 입사점: 외안각 아래쪽 2 cm 부위로 조사된다.

다) 영상의 평가

- 어금니의 치아뿌리와 중첩된 위턱의 광대뼈돌기(관골돌기)가 관찰된다.

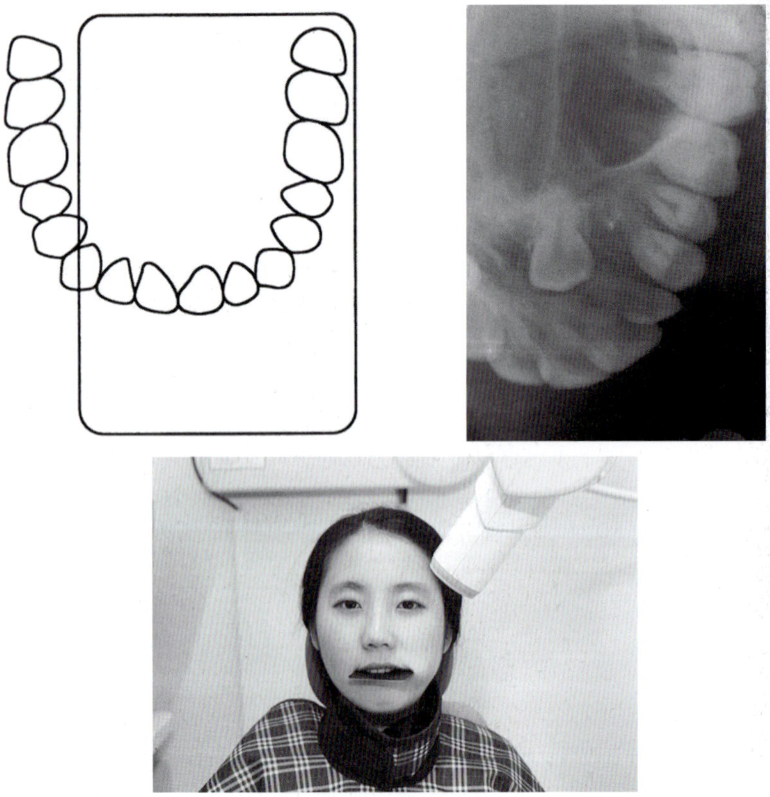

그림 6-76. 환자의 자세와 촬영 영상

(4) 하악전방부 교합촬영(Mandibular topographic occlusal projection)

가) 촬영목적

아래턱 앞쪽부와 좌, 우 송곳니 사이, 아래가장자리 겉질뼈(피질골) 등을 관찰할 수 있다.

나) 촬영방법

① 환자의 자세

환자의 머리를 뒤로 젖혀 콧방울(비익)과 이주(tragus)를 연결한 선이 바닥 평면과 45도를 이루게 한다.

② IP의 위치

IP는 가로로 위치시키고 IP 앞가장자리가 앞니 교두부위로 나오게 씹는면 위에 올려놓는다. 뒤가장자리는 가능한 뒤쪽부에 닿게 위치시킨다. 이때 필름은 좌우측 대칭이 되도록 주의하고 환자로 하여금 입을 다물어 IP을 고정시킨다.

③ 중심방사선

중심선의 방향: 가상의 이등분선을 긋고 IP의 중앙을 향하여 −55도의 수직각을 준다.

중심선의 입사점: 턱의 끝으로부터 조사된다.

다) 영상의 평가

- 치아뿌리의 주위를 포함하여 다수의 치아의 치아뿌리들을 전체적으로 관찰할 수 있어야 한다.
- 골절의 위치와 범위를 관찰할 수 있어야 한다.

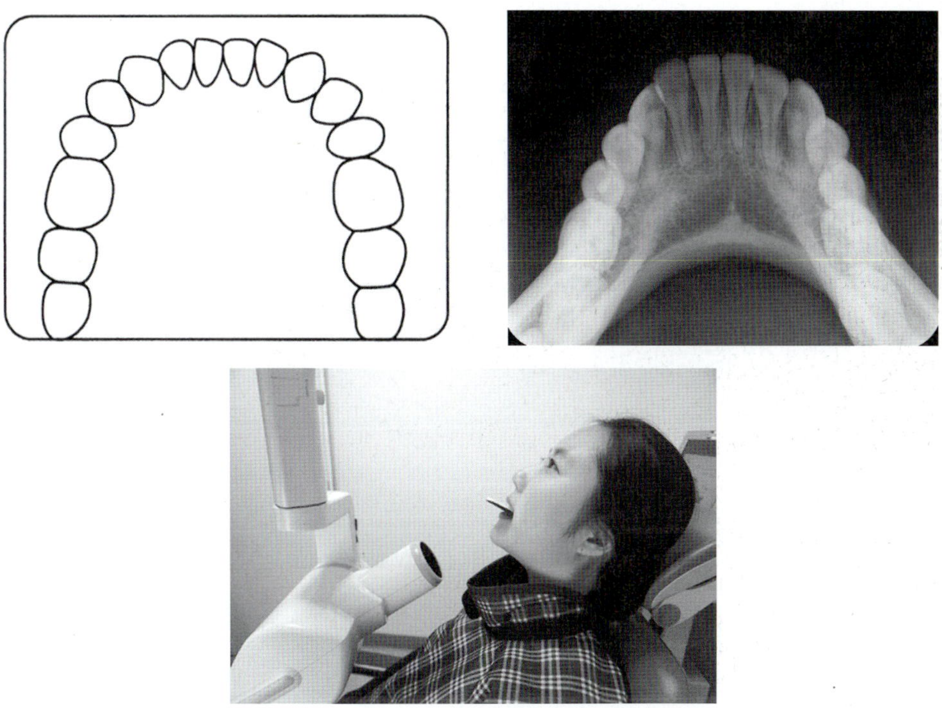

그림 6-77. 환자의 자세와 촬영 영상

(5) 하악 절단면 교합촬영법(Mandibular cross-sectional occlusal projection)

가) 촬영목적

입안바닥(구강저)의 물렁한 조직(soft tissue), 턱뼈(악골)의 볼쪽(협측), 혀쪽(설측)의 겉질뼈판(피질골판), 잔존치아뿌리, 매복치, 과잉치의 볼,혀쪽 위치, 턱밑샘(악하선)에 발생된 타석의 위치를 알 수 있고 한쪽 둘째큰어금니에서 반대쪽 둘째큰어금니까지 관찰할 수 있다.

나) 촬영방법

① 환자의 자세

환자의 기본자세는 앉은 자세이며, 환자의 머리를 뒤로 젖혀 콧방울(비익)과 이주를 연결한 선이 바닥평면과 수직이 되게 한다. 즉 씹는면이 바닥 평면과 수직이 되게 한다.

② IP의 위치

IP은 가로로 위치시키고 IP 앞가장자리가 아래턱 중심앞니보다 약간 앞쪽에 오도록 한다.

뒤가장자리는 좌우측 둘째큰어금니가 포함되도록 어금니부 씹는면 위에 올려놓고 환자로 하여금 입을 다물어 살며시 물게 한다. 이때 한쪽방향으로 치우치지 않도록 좌우대칭에 유의하여야 한다.

③ 중심방사선

중심선의 방향: 입안바닥(구강저)의 중앙에서부터 IP중심에 수직으로 조사한다.

중심선의 입사점: 턱의 3 cm 아래쪽으로 조사한다.

다) 영상의 평가

- 치아의 절단면이 아래턱뼈 안에 묘사되어야 한다.
- 아래턱뼈과의 볼, 혀쪽 위치파악(buccolingual relationship)이 용이하여야 한다.

* 일반적으로는 필름면에 대하여 수직으로 입사되도록 하지만 관심영역의 위치에 따라서 앞니부위를 중심으로 혀쪽이 관심영역일 경우 수직각을 약간 감소시키고 볼쪽 부위가 관심영역일 경우 수직각을 증가시키면 앞니부위와 아래턱뼈의 중첩을 최소화하여 관심영역을 보다 넓게 관찰할 수 있다.

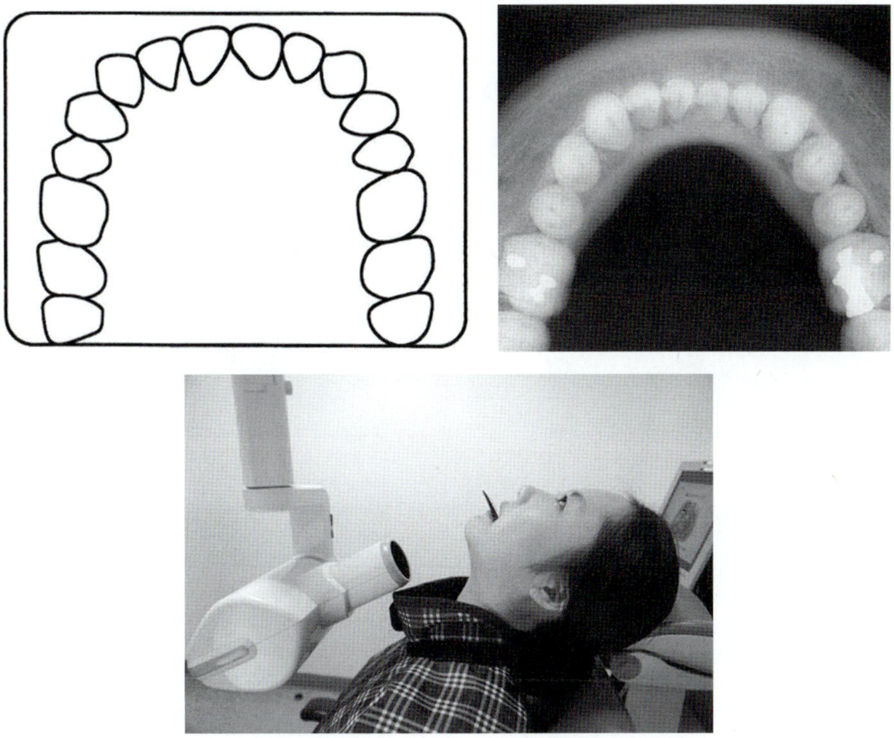

그림 6-78. 환자의 자세와 방사선영상

(6) 하악 절단면 교합촬영법(Mandibular lateral cross-sectional occlusal projection)

가) 촬영목적

한쪽(편측) 입안바닥(구강저)의 물렁한 조직(soft tissue), 아래턱뼈의 볼쪽(협측), 혀쪽(설측)의 겉질뼈판(피질골판), 잔존치아뿌리, 매복치, 과잉치의 볼,혀쪽(협,설측) 위치, 턱밑샘(악하선)에 발생된 타석의 위치를 알 수 있고 한쪽 바깥앞니에서부터 반대쪽 셋째큰어금니까지 관찰할 수 있다.

나) 촬영방법

① 환자의 자세

환자의 기본자세는 앉은 자세이며, 머리를 뒤로 젖혀 콧방울(비익)과 이주를 연결한 선이 바닥 평면과 수직이 되게 한다. 즉 씹는면이 바닥 평면과 수직이 되게 한다.

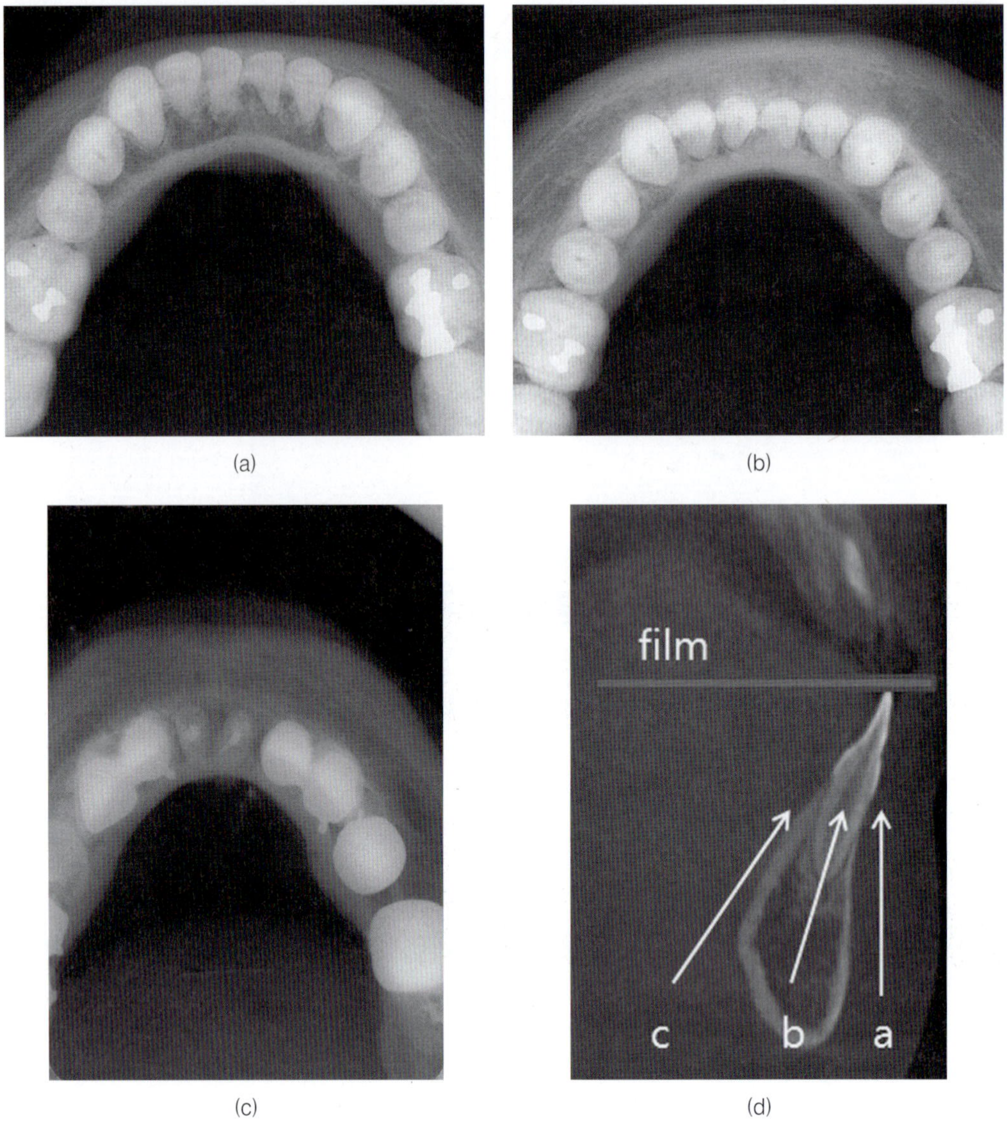

그림 6-79. (a) 아래턱 절단면 촬영시 필름면에 수직으로 입사한 영상
(b) 수직각을 위쪽으로 증가시켜 촬영한 영상
(c) 수직각을 위쪽으로 증가시켜 앞니부위의 볼측(협측)이 넓게 보이는 영상
(d) 앞니부위의 CT단면영상과 입사각

② IP의 위치

IP는 세로로 가능한 한 깊숙이 위치시켜 IP의 뒤가장자리를 셋째큰어금니가 포함되도록 턱뼈가지에 위치시킨다. 옆가장자리는 어금니의 볼쪽면에 평행하게 하고, 볼쪽(협측)으로부터 1 cm 정도 떨어져 위치시키도록 한다. 앞가장자리는 촬영하고자 하는 반대쪽 바깥앞니 교두가 포함되게 하고, IP를 촬영하고자 하는 씹는면 쪽으로 붙인다. 그런 다음 환자에게 IP의 방향이 어긋나지 않게 입을 다물어 물게 한다.

③ 중심X선

중심선의 방향: IP의 중앙에 수직으로 조사되도록 한다.

중심선의 입사점: 턱에서부터 3 cm 뒤쪽, 중앙선 3 cm 옆쪽에서 턱의 아래쪽으로 조사된다.

다) 영상의 평가

- 치아의 한쪽절단면이 아래턱뼈 안에 묘사되어야 한다.
- 아래턱뼈와의 볼쪽과 혀쪽의 위치파악(buccolingual relationship)이 용이하여야 한다.
- 셋째큰어금니가 나와야 한다.

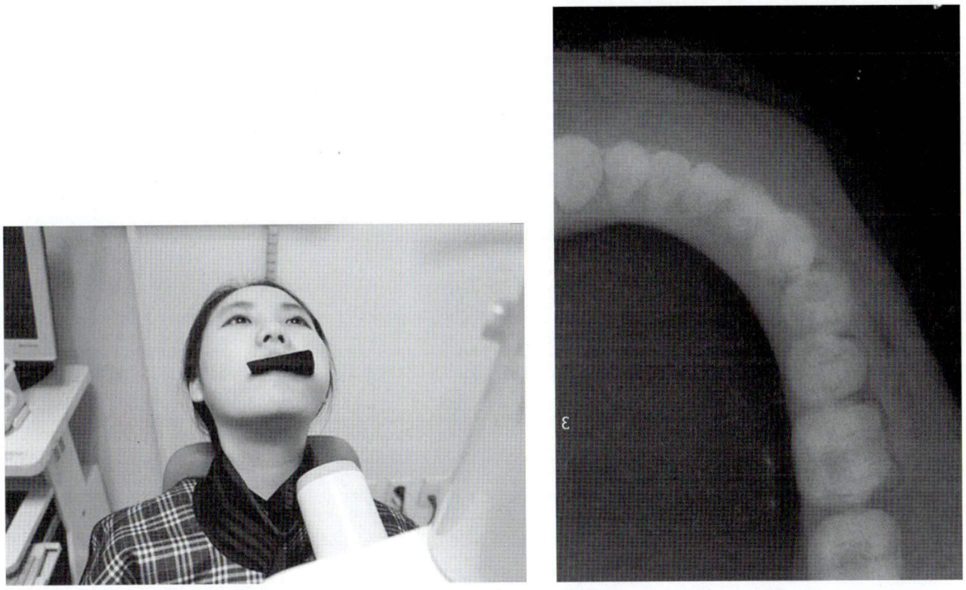

그림 6-80. 환자자세와 촬영영상

* 일반적으로 아래턱뼈의 단면상에서 치아와 아래턱뼈의 종축은 씹는면에 수직이 아닌 정중앙쪽으로 약간 기울어 있다. 따라서 수평각을 씹는면에 수직으로 할 경우 큰어금니의 치아머리와 아래턱뼈의 혀쪽(설측) 영역이 겹치게 된다(그림 a). 따라서 병소나 관심영역이 큰어금니를 중심으로 혀쪽에 위치한 경우 수평각을 안쪽으로 약 10° 정도 기울여 조사하게 되면 큰어금니의 치아머리와 아래턱뼈 안쪽의 겹침을 최소화하여 혀쪽의 영역을 보다 넓게 관찰할 수 있다(그림 b, c) 반면 작은어금니 부위는 사진 (a)와 같이 수직으로 조사할 때 볼쪽과 혀쪽이 모두 잘 관찰된다.

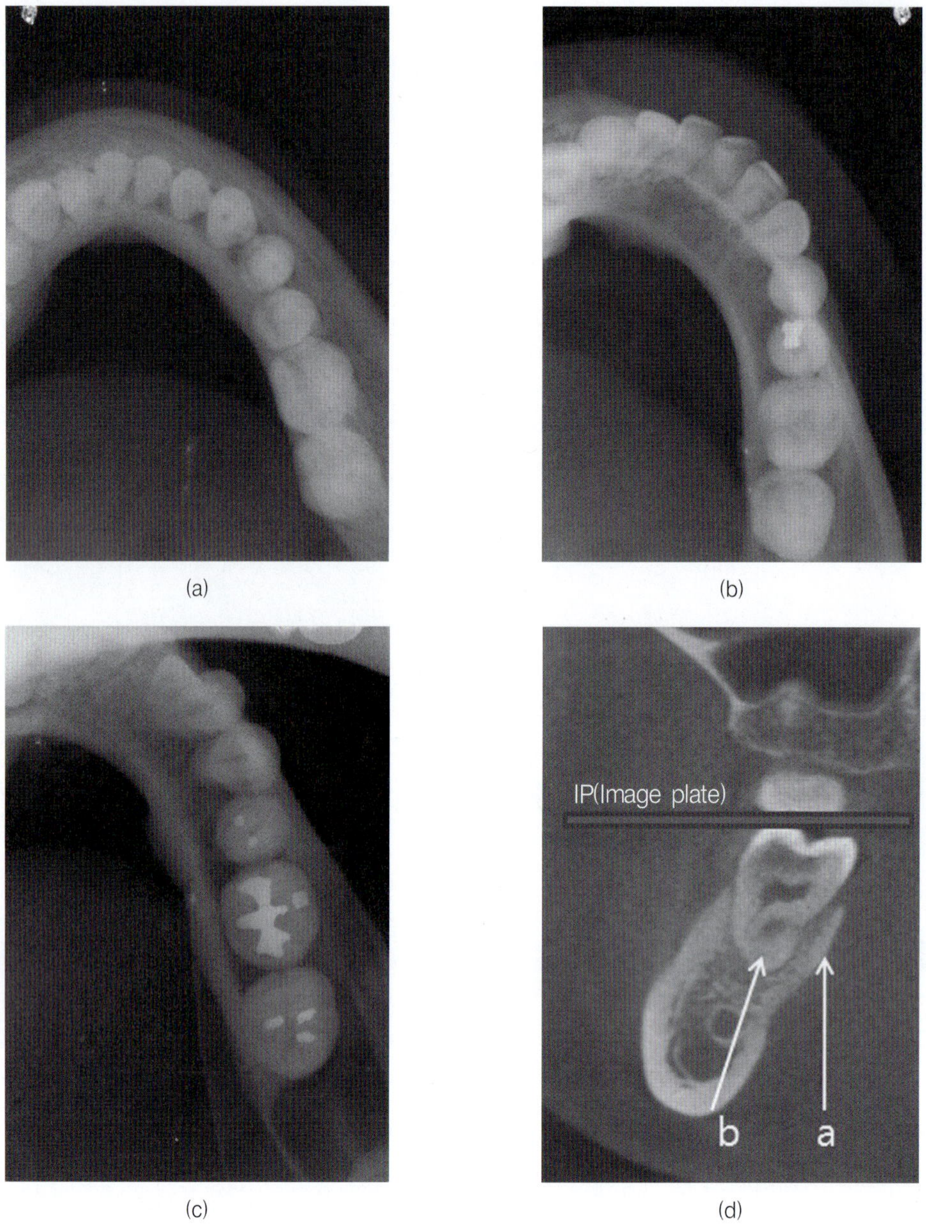

그림 6-81. 조사각에 따른 하악 측부 절단면 교합촬영영상의 변화 (a) 씹는면에 수직으로 입사된 영상. (b, c) 씹는면에 대하여 안쪽으로 수평각을 기울여 입사된 영상. (d) 아래턱 어금니부의 CT단면영상

(7) 변형 하악 측부 절단면 교합촬영법(modified Mandibular lateral cross-sectional occlusal projection)

병소의 위치가 둘째큰어금니보다 깊은 뒤쪽이거나 혹은 환자가 비만, 외상, 고령 등의 이유로 고개를 충분히 젖히지 못하는 경우 아래턱 큰어금니 부위의 절단면 교합촬영은 상당히 어려운 검사이다. 이러한 경우 환자는 고개를 가능한 젖히고 검사부위의 반대 측으로 고개를 돌려 턱뼈각(하악각)을 향하여 조사하면 하악 측부 절단면 영상을 얻는데 도움이 된다.

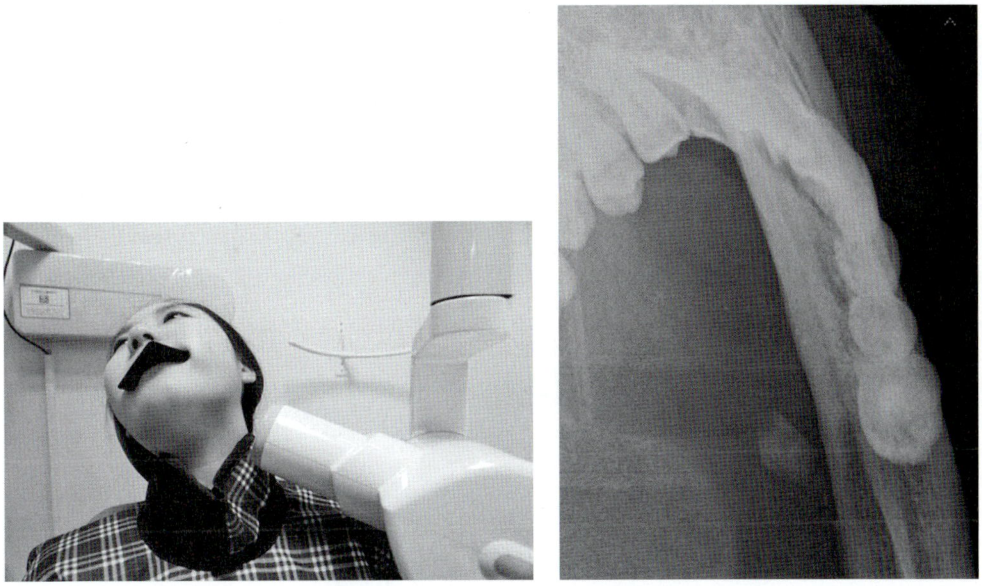

그림 6-82. 환자의 자세와 촬영영상

6 위치결정 촬영(Object localization)

일반적으로 방사선 영상은 2차원적인 영상을 보여주기 때문에 3차원적인 입체정보를 얻기에는 부족한 부분이 있다. 근래에는 치과 영역에서도 CT를 이용한 입체적 진단이 증가하고 있지만 검사가격이 비싸고 방사선 노출 또한 상대적으로 많으므로 간단한 위치의 확인이나 피사체의 입체적 정보를 얻기 위해 위치결정 촬영이 자주 이용된다.

1) 위치결정 촬영의 종류

(1) 관구 이동법(Tube shift technique)

이 촬영법은 피사체와 인접 구조물과의 공간적 위치관계를 결정하기 위하여 자주 사용되며 Clark's 법칙(Clark's rule)과 볼쪽(협측) 피사체법(Buccal-object rule)이 있다.

가) Clark 법칙(Clark's rule)

이 법칙은 Clark에 의해 고안되었으며 그 원리는 다음과 같다.

피사체에 대하여 중심선속이 서로 다른 두 장의 영상을 가지고 의심되는 피사체와 기준이 되는 구조물과의 위치변화를 비교하여 서로의 공간적 위치관계를 결정하게 된다. 먼저 피사체의 정면에서 촬영한 기준 영상과 x선관을 근심방향으로 이동시켜 동일 피사체를 촬영한 영상을 비교하여 의심되는 물체가 기준 피시체에 대하여 x선관의 이동방향과 동일하게 근심으로 이동되었다면 이

의심물체는 기준 피사체에 대하여 혀쪽에 위치하고 있는 것이며, x선관의 이동방향과 반대로 이동되었다면 이 의심물체는 기준피사체에 대하여 볼쪽에 위치하고 있는 것이다. 또한 의심물체가 기준 피사체와 관련하여 이동되지 않는 경우 의심물체와 기준 피사체는 동일한 심도에 위치하고 있는 것이다. 그러나 실제 임상에서 영상을 접하게 되면 서로의 위치관계가 자주 헷갈리게 되는데 이러한 규칙을 기억하기 쉽도록 간단하게 SLOB(same-lingual, opposite-buccal)라고 나타내기도 한다. 이러한 원리를 이용하여 임상에서는 매복치의 위치 확인과 조직 내 이물질에 대한 위치를 식별하는데 주로 이용된다. 또한 보다 자세한 정보를 얻기 위해 혹은 주변 구조물이 복잡한 경우 정면상에 대하여 x선관을 좌우로 변화하여 촬영한 후 세장의 영상을 가지고 의심 피사체의 위치를 확인하기도 한다.

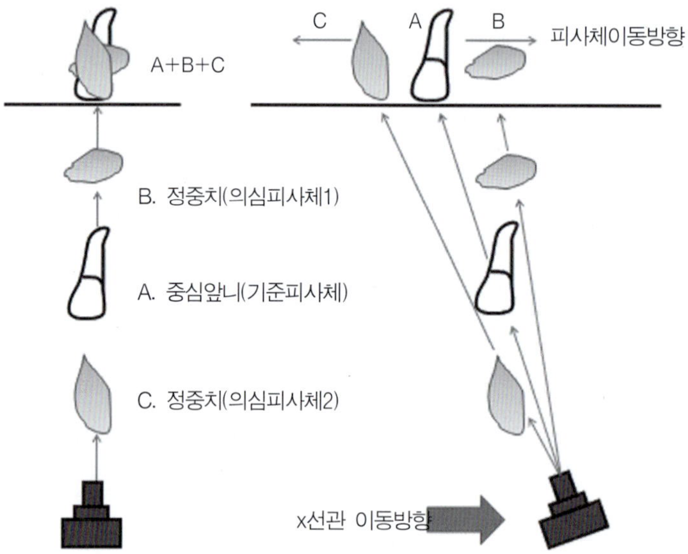

그림 6-83. CLARK 법칙

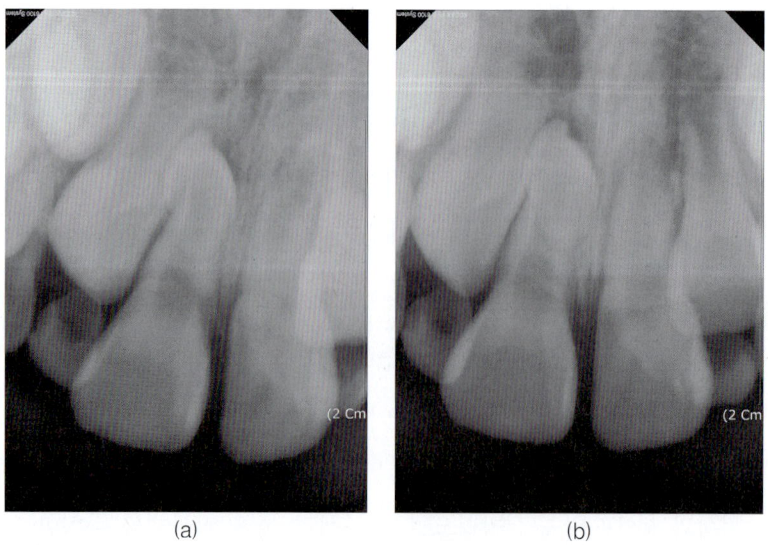

(a) (b)

그림 6-84. 관구이동법을 적용한 영상

그림 6-84는 매복치아에 대하여 바깥앞니와의 위치관계를 확인하기 위해 정면영상(b)과 x선관을 좌측으로 이동한 비교 영상(a)이다. 그림 (b)의 매복치아가 x선관의 이동방향과 같은 방향으로 이동한 것으로 보아 매복치아는 바깥앞니에 대하여 혀쪽(설측)에 위치한 것임을 알 수 있다.

나) 볼쪽(협측) 피사체 법칙

이 법칙은 주로 셋째큰어금니와 턱뼈관(하악관)의 위치관계를 확인하기 위해 유용하게 사용되며 1952년 Richards에 의하여 고안되었다. 이 또한 앞서 설명한 Clark's rule에 근거하여 응용되어지는데 셋째큰어금니와 턱뼈관의 관계를 살피기 위해서는 우선 셋째큰어금니의 정면에서 촬영된 영상과 그에 대하여 수직각이 -20도로 촬영된 영상이 요구된다. 이때 턱뼈관이 x선관의 이동방향과 반대방향인 셋째큰어금니의 치아뿌리끝 부위 위쪽으로 이동되었다면(그림 6-85 (b)) 턱뼈관은 셋째큰어금니에 비해 볼쪽(협측)에 위치한 것이며, 턱뼈관이 x선관의 이동방향과 동일한 방향인 셋째큰어금니 치아뿌리끝의 아래쪽으로 이동되었다면(그림 6-85 (a)) 턱뼈관은 셋째큰어금니에 비해 혀쪽(설측)에 위치한 것임을 알 수 있다.

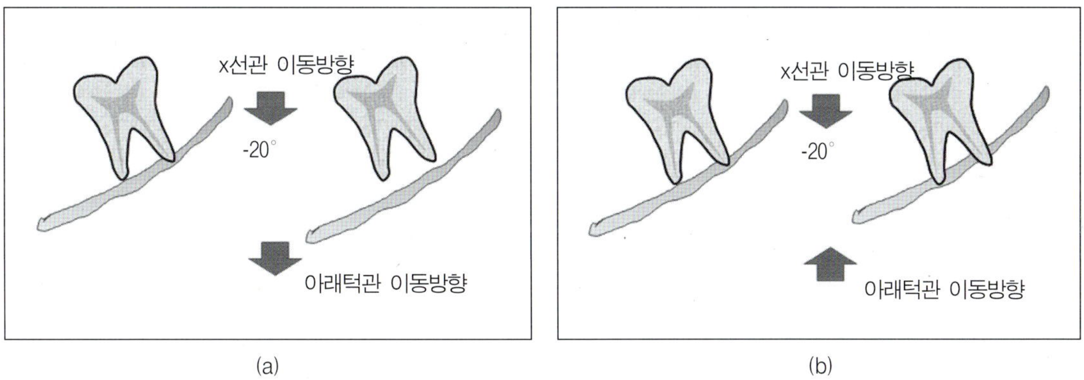

그림 6-85. 볼쪽(협측) 피사체법칙

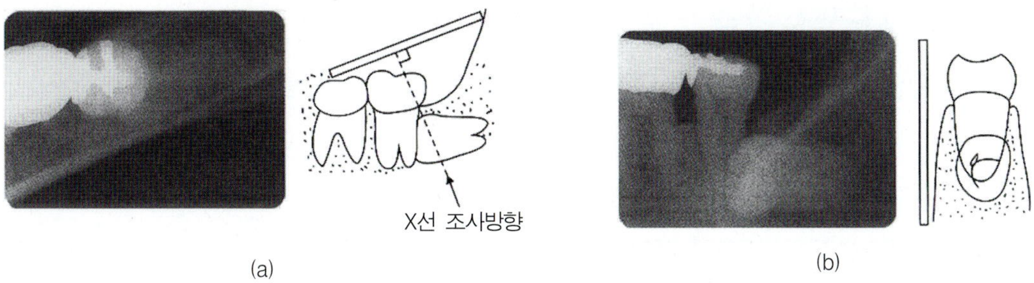

그림 6-86. 직각 촬영법 모식도와 영상. (a) 셋째큰어금니의 정면상. (b) 셋째큰어금니의 축방향 영상

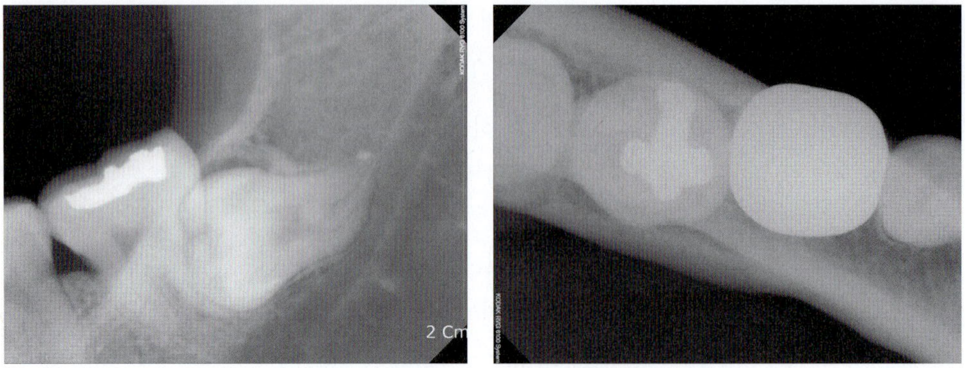

그림 6-87. 직각 촬영법의 적용영상

(2) 직각 촬영법(Right-angle procedure)

이 촬영법은 아래턱 셋째큰어금니와 같이 보다 확실한 정보와 위치확인이 요구되어지는 경우에 선호되는 방법이며 셋째큰어금니의 장축과 필름이 평행하게 위치하고 촬영된 영상과 셋째큰어금니의 장축과 수직을 이루는 방향으로 필름을 위치하고 촬영된 또 하나의 영상을 이용하여 셋째큰어금니와 턱뼈관(하악관) 및 둘째큰어금니와의 구조적, 위치적 관계를 확인하는데 유용한 촬영법이다.

7 구내촬영의 응용

앞에서 말한 구내 촬영시 조사각과 필름이나 센서의 위치, 환자의 자세 등은 실제 임상에서 환자를 대상으로 기준이 되지만 환자의 상태, 구강 모양, 구강내 구조물의 위치 등이 환자마다 상이하므로 일률적으로 동일하게 적용하기에는 무리가 있다. 그러므로 상황에 따라 방사선사의 해부학적인 지식과 숙련된 기술을 바탕으로 적절한 촬영방법의 변형과 그에 따른 적용이 필요하다.

1) 소아의 치근단 촬영

소아의 방사선 촬영에 있어서 소아는 방사선 감수성이 높으므로 방사선 방어에 신중을 기해야 하며 불필요한 노출을 줄이기 위해 노력해야 한다. 소아의 치근단 방사선 촬영은 성인의 경우와 동일하지만 소아는 해부학적 구조물이 작고 검사에 대한 협조가 잘 이루어지지 않기 때문에 정확한 영상을 얻기는 쉽지 않다. 또한 성인에 비하여 턱뼈활(악궁)과 치아가 작기 때문에 소아전용 필름이나 센서를 사용해야 하고 입천정(구개)과 입안바닥(구강저)이 낮기 때문에 필름이나 센서의 위치결정시 통증을 야기 시킬 수 있으므로 성인과는 다른 접근방법과 기술적인 변형이 필요하다. 특히, 소아의 전악 구내 촬영시 재촬영의 횟수를 최소화 하여 환자에게 노출되는 피폭량을 최소화하도록 노력해야 한다. 또한 소아의 검사는 촬영실을 따로 두어 그림이 있는 벽지나 촬영기와 의자 등에 인형 등을 두어 소아 환자가 두려움을 없애고 보다 편안하고 친숙하게 검사에 임할 수 있도록 하는 것도 도움이 된다.

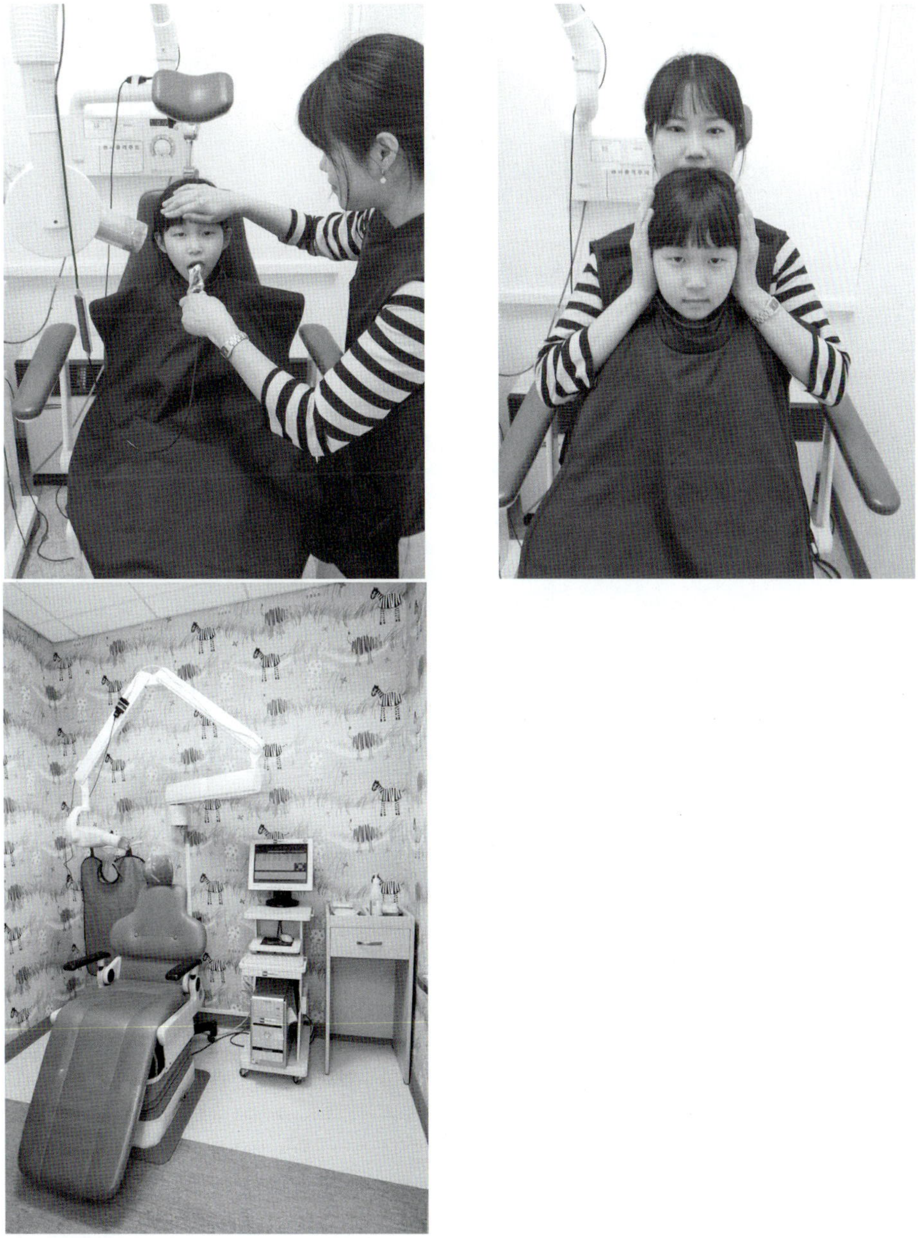

그림 6-88. 소아 촬영실과 소아환자의 촬영 모습

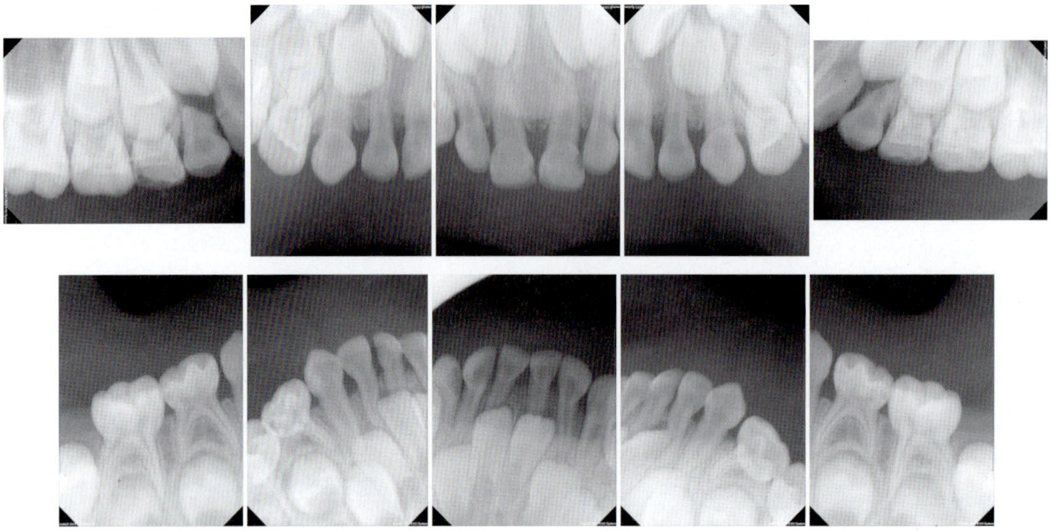

그림 6-89. 소아의 전체턱(전악) 구내 방사선 영상(full-mouth)

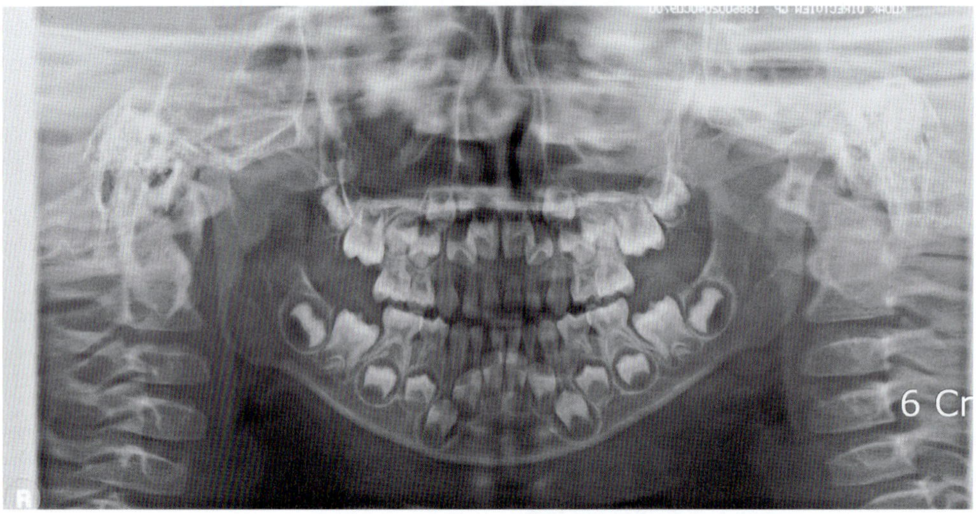

그림 6-90. 소아의 파노라마 영상

(1) 소아환자의 촬영자세

혼자서 검사를 할 수 없는 소아나 유아의 경우 보호자가 동반하여 검사한다.

소아의 경우는 보호자가 검사측 반대쪽에서 한손으로는 환자의 이마를, 다른 한손으로는 센서를 잡고 입안에 위치시켜 고정시킨다. 혼자 앉아 있기 어렵거나 검사를 거부하는 소아는 두 명의 보호자가 협조하여 검사하도록 한다. 한명은 소아를 잡고 다른 한명은 센서를 입안에 고정시킨다. 이때 보호자가 직접 안고 촬영의자에 앉아 소아의 다리는 보호자의 다리 사이에 넣어 고정시키고 양손으로 소아의 머리를 잡는다. 양쪽 팔꿈치로 소아의 팔을 눌러 움직이지 못하도록 고정시키며 다른 보호자는 센서를 잡고 소아의 입안에 고정시킨다.

- 위턱 앞니부(전치부)

  성인에 비하여 치아가 짧고 치아 장축의 경사도가 작기 때문에 영상의 shortening을 방지하기 위하여 성인에 비하여 수직각을 5~10° 정도 적게 주어야 정상적인 치아의 영상을 얻을 수 있다. 산만하여 움직임이 많은 소아의 경우나 센서를 바로 잡고 있지 못하는 경우에는 살며시 입을 다물게 하여 센서를 고정시키는 방법도 도움이 된다.

- 위턱 어금니부(구치부)

  소아는 입천정(구개)부가 낮아 어금니부위의 옆면에 밀착시켜서 센서를 위치할 경우 치아뿌리끝이 조사야에서 빠지기 쉽다. 특히, 센서의 경우 필름과 같은 유연성이 없어 소아의 낮고 경사진 입천정 부위에 밀착시키기는 상당이 어렵다. 또한 낮은 입천정 부위로 인해 센서는 성인에 비하여 더 기울어지게 되므로 더 큰 조사각을 주게 되고 그로 인해 치아머리가 기울어져 겹쳐 보이므로 초기 우식증에 대한 진단이 어려워진다. 이러한 경우 치아뿌리끝 부위가 충분히 포함된 영상을 얻고 치아머리의 겹침을 줄이기 위해서는 센서를 밀착시키기보다 치아 옆면에서 조금 띄워 입천정 가운데 쪽으로 센서를 위치하면 보다 쉽게 치아뿌리끝 영상을 얻을 수 있다.

  5세 이하의 소아는 센서 전체를 입안에 넣는 것 만으로도 구토를 야기시킬 수 있어 상당히 어려운 일이다. 어린 소아의 경우 치아면에 평행하도록 하여 센서 전체를 무리하게 구강 내에 위치시키려 하지 말고 세로방향으로 약간 기울인 상태로 넣으면 좀 더 깊게 위치시킬 수 있어 어금니 부위의 치아뿌리끝 영상 획득에 도움이 된다.

- 아래턱 앞니부(전치부)

  센서를 사용할 경우 유연성이 없어 소아의 좁은 턱뼈활(악궁)에 위치시키기 어려우며 심지어 불가능한 경우도 있다. 이러한 경우 센서를 충분히 세울 수 없으므로 센서를 기울여 위치시키고 x선관의 각도를 조절하여 앞니부위가 왜곡(Elongation)되는 현상을 줄여서 촬영한다.

- 아래턱 어금니부(구치부)

  구강내 공간이 좁기 때문에 일반적인 가로방향으로 센서 위치를 할 경우 목 안쪽의 점막을 자극시켜 헛구역질이나 구토를 일으킬 수 있으며, 입안바닥(구강저)이 낮고 경사져있어 심한 통증을 느끼거나 혀 밑의 점막에 상처가 생기기 쉽고, 첫째작은어금니가 영상에 포함되지 않는 현상이 자주 발생한다. 이러한 경우 무리하게 센서를 가로 방향으로 위치시키지 말고 치아 옆면에서 조금 떨어뜨려 세로방향으로 위치시키는 변형적인 검사 진행이 필요하다. 성인 센서의 가로 폭은 소아용 센서의 세로길이와 비슷하므로 성인용 센서를 사용하는 경우 유용하다.

- 교합촬영시 5세 이하의 소아는 교합촬영용 필름을 무리하게 넣지 말고 치근단 촬영용 필름을 가로 방향으로 위치시켜 사용한다.

- 얼굴이 작은 여성이나 구강내 구조물이 협소하고 특이한 경우 소아와 같은 방법을 적절히 적용하면 동일한 효과를 얻을 수 있다.

2) 성인의 치근단 촬영

- 아래턱 어금니부(구치부)

아래턱 어금니부위는 센서를 깊게 위치해야 하기 때문에 구토를 일으킬 수 있어 성인에게도 힘든 촬영이다. 필름이나 센서를 환자의 혀 위에 위치시키면 무의식적인 혀의 움직임으로 인해 영상획득에 실패할 가능성이 높으므로 환자의 혀를 검사부위의 반대쪽으로 위치시켜 공간을 확보한 후 위치시킨다. 또한 센서를 삽입하기 위하여 환자가 입을 너무 크게 벌릴 경우 혀와 입안바닥(구강저)의 경직과 긴장으로 필름이나 센서의 위치 설정이 더욱 어려워지고 상처를 입기 쉬우므로 최대 개구상태에서 살짝 입을 다문상태가 환자의 구강내 긴장상태를 완화시켜 센서의 위치 설정이 보다 용이하다. 센서를 치아뿌리끝 방향으로 누르는 것을 아파하거나 두려워 소극적으로 센서를 누르는 환자는 힘을 빼고 살며시 센서 홀더를 물도록 하면 보다 수월하게 치아뿌리끝 방향으로 삽입되는 효과가 있다.

- 위턱 앞니부(전치부)

센서의 경우 실제 영상을 획득하는 면적이 필름보다 작기 때문에 바깥앞니 4개를 모두 1장에 담아내는 것은 거의 불가능하다. 일반적으로 바깥앞니가 전부 포함되지 않더라도 중심앞니 중심으로 1회 촬영하며, 특별한 병소나 주치의의 요구가 있는 경우 병소나 목적부위를 중심으로 1회 촬영하거나 양측 바깥앞니를 모두 포함하도록 2장의 영상에 나누어 2회 촬영한다.

- 셋째큰어금니(사랑니)

셋째큰어금니 촬영의 경우 둘째큰어금니와의 인접면이 겹치지 않게 검사하는 것도 중요하지만 셋째큰어금니의 치아뿌리끝과 턱뼈관(하악관)의 위치관계를 확인하는 것이 주된 목적이므로 가능한 센서를 깊게 위치시켜야 한다. 그러나 최대한 깊게 위치한 상황에서도 셋째큰어금니의 치아뿌리끝과 턱뼈관(하악관)의 위치가 영상에 포함되지 않는다면 검사의 목적을 충족시키지 못하게 된다. 이러한 경우 둘째큰어금니와 셋째큰어금니와의 겹침을 어느 정도 수용하더라도 셋째큰어금니와 턱뼈관(하악관)의 관계를 확인하기 위해서는 수평각을 원심(distal) 방향으로 약 10° 정도 이동시켜 촬영한다. 이때 수평각을 너무 크게 증가시킬 경우 셋째큰어금니의 왜곡과 둘째큰어금니와 겹침을 증가시킬 뿐 아니라 턱뼈관(하악관)과 셋째큰어금니의 위치관계를 변화시킬 수 있으므로 셋째큰어금니의 치아뿌리가 영상에 포함되는 정도까지만 수평각을 증가시킨다.

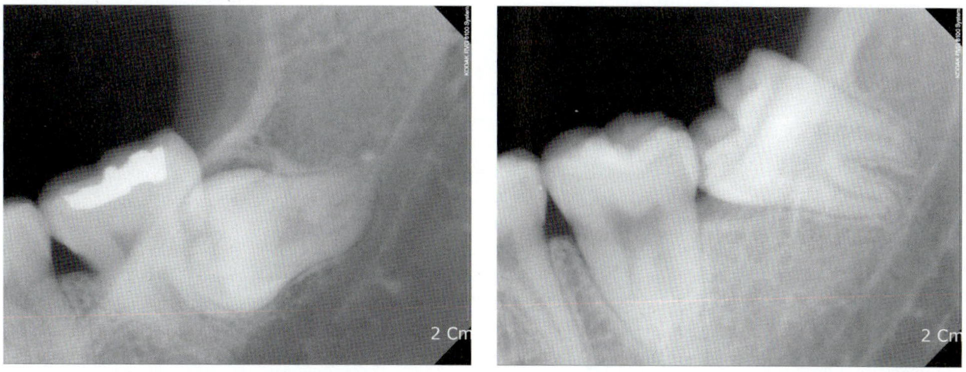

그림 6-91. 셋째큰어금니의 치아뿌리끝 영상

- 치아가 없는 (무치악) 환자

평행 촬영시 치아가 없는 경우 유지기구를 무는데 한계가 있기 때문에 솜이나 거즈를 두툼하게 접어 검사하고자하는 부위에 놓고 센서 유지기구를 물면 고정시키는데 도움이 된다.

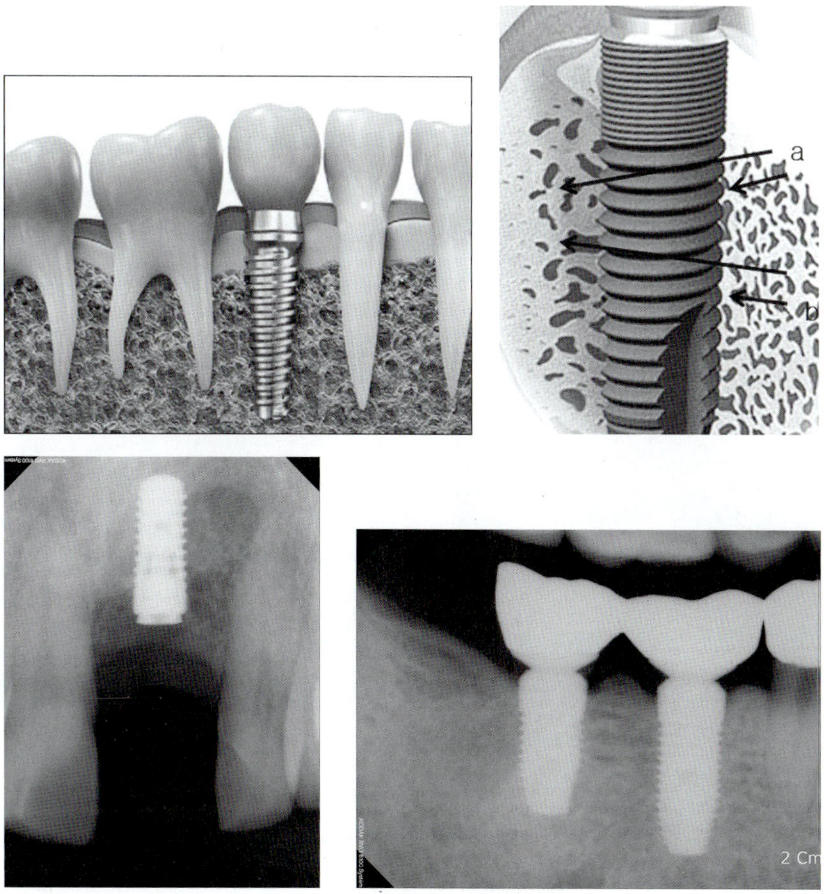

그림 6-92. 임플란트의 모양과 방사선 영상

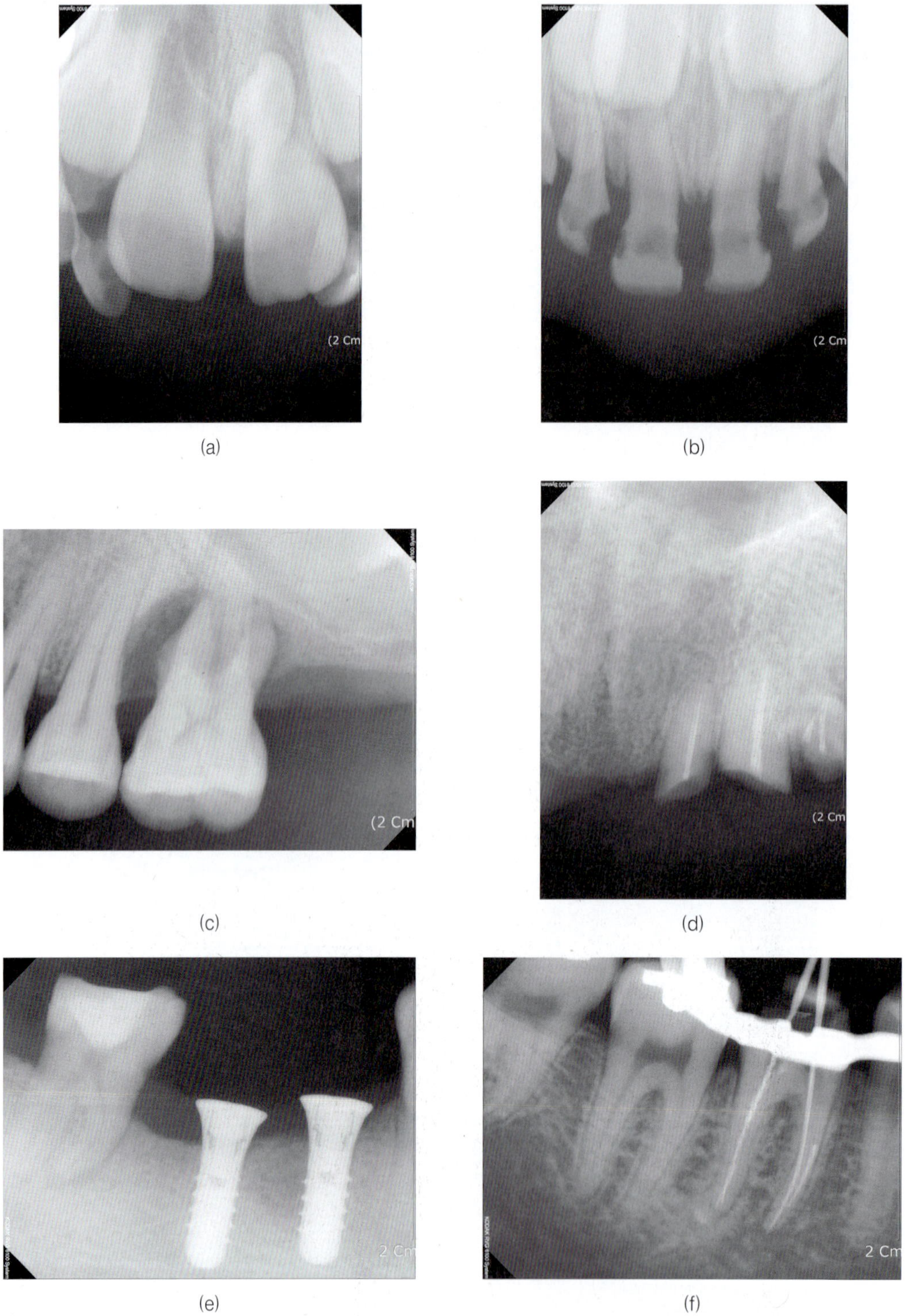

그림 6-93. 여러 가지 치아뿌리끝 영상 (a) 중심앞니 (b) 젖니(유치)의 충치 (c) 위턱 어금니부의 치주질환 (d) 잔존 치아뿌리 (e) 임플란트 식립 (f) 신경치료 영상

3) 임플란트의 촬영

임플란트의 촬영은 식립 후 주변 구조물과의 거리와 길이 등의 위치확인을 위하여 검사하게 되므로 일반적으로 길이의 왜곡이 적은 평행촬영을 주로 한다. 촬영 후 임플란트에 대하여 평행하게 촬영되었는지를 확인하기 위해서는 임플란트의 헤드 부분이 편평하게 보이는가와 나사선이 선명히 보이는가에 따라 판단할 수 있다. 임플란트는 일반적으로 오른쪽으로 돌리면 전진하는 오른 나사의 모양을 하고 있기 때문에 나사선은 오른쪽에서 왼쪽으로 경사져 있다. 그러므로 중심선속과 방향이 같은 쪽 나사선은 보다 선명히 보이며 중심선속과 기울기가 반대인 나사선은 흐려진다. 위턱의 경우는 수직각이 커질수록(+) 임플란트의 좌측면은 선명하며 우측면은 흐려지고, 아래턱의 경우 수직각이 커질수록(−) 우측면의 나사선이 더 잘 보이며 좌측면은 흐려지게 된다. 따라서 위턱의 경우 임플란트의 우측면이 선명하지 않다면 수직각이 과도하게 조사된 것이며, 아래턱의 경우 임플란트의 좌측면이 흐려진 경우 수직각을 감소시켜야 임플란트의 양쪽 나사선이 선명하고 평행하게 촬영된 영상을 얻을 수 있다. 이러한 원리를 응용하여 임플란트의 평행촬영 영상의 정확도를 판단할 수 있으며 재촬영시 쉽게 조사각을 조정할 수 있다.

연습문제

1. 간니의 배열을 그림으로 그리고 각각의 명칭을 기술하시오.
2. 구내촬영의 종류를 기술하시오.
3. 등각촬영법과 평행촬영법의 장·단점을 비교하시오.
4. 등각촬영법의 원리를 서술하시오.
5. 파노라마촬영과 비교하여 치근단 촬영의 장·단점을 기술하시오.
6. 평행촬영을 위한 평행 유지기구의 종류를 나열하시오.
7. 아래턱 절단면 교합 촬영의 촬영 목적을 기술하시오.
8. 교익촬영의 장점을 기술하시오.
9. 관구이동 촬영법에 대하여 서술하시오.
10. 직각 촬영법의 방법을 서술하시오.

07 구외 방사선 촬영(Extraoral radiography)

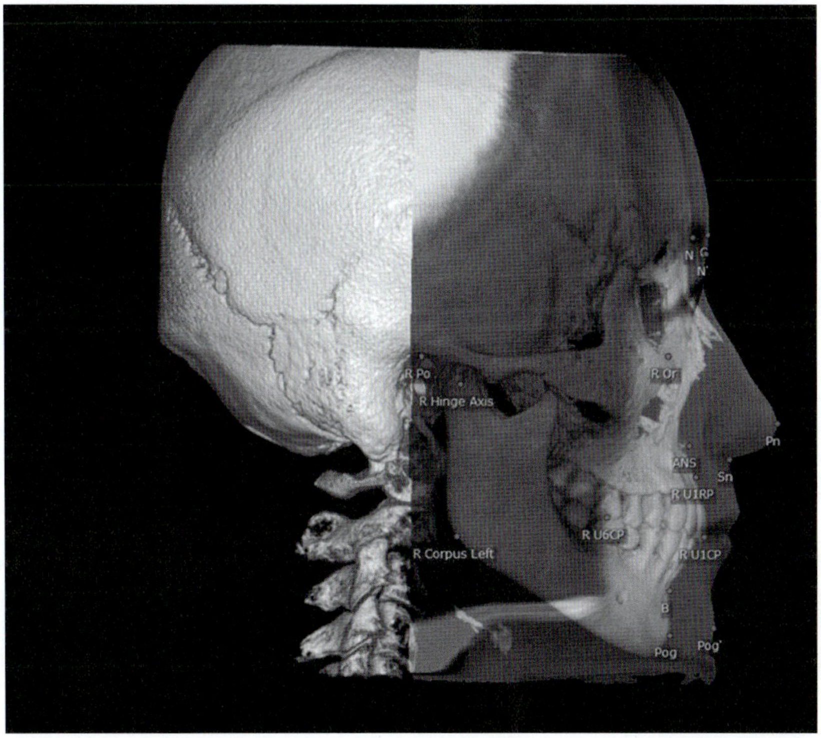

1 파노라마 촬영(Panoramic radiography)

1) 촬영목적

치과 영상학 분야에서 가장 대표적인 구외촬영인 파노라마 촬영은 위·아래턱뼈 및 안면구조물을 하나의 연속된 상으로 보여주는 검사이며, 구부러진 면을 겹치지 않게 길고 좁은 하나의 영상으로 단층을 펼쳐서 나타내는 촬영법이라 정의한다.

파노라마 촬영의 다양한 학문적 표현으로는 Panoramic tomography, Orthopantomography, Pantomography, Rotational tomography라고도 한다.

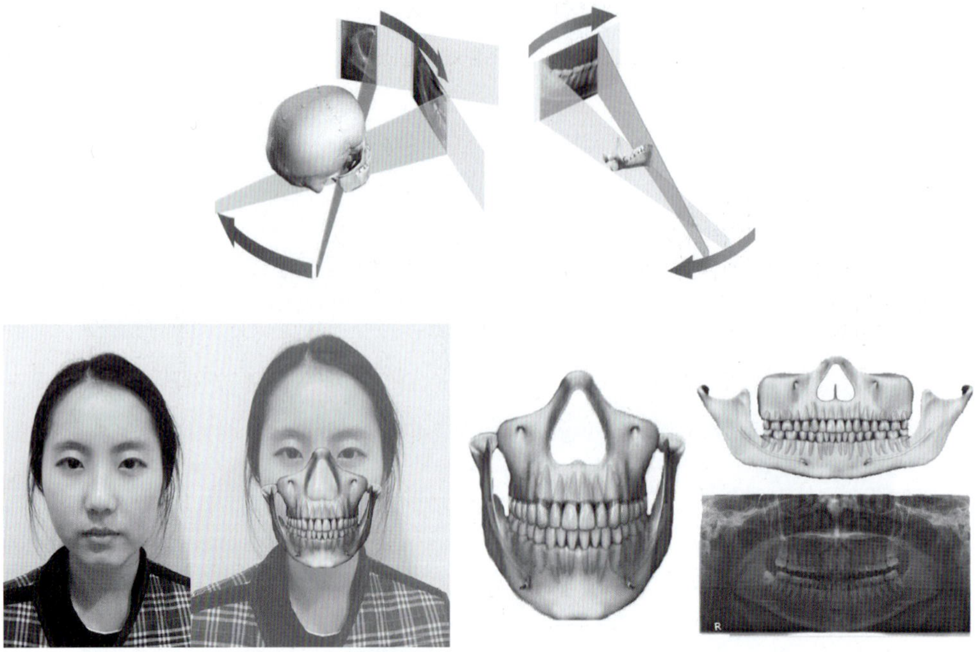

그림 7-1. 파노라마 촬영의 도해

이 검사는 턱뼈에 발생한 커다란 골병변, 턱관절의 병변 및 기능장애, 위·아래턱뼈의 골절, 이틀뼈(치조골)의 흡수, 과잉치아와 선천적 결손치아, 젖니, 간니 및 사랑니의 맹출 상태와 턱뼈의 성장발육상태를 관찰할 수 있다. 또한 전체턱 구내촬영상보다 더욱 포괄적이며 영상에서 관찰되는 구조물의 상호간의 각도 관계가 비교적 정확하여 지대치 평형관계, 국소의치(부분틀니)의 장착경로, 치아의 기울기 및 매복치아의 외과적 제거 등의 치료계획을 수립하는 데에 도움이 될 수 있다.

이 검사의 **장점**은 광범위한 병소의 평가가 가능하고, 치아가 없는 환자나 입을 벌릴 수 없는 환자에게도 이용할 수 있으며(그림 7-2, 7-3) 혼합치열기의 치아발육과정이나 발육 이상의 평가에도 유용할 수 있다는 점에서 환자의 초진 시에 유용한 진단 정보를 제공하며 필요한 다른 방사선 영상검사를 추가하는 데에 주로 활용되고 있다. 또한 전악 구내방사선 촬영에 비하여 방사선 노출량이 적고 촬영시간이 단축되므로 집단 검사도 가능하다.

반면에 구내방사선 영상에 비해 공간분해능이 낮고, 영상 획득 과정에서 상의 확대와 왜곡이 일어날 수 있는 단점이 있으며, 노출시간이 평균 10~17초 이상이므로 환자의 움직임으로 인한 운동성 불선예도가 발생될 수 있음을 유의하여야 한다. 따라서 치근단방사선 촬영이나 교익방사선 촬영이 추가로 필요하기도 하다.

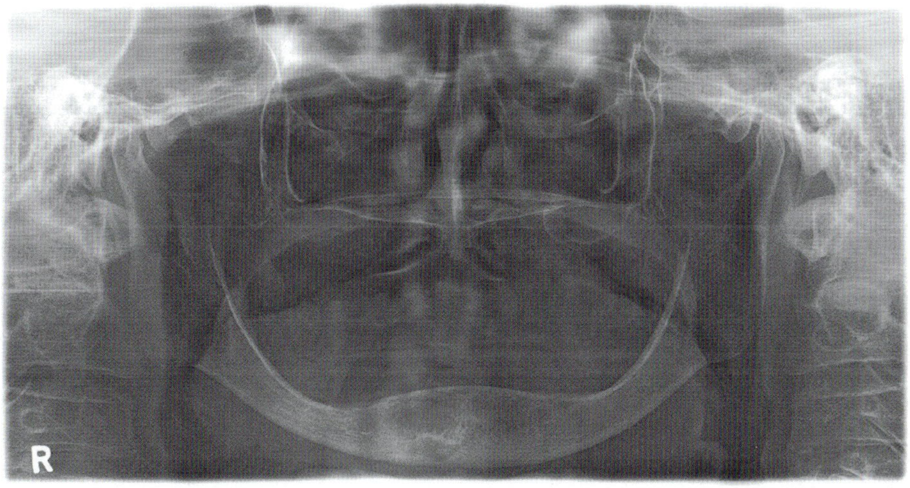

그림 7-2. 치아가 없는 환자의 파노라마 영상

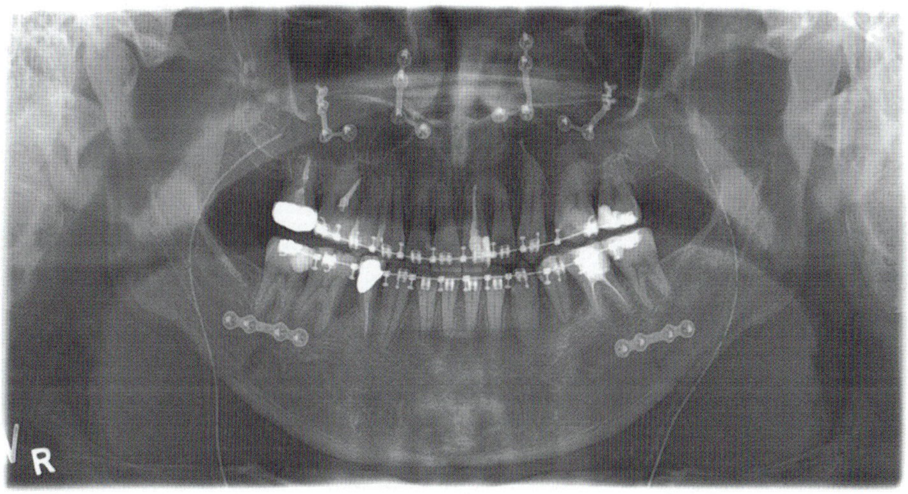

그림 7-3. 입을 벌릴 수 없는 환자의 파노라마 영상

표 7-1. 파노라마 촬영법과 구내 방사선 촬영법의 비교

	파노라마 촬영법	구내 방사선 촬영법
촬영부위	위,아래턱뼈 및 안면구조물	2~3개 치아와 주위조직
상수용체의 위치	구외	구내
촬영시간(초/회)	10~17	0.05~0.5
확대율	약 1.3	약 1.05
환자의 불편감	편함	불편(통증 및 구역질)
방사선 영상의 질	선예도와 해상도가 낮다.	선명
특징	광범위한 병소의 평가. 개구불능시에도 촬영가능.	실제와 유사한 상이 얻어진다. 미세한 구조도 관찰 가능.
피폭선량	피부선량은 비교적 적다.	전체턱 촬영 시 파노라마 촬영보다 피부선량이 많다.

2) 촬영원리

파노라마 촬영법은 단층촬영법(tomography)의 원리와 slit-beam scanography의 원리가 합쳐져서 만들어진 결과다.

단층촬영법의 원리는 카세트와 X선관이 회전중심을 축으로 움직이면서 그림 7-4와 같이 회전중심부위 위아래의 구조물(1, 3)은 투영되는 위치가 변해 상이 흐려지게 만들고, 보고자 하는 관심부위인 회전중심 부위(2)는 같은 자리에 계속 상이 맺혀서 명확하게 보이는 방법이다. 따라서 X-선량이 크게 변동하거나 회전 중 어느 부분에서 흔들려 X선관이 상하로 움직이거나, 이동속도가 변화하면 좋은 단층상을 얻을 수 없다. slit-beam scanography의 원리는 드럼형 복사기가 복사할 때 움직이는 형태와 같이 X선관이 카세트와 피사체를 한쪽 끝에서부터 일정부위씩 노출하면서 검사를 하는 방법이다(그림 7-4).

파노라마 촬영법의 원리로 인하여 파노라마방사선영상에서는 X선속이 통과하는 모든 부위가 명확하게 관찰되는 것이 아니라 파노라마방사선 촬영장치마다 미리 설정되어 있는 상층(image layer)에 위치한 구조물만이 영상에 잘 나타나게 된다. 다시 말해 X선관과 카세트의 회전 중심의 변화에 따라 slit-beam과 검출기의 scan 속도가 정확하게 일치하는 구조물만이 선명하게 나타나며 상대적으로 선명하게 보여지는 단면이 바로 상층이다.

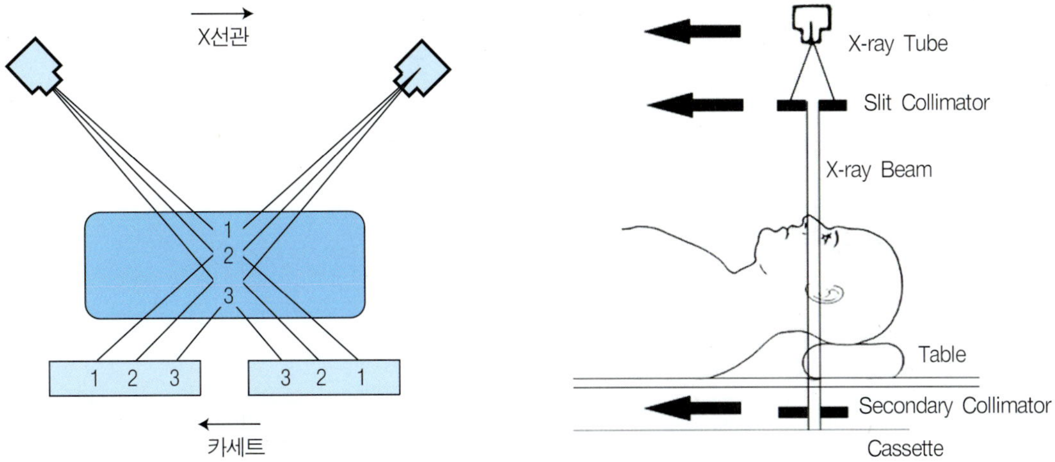

그림 7-4. 단층촬영법(좌)과 slit-beam scanography(우)의 도해

즉, 상층이란 파노라마방사선영상에서 구조물이 명확하게 나타나는 입체적인 곡선부 또는 상의 단면을 의미하며, 상층의 중심부에서 벗어나 앞쪽이나 뒤쪽에 위치하는 구조물은 벗어난 거리에 비례하여 상이 확대되거나 축소되어 흐려져서 나타나게 되는데, 상층보다 앞쪽에 위치하는 구조물은 수평축소 현상이 나타나며(그림 7-6) 상층 뒤쪽에 위치하는 구조물은 수평확대가 나타나게 된다(그림 7-7). 또한 이러한 구조물의 수평길이의 변화는 앞니부위에서 특히 심하게 나타나는데 그 이유는 상층의 두께가 앞니부위가 어금니부위보다 얇기 때문이다. 결론적으로 상층은 구조물이 상을 명확하게 형성하는 부위라고 정의할 수 있다(그림 7-5, 7-8).

상층의 형태는 기본적으로는 말발굽 모양의 3차원 모습을 가지고 있으나(그림 7-8), 촬영장치에 따라서 다소 차이는 있다(그림 7-9). 상층의 크기와 형태에 영향을 미치는 요인들은 X선관과 X선관이 움직이는 궤도의 형태, X선속의 회전축과 상층의 중심부까지의 거리, 카세트와 X선관의 이동 속도, collimator width(beam width) 등이 있다. X선속의 회전축과 상층의 중심부까지의 거리가 증가할수록 상층의 폭도 증가하며(그림 7-10), 카세트와 X선관의 이동 속도가 증가하면 상층이 회전축에서 멀어지면서 그 폭도 넓어진다(그림 7-11). 또한 collimator width(beam width)가 좁을수록 상층은 넓어지는 특성을 보인다.

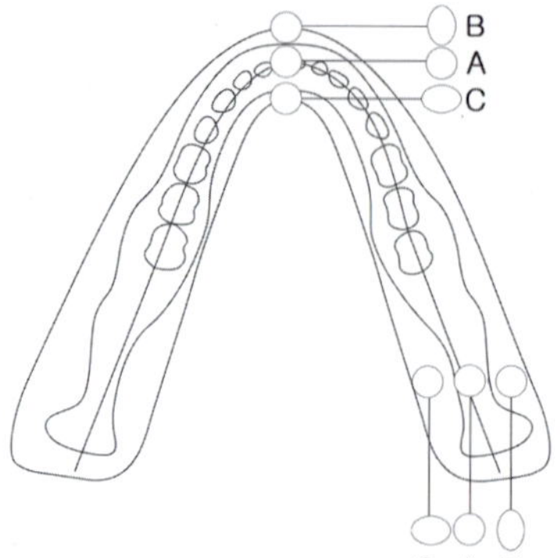

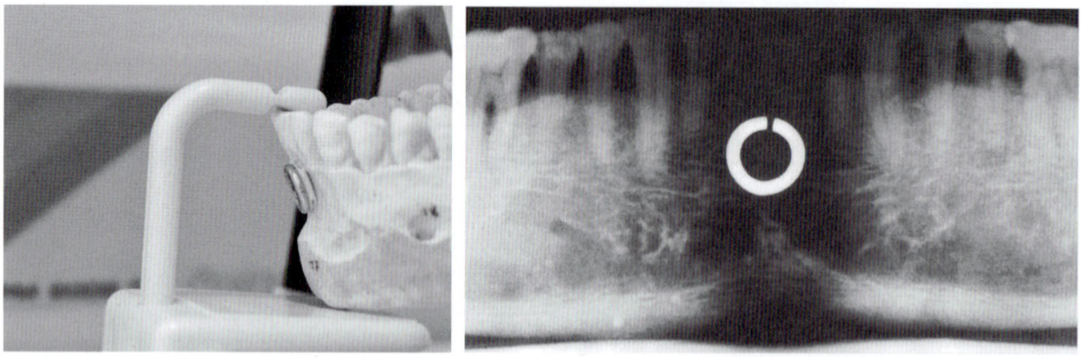

그림 7-5. 앞니부위를 상층 중앙에 적절히 위치시킨 파노라마 영상(A)

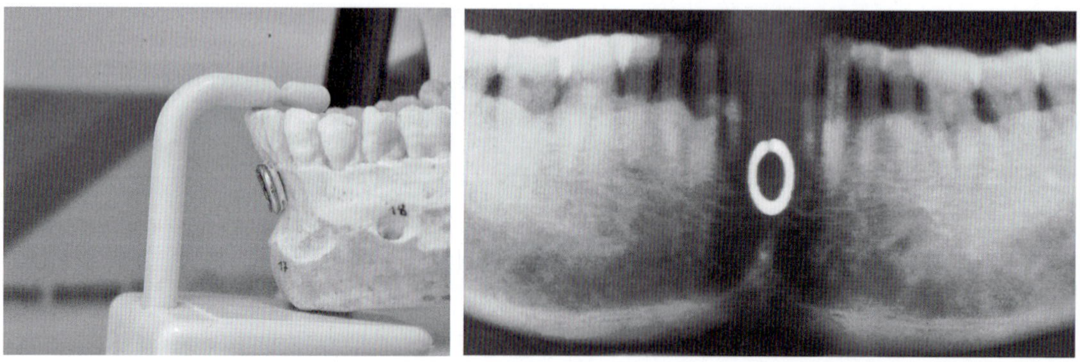

그림 7-6. 앞니부위를 상층 앞쪽에 위치시킨 파노라마 영상(B)

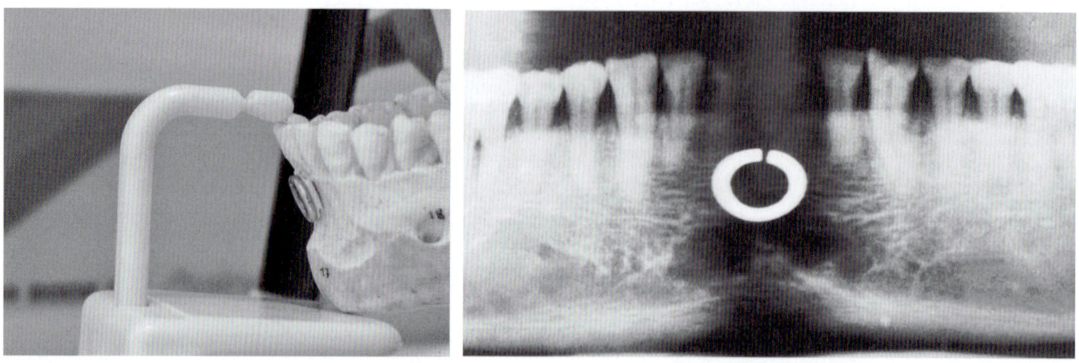

그림 7-7. 앞니부위를 상층 뒤쪽에 위치시킨 파노라마 영상(C)

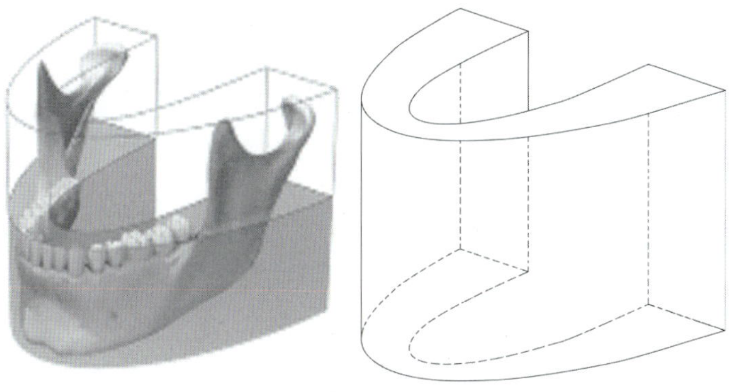

그림 7-8. 파노라마 촬영에서의 상층의 형태

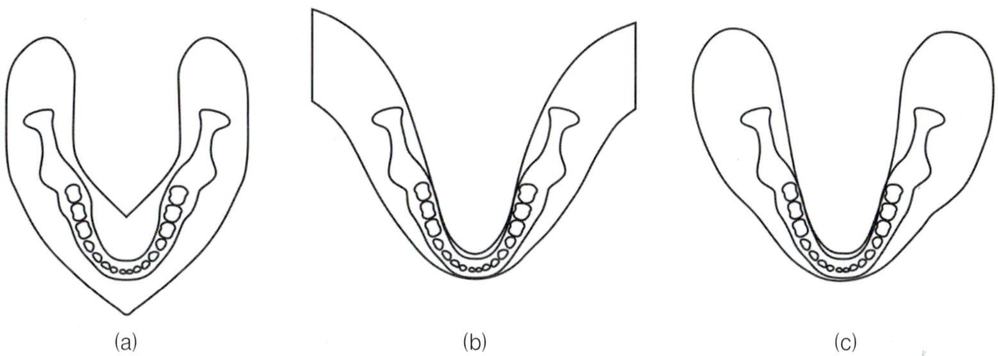

그림 7-9. 파노라마장치에 따른 상층의 형태
(a) PANOREX I, (b) ORTHPANTOMOGRAPH, (c) PANELIPSE

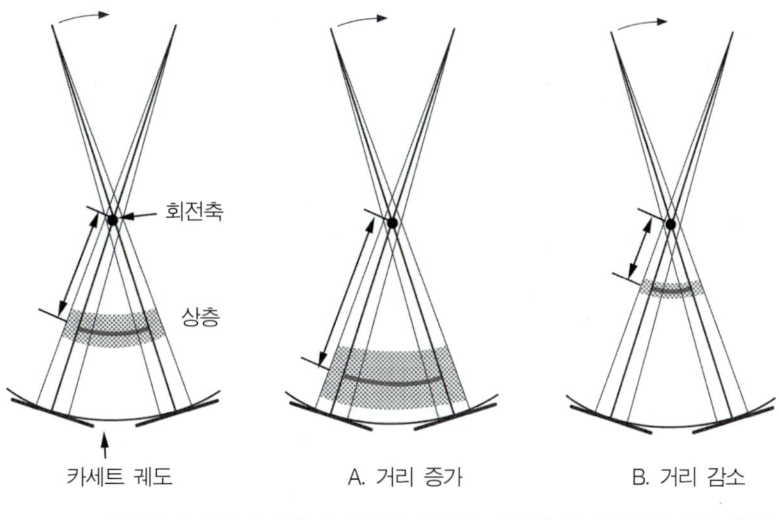

그림 7-10. A. X선속의 회전축과 상층의 중심부까지의 거리가 증가할수록 상층의 폭은 넓어짐
B. X선속의 회전축과 상층의 중심부까지의 거리가 감소할수록 상층의 폭은 좁아짐

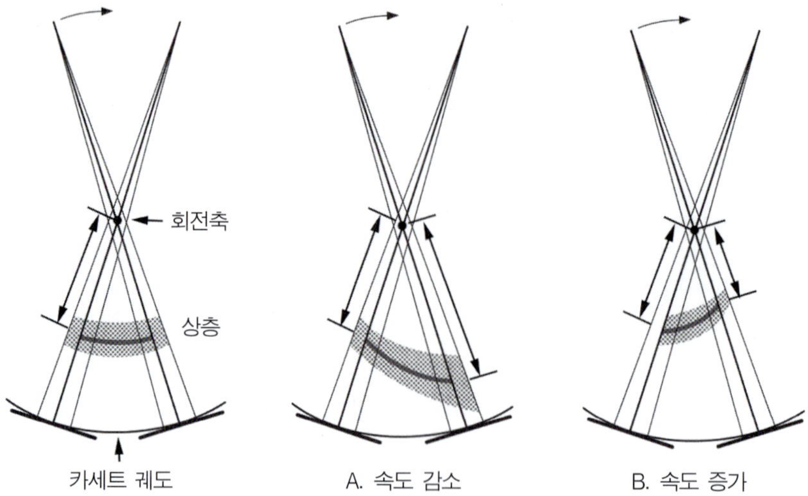

그림 7-11. A. 카세트와 X선관의 이동 속도가 감소하면 상층이 회전축으로 가까워지면서 폭이 좁아짐
B. 카세트와 X선관의 이동 속도가 증가하면 상층이 회전축에서 멀어지면서 폭이 넓어짐

3) 촬영방법

파노라마방사선영상을 촬영하고자 할 때에는 환자의 두부를 정확하게 위치시켜서 보고자 하는 턱뼈가 정확하게 상층 내에 위치되도록 하는 것이 가장 중요하다.

(1) 촬영 전 준비

첫째, 모든 방사선검사를 할 때 기본적으로 고려해야 하는 준비사항으로 검사하고자하는 부위에 다른 이물질이 겹쳐서 촬영되지 않도록 하여야 한다. 즉 촬영 전에 환자는 머리쪽의 모든 금속 물질을 제거하여야 한다. 안경이나 목걸이, 귀걸이, 금속이 들어 있는 머리끈 등을 제거하여 검사하고자 하는 턱뼈 부위에 이러한 구조물이 겹쳐져서 재촬영을 해야 하는 오류를 방지하도록 한다.

둘째, 촬영장치가 회전할 때 환자의 어깨부위가 걸릴 수 있으므로 두꺼운 외투는 벗는 것이 좋다.

셋째, 어린아이의 경우에는 촬영 시 촬영장치가 회전하는 것을 흥미롭게 보거나 겁을 먹어 머리를 돌리는 경우가 있으므로 촬영 전에 X선이 조사되지 않는 상태에서 작동되는 것을 시범으로 보여 줄 필요가 있다.

이와 같은 촬영 전의 준비사항이 끝나면 환자를 촬영장치에 위치시킨다.

(2) 환자 위치설정 (그림 7-12)

첫째, 여러 가지 두부 수평기준선을 통해서 환자 머리의 수평 위치를 설정한다(F-H plane(IOML), ala-tragus line, occlusal plane).

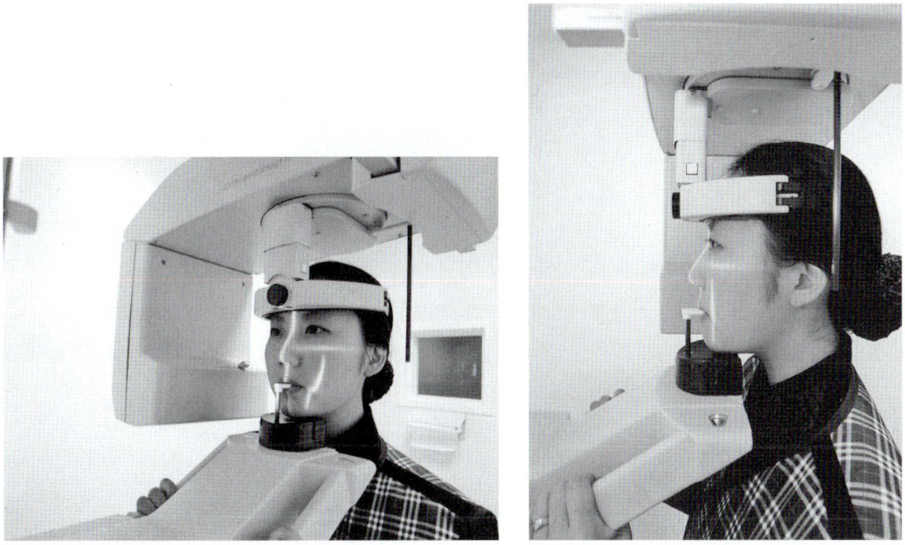

그림 7-12. 파노라마 촬영자세

둘째, 위,아래턱 앞니를 홈이 파진 교합체(bite block)에 위치시킨다. 앞니가 없는 환자의 경우에는 무치악용 교합체나 장치에서 제공하는 별도의 기구를 사용할 수도 있다.

셋째, 정중시상면이 상층의 정중앙에 오도록 위치시키고 입술을 다물게 하고 혀를 입천장에 닿게 한다.

대부분의 파노라마 촬영장치는 환자의 위치를 적절히 설정할 수 있도록 지시해주는 지시광(indicating light)이 나타난다. 일반적으로 지시광은 하나의 가로선과 2개의 세로선으로 구성되어 있다. 가로선은 환자 머리의 수평 위치를 맞추어 주는 기준선으로서 파노라마 촬영할 시 환자의 F-H plane(IOML)이 이 가로선과 일치되도록 위치시켜야 한다. 촬영장치에 따라서는 안각이선(canthomeatal line)을 기준선으로 사용하기도 하므로 촬영장치별로 제작된 설명서를 반드시 습득해야 한다. 이 가로선은 상층에 턱뼈활(악궁)의 상하 위치가 맞았는지를 확인하는 선이다(그림 7-13 (a)).

세로선 중에서 정중선에 비추어지는 지시광은 환자를 정중앙에 위치시킬 수 있도록 해 준다. 환자 얼굴의 정중선이 이 세로선과 일치되도록 위치시키며 환자가 두 눈을 똑바로 앞을 보도록 하여 얼굴이 회전되어 있지 않도록 한다. 이 세로선은 상층에 턱뼈활의 좌우 위치가 맞았는지를 확인하는 선이다(그림 7-13 (b)).

환자의 전후방 위치는 위,아래턱 앞니로 촬영장치에 부착된 홈이 파진 교합체(bite block)를 물게 함으로써 조절한다(그림 7-13 (c)).

이 밖에 세로로 나타나는 지시광 중에서 환자의 정중선에서 약간 외측으로 비추어지는 지시광은 앞니부 상층의 중심을 지시하는 focal trough light로써 보통 위턱 송곳니 치아머리부에 일치하도록 하여 조절하나, 환자의 치아경사도에 따라 보정하여야 보다 선명한 영상을 획득할 수 있다.

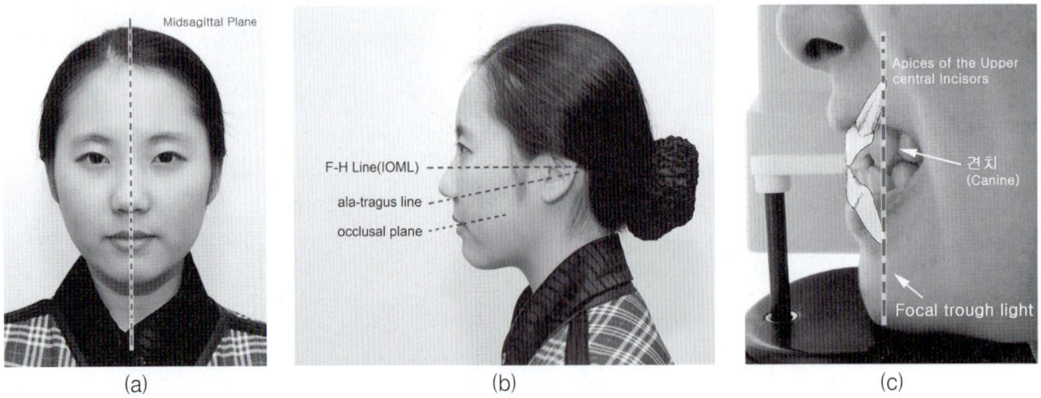

그림 7-13. 파노라마 촬영의 기준선(지시광)의 종류

■■ 파노라마 촬영 시 환자 위치의 key point

Midsagittal plane

치아의 씹는면의 경사도

F-H line(IOML)

앞니, 송곳니의 위치 및 각도

부정교합의 유무

치아활(치궁)의 형태

나이, 성별, 체형

혀의 위치

환자의 심리 안정 상태

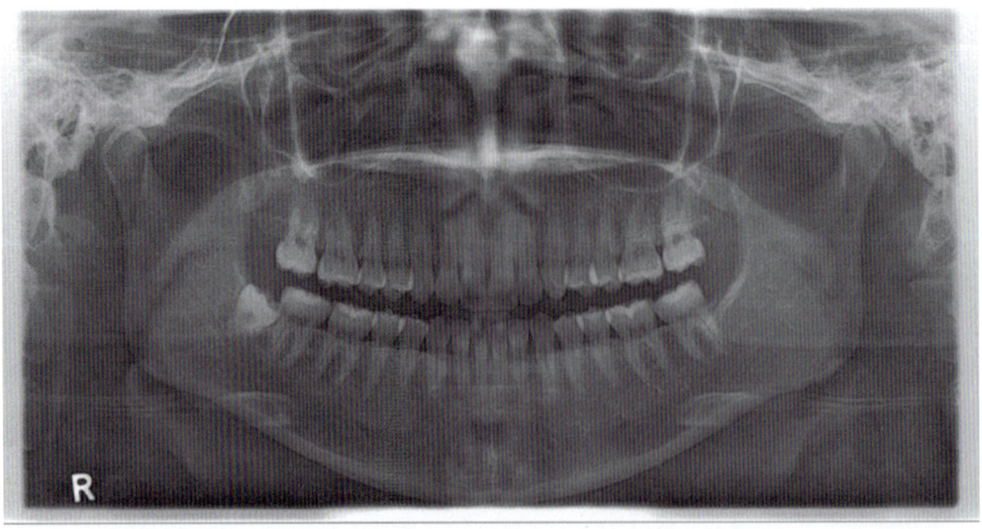

그림 7-14. 파노라마 촬영영상(성인)

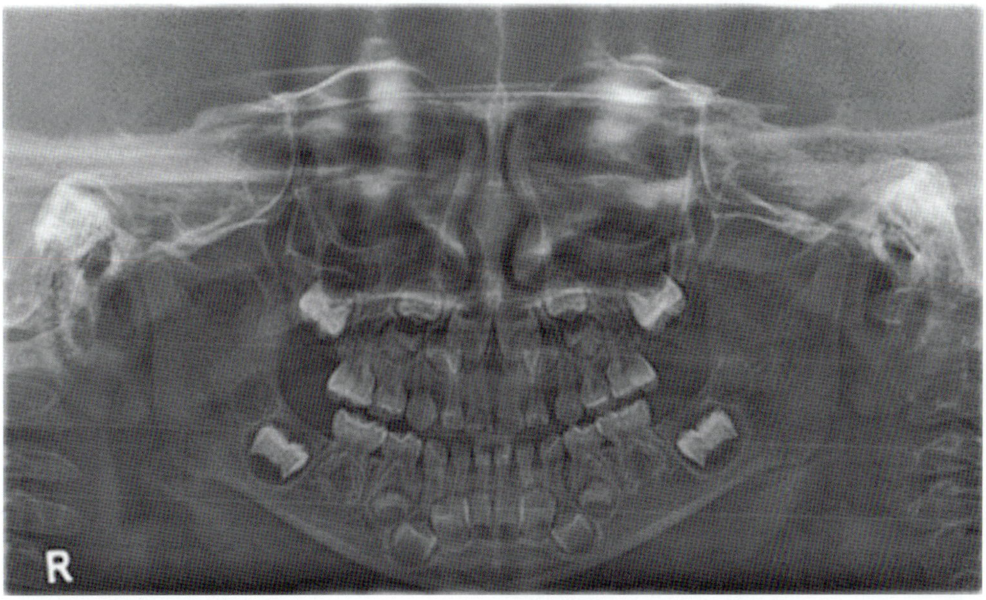

그림 7-15. 파노라마 촬영영상(소아)

4) 촬영실책

촬영장치의 고장 등으로 인한 영상의 변형이나 실책은 술자의 실책으로 볼 수 없으며 진료실 내에서 교정할 수 있는 문제가 아니기에 장치회사의 전문 A/S 담당자에게 주기적으로 장치의 관리를 받아야 한다. 최소한 1년에 1회 이상 받도록 권고하며 이유를 찾을 수 없는 촬영실책이 나왔을 경우 수시점검을 하도록 한다.

현상 실책은 과거 아날로그 장치에서는 화질저하의 주요 원인이었으나 최근에는 대부분의 파노라마방사선장치가 디지털화되어 현상실책으로 인한 오류는 거의 없는 추세이다. 파노라마방사선장치가 디지털화되면서 영상에 나타나는 신호잡음들은 다양한 영상처리법으로 감소시키는데, 영상처리 정도가 낮으면 신호잡음 때문에 영상에 많은 노이즈가 관찰되어 화질이 나빠 보이고 영상처리를 많이 하면 영상은 깨끗해 보이지만 미세한 해부학적 형태가 사라지거나 과장되므로 정확한 진단의 저하를 초래하게 된다.

따라서 진단에 필요한 정보를 저하시키지 않으면서 신호잡음을 줄일 수 있는 적절한 영상처리법을 적용하는 것이 좋은 화질의 영상을 만들기 위한 필수 요건이며 영상처리 정도는 전문가의 평가가 필요하다.

5) 파노라마방사선 촬영영상의 변형 원인

(1) 환자 위치 변화에 따른 상의 변형

가) 전후방 위치 불량(anterior teeth positioning error)

① 촬영하고자 하는 구조물이 상층의 전방, 즉 카세트에 가깝게 위치할 경우에는 촬영하는 구조물이 카세트에 노출되는 시간이 줄어들므로 상이 좌우로 좁아지면서 흐려진다(수평축소, vertical white shadow).

② 촬영하고자 하는 구조물이 상층의 후방, 즉 카세트에서 멀게 위치할 경우에는 촬영하는 구조물이 카세트에 노출되는 시간이 늘어나므로 상이 좌우로 넓어지면서 흐려진다(수평확대).

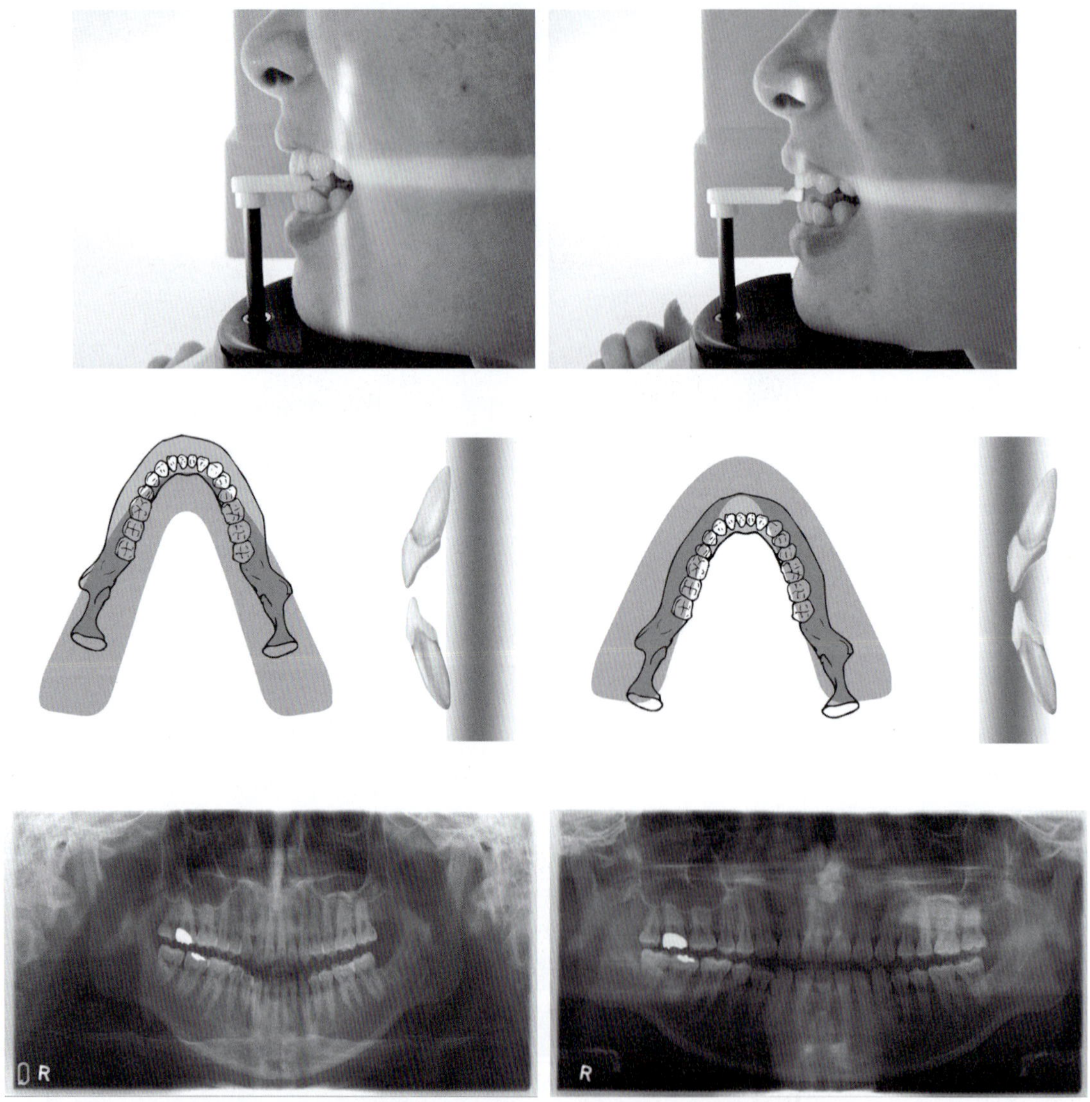

그림 7-16. 전후방 위치 불량에 따른 결과. 수평축소(좌) 수평확대(우)

나) 수평면 위치 불량

① 고개를 너무 들었을 때(upward overangulation error)

파노라마방사선영상에서 수평 위치가 적절할 경우에는 일반적으로 씹는면이 살짝 웃는 것처럼 약간 하방으로 만곡되어 나타나게 되나, 고개를 너무 들고 촬영된 파노라마방사선영상에서는 씹는면이 직선이나 역V자 모양의 화난 얼굴 형태로 나타난다. 이런 경우에는 위턱 앞니 치아뿌리끝부위가 상층에 비하여 후방으로 위치하게 되어 수평으로 확대되고 흐림 현상(blurring)이 나타나며 단단입천장(hard palate)이 위턱 앞니 치아뿌리끝부위와 겹쳐져서 위턱 앞니부위의 진단이 어려워진다. 또한 편측 혹은 양측 턱관절 부위가 후방으로 위치하게 되어 방사선영상에 나타나지 않을 수도 있다. 따라서 위턱 앞니부위나 턱관절 부위가 주소인 환자의 촬영 시에는 특히 고개를 들고 촬영하지 않도록 주의하여야 한다(그림 7-17).

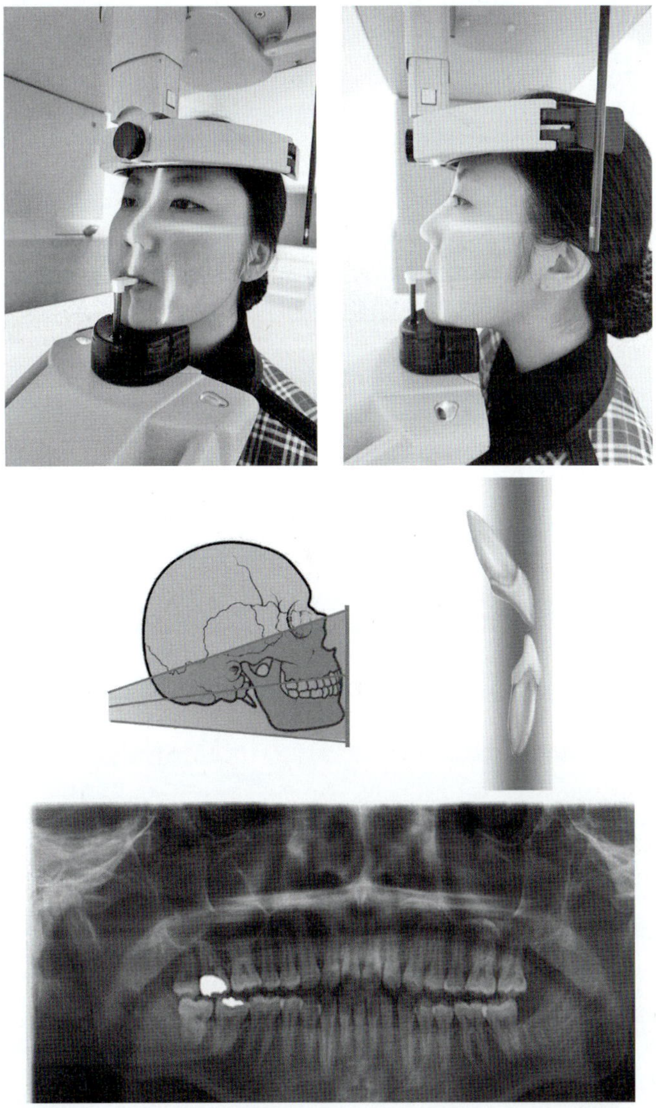

그림 7-17. 고개를 너무 들었을 때(upward overangulation error)

② 고개를 너무 숙였을 때(downward overangulation error)

고개를 너무 숙이고 촬영된 파노라마방사선영상에서는 씹는면이 심한 V자 형태로 나타난다. 이런 경우에는 아래턱 앞니가 다소 수평으로 확대되고 blurring이 생기며 치아들이 심하게 겹쳐 나타나고 아래턱 결합부의 하방 부위가 나타나지 않을 수 있다. 또한 양측 턱뼈머리의 상방 부위가 나타나지 않을 수도 있다(그림 7-18).

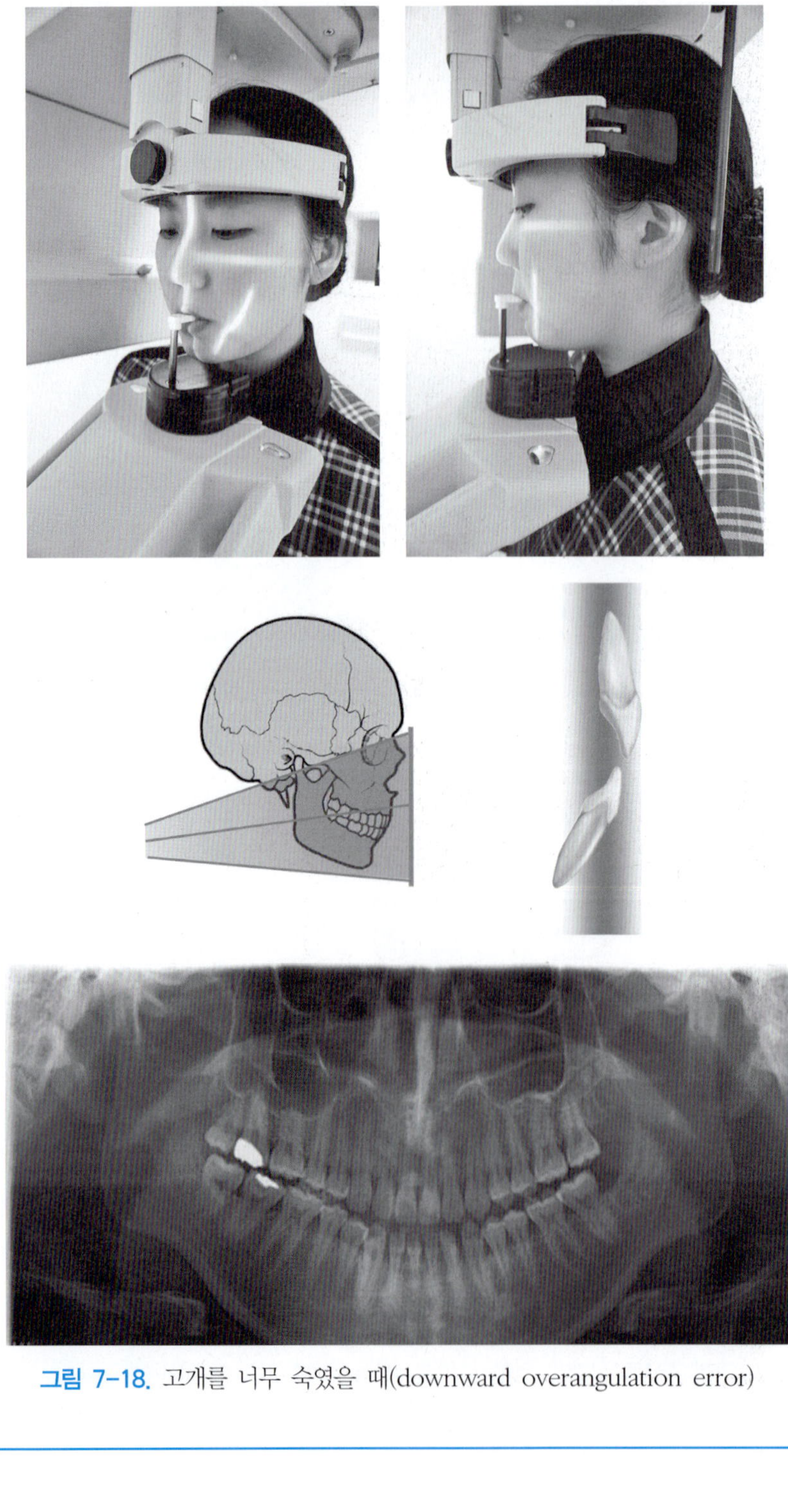

그림 7-18. 고개를 너무 숙였을 때(downward overangulation error)

다) 정중시상면 위치 불량(midsagittal plane positioning error)

파노라마 영상에서 좌우측의 확대율이 다르게 되어, 카세트에서 더 멀리 있는 쪽은 확대되고 가까이 있는 쪽은 축소된다(좌우측 확대율이 20% 이상인 경우 재촬영이 필요하다).

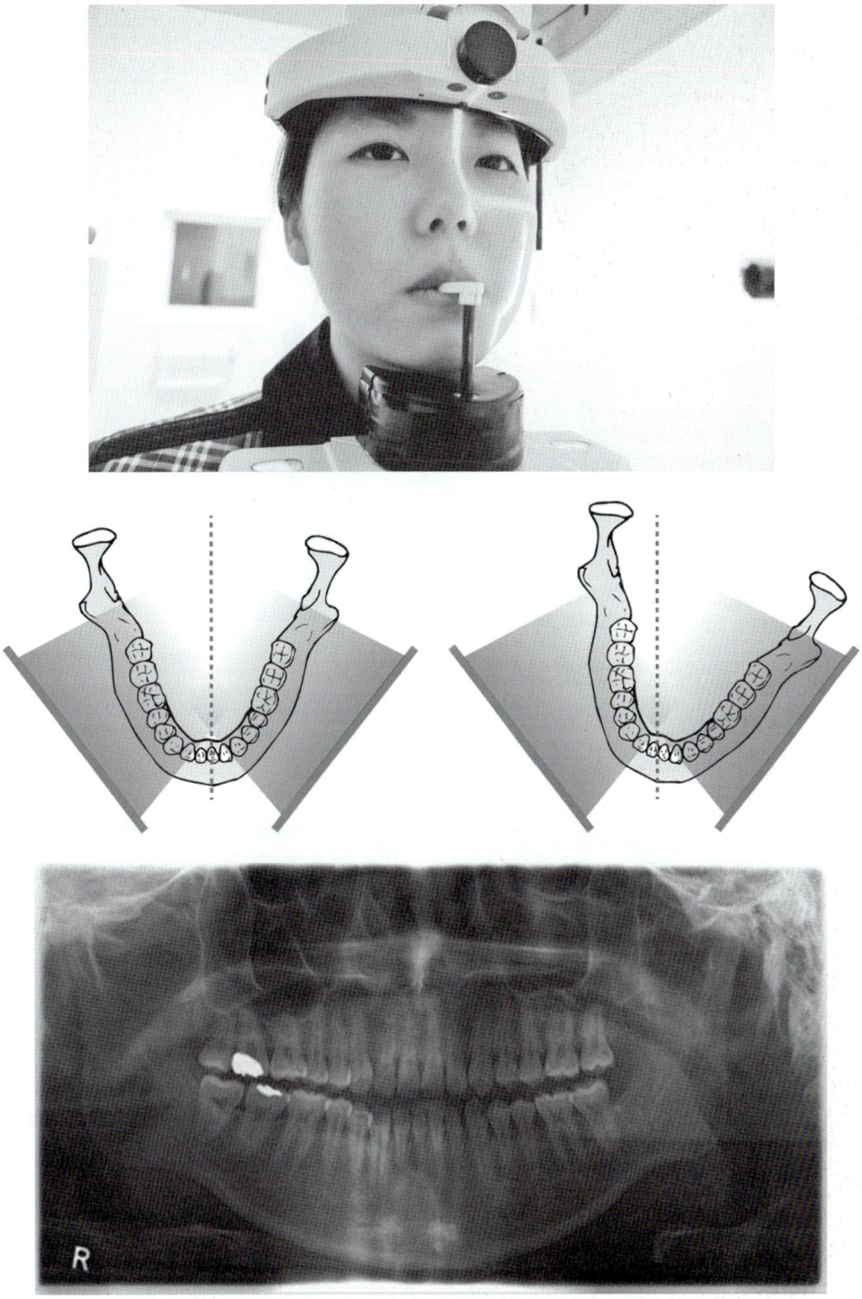

그림 7-19. 정중시상면 위치 불량에 따른 결과(midsagittal plane positioning error)

라) 등을 굽히고 촬영했을 때(spinal column positioning error)

환자가 웅크린 자세로 촬영을 하게 되면 아래턱 앞니부위에 심한 방사선불투과상이 나타나게 된다. 이유는 환자가 목을 곧게 펴지 않고 구부리고 있으면 X선속이 목뼈를 사선으로 길게 통과해야 하므로 카세트에 도달하는 X선의 양이 감소되기 때문이다. 그 결과 위, 아래턱 앞니부위에는 심한 방사선불투과상이 나타나며 이에 반하여 양측 아래턱 작은어금니 하방으로는 삼각형 모양의 심한 방사선투과성 영역이 생기게 되어 아래턱 앞니부위와 작은어금니 부위의 진단에 어려움이 생긴다(그림 7-20).

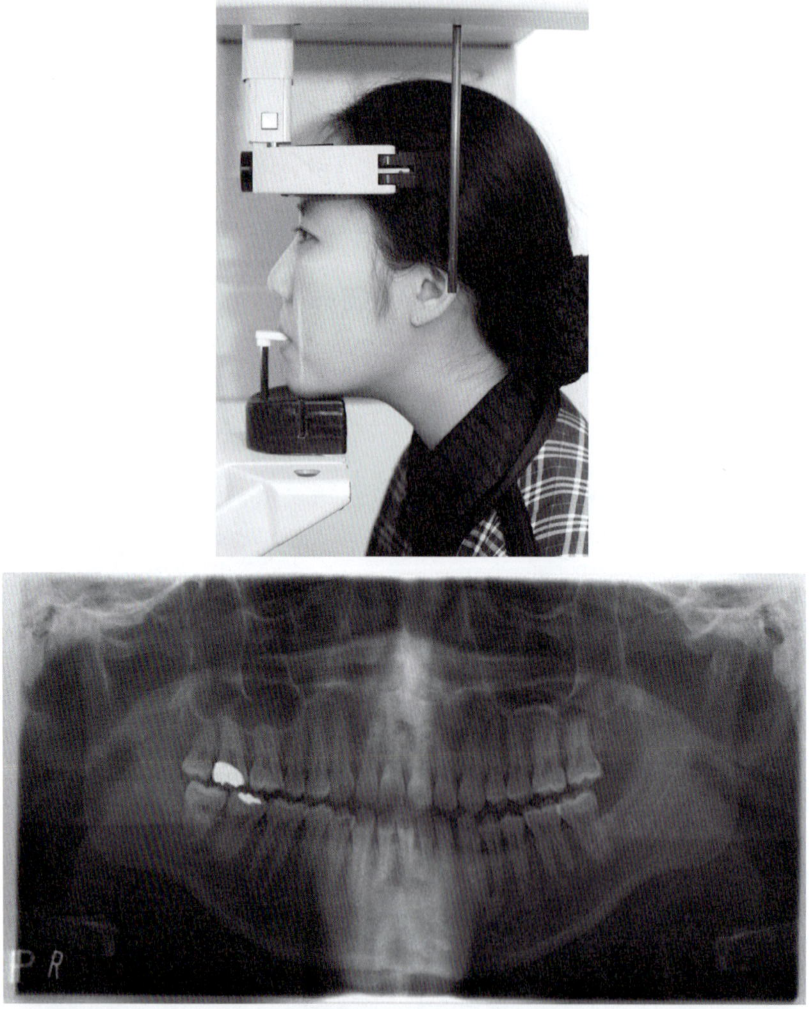

그림 7-20. 등을 굽히고 촬영했을 때(spinal column positioning error)

마) 환자의 움직임에 의한 상의 변형

X선속이 이동 방향으로 천천히 움직였을 때는 상이 수평 방향으로 늘어나고 X선속이 이동 방향과 반대로 천천히 움직였을 때는 상이 수평 방향으로 축소된다. 그리고 X선속이 이동 방향으로 갑

자기 움직였을 때는 상이 두 개가 생기며 X선속이 이동 방향과 반대로 갑자기 움직였을 때는 상이 일부 소실된다. 또한 환자가 상하로 움직였을 때는 아래턱 아래가장자리에 굴곡이 생긴다(그림 7-21).

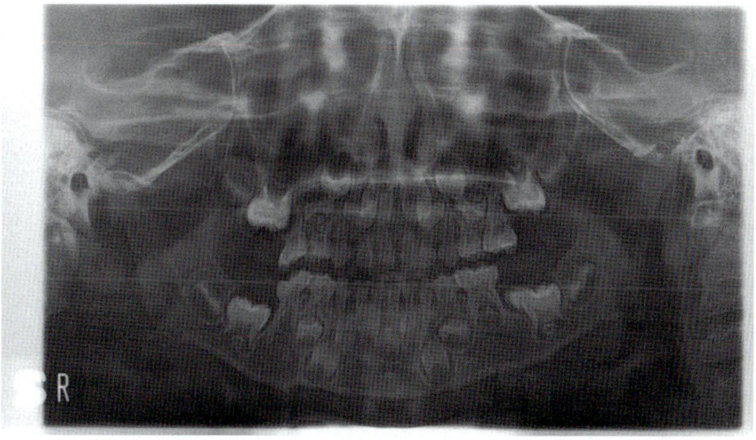

그림 7-21. 환자의 움직임에 의한 상의 변형

바) 혀가 입천장에서 떨어졌을 때(Tongue/Oral air space)

환자를 위치시킨 후 환자로 하여금 입술을 가볍게 다물게 하고, 혀는 침을 삼킬 때와 같이 입천장에 닿은 상태에서 촬영하도록 한다. 혀가 입천장에 닿지 않은 상태로 촬영을 하면 혀와 입천장 사이에 좌우로 길게 방사선투과상이 나타나 위턱 치아의 치아뿌리끝 부위가 소환(burn-out)되므로 치아뿌리끝 병소를 감별하기가 어렵다(그림 7-22).

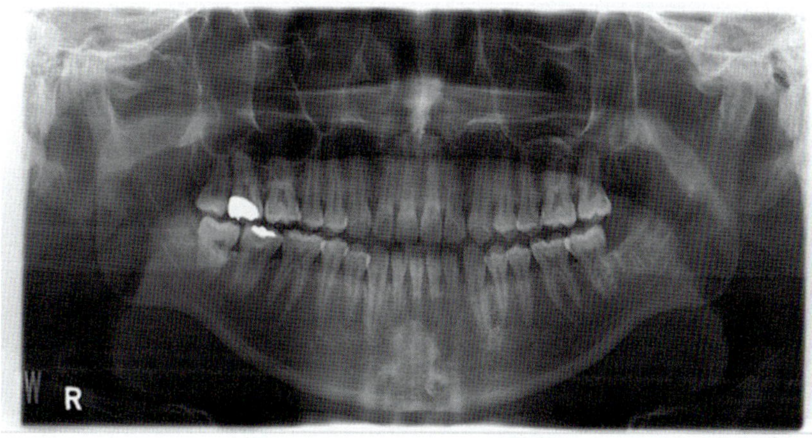

그림 7-22. Tongue/Oral air space

■■ 파노라마 촬영시 환자의 두부 위치 실패에 따른 결과 요약

- 치아를 포함한 턱뼈 길이와 폭의 변형 초래
  - ⇒ 치료 및 수술 실패로 환자에게 피해
  - ⇒ 비정상발육으로 오인 판정 가능
- 영상에서 보여야할 구조물이 보여지지 않는 현상 초래
  - ⇒ 병소진단이 불가능한 판정

(2) 정상적으로 촬영된 파노라마 방사선 영상에서 나타나는 고유한 영상 왜곡

가) 이중상(double images)

악안면의 중앙부 구조는 파노라마 방사선 영상에서 이중으로 나타날 수 있다. X선속의 회전축과 상층의 후방에 위치하는 중앙 구조물로 단단입천장, 입천장융기(구개융기), 목뿔뼈몸통(설골체), 후두덮개 등은 카세트의 양측 가장자리에 조사되기 때문에 이중으로 나타난다. 그래서 이를 이중상이라고 하며 서로 마주보는 거울 이미지로 나타나게 된다.

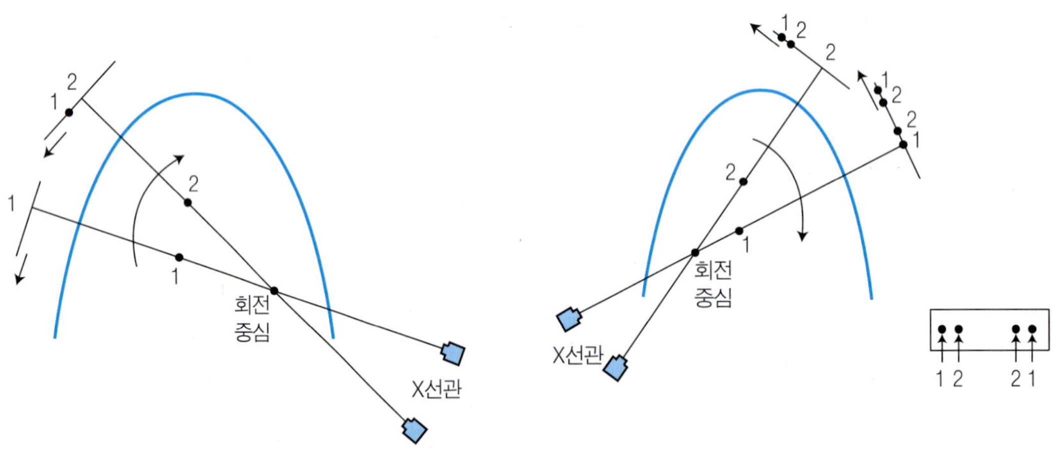

그림 7-23. 파노라마 영상에서 발생되는 이중상의 원리

나) 2차상(secondary image) 혹은 허상(ghost image)

2차상은 방사선원과 회전축 사이에 있는 구조물에 의해 생긴다. 상층 내부의 구조물은 회전축보다 카세트에 가까운 곳에 존재하며 명확한 1차상을 만들게 되는데 회전축과 방사선원 사이에 밀도가 높은 구조물이 있을 경우에는 1차상보다 흐리고 확대된 상이 만들어진다. 위치는 자신의 1차상과는 반대쪽에서 관찰되며 이중상의 거울 이미지와는 달리 2차상은 1차상과 같은 방향과 형태를 보인다.

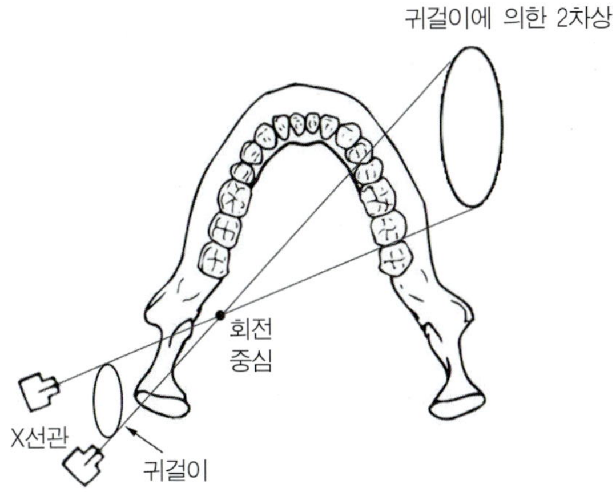

그림 7-24. 파노라마 영상에서 발생되는 2차상의 원리

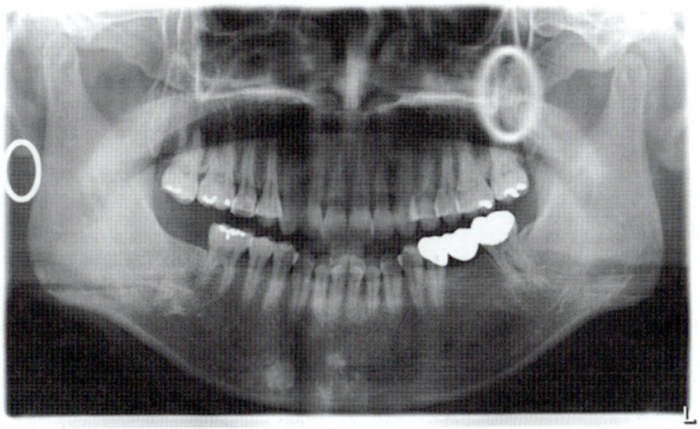

그림 7-25. 파노라마 영상에서 발생되는 2차상의 예
(우측 귀걸이에 의해 좌측 위턱굴바닥에 2차상이 나타나고 있다)

6) 파노라마 촬영의 분류

파노라마 촬영은 검사목적 및 상층의 형태에 따라 일반 파노라마 촬영과 특수 파노라마 촬영으로 분류된다.

(1) 일반 파노라마 촬영

우리가 흔히 알고 있는 좌우측 턱뼈가지가 포함되며 상방의 눈확아래가장자리(안와하연)부터 하방의 목뿔뼈부위까지 방사선영상을 획득하는 촬영이다.

(2) 특수 파노라마 촬영

얼굴뼈에 대해 보고자 하는 해부학적 구조물(턱관절, 위턱굴, 턱뼈절단부 등)을 세부적으로 관찰하고자 해당부위에 집중적으로 상층을 위치시켜서 방사선 영상을 획득하는 촬영이다.

■■ 임상에서 주로 이용되는 파노라마 촬영의 종류

- 표준 파노라마 촬영
- 특수 파노라마 촬영(orthozone 강화 파노라마 촬영, orthogonal 파노라마 촬영 등)
- 턱관절 파노라마 촬영
- 위턱굴 파노라마 촬영
- 턱뼈 절단면 파노라마 촬영

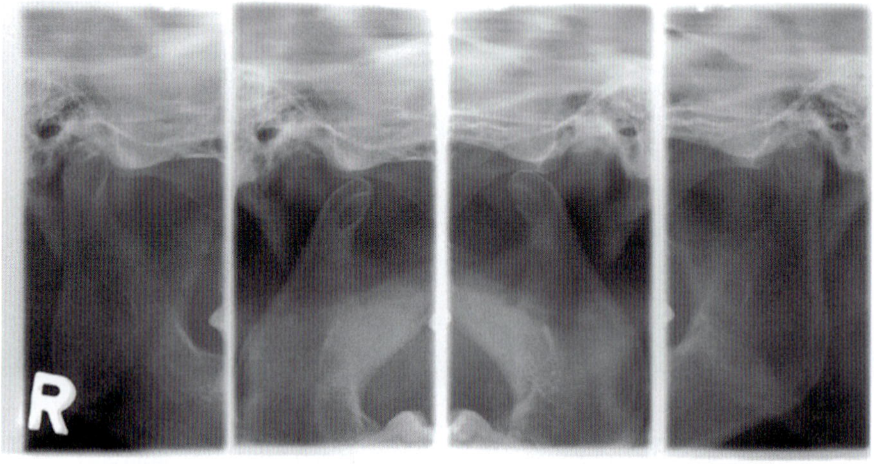

그림 7-26. 턱관절 측방향 파노라마 영상(close/open mouth)

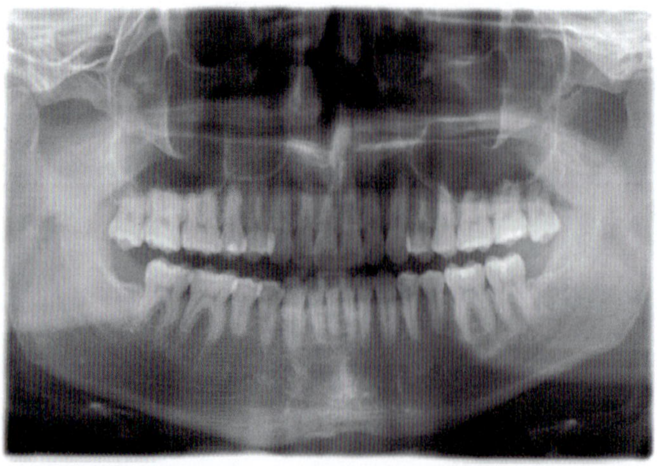

그림 7-27. orthogonal 파노라마 영상(치열중심)

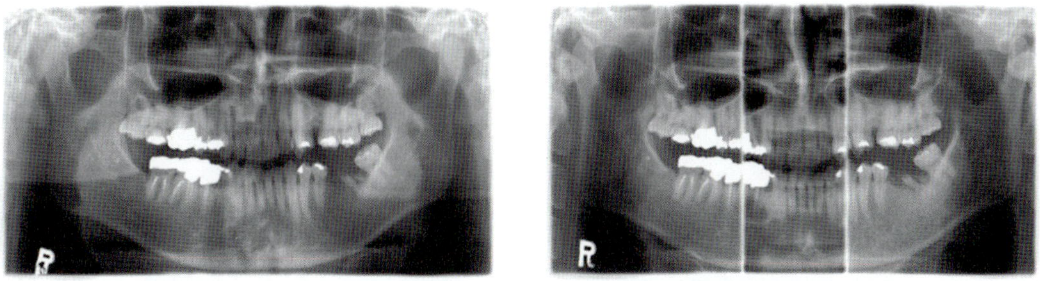

그림 7-28. orthozone 강화 파노라마 영상(우)에서는 양측 턱뼈각의 2차상이 보이지 않는다.

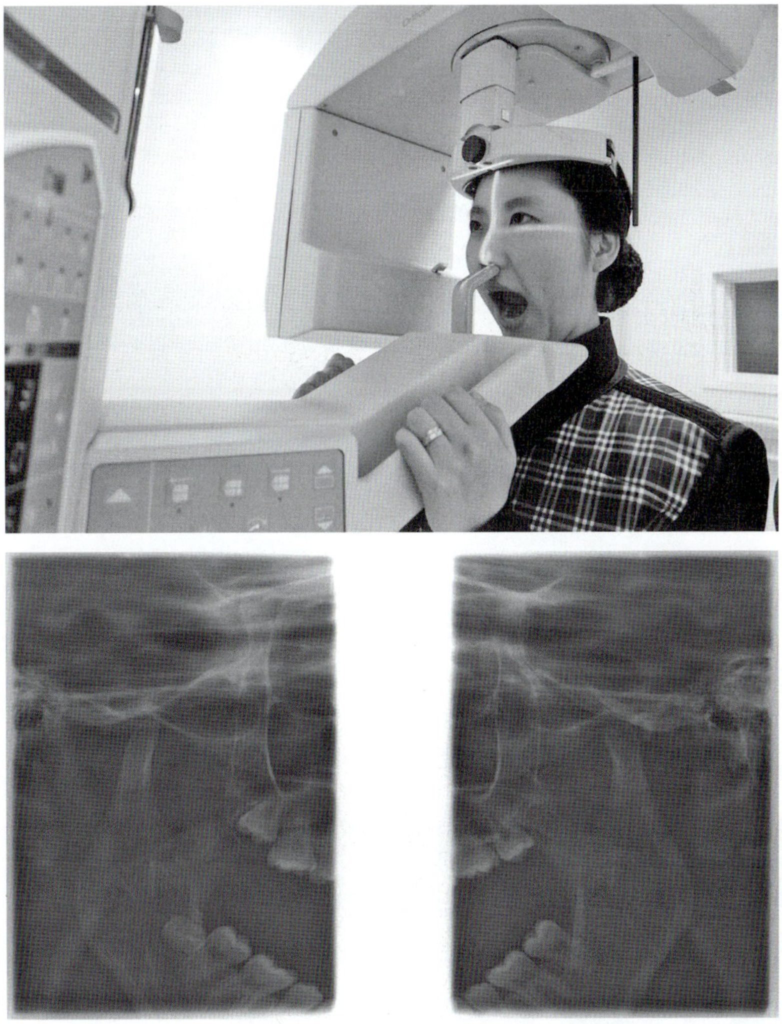

그림 7-29. 턱관절 파노라마 촬영의 환자 자세와 영상(open mouth)

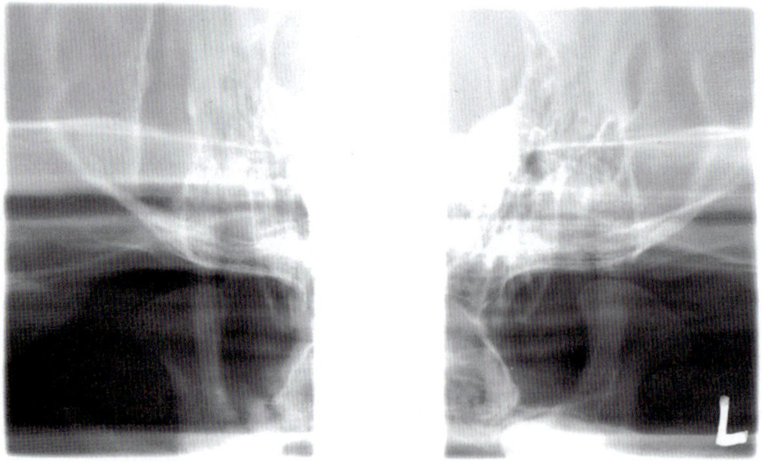

그림 7-30. 턱관절 후전방향 파노라마 영상

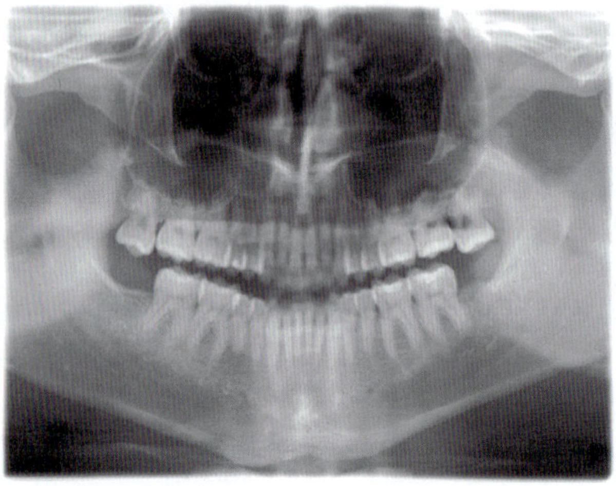

그림 7-31. 위턱굴 파노라마 영상

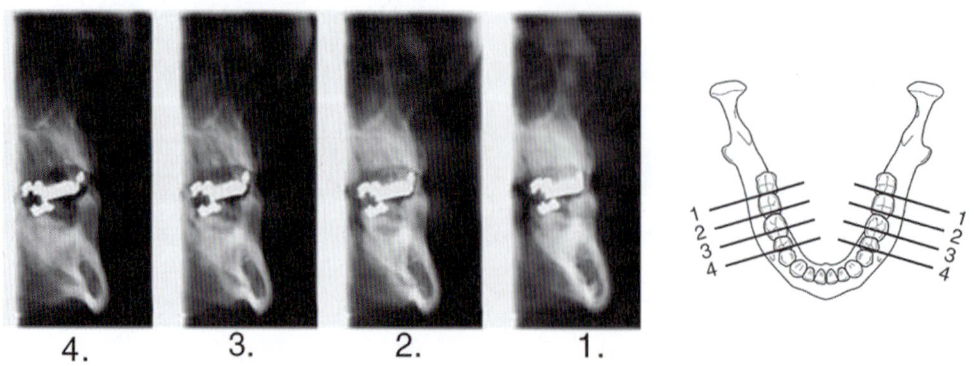

그림 7-32. 턱뼈 절단면 파노라마 영상

7) 파노라마 촬영장치의 화질관리

(1) 촬영 업무

일반 파노라마 촬영과 턱관절 및 코곁굴(부비동) 등의 특수 파노라마 촬영 시, 촬영 프로그램에 따른 다양한 상층 영역에서 환자의 뼈구조물이 정확히 상층 내에 포함되게 촬영하지 않으면 치아 및 뼈구조물의 크기 및 형태에 매우 심각한 영상 왜곡이 발생할 수 있다.

따라서 환자의 전처치 및 교합 상태 유지와 환자 두부의 임상 기준선에서의 정확한 위치 교정이 필수적으로 이루어져야 하므로 반드시 전문적 지식이 있는 방사선사 등의 자격자에 의해 촬영이 이루어져야 한다.

(2) 장비 관리 업무

치과의료기관에 설치된 파노라마장치는 치과용발생기가 아니라 진단용방사선발생장치로 구분되어 있으며, 따라서 정확한 영상결과를 획득하기 위해서는 다음과 같은 주기적 점검이 반드시 이루어져야한다.

① QC팬텀을 이용한 촬영장치의 다양한 상층 영역의 오차 여부에 대한 정확도 점검
② 촬영장치의 관전압 및 관전류 안정성 측정
③ 촬영장치의 indicate light의 정확성 점검
④ 촬영장치의 계기판 정확성 점검
⑤ DR 및 CR 등 디지털 X선 획득 장치의 정확성 점검

(3) 촬영된 영상의 QC업무

① 촬영된 영상의 흑화도, 대조도, 선예도 등의 특성 관리
② 각 촬영별로 환자의 피폭선량을 최소화하기 위한 관전압·관전류 등의 촬영 조건 관리
③ 아날로그 환경에서의 현상상태 유지관리 및 디지털 환경에서의 화질관리와 영상저장 및 데이터베이스관리
④ 파노라마 촬영장치 및 아날로그나 디지털영상 획득장치에 대한 오류 점검 및 고장발생 시 이에 대한 조치 업무

■■ 잘못 촬영되어진 파노라마 영상들

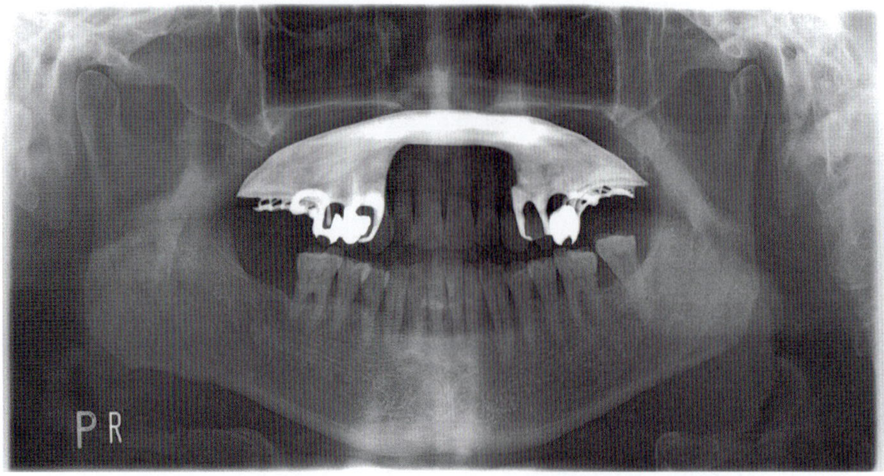

그림 7-33. 틀니를 제거하지 않고 촬영된 파노라마 영상

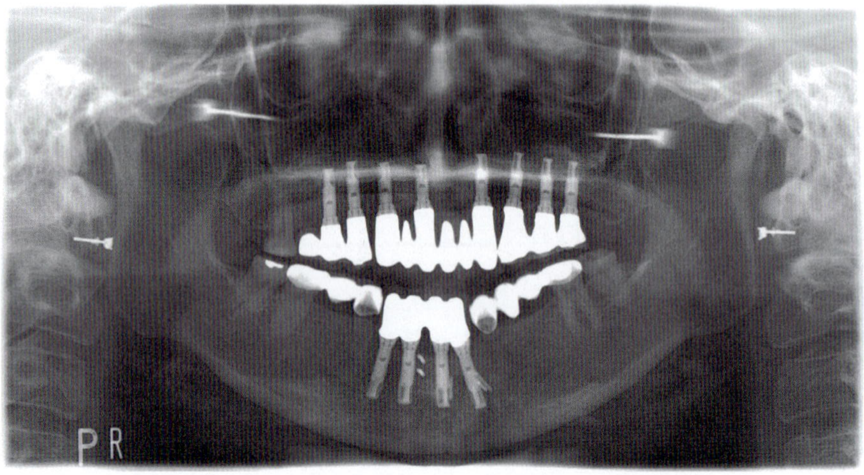

그림 7-34. 귀걸이를 제거하지 않고 촬영된 파노라마 영상

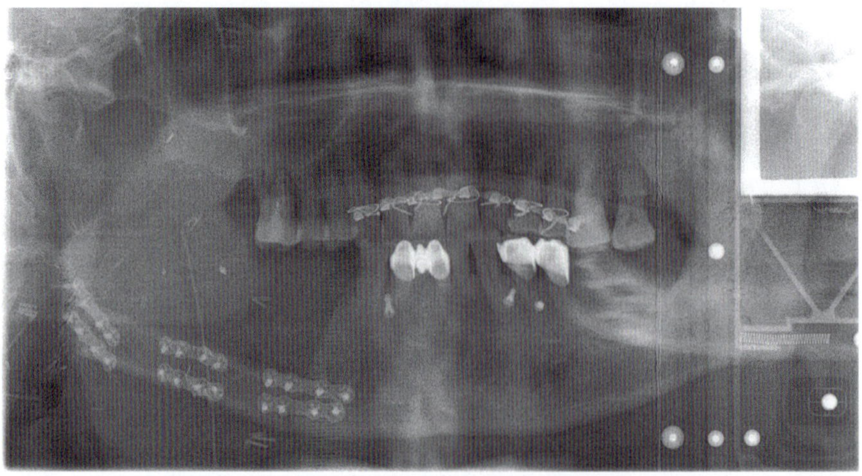

그림 7-35. 카세트 위치가 뒤집혀 촬영된 파노라마 영상

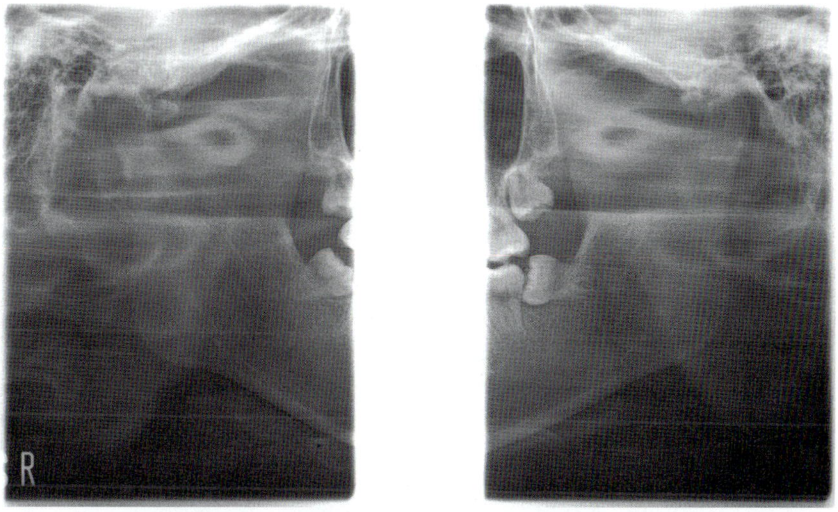

그림 7-36. 프로그램을 잘못 선택하여 촬영된 파노라마 영상

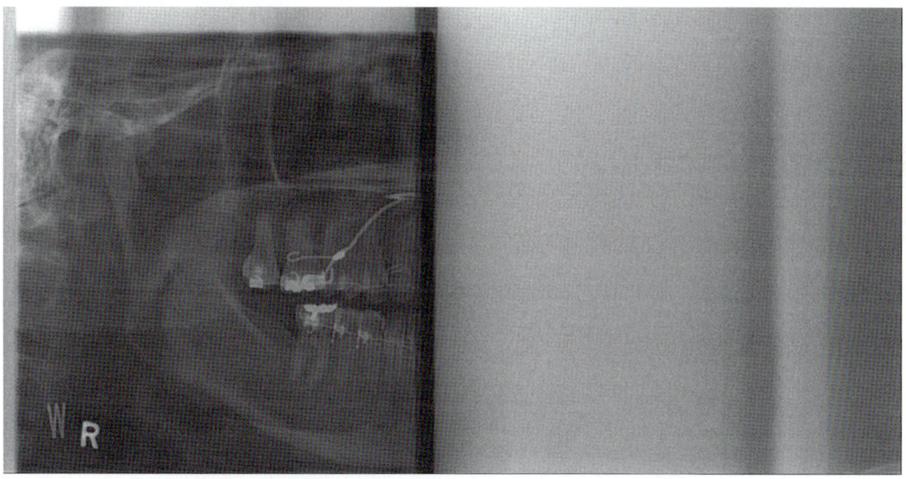

그림 7-37. 촬영 중 어깨에 걸려 촬영 X선관이 회전되지 않은 파노라마 영상

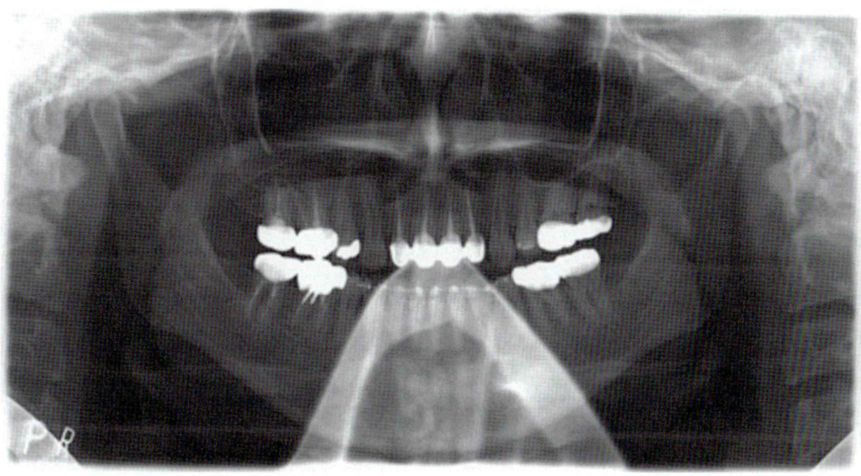

그림 7-38. 납 방어복(Apron)에 의하여 중심에 방사선 불투과상이 보이는 파노라마 영상

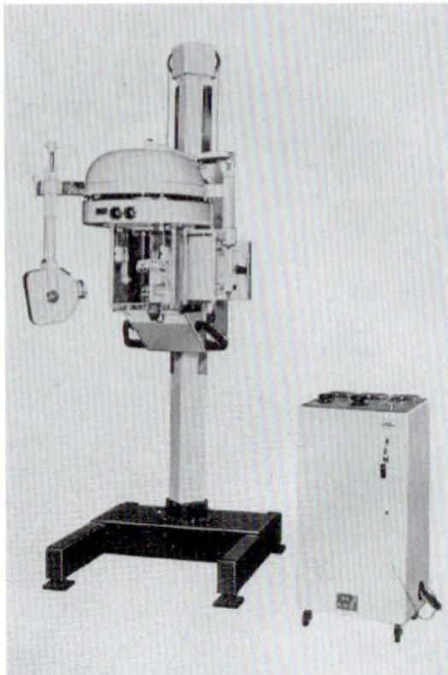
(a)

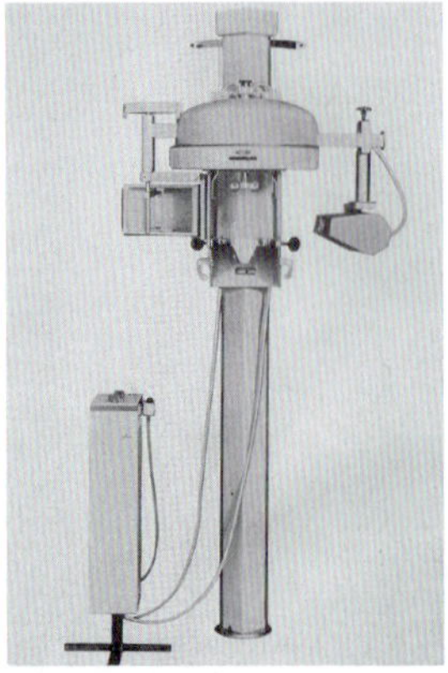
(b)

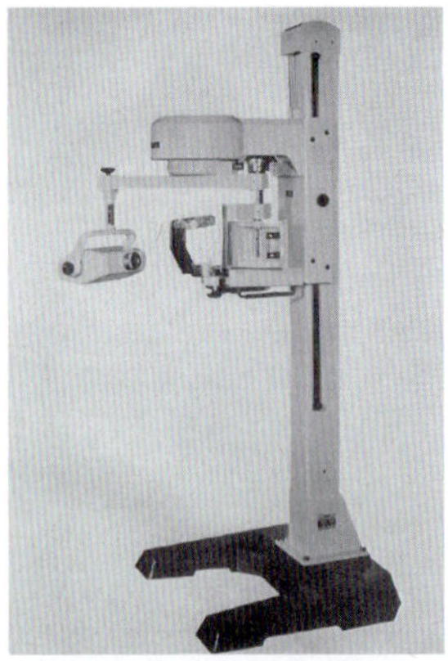
(c)

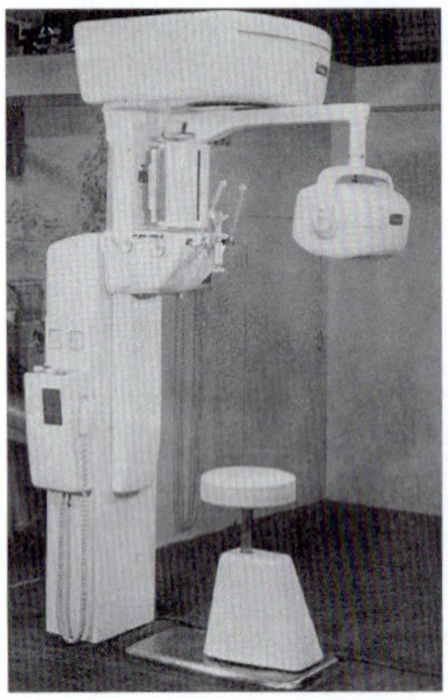
(d)

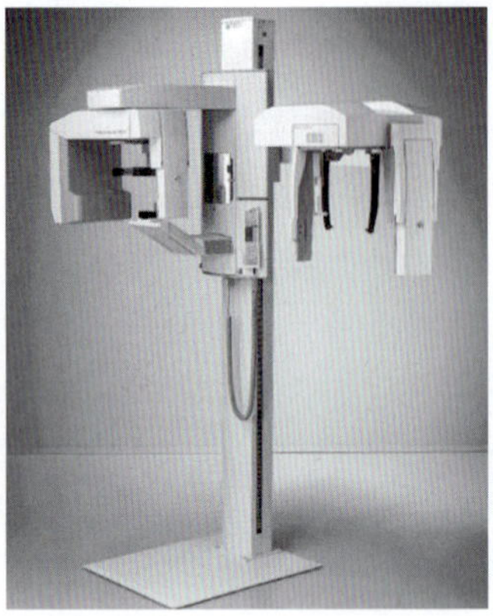
(e)

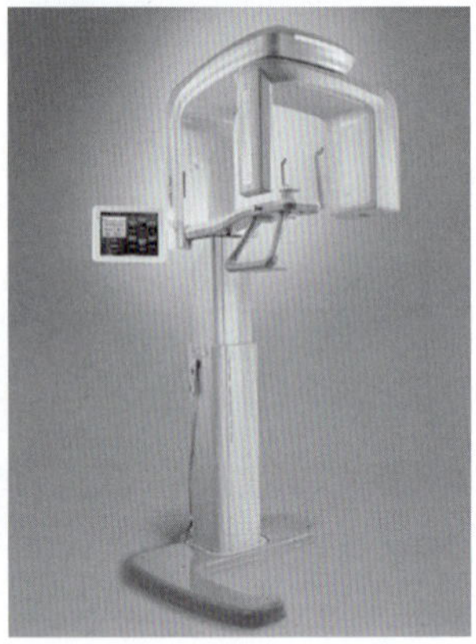
(f)

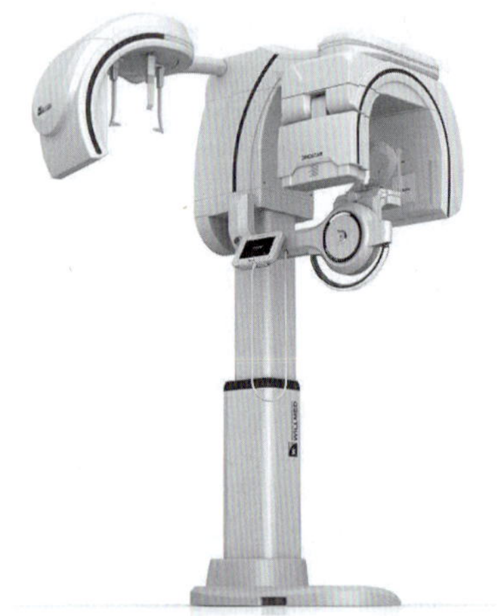
(g)

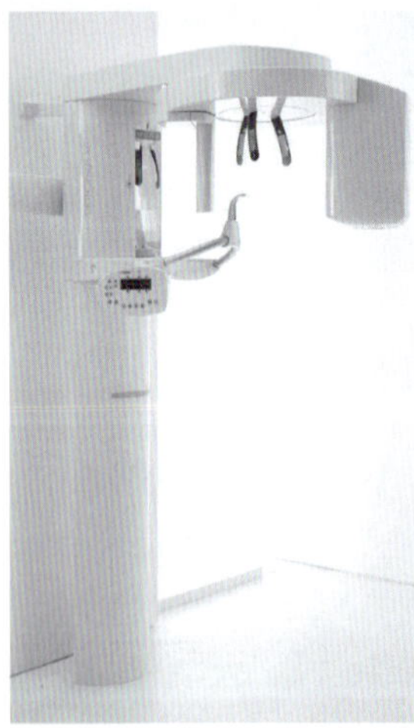
(h)

(a) Orthopantomp N-70(hida Electric Mfg. Co.,Japan)
(b) Palomex(Lääkintasähokö-Siemens)
(c) Panoramax(Asahi X-ray Mfg.Co.,Japan)
(d) Panex(Morita Dental Mfg. Co., Japan)
(e) Orthopantomography OP100D(Instrumentarium Co., imaging division, Finland)
(f) Pax-Primo(Vatech Co., Korea)
(g) Dentri(Willmed Co., Korea)
(h) Orthophos XG 3(Sirona Co., Finland)

그림 7-39. 다양한 파노라마 촬영장치들의 모습

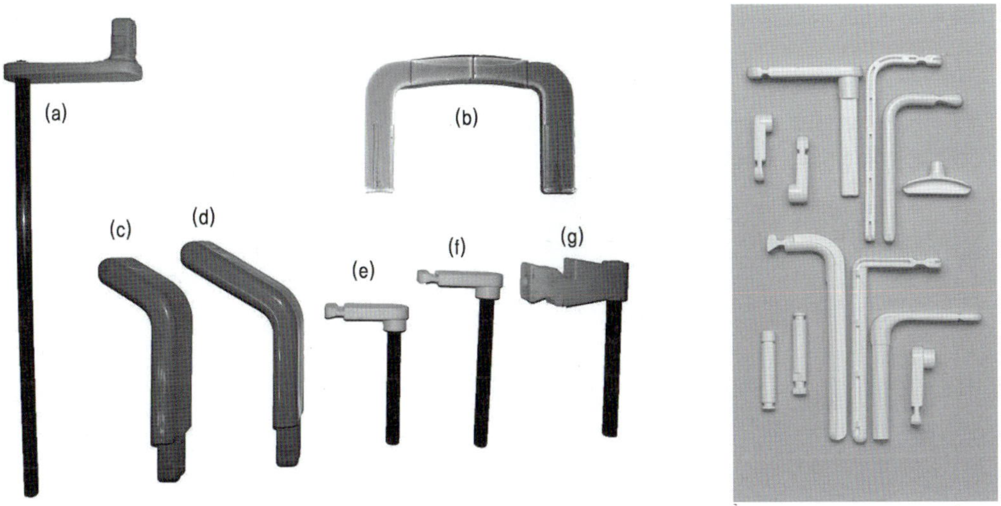

(a) TMJ pointer(턱관절 파노라마 촬영용 포인터)
(b) Chin support(파노라마 촬영용 턱 받침)
(c) Nose support, short(턱관절 파노라마 촬영용 코 받침(짧은 것))
(d) Nose support, long(턱관절 파노라마 촬영용 코 받침(긴 것))
(e) bite block & fork(바이트 블록, 포크(짧은 것))
(f) bite block & fork(바이트 블록, 포크(긴 것))
(g) Edentulous bite positioner(무치악 환자용 바이트 포지셔너)

그림 7-40. 다양한 파노라마 촬영 보조기구

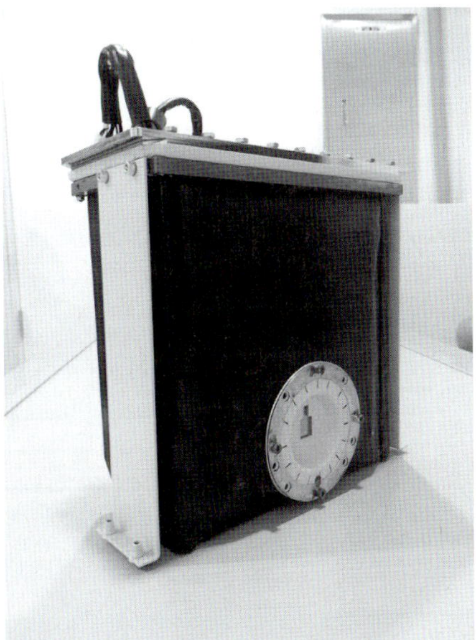

그림 7-41. 파노라마 촬영장치의 Tube

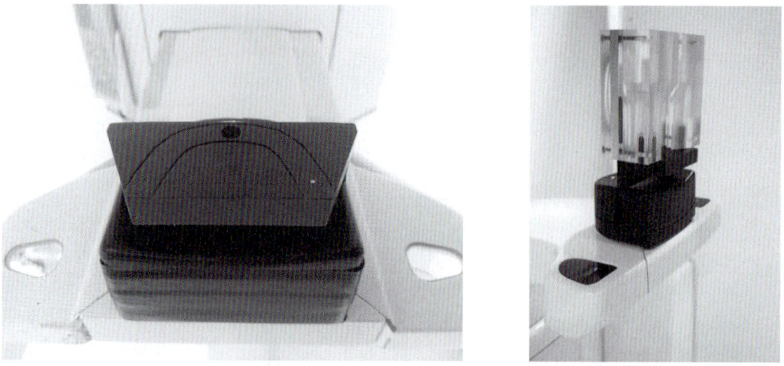

그림 7-42. 파노라마 촬영장치의 QC용 Phantom 종류
(좌: ball & pin phantom, 우: line pair phantom)

그림 7-43. ball & pin phantom을 이용한 QC

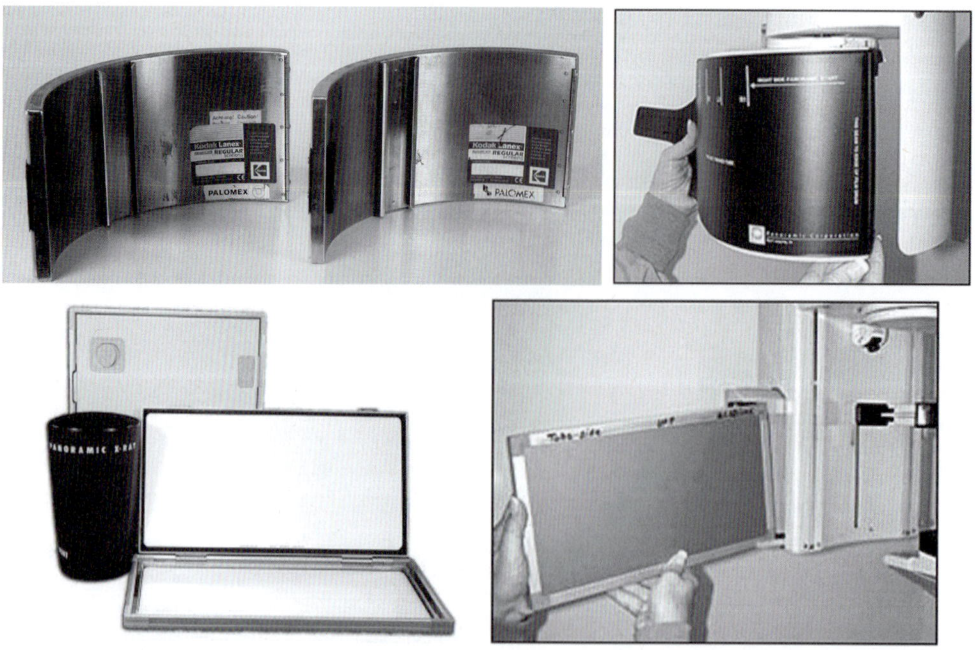

그림 7-44. 파노라마 촬영용 카세트 (상: 곡면형카세트, 하: 직선형카세트)

2 두개부 규격 방사선 촬영(Cephalometric radiography)

치의학분야 및 이비인, 성형의학 등에서 환자의 머리뼈 분석을 위해 방사선 영상을 계측하기 위해서 FOD와 head position 등의 촬영조건을 규격화함으로써 영상의 재현성과 규격화를 나타내는 촬영법이다. 촬영 목적에 따라 측방향 및 후전방향으로 촬영하며 측방향 촬영 시에 환자의 교합상태에 따라 Centric occlusion(Co)과 rest position 방법으로 구분하여 촬영한다.

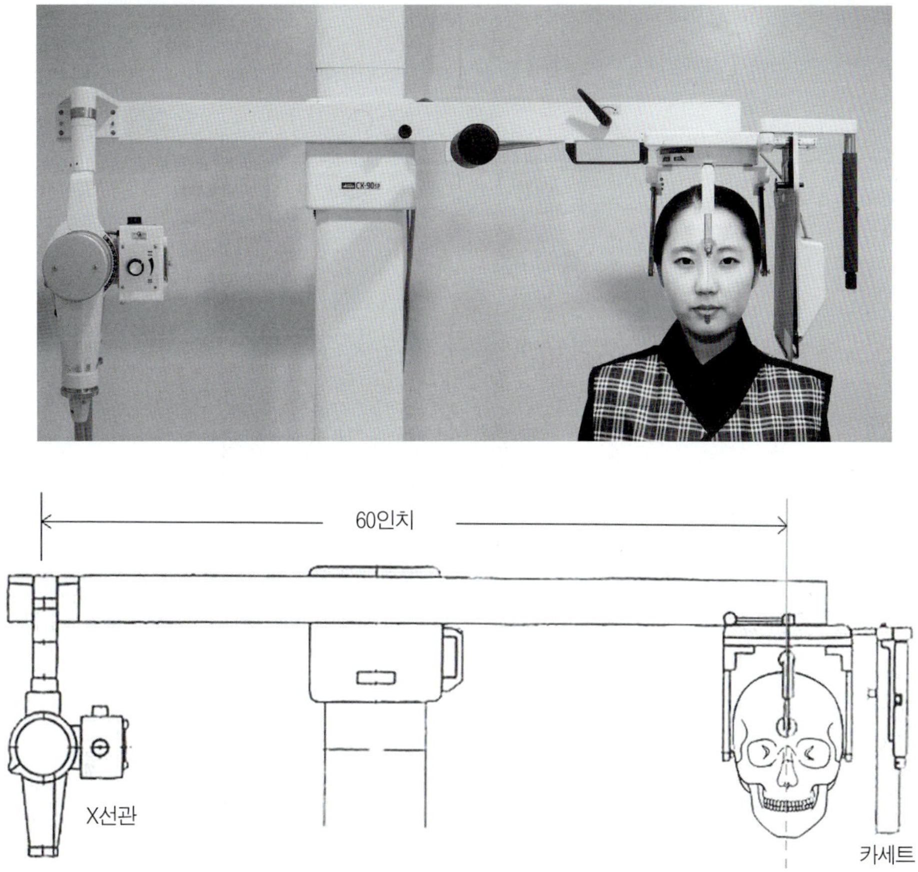

그림 7-45. 두개부 규격 X선 촬영의 도해

■■ 일반 두개부촬영과 다른 점

- Focus-Object Distance(FOD)를 일정하게 규격화하여 계측이 가능한 확대율을 유지한다(보통 60 inch 또는 150 cm).
- 두개부고정장치를 사용하여 환자의 position에 재현성이 가능하게 한다.
- Wedge filter를 이용해 얼굴의 물렁한 조직(soft tissue)이 뼈구조물과 함께 관찰되게 한다(알루미늄을 사용하며 얇은 쪽은 뼈몸통 부위에, 두꺼운 쪽은 전방부 물렁한 조직 부위에 위치시켜 물렁한 조직 측면이 보이도록 해준다).

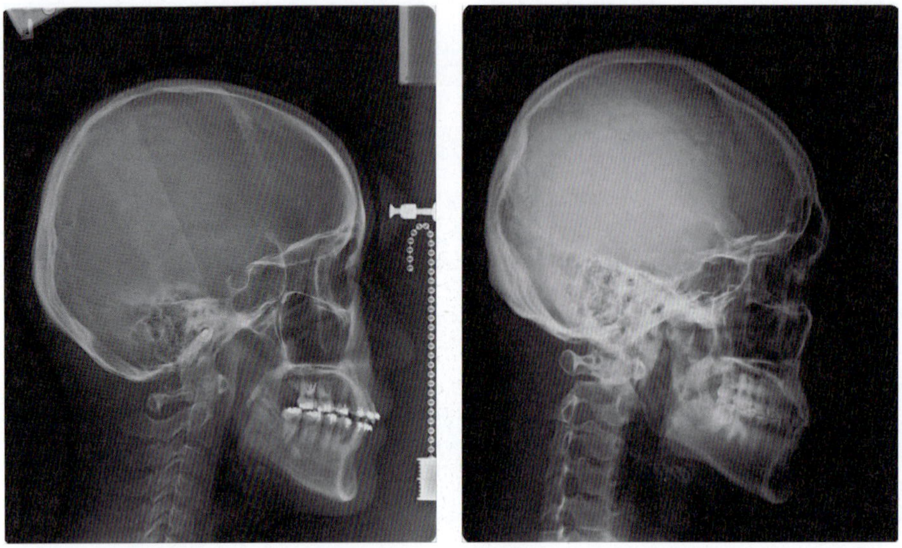

그림 7-46. 두개부 규격 방사선 촬영 영상과 일반 두개부 측방향 촬영 영상의 비교

■■ 두개부 규격 방사선 영상에서 획득할 수 있는 영상정보

- 턱뼈의 성장 방향과 양상
- 골격의 분석
- 의치의 분석
- 물렁한 조직(soft tissue) 분석
- 성장 방향의 예측
- 기능적 분석
- 안면비대칭 여부
- 안면 형태의 분류
- 코인두강(비인강)의 질환 및 기도의 협착상태
- 턱뼈과 목뿔뼈 및 척추와의 위치적 관계

■■ 두개부 규격 방사선 촬영장치의 특징

두개부 규격 방사선 촬영장치는 두개부고정장치, 방사선원 및 카세트 고정기로 구성되어 있다. 두개부고정장치는 두 가지 형이 있다. Broadbent-Bolton(1931) 방법은 두 개의 방사선원과 두 개의 카세트 고정기를 직각으로 고정해 두고 피사체의 이동 없이 그 자리에서 측면 영상과 정면 영상을 촬영할 수 있다. 보다 정밀한 삼차원적 분석이 가능하지만 많은 공간과 설비를 필요로 하는 단점이 있다. Higley(1936)는 한 개씩의 방사선원과 카세트 고정기를 사용하는 대신 회전이 가능한 두개부고정장치를 채택하여 규격영상을 촬영하였다. 두개부고정장치를 회전시켜 촬영할 수 있으므로 좁은 공간 내에 장비 설비가 가능하여 현재 많이 쓰이고 있는 방법이다. 그러나 두부 회전 시 두부의 수평관계가 변할 수 있으므로 정확한 삼차원적 분석에는 한계가 있다는 것을 알아야 한다.

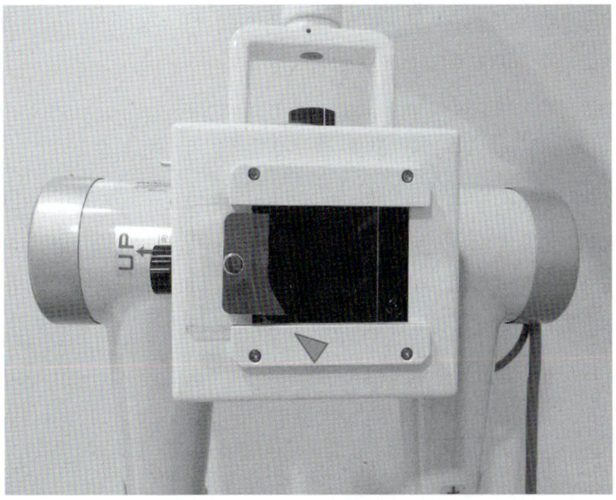

그림 7-47. Al Wedge filter

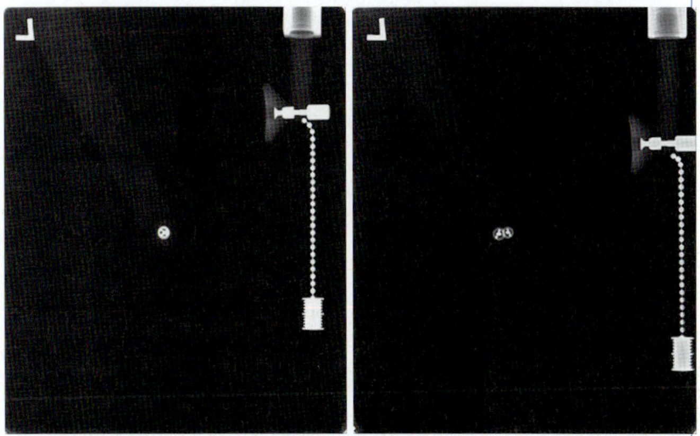

그림 7-48. 재현성을 위한 두개부고정장치의 ear rod 일치성 검사

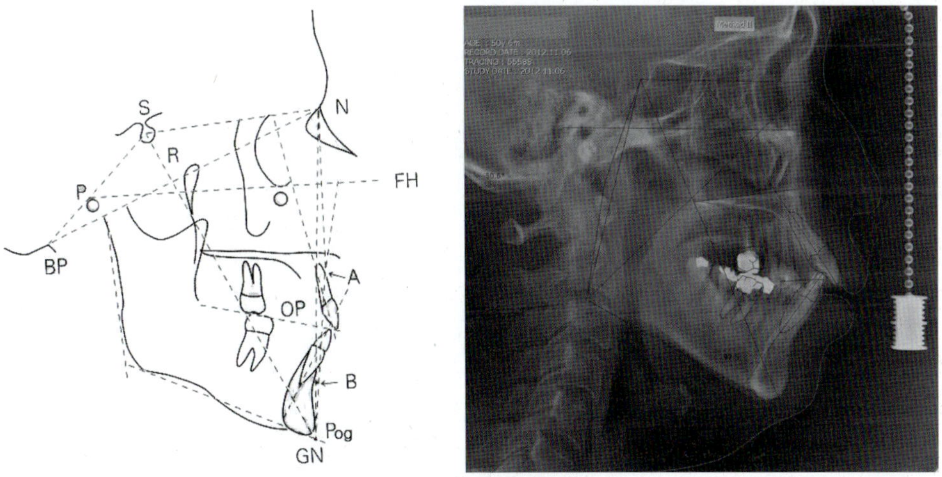

그림 7-49. 두개부 규격 방사선 영상 분석에 사용되는 기준점과 기준평면(다운스 분석)

S: sella(뇌하수체와의 중심)
P: porion(바깥귀구멍(외이공)의 최상방점)
N: nasion(이마코뼈봉합(전두비골봉합)의 최상방점)
A: subspinale(앞코가시(전비극)과 위턱치조정점 사이 곡선의 최후방점)
B: supramentale(Infradentale 하방과 아래턱점(Pogonion)상방에 있는 아래턱뼈 곡선상에서 최후방점
Pog: pogonion(턱끝의 외형선에서 최전방점)
GN: gnathion(턱끝의 측면 영상 중에서 최전하방점)
B-N plane: 두개기저 평면
S-N plane: 전두개저 평면
FH plane: P와 골성안와의 최하방점을 연결한 평면
Y-axis: S와 GN을 연결한 직선
Facial plane: N과 Pog를 연결한 직선

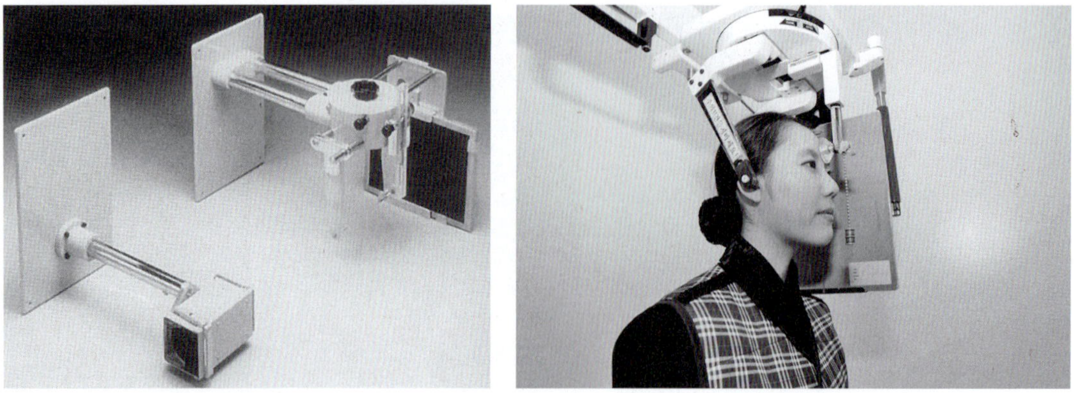

그림 7-50. 두개부 규격 방사선 촬영장치의 도해 및 촬영 모습

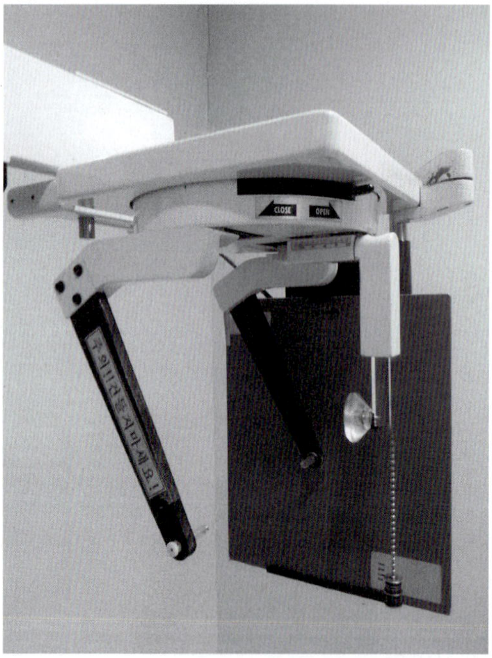

그림 7-51. 두개부 규격 촬영장치의 두개부고정장치
(USA standards에 의해 카세트의 위치는 환자의 왼쪽에 위치하는게 일반적임)

1) 두개부 규격 측방향 촬영법(Lateral cephalometric radiography)

(1) 촬영목적

코인두의 물렁한 조직, 코곁굴 및 단단입천장을 관찰할 수 있으며, 두개부와 치아의 성장 발육 상태, 부정교합의 형태적 진단, 교정 치료 전후의 턱뼈 및 치아의 위치변화, 얼굴(안면)의 외상 및 질환 유무, 선천적인 기형 등을 평가할 수 있다.

(2) 촬영방법

환자를 카세트 측면으로 앉히거나 서게 하여 정중선을 카세트와 평행하게 위치시키고 양 어깨를 늘어뜨려 동일 횡단면에 놓이게 조정한다.

양쪽 귀에 귀꽂이(ear rod)를 넣고 두개부고정장치를 사용하여 머리를 고정시킨다. 입술을 편안하게 다문상태에서 양쪽 어금니를 물게 한다. 코의 물렁한 조직을 나타나게 하기위해 쐐기형 여과판(wedge filter)을 사용한다. 중심 X선은 바깥귀길(외이도)을 향하여 카세트면과 정중시상면에 수직으로 입사한다.

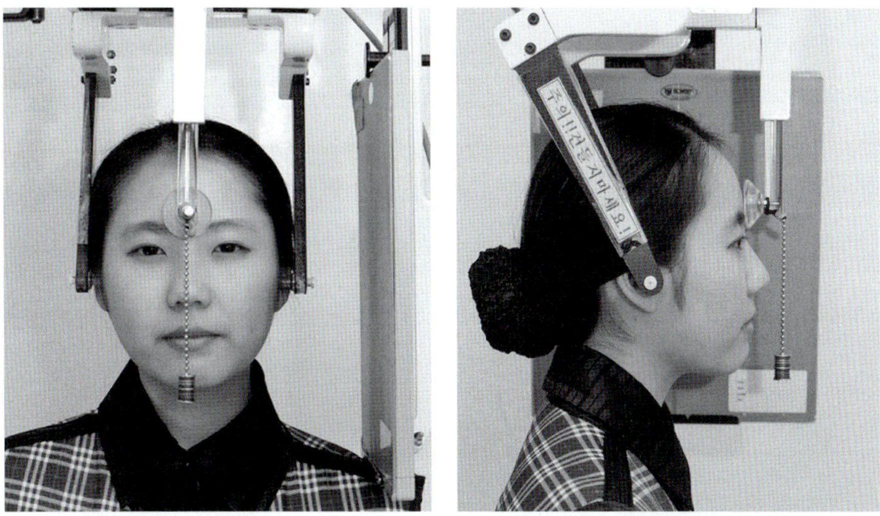

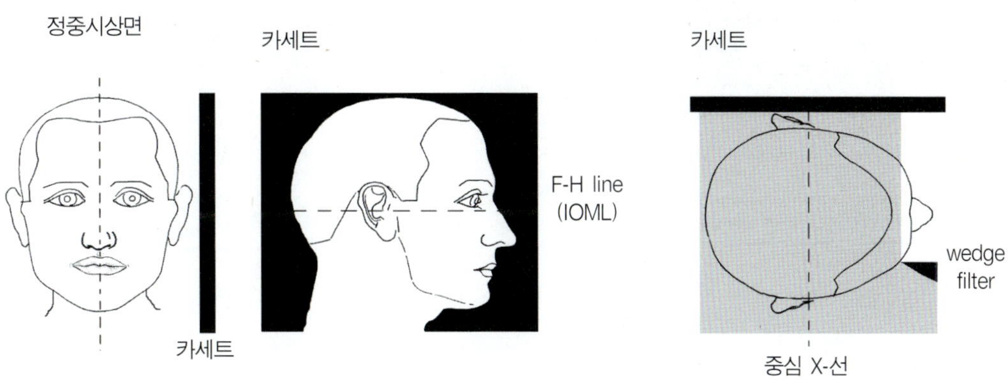

그림 7-52. 두개부 규격 측방향 촬영의 환자 자세

■■ 촬영실 환경에 따른 환자의 두부 위치 자세

- 촬영실에 거울이 설치되어 있지 않는 경우 – 환자의 F-H line이 촬영실 바닥과 평행이 되게 위치시킨다.

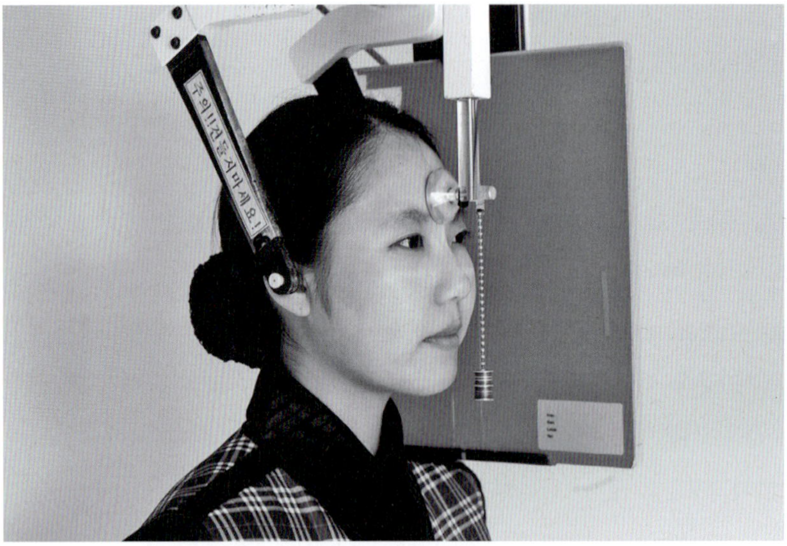

그림 7-53. 두개부 규격 측방향 촬영의 환자 자세(거울이 없는 경우)

- 촬영실에 거울이 설치되어 있는 경우 – 두부를 위아래로 2~3회 움직여 환자가 가장 편안한 평상 시 자세로 거울에 비친 본인의 눈높이를 보게 한다(natural head position).

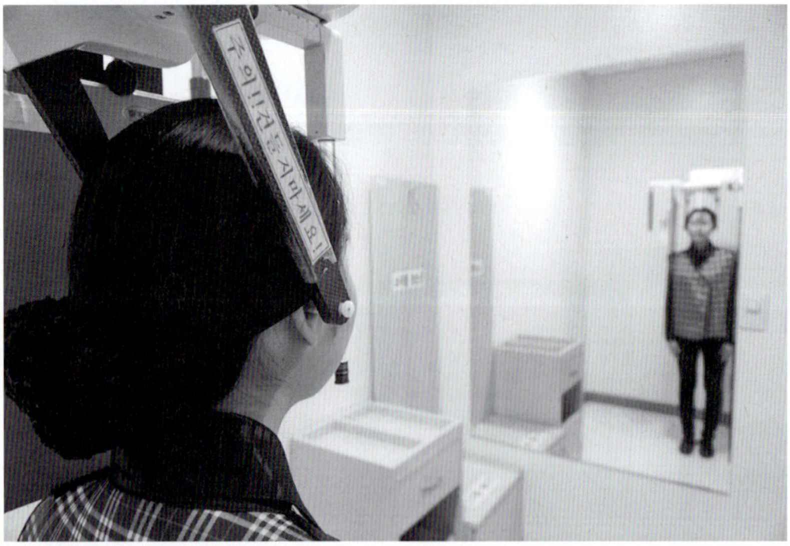

그림 7-54. 두개부 규격 측방향 촬영의 환자 자세(거울이 있는 경우)

■■ 수평기준선에 따른 두부 위치 자세

독일의 Frankfurt에서 해부학자들과 인류학자들이 모여 수평선 기준선으로 바깥귀길(외이도)의 위가장자리와 눈확의 아래가장자리를 연결한 선을 가장 자연적인 수평선으로 결정한 바 있다. 이를 Frankfurt plane이라 부르며 지금까지도 많이 사용하고 있다. 그러나 Frankfurt평면을 방사선 영상에서 재현 시에는 계측점의 정확도가 문제 되는 경우가 종종 있어서 최근에는 생리적 수평선을 채택하기도 하는데, 이는 환자가 거울을 바라보게 지시하여 자연스러운 두부 위치를 얻는 방식으로써 natural head position(NHP)으로 부른다. 이런 natural head position 상태에서는 수직으로 늘어뜨린 체인이 방사선 영상에 같이 촬영되도록 하고 이 체인의 수직선을 계측상의 기준평면으로 사용하기도 한다.

(3) 영상의 평가

① 코와 턱의 연조직과 비골이 잘 나타나야 한다.

② 양쪽 귀꽂이(ear rod)가 겹치게 나타나야 한다.

③ 촬영방식에 따른 환자의 교합관계가 정확해야 된다. Centric occlusion(Co)의 경우에는 위, 아래턱 치아가 바르게 맞물려 있어야 하며 rest position의 경우에는 치아에 힘이 들어가지 않게 환자에게 충분히 설명을 해야 한다(위, 아래턱 첫째작은어금니 교합의 거리가 평균 2~4 mm).

④ 입술에 힘이 들어가 있지 않아야 한다.

⑤ 두개부고정장치가 미간에 정확히 위치되어 있어야 한다.

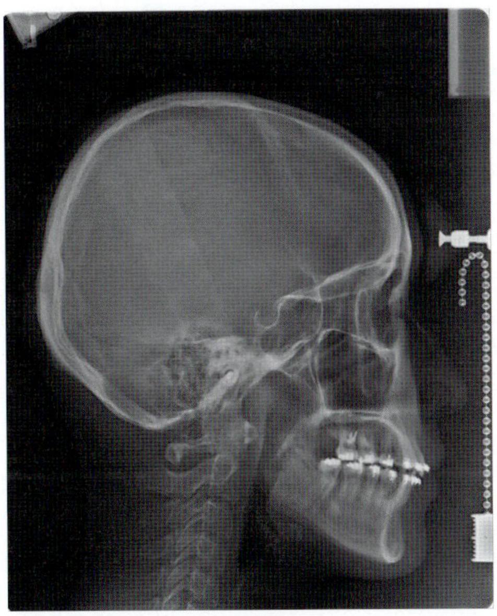

그림 7-55. 두개부 규격 측방향 촬영(Co position) 영상

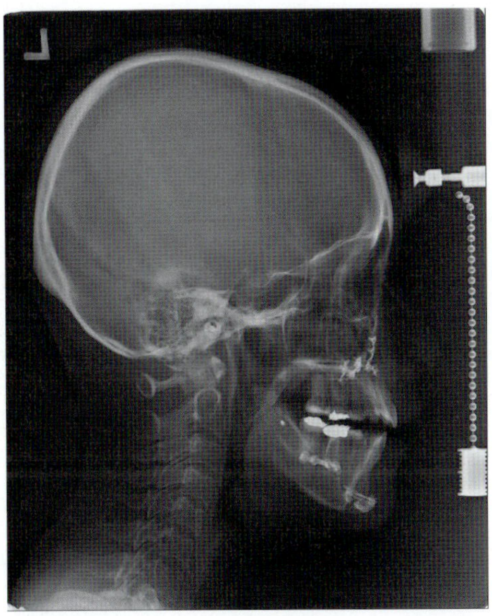

그림 7-56. 두개부 규격 측방향 촬영(rest position) 영상

⑥ 분석을 위한 모든 표지가 나타나야 한다.

⑦ 영상의 기하학적 확대율이 항상 일정해야 한다(우리나라는 일반적으로 1.1 : 1).

2) 두개부 규격 후전방향 촬영법(P-A cephalometric radiography)

(1) 촬영목적

이마굴(전두동), 벌집굴(사골동), 코오목(비와) 및 눈확(안와), 턱뼈 및 치아를 관찰할 수 있으며, 머리뼈의 질환, 외상, 두개부와 치아의 성장 발육상태, 두개부의 비대칭 정도 및 선천적인 기형 등을 평가할 수 있다.

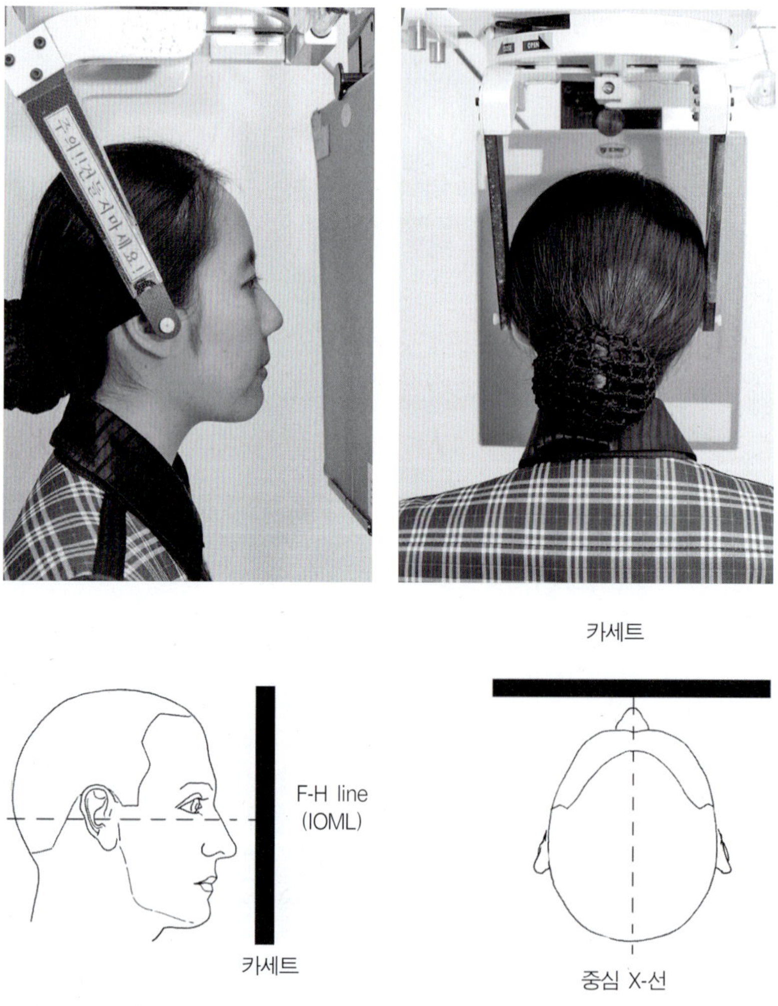

그림 7-57. 두개부 규격 후전방향 촬영의 환자 자세

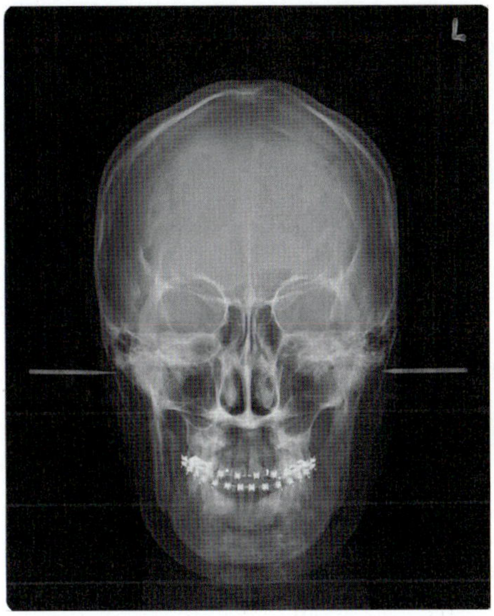

그림 7-58. 두개부 규격 후전방향 촬영 영상

(2) 촬영방법

환자를 카세트 정면으로 앉히거나 서게 하여 정중선을 카세트와 수직이 되게 위치시키고 양 어깨를 늘어뜨려 동일 횡단면에 놓이게 조정한다.

양쪽 귀에 두개부고정장치의 귀꽂이(ear rod)를 넣어 머리를 고정하고, 입술을 편안하게 다문 상태에서 양쪽 어금니를 물게 한다(중심교합자세).

(3) 영상의 평가

① 위아래턱의 치아가 바르게 맞물려 있어야 한다(중심교합자세).

② 두개부고정장치의 양쪽 귀꽂이를 귀에 정확하게 삽입하여 규격화, 재현성을 높여야 한다.

③ 영상의 기하학적 확대율이 항상 일정해야 한다(우리나라는 보통 1.1 : 1).

3 일반 두개부촬영(Skull series radiography)

1) 후전방향촬영(P-A projection)

머리뼈(두개골)의 질환 및 외상, 그리고 선천적 기형 등을 관찰하는데 이용된다. 또한 얼굴의 옆면 성장의 평가에 이용되며, 이마굴, 벌집굴, 코오목, 눈확을 보는데도 유용하다. 환자의 정중시상면이 카세트에 수직이 되면서 눈확아래 귓구멍선(안와하이공선, IOML)은 촬영실 바닥과 평행이 되도록 위치시키고, 중심선이 비교를 통과하면서 눈확아래 귓구멍선(안와하이공선, IOML)에 평행이 되도록 조사한다.

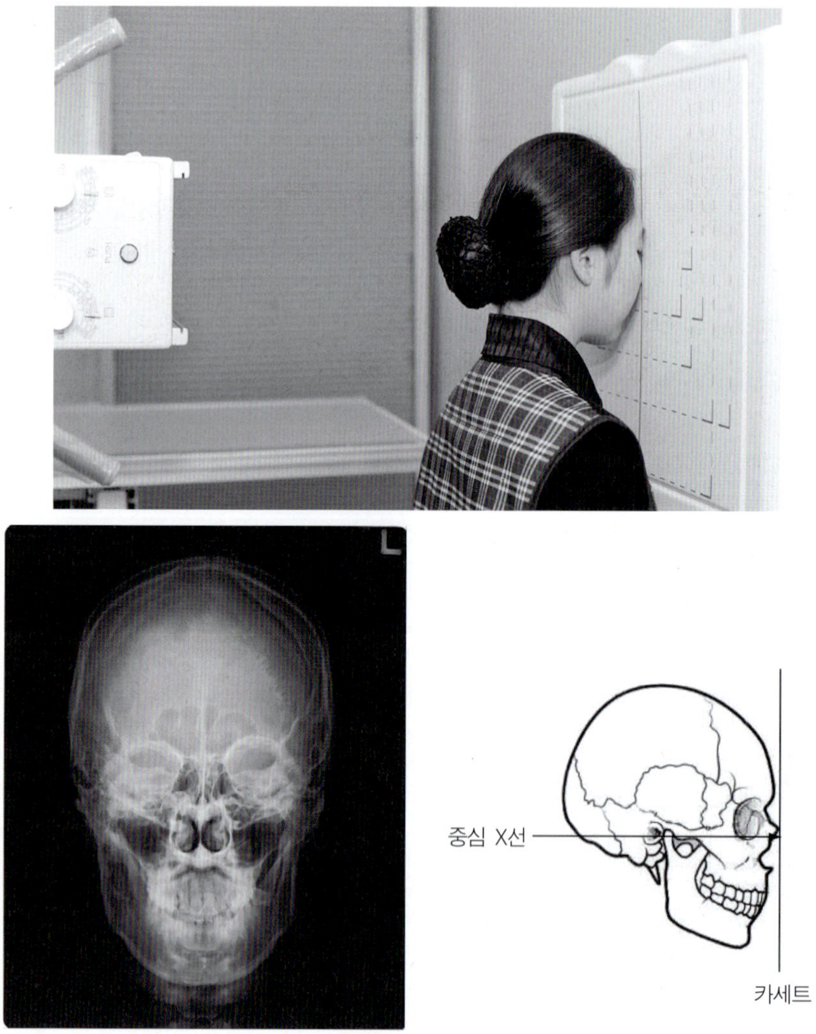

그림 7-59. 두개부 후전방향촬영 환자 자세 및 영상

2) 측방향촬영(Lateral projection)

머리와 얼굴의 외상 및 질환, 선천적 기형을 평가하고 코인두(비인두)의 물렁한 조직, 코곁굴(부비동) 및 단단입천장를 관찰하는데 이용된다. 좌우가 중복된 얼굴뼈의 측방향 모습이 관찰되어야 한다. 환자의 정중시상면이 카세트에 평행이 되면서 눈확아래 귓구멍선(안와하이공선, IOML)이 촬영실 바닥과 평행이 되도록 위치시키고, 중심선이 바깥귀길(외이도)을 통과하면서 카세트와 정중시상면에 수직이 되도록 조사한다.

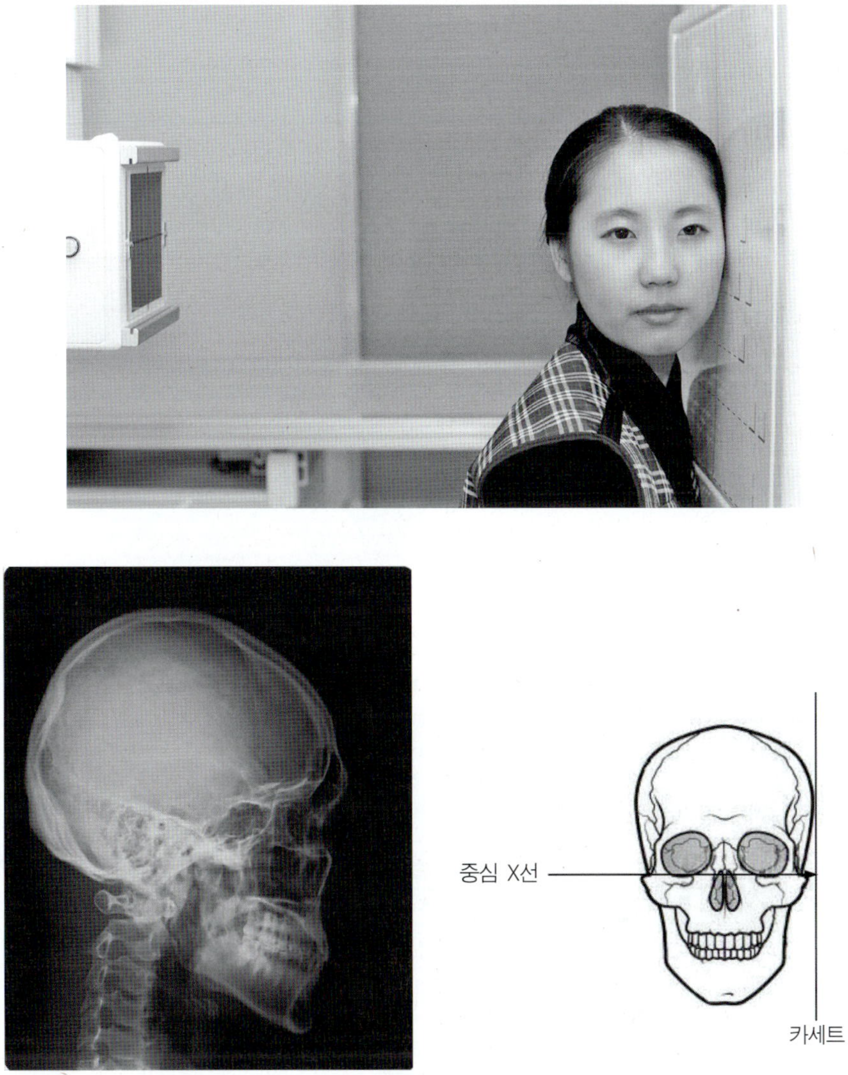

그림 7-60. 두개부 측방향촬영 환자 자세 및 영상

3) Waters view

주로 위턱굴을 보기 위하여 촬영하는데, 이마굴, 벌집굴, 눈확, 이마광대봉합, 코안(비강)을 관찰할 수 있다. 또한 위턱뼈와 광대뼈활 사이의 근육돌기의 위치도 관찰할 수 있다. 환자의 정중시상면이 카세트에 수직이 되면서 눈확아래 귓구멍선(안와하이공선, IOML)과 카세트가 이루는 각도가 37~40도가 되도록 두부를 위치시키고, 중심선이 위턱굴의 중앙을 통과하면서 카세트에 수직이 되도록 조사한다. 관자뼈(측두골)의 바위꼭지부(추체부, petrous portion)와 위턱굴바닥부위의 중첩이 일어나면 환자의 턱을 약간 더 들도록 한 후 촬영을 시행한다. 환자의 입을 벌린 후 촬영하면 나비굴이 입천장부위에서 관찰된다.

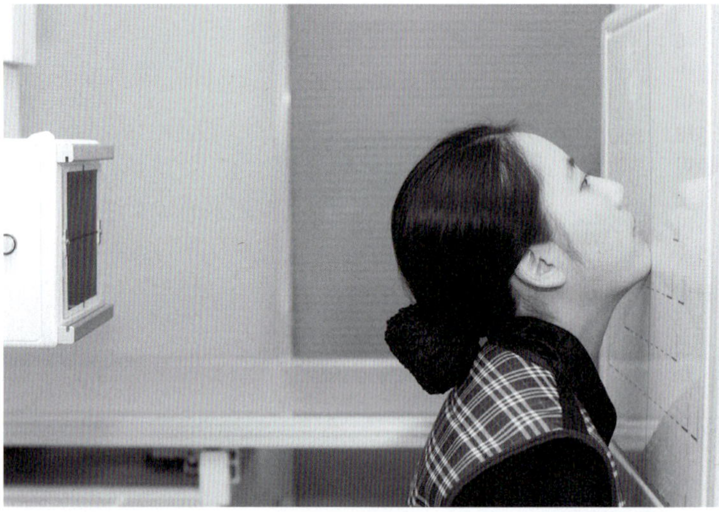

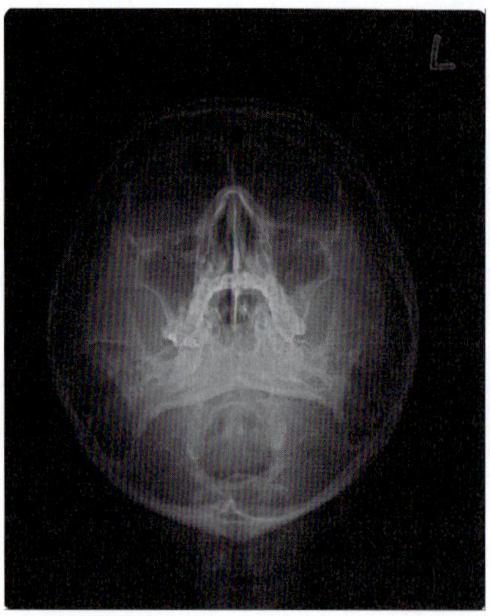

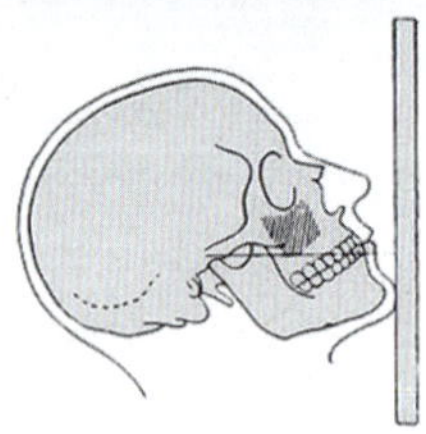

(바위능선(추체능)이 위턱굴 아래에 투영)

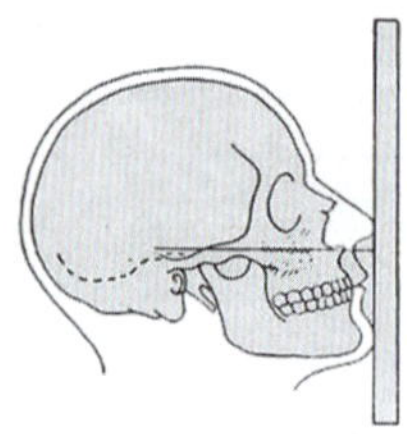

(바위능선(추체능)이 위턱굴과 겹침)

그림 7-61. waters view 환자 자세 및 영상

4) Caldwell view

눈확가장자리(안와연), 위턱뼈, 코중격(비중격), 광대뼈, 앞코뼈가시(전비극)를 관찰할 수 있다. 카세트에 코와 이마로 머리를 지지하고 눈확 귓구멍선(안와이공선, OML)이 수직되게 턱을 당긴 후 정중시상면이 촬영대에 수직되게 조정한다. 중심 X선이 발쪽으로 15도로 향하게 조절하여 카세트 중앙에 입사한다.

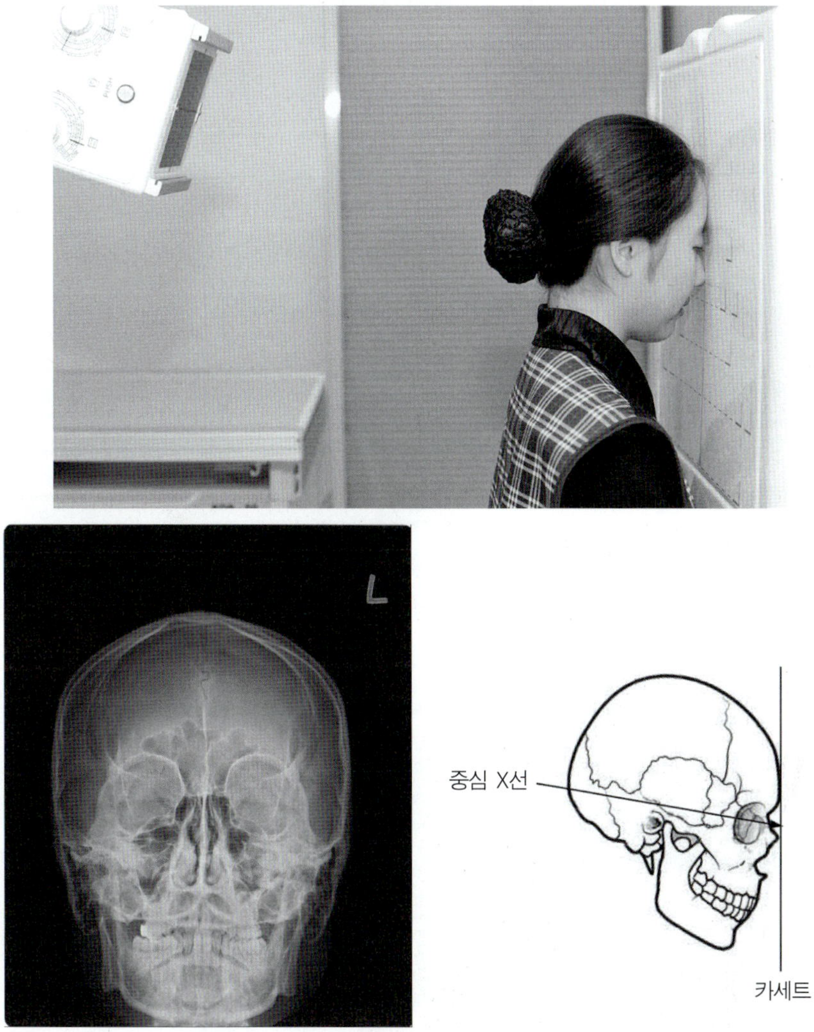

그림 7-62. caldwell view 환자 자세 및 영상

5) Reverse Towne's view

턱뼈머리, 목뼈부위의 골절이나 전위가 의심될 때 촬영한다. 위턱굴의 후측벽을 관찰하는데도 이용되며 턱뼈머리를 잘 보이게 하기 위해 최대 개구를 시킨다. 환자의 눈확 귓구멍선(안와이공선, OML)이 하방으로 25~30도 경사지도록 위치시키고 중심선이 뒤통수뼈를 통과하면서 카세트에 수직이 되도록 조사한다. 서거나 앉지 못하는 환자에 대해서는 Modify Towne's view를 이용한다.

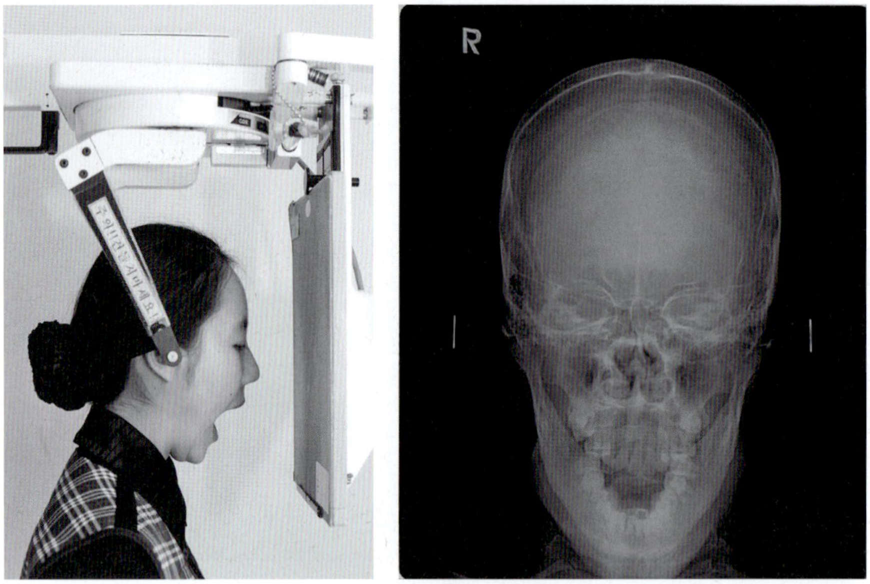

그림 7-63. Reverse Towne's view 환자 자세 및 영상

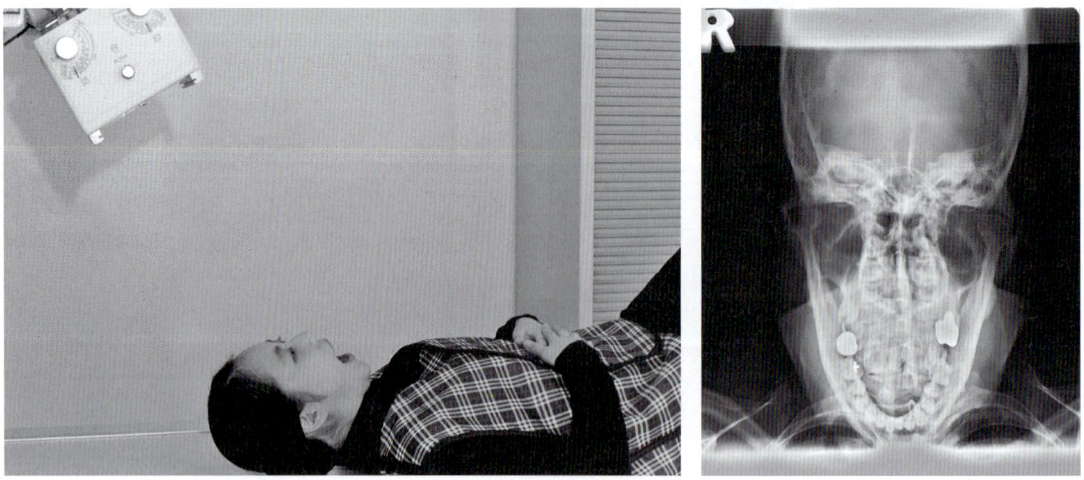

그림 7-64. Modify Towne's view 환자 자세 및 영상

6) 하악-두정방향촬영(Submentovertex projection)

머리뼈바닥, 턱뼈머리 장축의 수평경사각, 나비굴, 아래턱의 만곡도, 위턱굴의 측벽, 광대활의 골절을 관찰하는데 이용되며, 내외측 날개판(익상판)과 머리뼈바닥의 여러 소공을 관찰하는데도 유용하다. 환자의 두경부를 가능한 후방으로 신장시켜 두정이 카세트의 중앙에 위치되도록 한다. 또한 환자의 눈확귓구멍선(안와이공선, OML)을 10° 더 뒤로 기울이게 하여 방사선 촬영실 바닥 평면에 대해 FH line이 수직이 되면서 카세트와는 평행이 되도록 위치시킨다. 중심선이 아래턱 하방으로부터 상방으로 두정을 향하고 양측 턱뼈머리를 연결한 선의 2 cm 전방을 통과하면서 카세트에 수직이 되도록 조사한다.

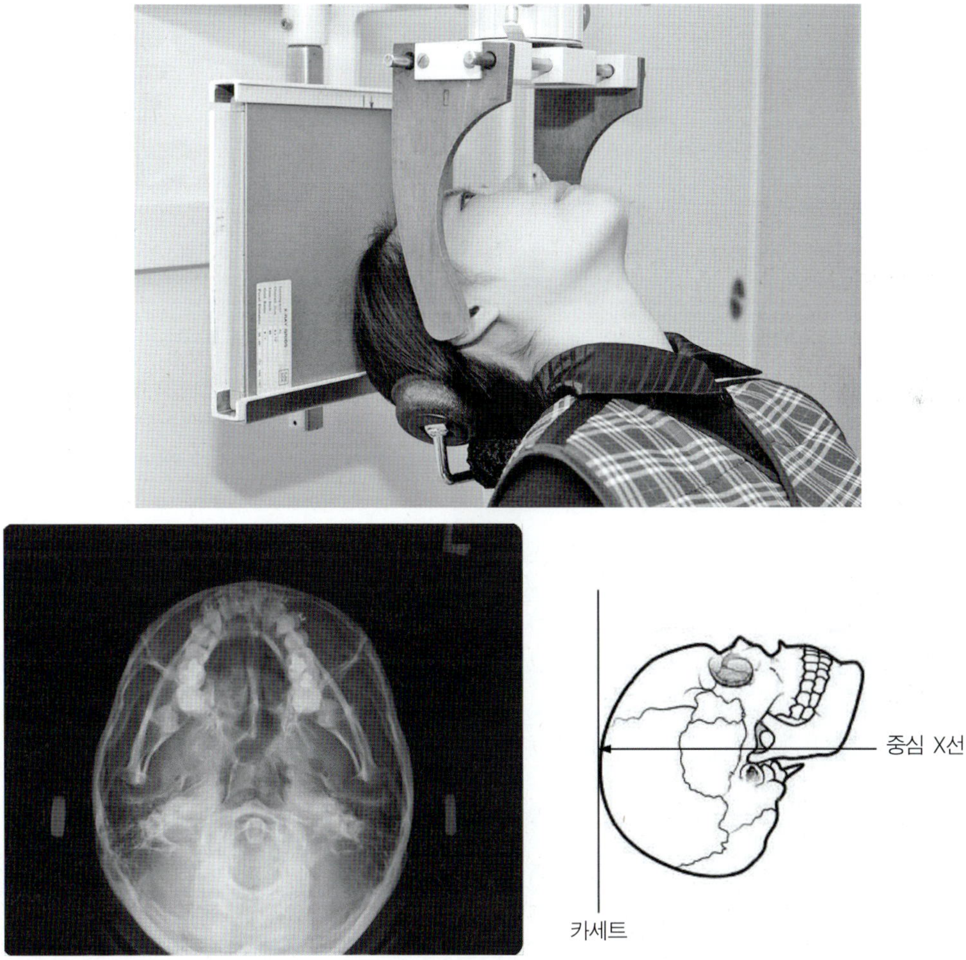

그림 7-65. 하악두정방향촬영 환자 자세 및 영상

※ 특별히 얼굴비대칭 및 골격분석 등을 위한 영상 계측이 필요한 경우에는 두개부 고정장치를 사용하고 기하학적 확대율을 일정하게 한, 두부 규격 하악 두정방향 촬영이 이용되는 경우도 있다.

7) 두정-하악방향촬영(Verticosubmental projection)

하악-두정방향과 다소 비슷한 촬영상을 나타내며 피사체-카세트 사이 거리가 증가하고 두 개저부와 카세트면 사이의 각도가 증가하기 때문에 머리바닥부 구조, 특히 기저 중심부가 약간 왜곡, 확대된다. 그렇지만 전두개저부와 나비굴의 검사에 이용되며 확대와 왜곡은 목을 카세트에 밀착시킴으로써 감소시킨다. 중심 X선은 눈확아래 귓구멍선(안와하이공선, IOML)에 수직으로 입사하며 외이도 전방 2 cm점을 통과하게 된다.

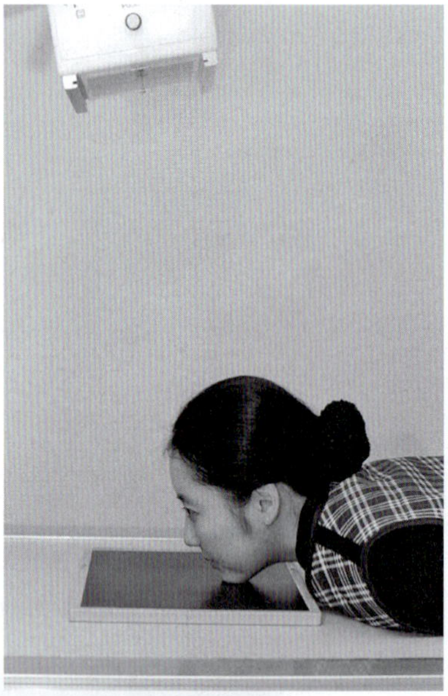

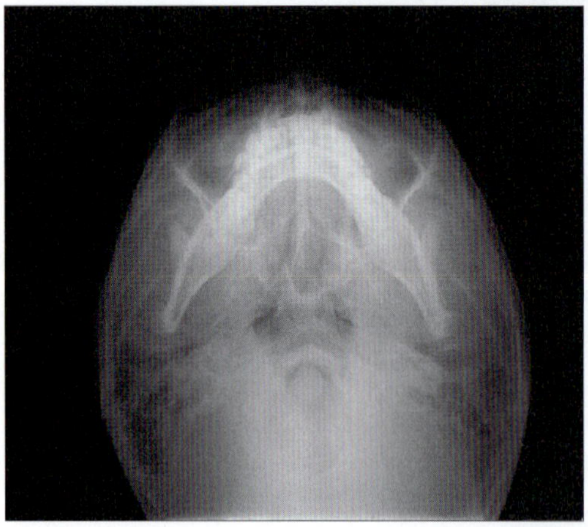

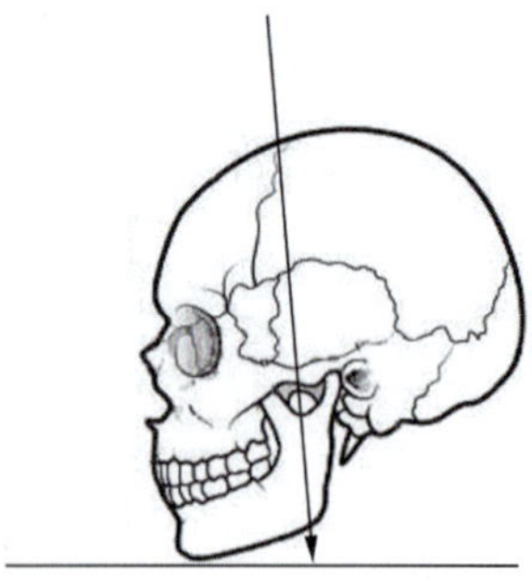

그림 7-66. 두정하악방향촬영 환자 자세 및 영상

8) 광대활(권골궁) 촬영(Zygomatic arch projection)

광대활의 대칭적 축방향 촬영상이 다른 구조와 중복되지 않고 나타난다.

너무 편평하거나 외상으로 인한 함몰 등이 없다면 광대활이 카세트로부터 멀리 떨어져 있기 때문에 두정골 융기부에 중복 없이 나타나며 광대활의 골절, 변위를 관찰할 수 있다.

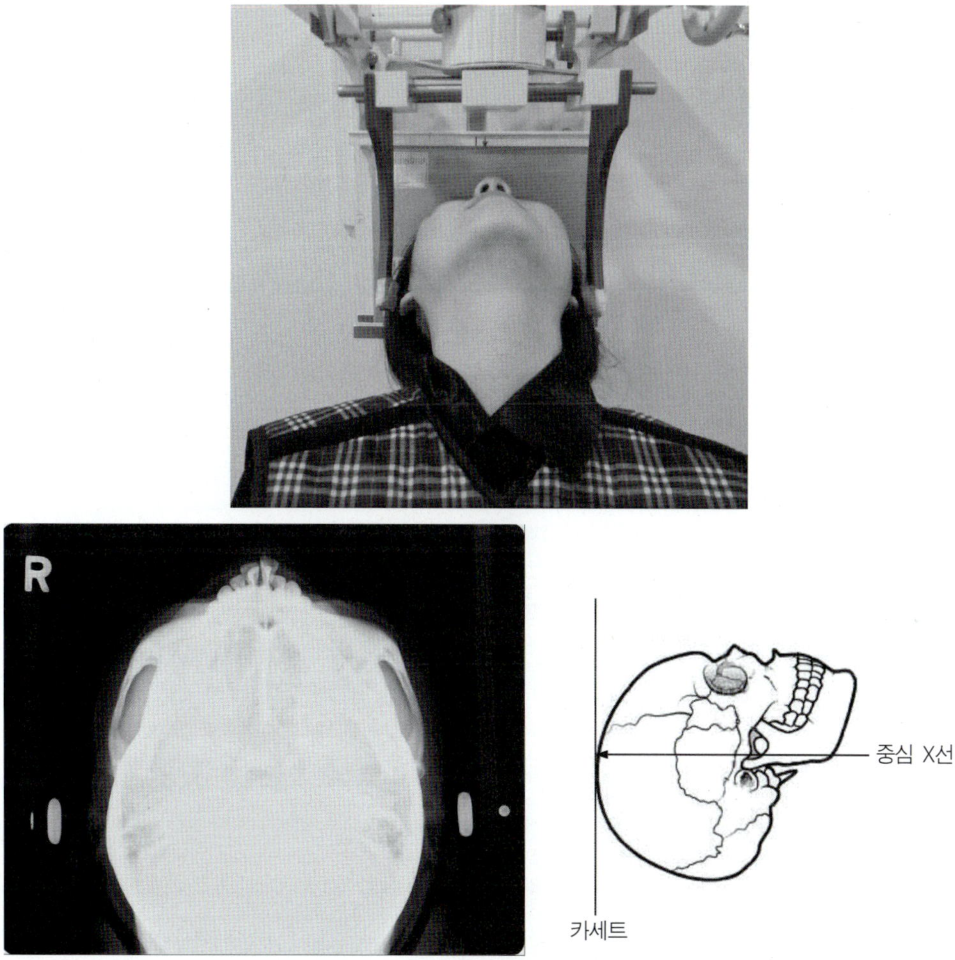

그림 7-67. 광대활(권골궁)촬영 환자 자세 및 영상

9) 턱뼈몸통(하악체) 축·측방향 촬영(Mandibular body axiolateral projection)

턱뼈몸통의 아래가장자리와 작은어금니 및 큰어금니를 관찰할 수 있으며 치근단 촬영보다 광범위한 관찰이 가능하다. 송곳니부터 턱뼈각까지 턱뼈몸통부위가 모두 나타난다.

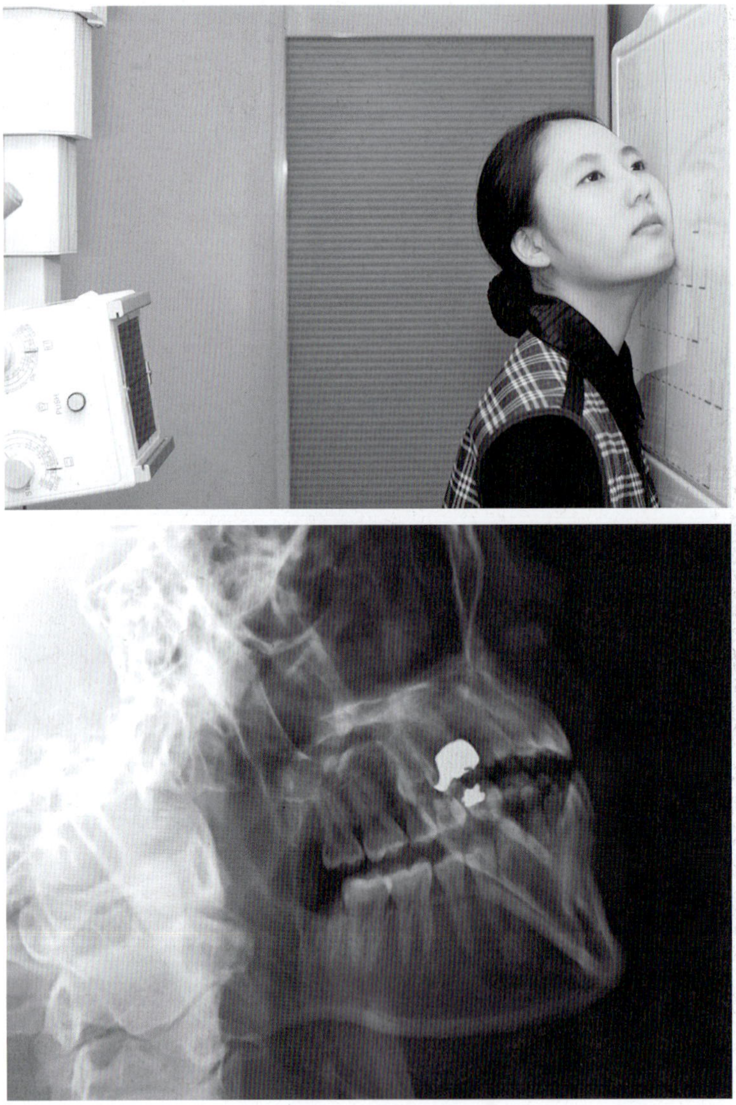

그림 7-68. 턱뼈몸통(하악체) 축·측방향 환자 자세 및 영상

10) 턱뼈가지(하악지) 축·측방향 촬영(Mandibular ramus axiolateral projection)

아래턱 우각부에서 턱뼈머리까지의 턱뼈가지를 관찰할 수 있다. 또한 위아래턱의 셋째큰어금니 부위를 관찰하는데도 종종 이용된다. 턱뼈머리를 제외한 턱뼈가지와 턱뼈각과 턱뼈몸통 뒷부분이 관찰된다. 목뼈와 중복을 피하기 위하여 턱을 내민다.

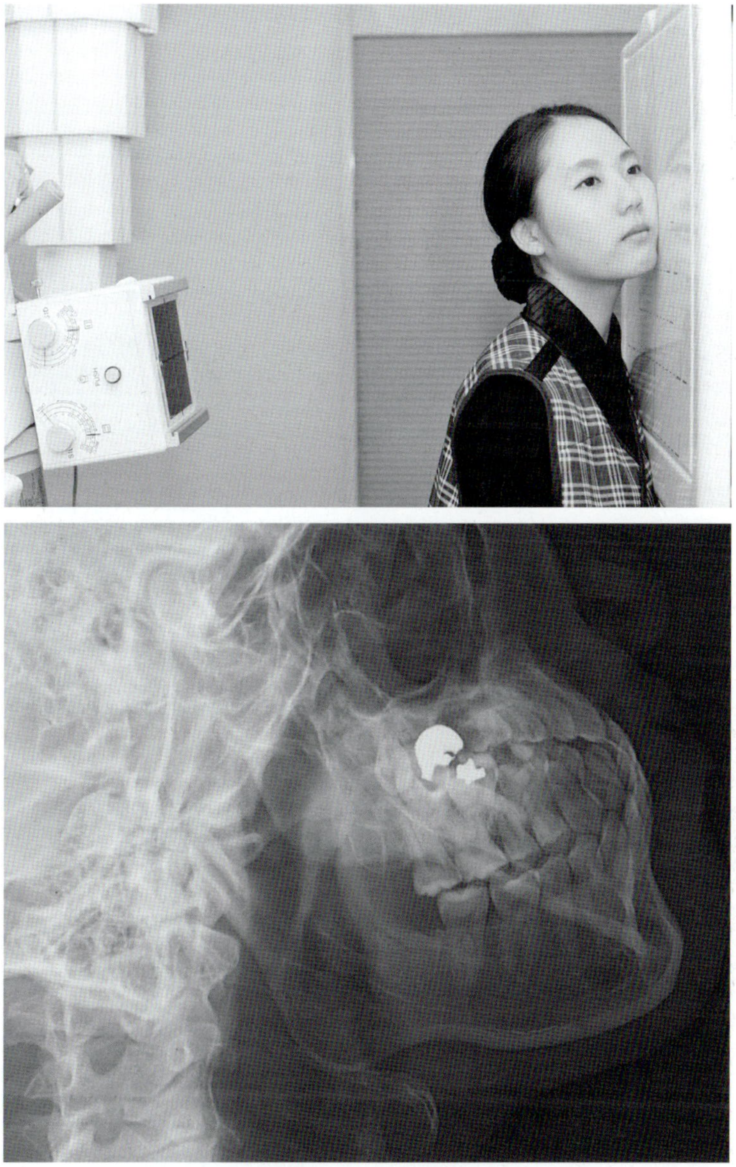

그림 7-69. 턱뼈가지(하악지) 축·측방향 환자 자세 및 영상

11) 손·손목 촬영(Hand & Wrist projection)

뼈연령 측정검사로써 두개골의 변화와 비교 연구에 이용되며, 생리적인 성장발육을 파악하는데 유용하다. 손·손목뼈(수완부)의 뼈 발육상태(석회화상태)에 따라 환자의 뼈성숙 연령을 판단한다. 수완부골은 30개의 작은 골들로 구성되어 있으며 이들 모두는 예측이 가능한 뼈되기(골화)의 단계를 가지고 있으므로 각 연령별 표준치와 환자가 나타내는 석회화상태를 비교함으로써 신체의 성숙도를 분석한다. 영상에 나타난 뼈들의 형태와 출현시기, 뼈끝(골단)과 뼈사이(골간)의 근접도 및 뼈끝의 형태로써 성장발육상태를 비교적 정확하게 판단할 수 있다. 종자뼈(종자골)은 전신의 최대 성장기의 약 1년 전에 출현한다. 턱뼈의 성장은 손바닥뼈(장골)의 성장과 동일한 패턴을 나타내므로 수완부뼈의 성장상태로서 턱뼈의 향후 발육량을 예측할 수 있다.

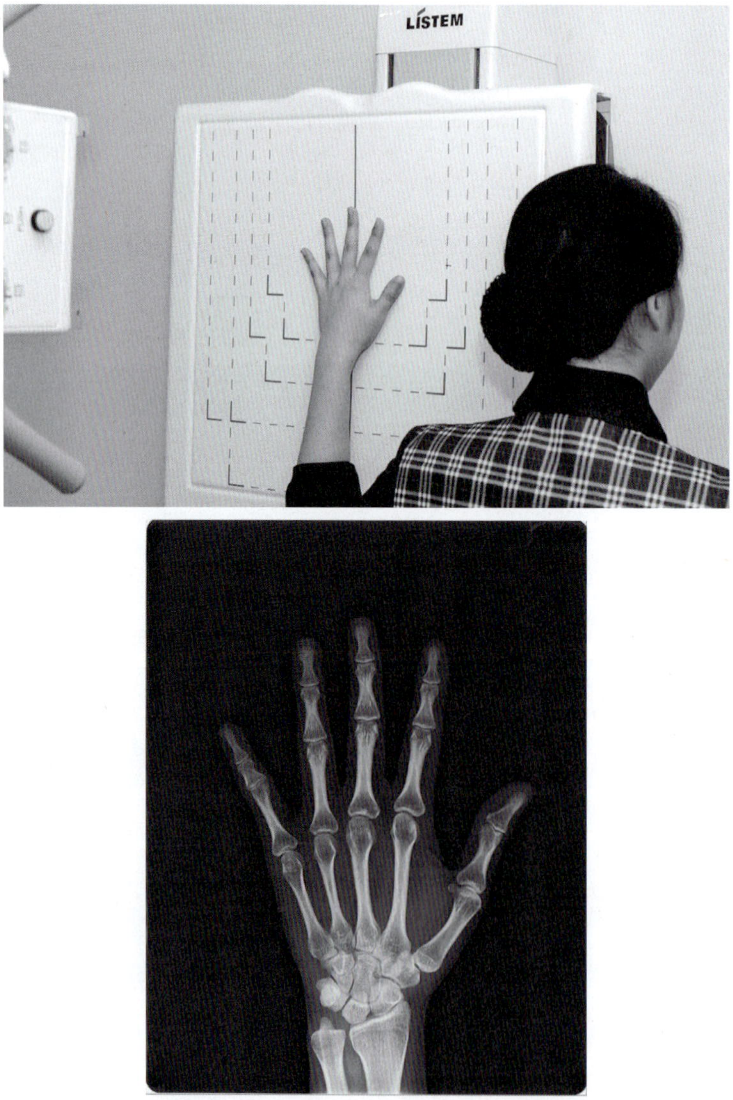

그림 7-70. 손·손목 촬영 환자 자세 및 영상

참고

〈 SMI 〉

Fishman에 의한 SMI(Skeletal Maturity Indicators: 뼈성숙지표)는 엄지(Thumb), **셋째 손가락**(3rd finger), **새끼 손가락**(5th finger), **노뼈**(radius)을 이용하여 6개의 해부학적 부위를 관찰하여 판단하고 이용한다.

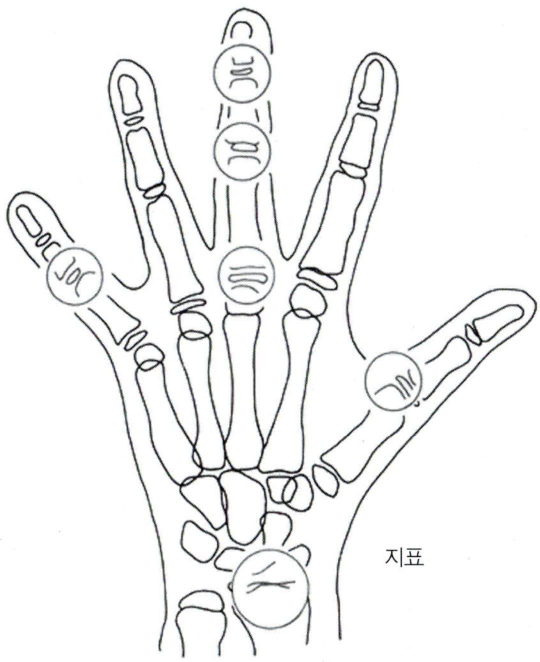

〈 뼈 성숙의 4단계 〉

- 뼈끝(골단)의 폭(width of epiphysis)
  - 뼈끝과 뼈사이 폭이 같아짐
- 뼈되기(골화, ossification)
  - 척측 종자뼈의 출현
- 뼈끝의 capping(capping of epiphysis)
  - 뼈사이에 대한 뼈끝의 capping
- 융합(fusion)
  - 뼈사이과 뼈끝의 융합

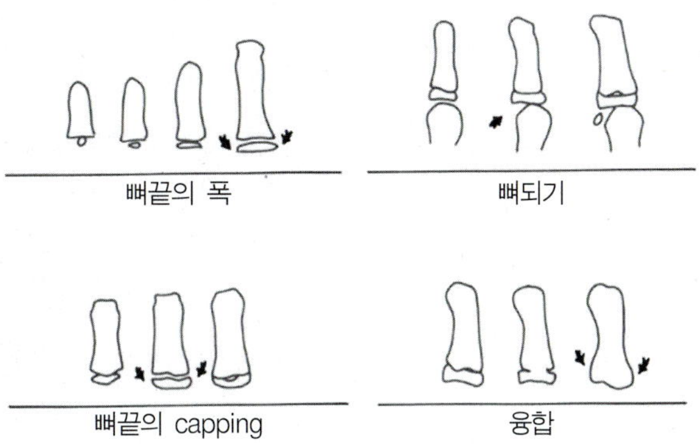

〈 골성숙지표 〉

Ⅰ. Width of epiphysis as wide as diaphysis

1. 3rd finger–proximal phalanx
2. 3rd finger–middle phalanx
3. 5th finger–middle phalanx

Ⅱ. Ossification

4. Adductor sesamoid of thumb

Ⅲ. Capping of epiphysis

5. 3rd finger–distal phalanx
6. 3rd finger–middle phalanx
7. 5th finger–middle phalanx

Ⅳ. Fusion of epiphyses and diaphysis

8. 3rd finger–distal phalanx
9. 3rd finger–proximal phalanx
10. 3rd finger–middle phalanx
11. Radius

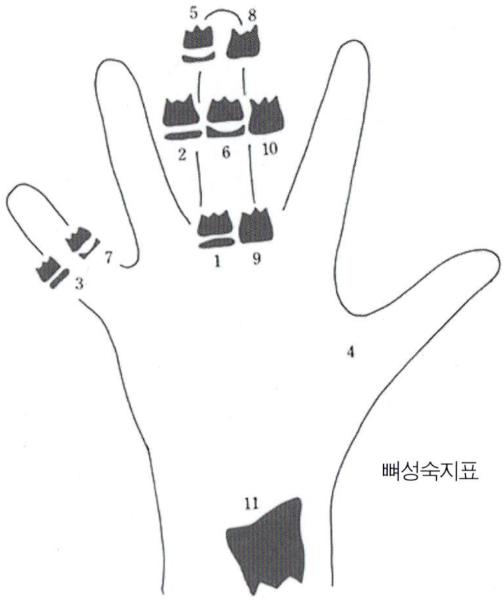

뼈성숙지표

표 7–2. 손·손목 성숙 단계

Stage	Bone	Age(years)	
		Female	Male
Ossification	Ulna distal epiphysis	5	6
Width	3rd finger–proximal phalanx	10	11
	3rd finger–middle phalanx	11	12
	5th finger–middle phalanx	11	12
Ossification	Adductor sesamoid of thumb	11	12
Capping	3rd finger–distal phalanx	12	13
	3rd finger–middle phalanx	12	14
	5th finger–middle phalanx	12	14
Fusion	3rd finger–distal phalanx	13	15
	3rd finger–proximal phalanx	14	16
	3rd finger–middle phalanx	15	16
	Radius	16	17

〈 예시 〉

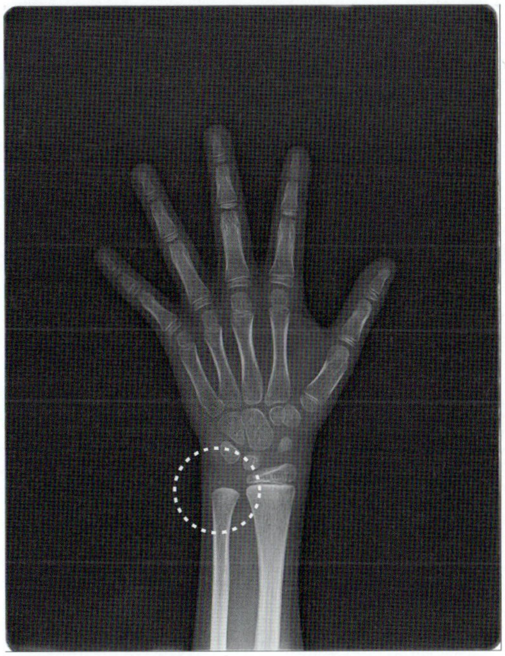

ulna의 distal epiphysis의 뼈되기가 막 시작된 것으로 보아 skeletal maturation은 만으로 약 5세임.

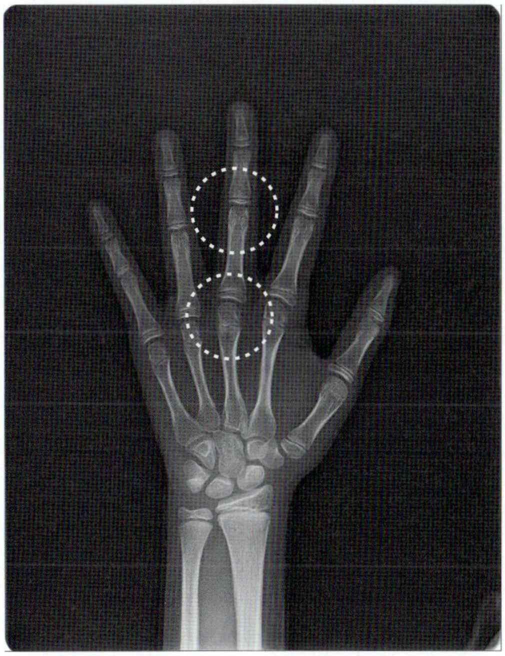

가운데 손가락의 proximal phalanx의 폭 성장이 완료되었고 middle phalanx의 성장이 덜 완료된 것으로 보아 skeletal maturation은 만으로 약 11세임.

4 측두하악관절 규격 경두개 촬영법(Tempromandibular joint cephalometric transcranial projection)

1) 촬영목적

턱관절의 턱뼈머리 및 턱관절오목, 관절융기의 뼈 변화와 환자의 입모양 변화에 따른 턱뼈머리의 위치 및 턱뼈머리의 전이 등을 관찰할 수 있다.

2) 촬영방법

두개부고정장치가 포함된 규격화된 규격 경두개 전용촬영장치를 이용하며, 환자는 똑바로 앉은 자세에서 FH line이 촬영실 바닥면과 수평이 되게 위치시키고, 두개부고정장치를 이용하여 머리를 고정시킨다.

턱관절과 추체부융기와의 겹침을 피하기 위해서, 중심 X선은 검사 반대쪽 두정부에서 수직각은 약 20~25도로, 검사 쪽 턱관절을 향해 발쪽으로 조사한다.

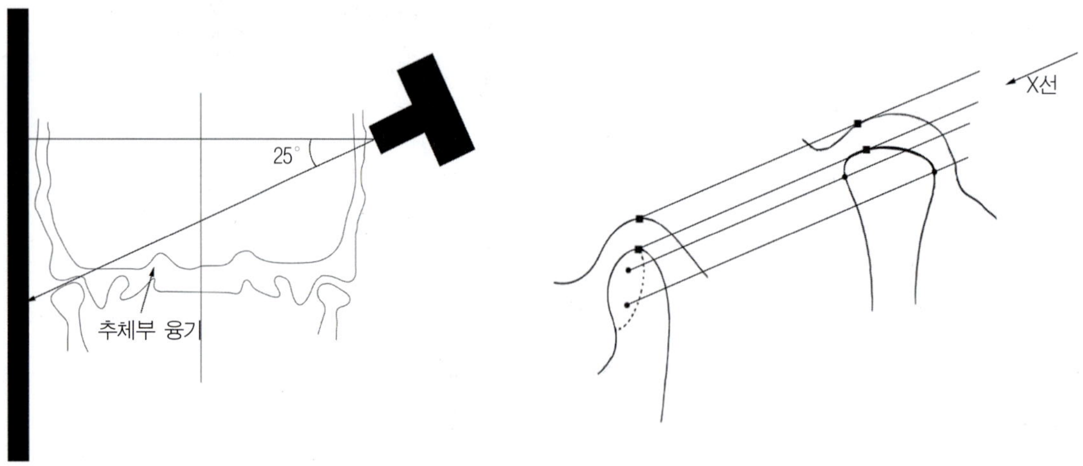

그림 7-71. 측두하악관절 규격 경두개 촬영의 도해

한 장의 카세트에 좌우 관절부를 각각 입단힌(폐구)상태, 1인치 입열림상태(1인치 bite block사용) 또는 rest position, 최대 입열림(개구)상태로 모두 6회 촬영한다.

환자가 개구장애 등으로 1인치 입열림상태가 되지 않을 때는 좌우측 모두 4회, 수술 등으로 입열림이 되지 않을 때는 좌우 총 2회 촬영하며 관절의 운동성을 측정한다.

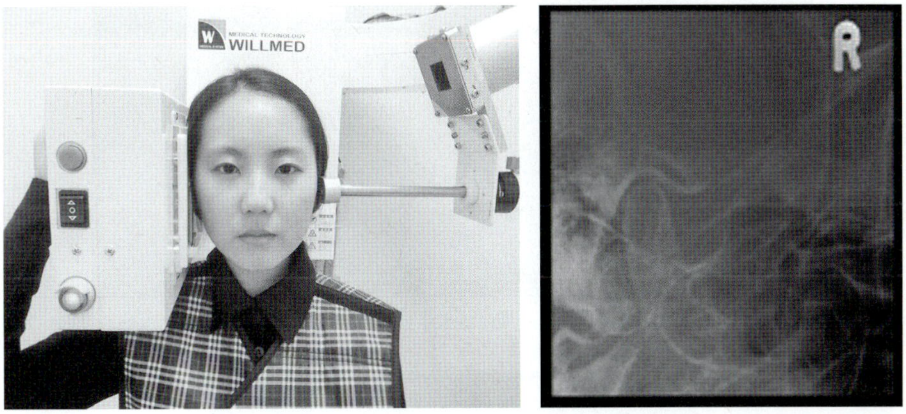

(a) 입닫힌(폐구)상태

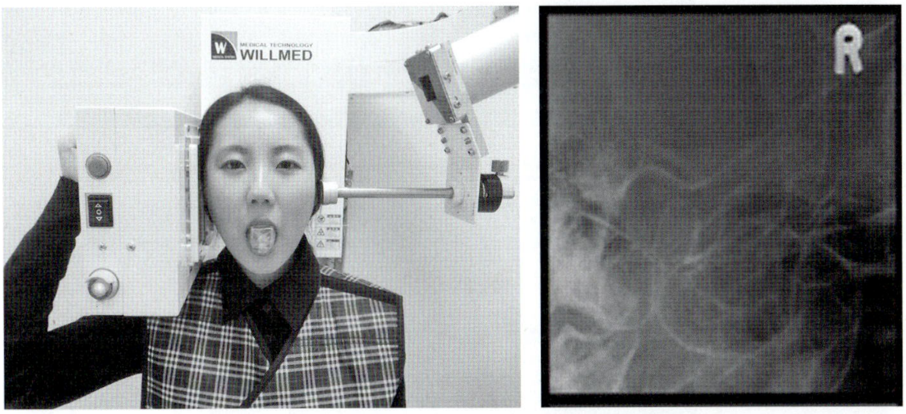

(b) 1인치 입열림(개구)상태

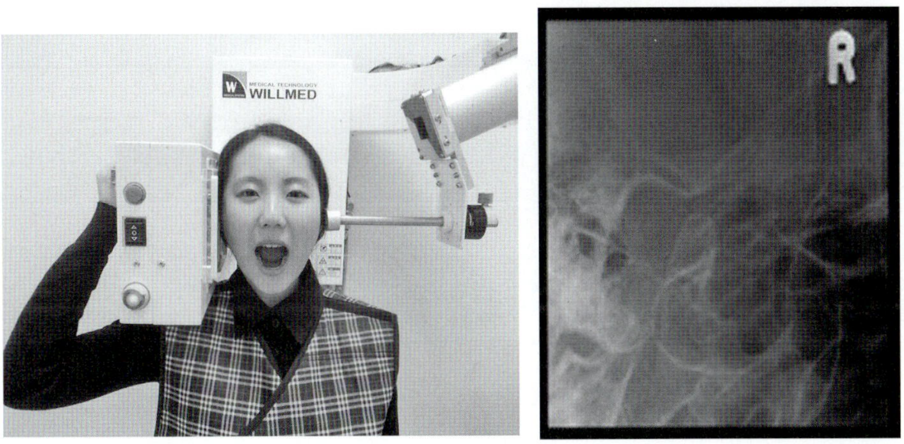

(c) 최대 입열림(개구)상태

그림 7-72. 측두하악관절 규격 경두개 촬영 환자 자세 및 영상

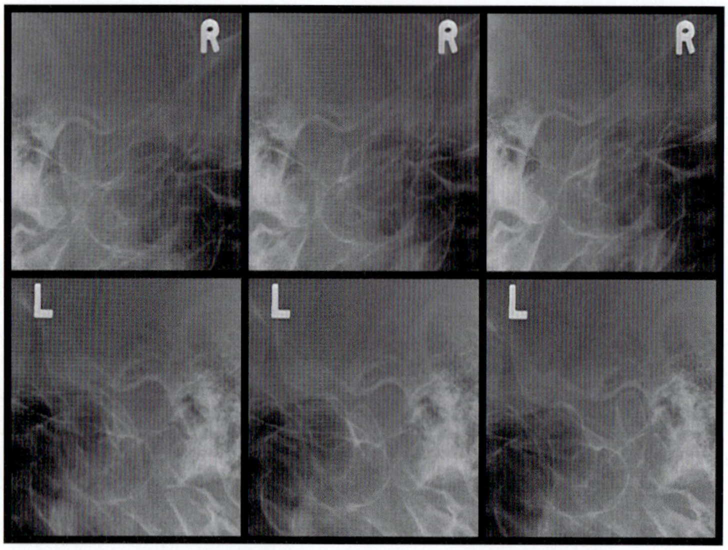

(a) 6회

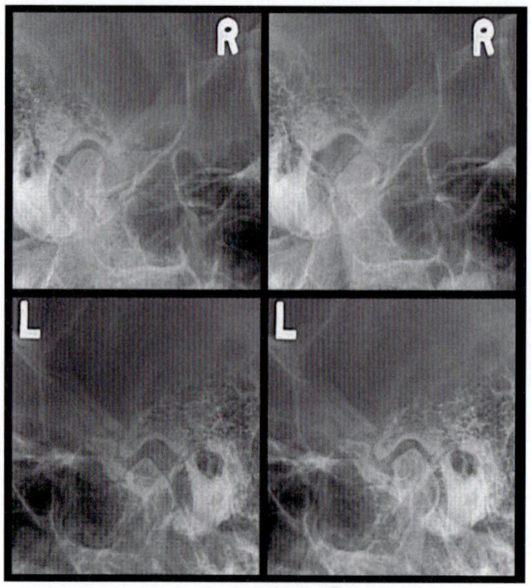

(b) 4회

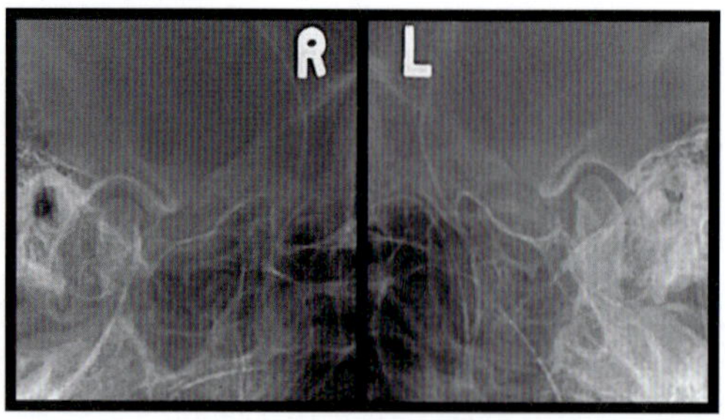

(c) 2회

그림 7-73. 측두하악관절 규격 경두개 촬영 영상

3) 영상의 평가

입닫힘(폐구)상태에서 턱뼈머리와 턱관절오목 안을 관찰할 수 있어야 한다.
1인치 입열림(개구)상태에서 턱뼈머리와 관절융기를 관찰할 수 있어야 한다.
최대 입열림(개구)상태에서는 턱뼈머리의 움직임의 정도가 잘 보여야 한다.

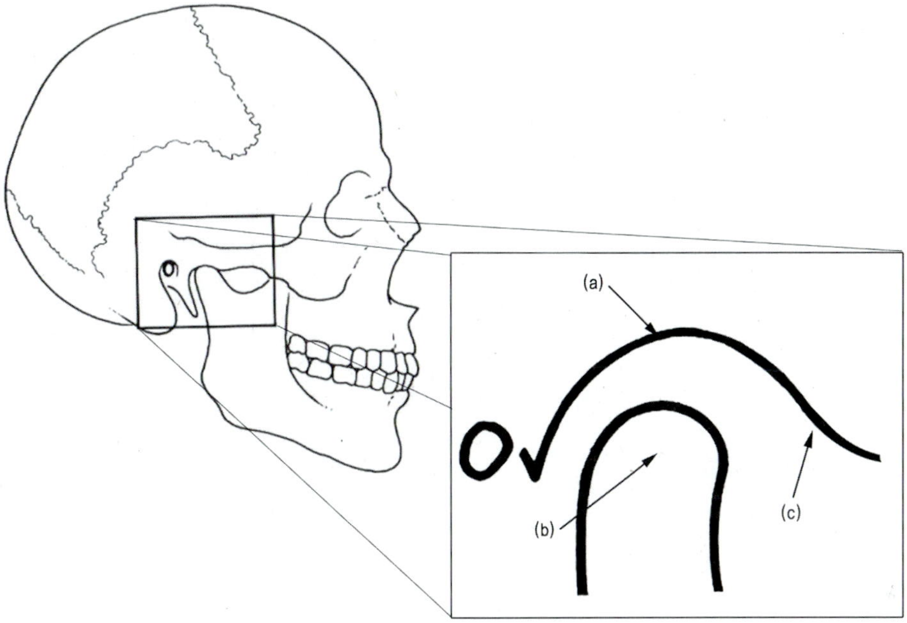

그림 7-74. 턱관절의 도해

(a) 턱관절오목(하악관절와, Mandibular fossa)
(b) 턱머리뼈(하악과두, Condyle)
(c) 관절융기(Articular eminence)

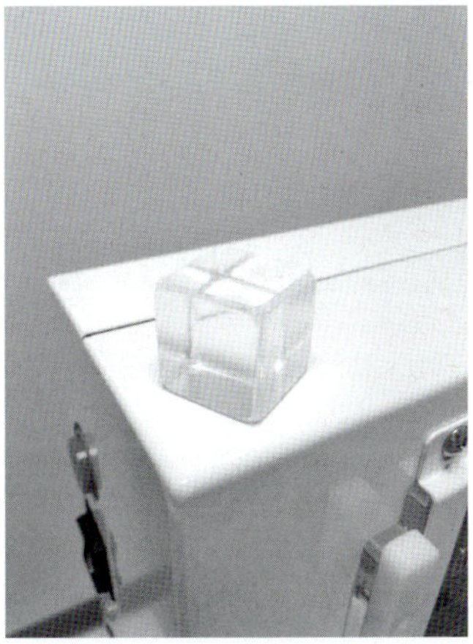

그림 7-75. 1인치 bite block

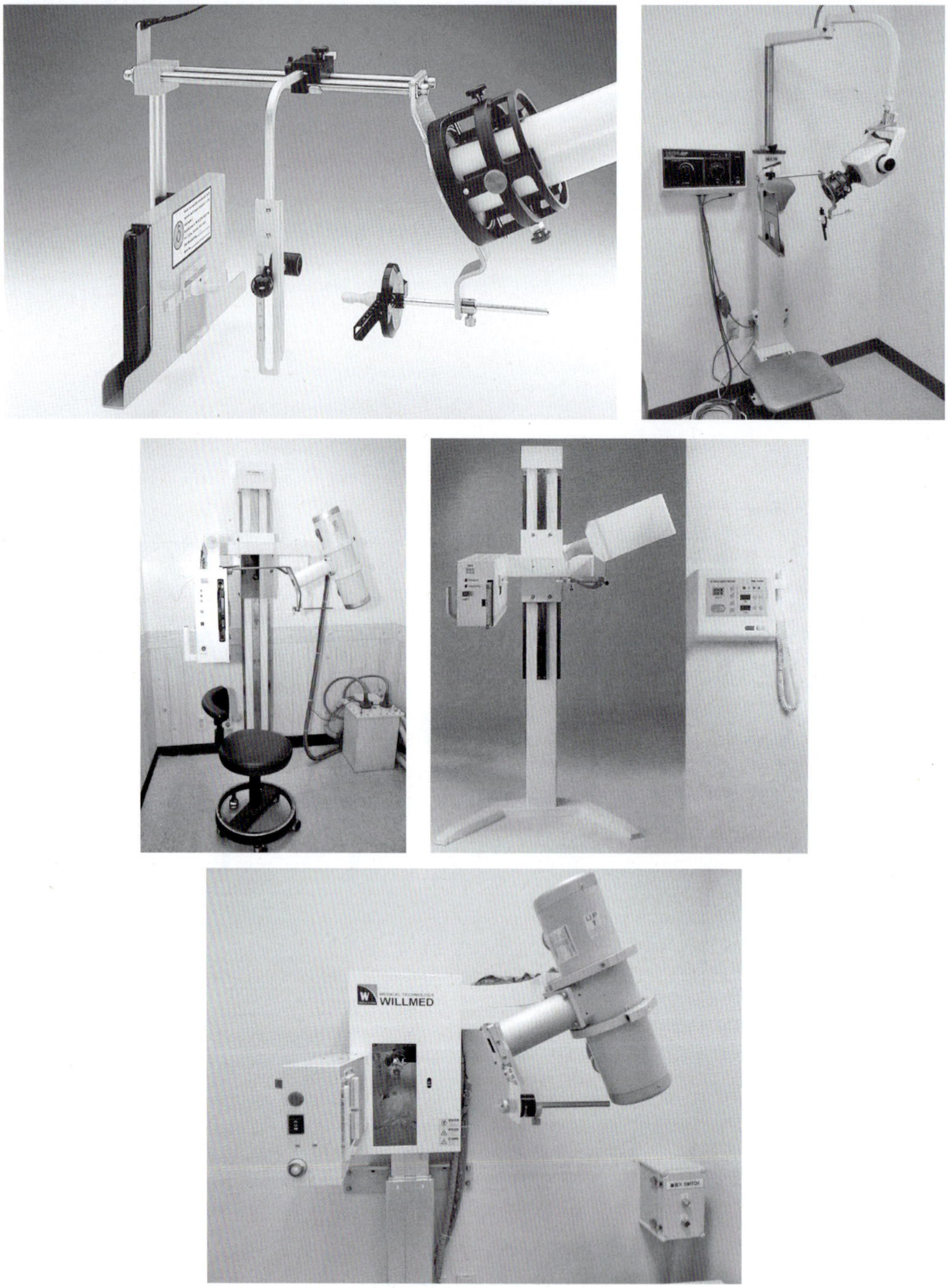

그림 7-76. 측두하악관절 규격 경두개 촬영 장치들

연 습 / 문 / 제

1. 파노라마 촬영법의 장, 단점을 설명하시오.

2. 상층의 크기와 형태에 영향을 미치는 요인들에 대해 설명하시오.

3. 파노라마 촬영의 기준선(지시광)에 대해 설명하시오.

4. 파노라마 촬영법의 촬영실책에 대해 설명하시오.

5. 정상적으로 촬영된 파노라마 촬영법에 나타나는 고유한 영상 왜곡에 대해 설명하시오.

6. 두개부 규격 방사선 촬영법에 대해 설명하시오.

7. 두개부 규격 방사선 촬영법과 일반 두개부촬영법과의 차이점에 대해 설명하시오.

8. 두개부 규격 방사선 촬영법에서 획득할 수 있는 영상정보에 대해 설명하시오.

9. 두개부 규격 방사선 촬영장치의 특징에 대해 설명하시오.

10. 일반 두개부촬영법에 대해 설명하시오.

11. 측두하악관절 규격 경두개 촬영법에 대해 설명하시오.

특수촬영 08

1 침샘(타액선) 조영술(Sialography)

1) 귀밑샘(이하선, parotid gland)

(1) 촬영목적

침샘 조영술은 침샘에 조영제를 주입하여 도관의 구조와 폐쇄 유무 및 실질 조직을 관찰하고자 할 때 시행하며, 위턱 첫째 또는 둘째 큰어금니 부근의 볼점막(협점막)에 있는 유두의 정상부(apex of papilla)에 위치한 도관의 개구부에 주입한다.

(2) 촬영방법

주입된 조영제를 검사하기 위하여 파노라마 촬영(Panoramic radiography)과 전후방향촬영(A–P projection)을 시행한다.

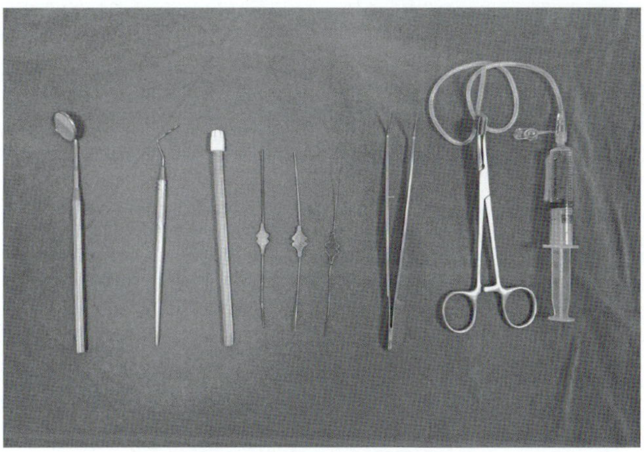

그림 8–1. 침샘 조영술 준비물

가) 파노라마 촬영법

일반적으로 시행하는 파노라마 촬영을 한다.

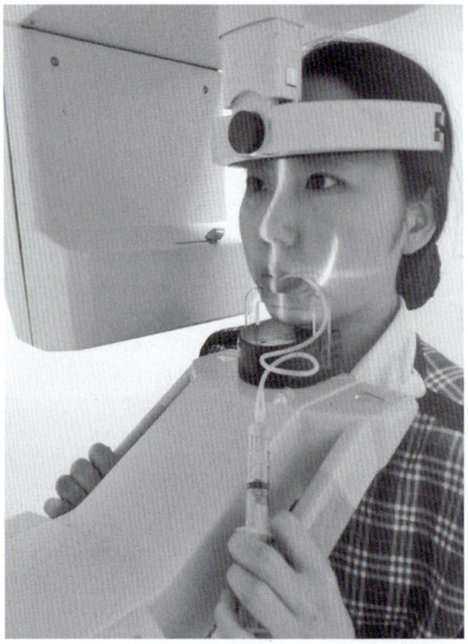

그림 8-2. 귀밑샘조영 파노라마촬영자세

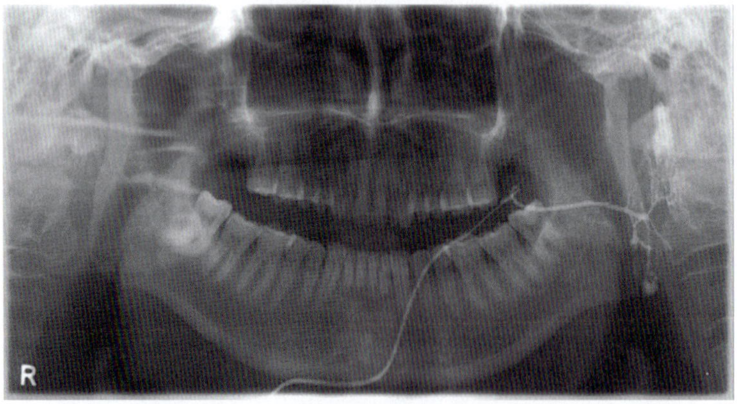

그림 8-3. 귀밑샘조영 파노라마촬영영상

나) 전후방향 촬영법

환자는 선 자세(erect position)나 앉은 자세를 취한다. 귀밑샘은 전면 과 후면 사이 중간에 놓여 있으므로 귀밑샘 부의 접선방향 촬영(tangential projection)은 전후방 촬영 상(A-P view)으로 중심선은 관찰하고자 하는 침샘을 향하도록 해야 하며 환자의 머리를 검사측으로 약간 돌려서 턱뼈가지의 평면이 카세트의 표면에 직각이 되도록 한다.

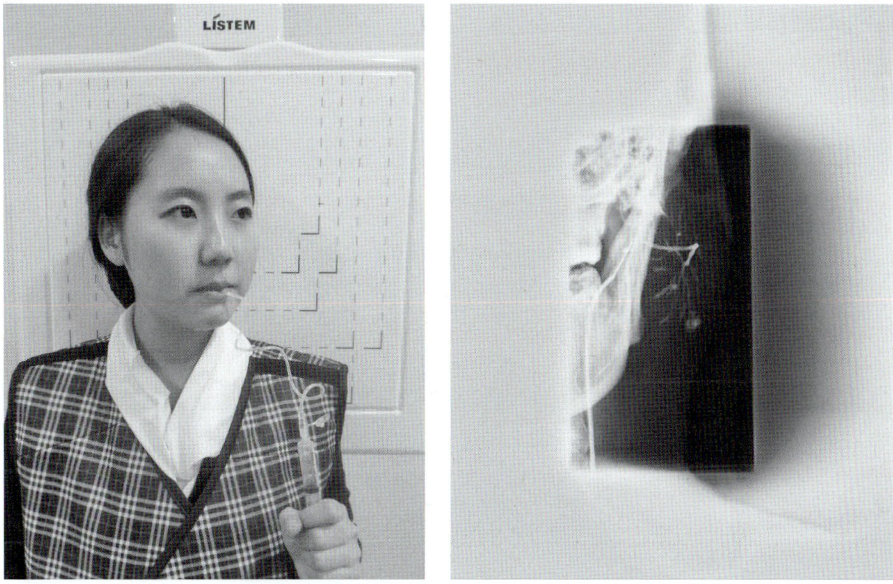

그림 8-4. 귀밑샘조영 전후방향촬영 자세와 촬영영상

※ 임상에서는 전후방향촬영의 경우 표재엽(superficial lobe)에 위치한 가지(branch)는 잘 보이나 심부엽(deep lobe)에 위치한 가지(branch)의 경우, 턱뼈가지와 겹치는 경우가 많아 환자의 머리를 검사반대측으로 돌려서 추가 촬영을 하는 경우도 있다.

(3) 영상의 평가

영상의 중심에 턱뼈가지가 위치해야 한다.
귀밑샘부위가 턱뼈가지와 겹치지 않아야 한다.

2) 턱밑샘(악하선, submandibular gland)

(1) 촬영목적

침샘 조영술은 침샘에 조영제를 주입하여 도관의 구조와 폐쇄 유무 및 실질 조직을 관찰하고자 할 때 시행하며 혀주름띠(설소대)의 측방에 있는 작은 유두의 정상부에 위치한 도관의 개구부에 주입한다.

(2) 촬영방법

주입된 조영제를 검사하기 위하여 파노라마 촬영(Panoramic radiography)과 하악지촬영(Mandibular ramus projection)을 시행한다.

가) 파노라마 촬영법

턱밑샘이 충분히 포함될 수 있도록 환자의 자세를 조정하여 촬영한다.

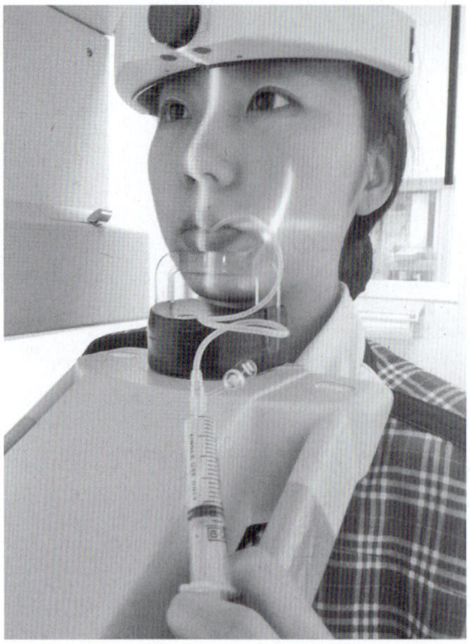

그림 8-5. 턱밑샘조영 파노라마촬영자세

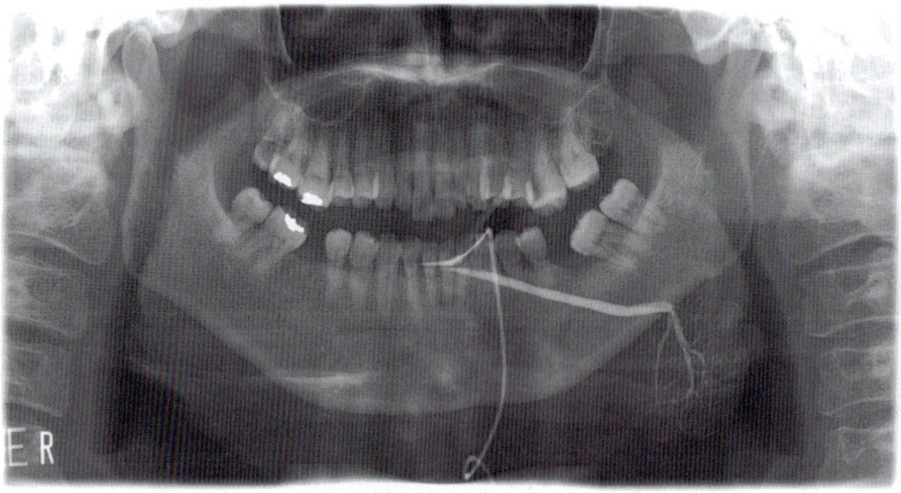

그림 8-6. 턱밑샘조영 파노라마촬영영상

나) 하악지 촬영법

환자는 반 엎드린 자세(semi prone) 또는 앉은 자세로 환자 뺨에 카세트를 놓는다. 바깥귀길(External Auditory Meatus: EAM)로부터 앞으로 1.3 cm 아래로 1.5 cm 되는 지점을 카세트 중앙에 놓는다.

환자의 머리는 빰으로 고정해서 카세트와 평행하게 하고 턱은 최대한 내밀어서 턱뼈가지 영상과 척추영상, 조영된 상이 겹치지 않게 하고 중심선은 카세트의 중앙점을 향해 머리쪽으로 25° 준다.

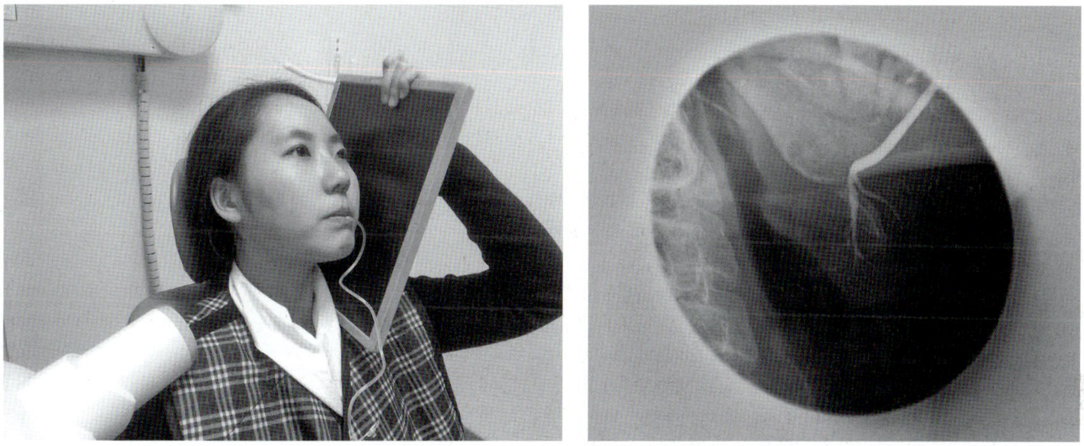

그림 8-7. 턱밑샘조영 턱뼈가지 촬영자세와 촬영영상

(3) 영상의 평가

조영영상이 목뼈와 겹치지 않아야 한다.

턱밑샘의 전체상이 촬영되어야 한다.

2 단층촬영(Tomography)

일반적으로 단층촬영은 보고자하는 영상의 중심으로 이해할 수 있는 상층(image layer)을 뚜렷이 나타내고 나머지 부분은 흐리게 영상화함으로써 보고자하는 부위의 단면상을 나타내는 촬영 방법을 말한다.

단층촬영기는 X선 관두와 영상수용기(필름, Image Plate 등)가 필요하며 관두와 영상수용기를 연결하고 지지해주는 연결대로 크게 구분 할 수 있다.

노출 시작과 동시에 관두와 영상수용기는 반대로 이동하며 관찰하고자하는 부위를 중심으로 영상이 형성되며 관두의 이동은 기계 장치에 따라 직선형(linear), 원형(circular), 타원형(elliptical), 나선형(spiral), 클로바 잎사귀형(hypocycloidal) 등으로 이루어져 있다.

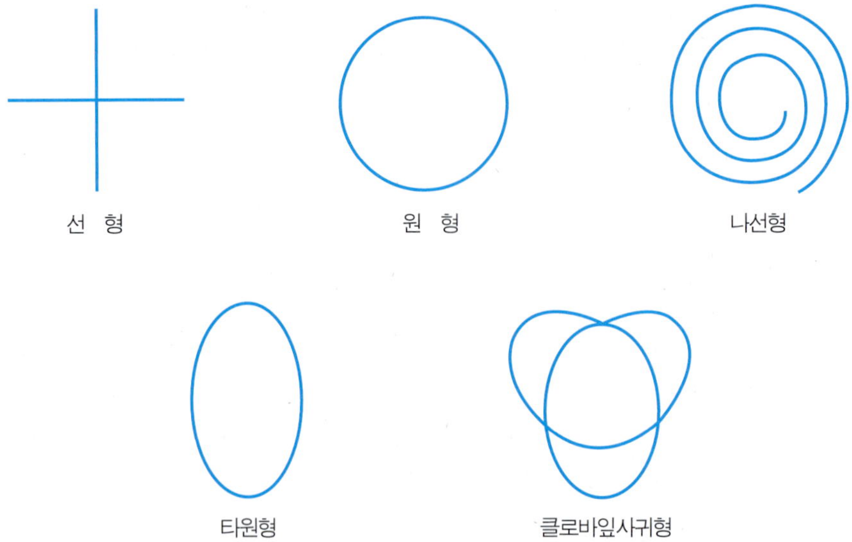

그림 8-8. X선관 이동에 따른 단층촬영의 형태

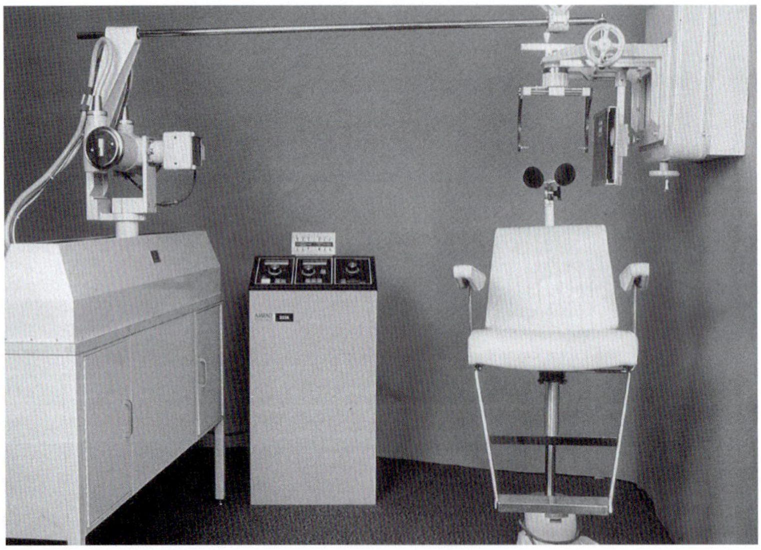

그림 8-9. 직선형 두부 규격단층촬영기(sectograph)

치과영상학 영역에서는 주로 직선형(그림 8-9)과 나선형(그림 8-10)의 원리를 이용한 장치가 대부분이다.

직선형에는 단층촬영각을 30~50° 정도로 넓게 하여 상층의 두께를 얇게 하는 광각단층촬영(wide angle tomography)촬영과 반대로 단층촬영각을 10° 이하로 하여 상대적으로 두꺼운 구조물의 영상을 보여주는 협각단층촬영(narrow angle tomography)으로 나눌 수 있고 협각단층촬영은 대상단층촬영(zonography)이라는 용어로 사용되기도 한다.

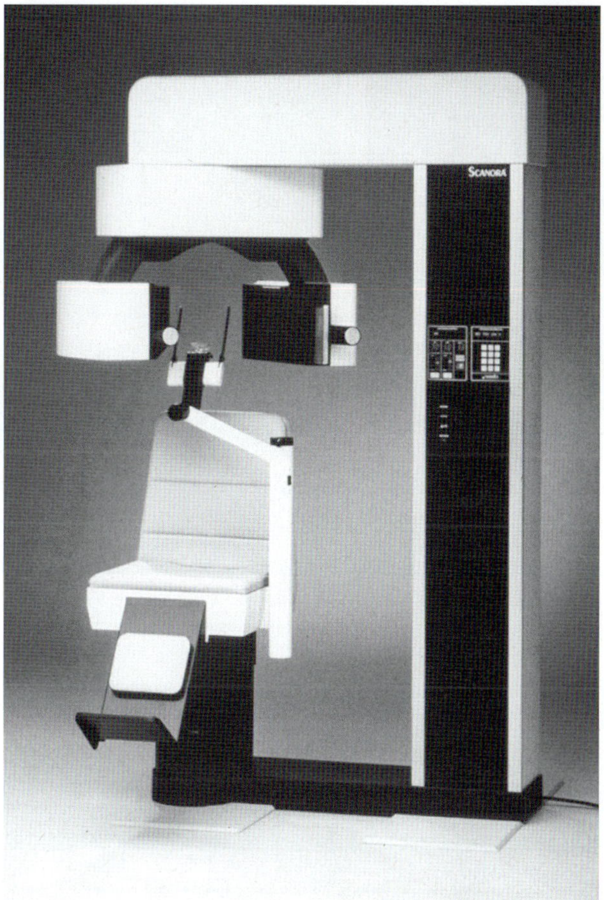

그림 8-10. 나선형단층촬영기(scanogrph)

따라서 상층의 위치는 축의 위치에 따라서 결정되고 상층의 두께는 X선관의 이동각에 의해 결정되므로 검사 목적과 구조물의 종류에 따라 선택적으로 사용할 수 있다.

나선형의 경우는 X선관의 이동이 복잡 다양하여 기존 직선형 단층촬영법으로 제한된 구조물의 영상을 형상화하는 장치이다.

하지만 단층촬영기의 변화와 발전으로 CT, CBCT 등의 장비가 도입되면서 현재 치과영상학 분야에서 사용 빈도는 많이 줄어든 추세이다.

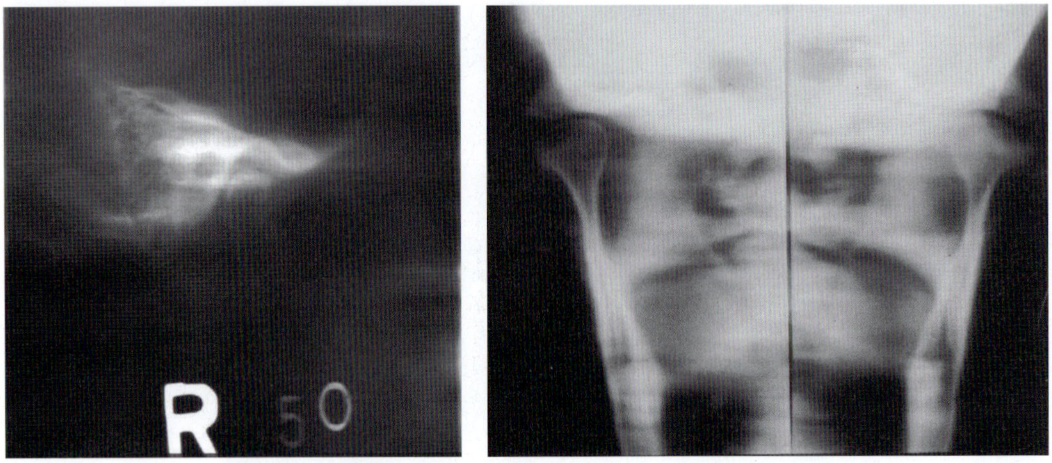

그림 8-11. 직선형 두부 규격단층촬영기를 이용한 측방 단층촬영 영상(좌)과 전후방 단층촬영 영상(우)

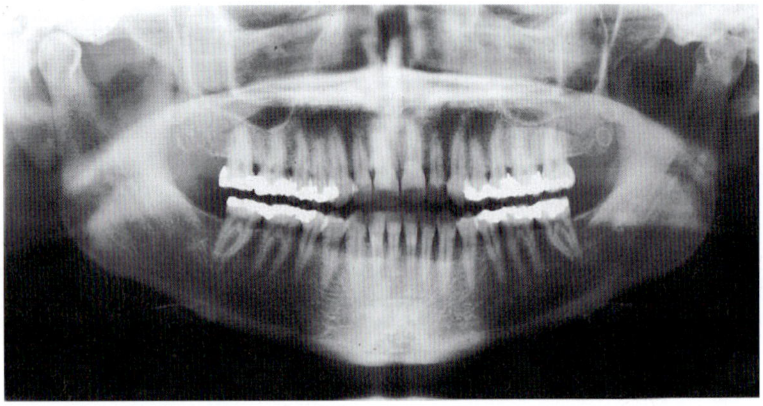

그림 8-12. 나선형 단층촬영기를 이용한 Jaw panoramic view영상

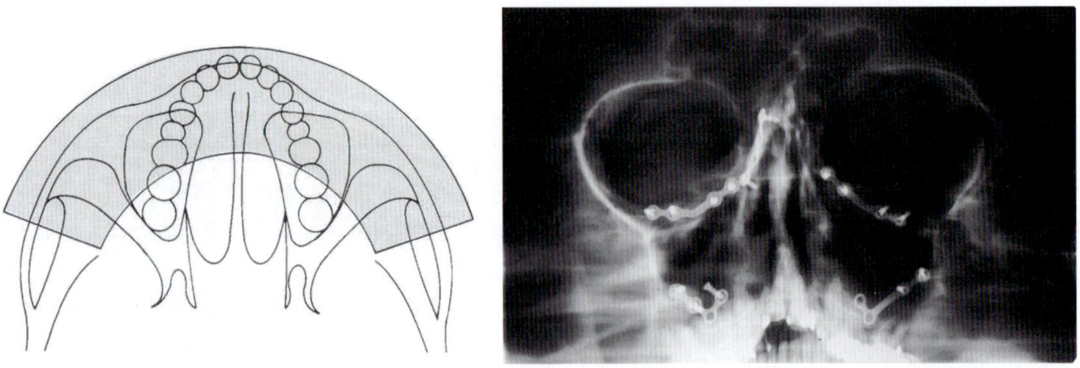

그림 8-13. 나선형 단층촬영기를 이용한 Middle face panoramic view영상

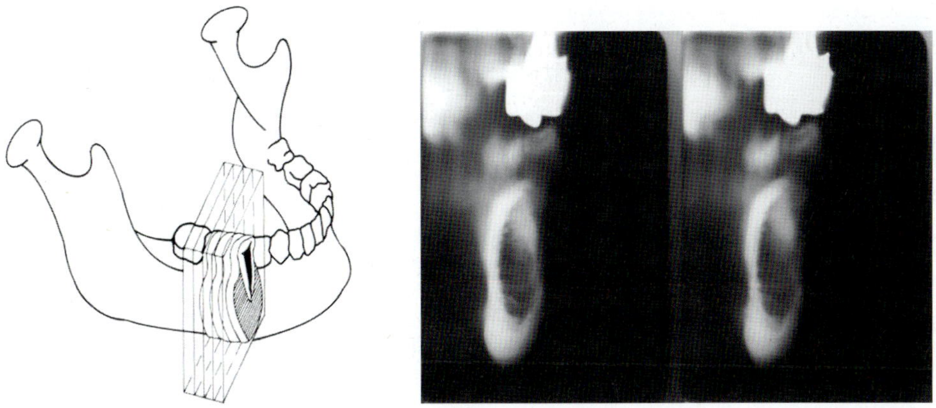

그림 8-14. 나선형 단층촬영기를 이용한 Cross-sectional tomography 어금니부위 영상

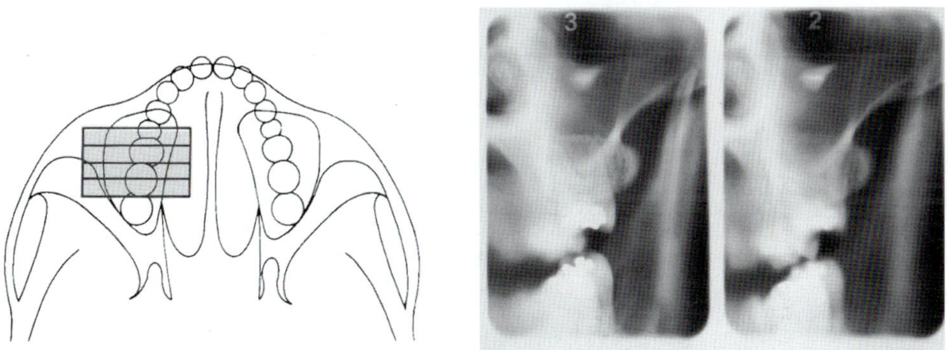

그림 8-15. 나선형 단층촬영기를 이용한 Sinus tomography영상

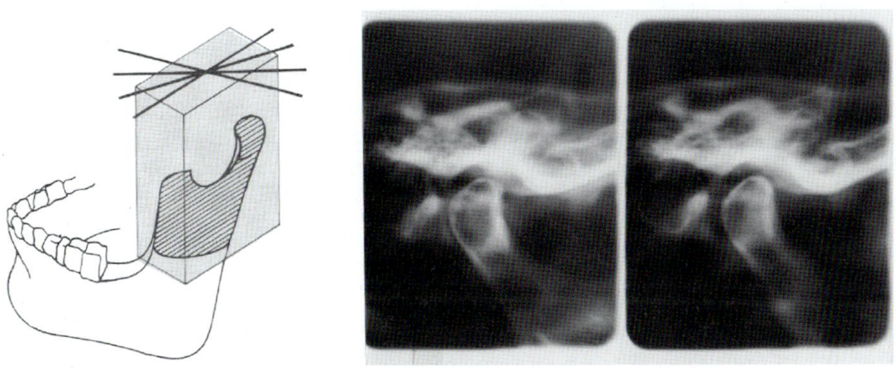

그림 8-16. 나선형 단층촬영기를 이용한 TMJ tomography영상

3 전산화단층촬영(Computed tomography)

1) 낭, 종양, 파절 CT

촬영목적

낭(Cyst)이나 종양(Tumor), 파절(Fracture) 등 병소의 발견 및 위치를 확인 할 수 있고 병소의 성상, 주변의 반응을 관찰할 수 있으며, 임프절(Lymph node)의 확장 여부도 관찰 할 수 있다.

(1) 위턱(Maxilla)

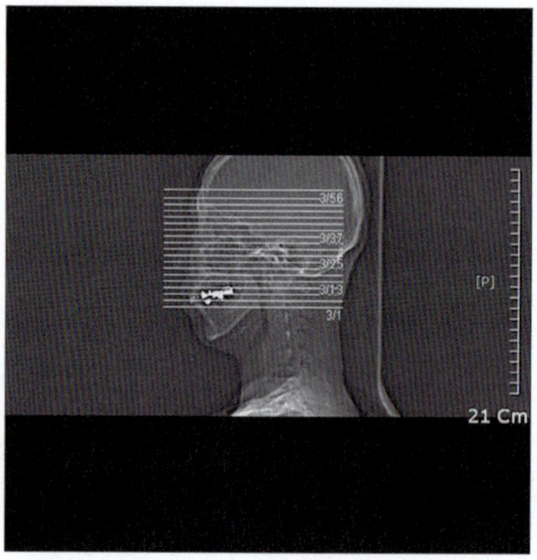

그림 8-17. 축 가로스캔 Scout 영상

■■ 축 가로스캔(Axial scan)

축 스캔(scan)범위는 환자를 바로누운자세에서 씹는면(occlusal plane)을 지면에 수직되게 위치시키고 씹는면에서부터 이마굴이 포함되게 촬영한다.

표준연산법(Standard algorithm)을 사용하여 기록하고 뼈를 볼 수 있는 영상(Bone setting)을 추가로 기록한다.

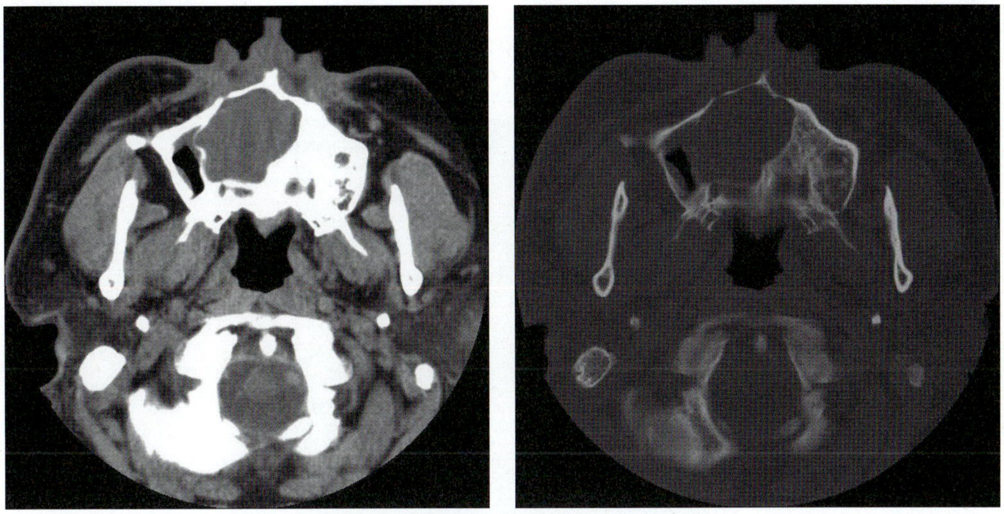

그림 8-18. 축 가로스캔 표준연산법 영상(좌)과 Bone setting영상(우)

※ 관상영상은 이마굴부터 시작하여 위턱굴이 포함되게 기록한다. 표준연산법(Standard algorithm)을 사용하여 기록하고 뼈를 볼 수 있는 연산법(Bone setting)을 추가로 기록한다.

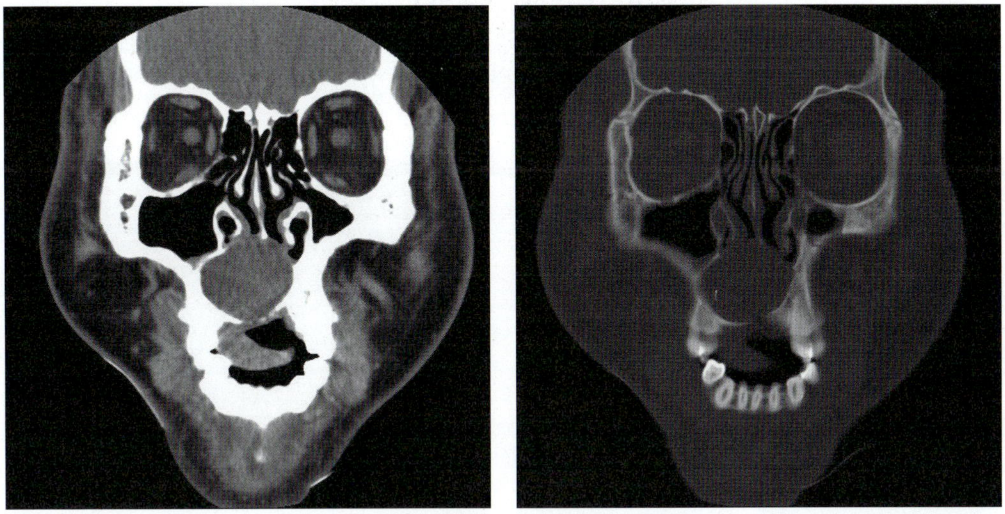

그림 8-19. 표준연산법 관상영상(좌)과 Bone setting영상(우)

(2) 아래턱(Mandibular)

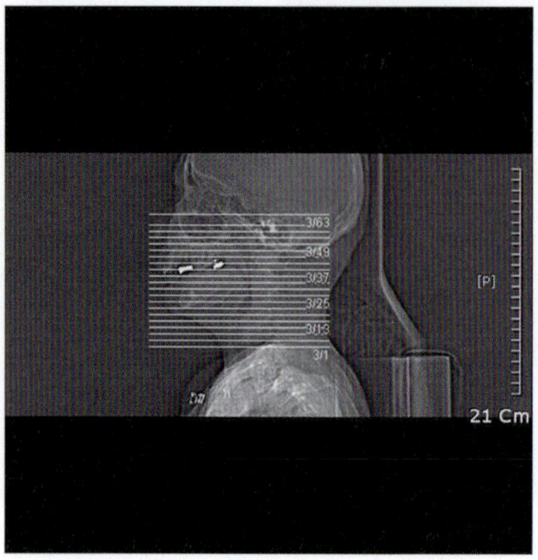

그림 8-20. 축 가로스캔 Scout 영상

■■ 축 가로스캔(Axial scan)

축 스캔(scan)범위는 환자를 바로누운자세에서 씹는면(occlusal plane)을 지면에 수직되게 위치시키고 보고자하는 부위가 충분히 포함되게 촬영한다.

표준연산법(Standard algorithm)을 사용하여 기록하고 뼈를 볼 수 있는 연산법(Bone setting)을 추가로 기록한다.

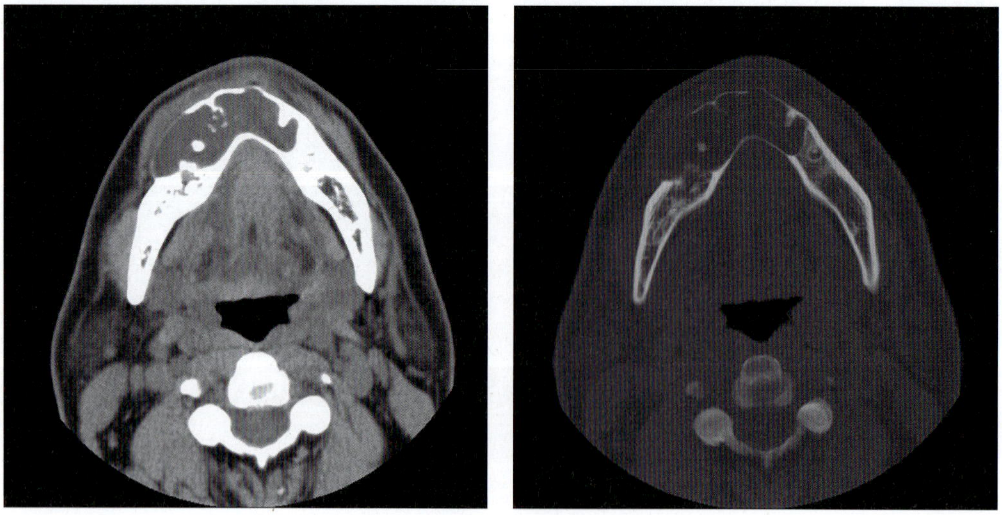

그림 8-21. 축 가로스캔 표준연산법영상(좌)과 Bone setting 영상(우)

※ 관상영상은 치아 앞에서부터 뒤로 턱관절머리(Temporo mandibular condyle head)가 포함되게 기록한다.

표준연산법(Standard algorithm)을 사용하여 기록하고 뼈를 볼 수 있는 연산법(Bone setting)을 추가로 기록한다.

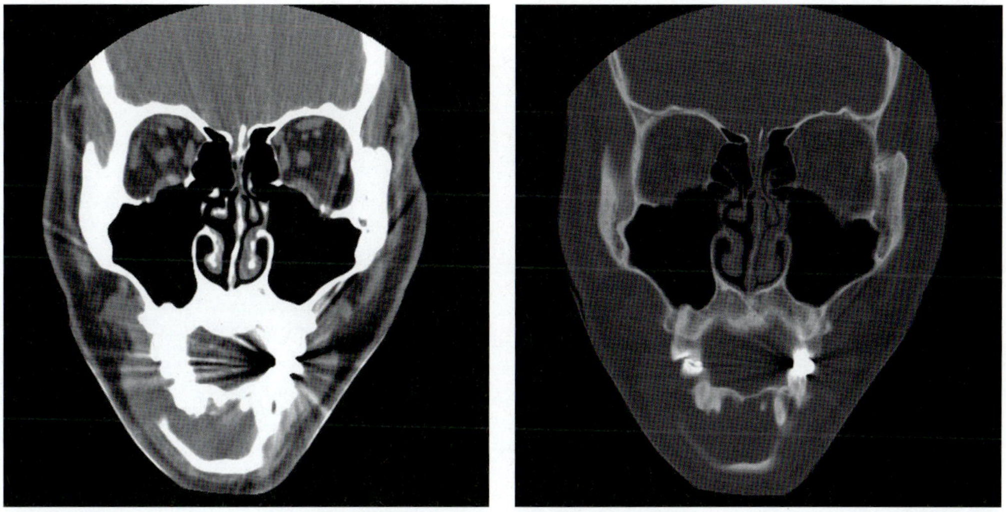

그림 8-22. 표준연산법 관상영상(좌)과 Bone setting 관상영상(우)

2) Head & Neck 조영(enhance) CT

(1) 촬영목적

불명확한 병소의 주위조직과 물렁한 조직(soft tissue)과의 대조도 증강을 주어 병소의 진단을 향상시킬 수 있고, 림프절의 상태를 확인할 수 있다.

(2) 검사범위와 Scan

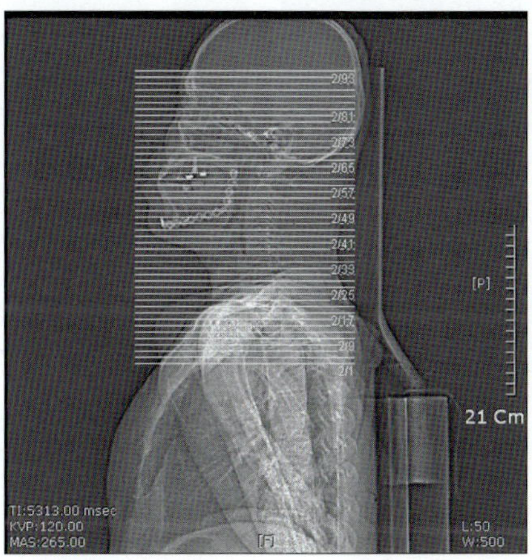

그림 8-23. 축 가로스캔 Scout 영상

■■ 축 가로스캔(Axial scan)

축 스캔(scan)범위는 환자를 바로누운자세에서 이마굴부터 목까지 보고자하는 부위가 충분히 포함되게 촬영한다.

표준연산법(Standard algorithm)을 사용하여 기록하고 뼈를 볼 수 있는 연산법(Bone setting)을 추가로 기록한다.

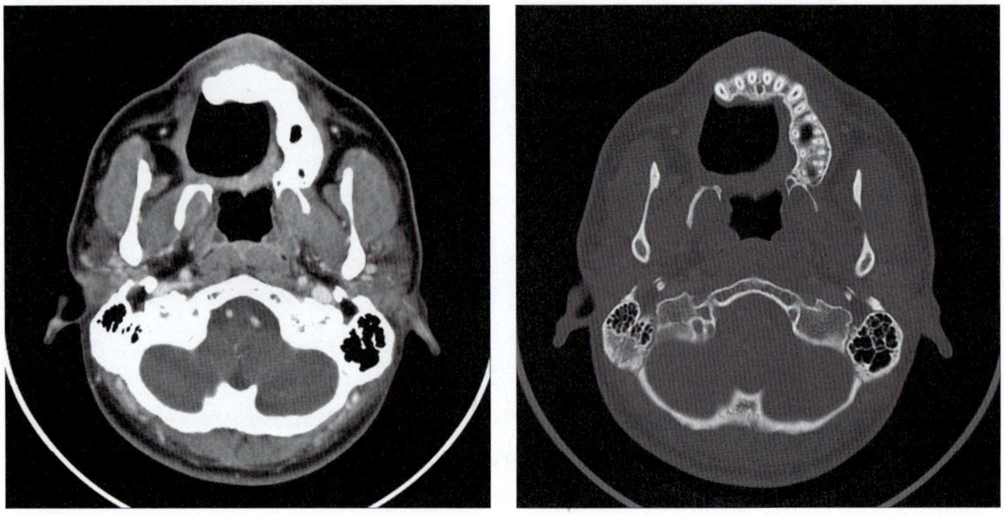

그림 8-24. 축 가로스캔 표준연산법영상(좌)과 Bone setting 영상(우)

※ 관상영상(Coronal imaging)과 시상영상(Sagittal imaging)은 병소부위가 충분히 포함되게 기록하고, 표준연산법(Standard algo-rithm)을 사용하여 기록한다.

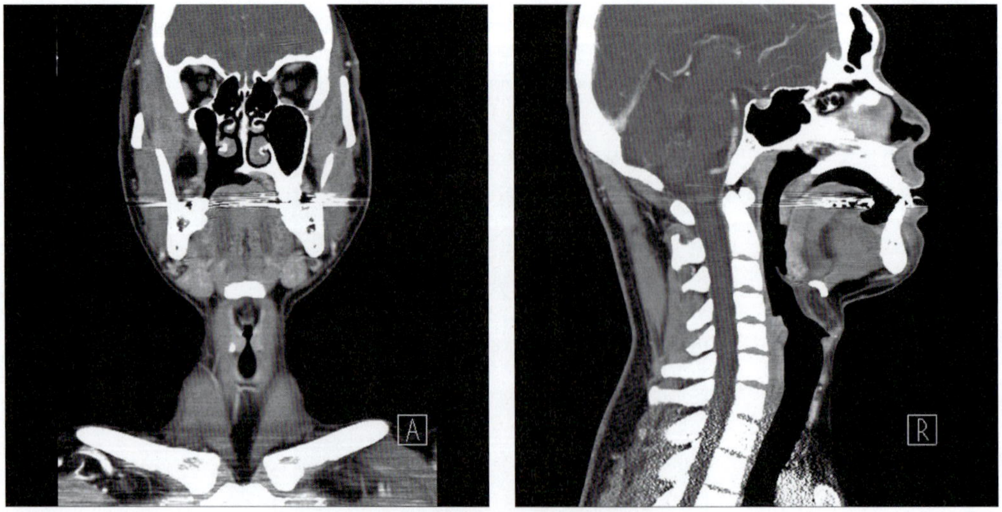

그림 8-25. 표준연산법 관상영상(좌)과 시상영상(우)

3) 인공치아매식(Implant) CT

(1) 촬영목적

인공치아(Implant)매식부위의 시술 전, 후 평가가 용이하고 치아뿌리끝 병소의 정확한 위치, 인공치아 매식 시 신경이나, 위턱굴벽과의 관계를 확인할 수 있다.

(2) 검사범위와 Scan

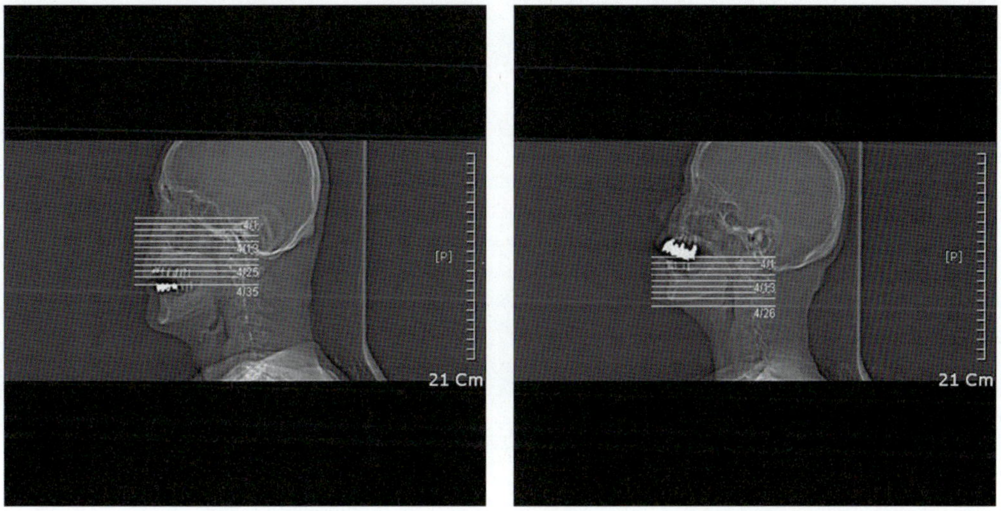

그림 8-26. 상악(좌), 하악(우) Scout 영상

환자는 바로누운자세를 취하고 위, 아래턱 씹는면(Occlusal plane)이 바닥에 수직되게 턱을 들어준다.

검사범위는 위턱(Maxilla): Occlusal Plane – Maxillary sinus가 포함되게

아래턱(Mandible): Occlusal Plane – Mandible Inferior board가 포함되게

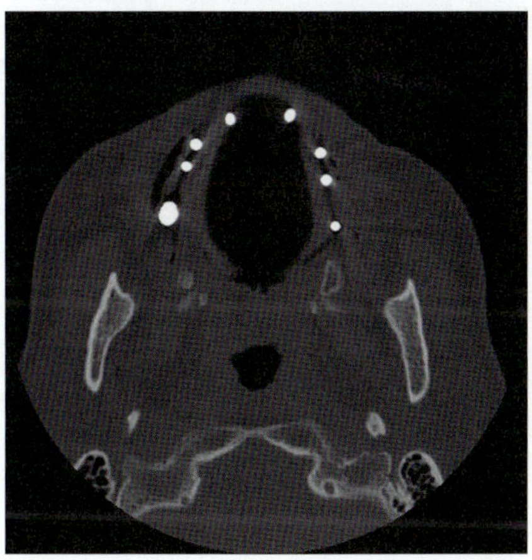

그림 8-27. Stent를 장착하고 촬영한 위턱 축 가로스캔 영상

※ stent: Implant를 하기위한 위치를 표시하는 장치

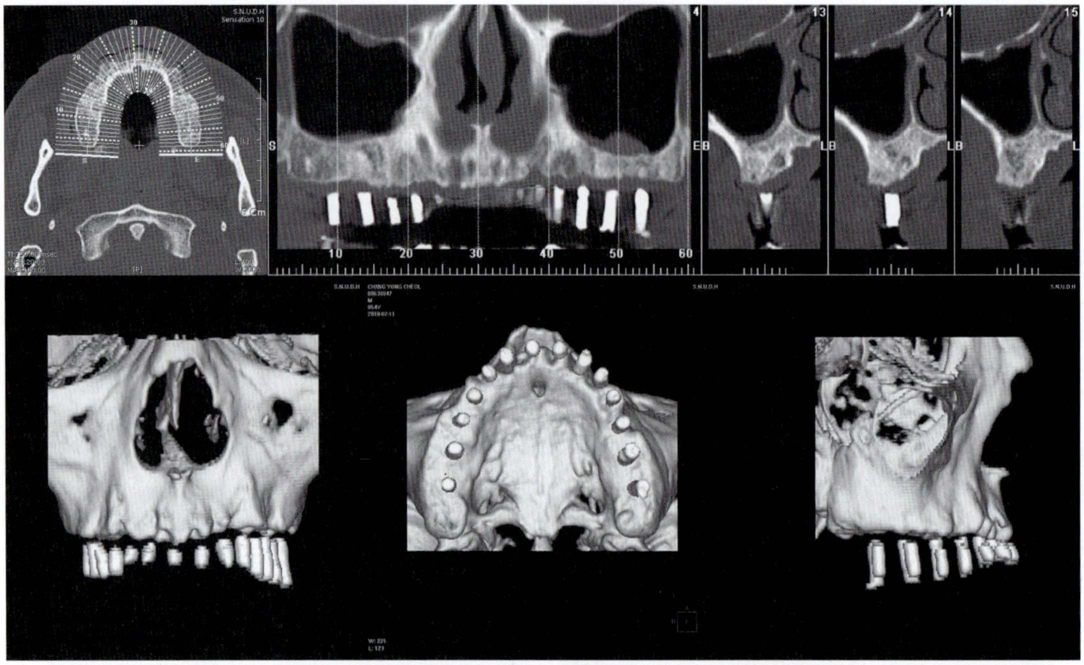

그림 8-28. 위턱 축 가로스캔 영상을 재구성한 영상

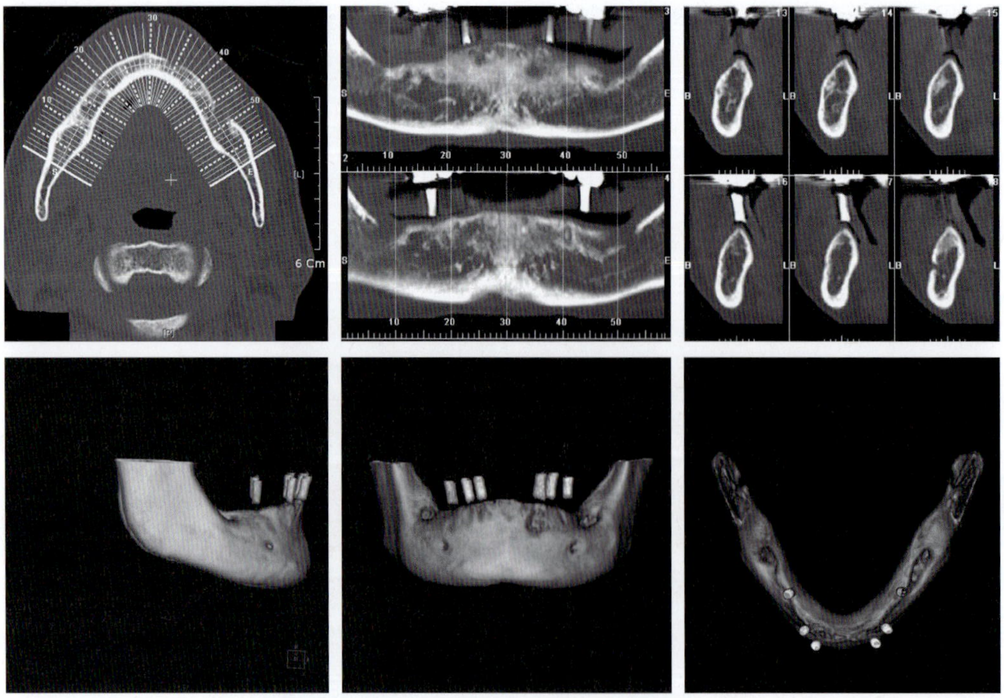

그림 8-29. 아래턱 축 가로스캔을 재구성한 영상

4) 자가 치아이식(Transplantation) CT

(1) 촬영목적

인공치아를 이식하지 않고 자신의 사용하지 않는 사랑니나 교정하기 위해 발치할 작은 어금니를 이용하여 상실된 치아부위에 치아이식을 할 경우 발치할 치아와 이식부위의 적합여부 및 수술 전 치료계획을 수립하는데 도움을 준다.

(2) 검사범위와 Scan

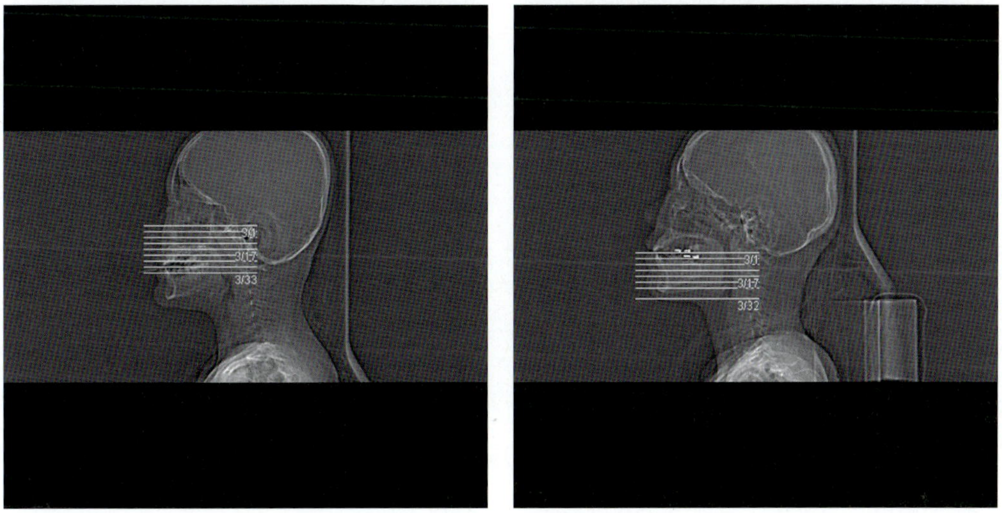

그림 8-30. 상악(좌), 하악(우) Scout 영상

환자는 바로누운자세를 취하고 위, 아래턱 씹는면(Occlusal plane)이 바닥에 수직되게 턱을 들어준다.

검사범위는 위턱(Maxilla): Occlusal Plane – Maxillary sinus가 포함되게

아래턱(Mandible): Occlusal Plane – Mandible Inferior board가 포함되게

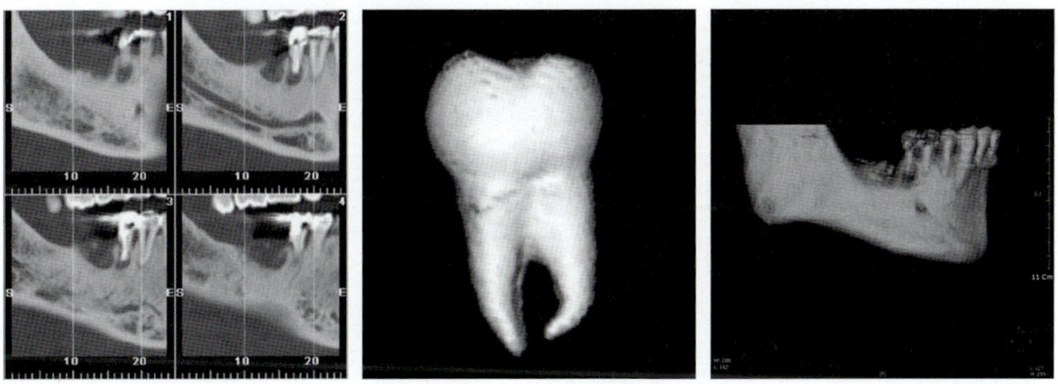

그림 8-31. 아래턱 축 가로스캔을 재구성한 영상

5) 사랑니 발치 CT

(1) 촬영목적

사랑니 발치하기 전에 위턱굴 및 턱뼈관의 정보를 제공하여 발치시 도움을 주기위해 이용한다.

(2) 검사범위와 Scan

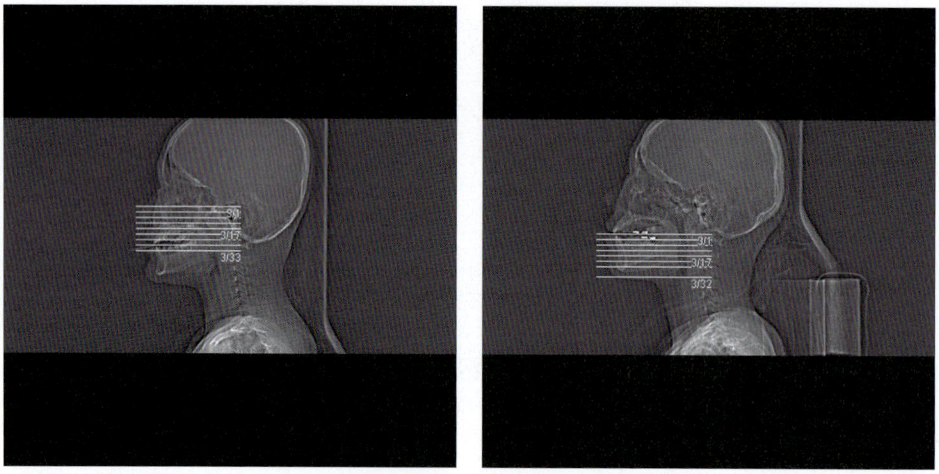

그림 8-32. 위턱(좌), 아래턱(우) Scout 영상

환자는 바로누운자세를 취하고 위, 아래턱 씹는면(Occlusal plane)이 바닥에 수직되게 턱을 들어준다.

검사범위는 위턱(Maxilla): Occlusal Plane – Maxillary sinus가 포함되게
아래턱(Mandible): Occlusal Plane – Mandible Inferior board가 포함되게

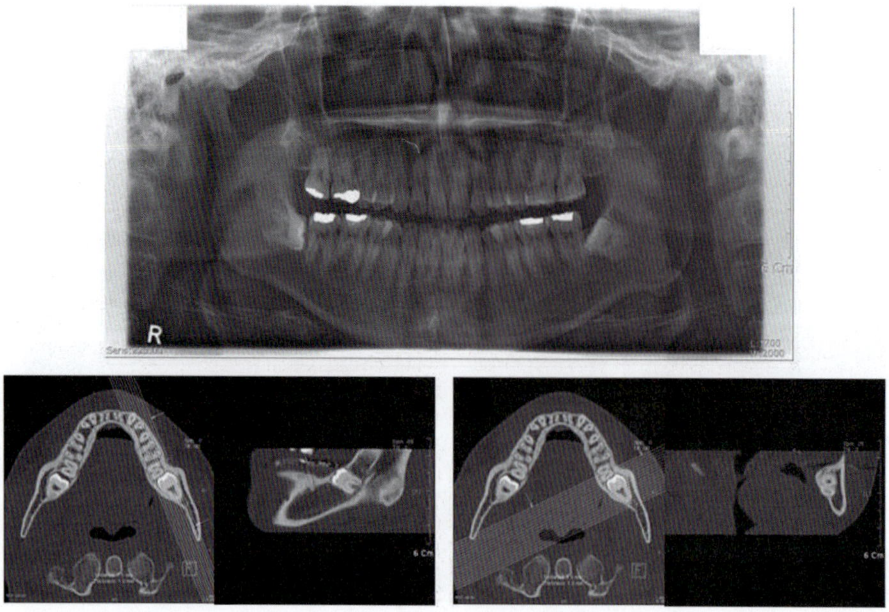

그림 8-33. 파노라마영상(상)과 축 가로스캔을 재구성한 영상(하)

6) 측두하악관절(Temporo-Mandibular-joint) CT

(1) 촬영목적

외상으로 인한 골절 여부나 탈구(dislocation) 선천성 기형의 진단을 목적으로 시행하며 턱뼈머리(Mandibular condyle head)의 미세한 뼈를 관찰하는데 이용한다.

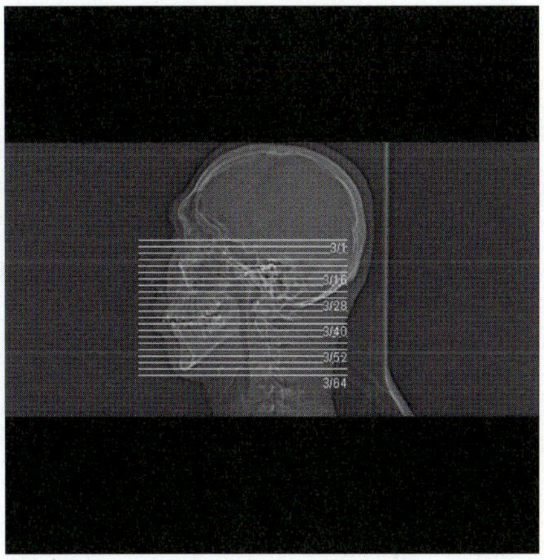

그림 8-34. 축 가로스캔 Scout 영상

■■ 축 가로스캔(Axial scan)

환자를 바로누운자세로 위, 아래턱 치아를 가볍게 다물고 있도록 하고 턱관절오목(Mandibular fossa) 상방부터 아래로 검사하며, 표준연산법(Standard algorithm)으로 촬영하고 뼈를 볼 수 있는 연산법(Bone setting)으로 기록한다. 필요시에는 표준연산법(Standard algorithm)을 추가로 기록할 수도 있다.

※ 관상영상은 턱뼈머리가 포함되게 뒤에서 앞으로 기록한다.

표준연산법(Standard algorithm)으로 촬영하고 뼈를 볼 수 있는 연산법(Bone setting)으로 기록한다. 필요시에는 표준연산법(Standard algorithm)을 추가로 기록할 수도 있다.

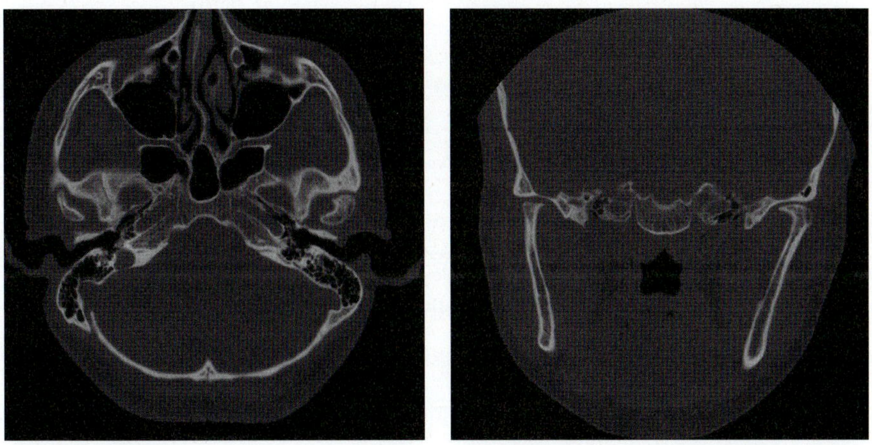

그림 8-35. 축 가로스캔 영상(좌)과 Bone setting 관상 영상(우)

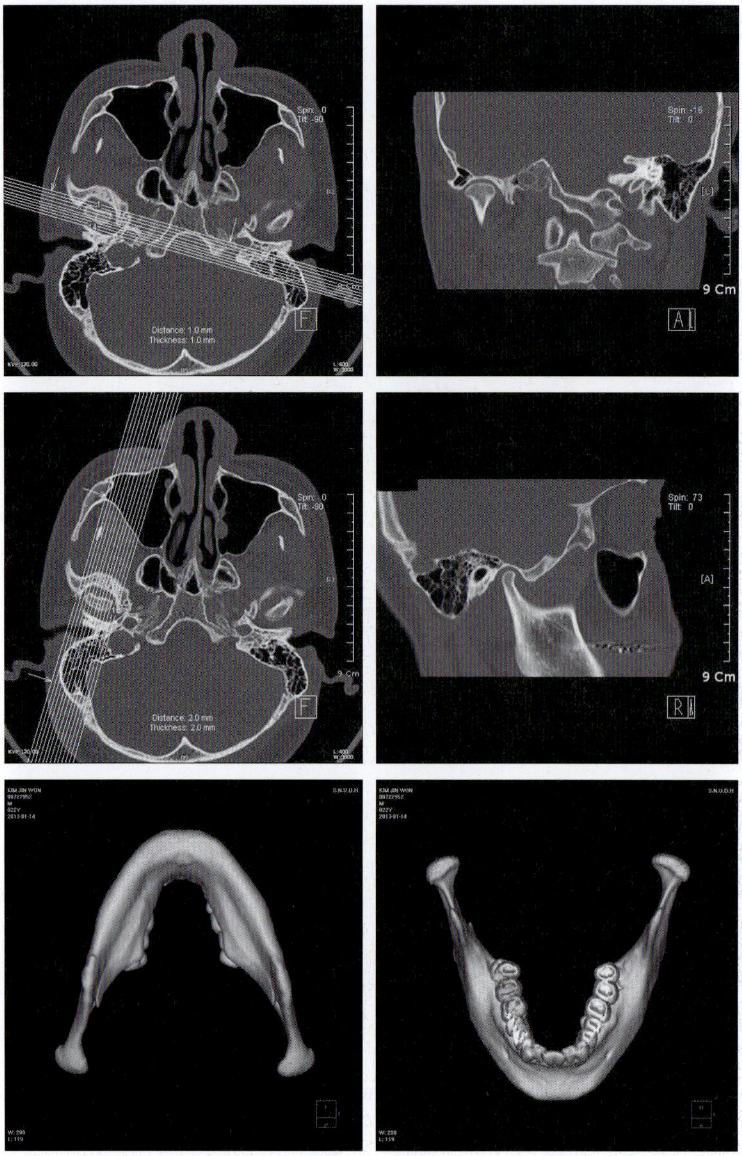

그림 8-36. 축 가로스캔 영상을 재구성한 영상

7) 치아 3D (Tooth) CT

(1) 촬영목적

치아의 위치나 크기, 치아뿌리의 형태와 발육정도 등을 평가하며 주로 매복치나 과잉치의 3차원적 위치관계를 파악하고, 치아뿌리의 발육정도 및 인접 치아의 치아뿌리의 흡수 여부를 평가할 수 있고, 정확한 치아의 접근이 가능하므로 외과적 수술시 유용한 정보를 얻을 수 있다.

또한 치아 우식증이나 치아뿌리끝 염증으로 치아를 계속 유지할 수 없는 경우에 비슷한 크기, 형태의 정상치아를 3차원영상을 이용하여 치아이식을 하는데 도움이 될 수 있다.

(2) 검사범위와 Scan

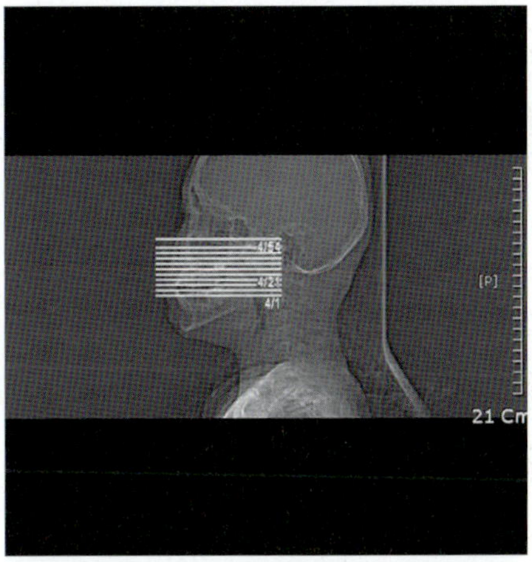

그림 8-37. 위턱 Scout 영상

환자는 바로누운자세를 취하고 위, 아래턱 치아를 가볍게 다물고 있도록 하고 치아의 뿌리 및 과잉치가 포함되게 검사하며, 표준연산법(Standard algorithm)을 사용하여 뼈를 볼 수 있는 연산법(Bone setting)으로 기록한다. 필요시에는 표준연산법(Standard algorithm)을 추가로 기록할 수도 있다.

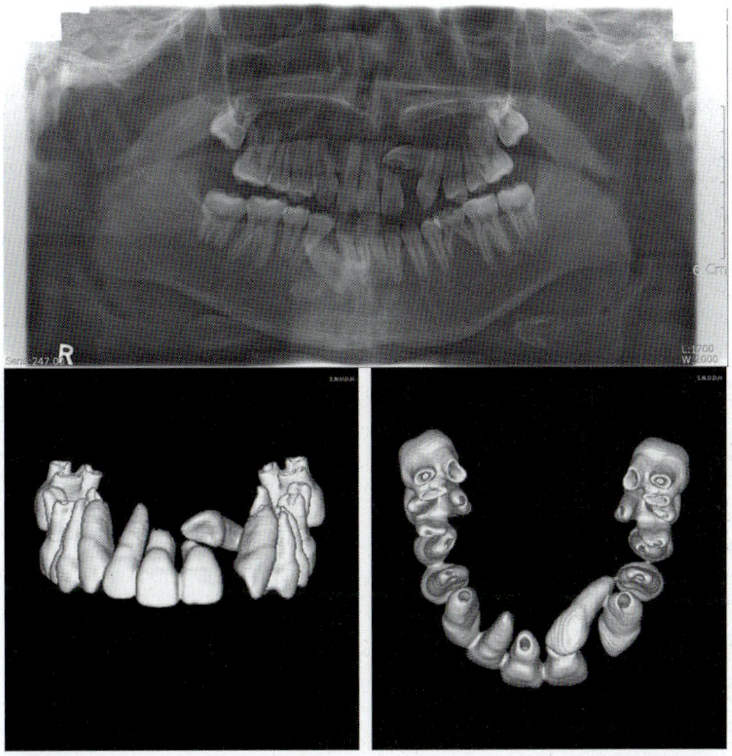

그림 8-38. 파노라마 영상(상)과 축 가로스캔을 재구성한 치아 3D 영상(하)

8) 악교정수술 CT(Facial 3D)

(1) 촬영목적

안면비대칭(Facial Asymmetry) 등의 골격(Skeletal)의 이상, 변이(Abnormality)를 3D image로 재구성하여 여러 각도에서 평가 분석하여 정확한 치료계획을 수립하고, 수술 전후의 상태를 비교 평가하는데 용이하다.

(2) 검사범위와 Scan

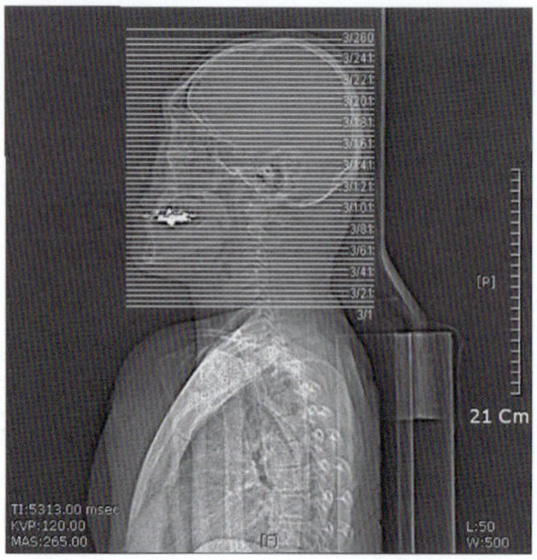

그림 8-39. Scout 영상

환자는 바로누운자세를 취하고 머리끝(skull base)에서부터 아래턱하단(Mandibular inferier border)이 포함되게 검사하며, 표준연산법(Standard algorithm)을 사용하여 뼈를 볼 수 있는 연산법(Bone setting)으로 기록한다. 필요시에는 표준연산법(Standard algorithm)을 추가로 기록할 수도 있다.

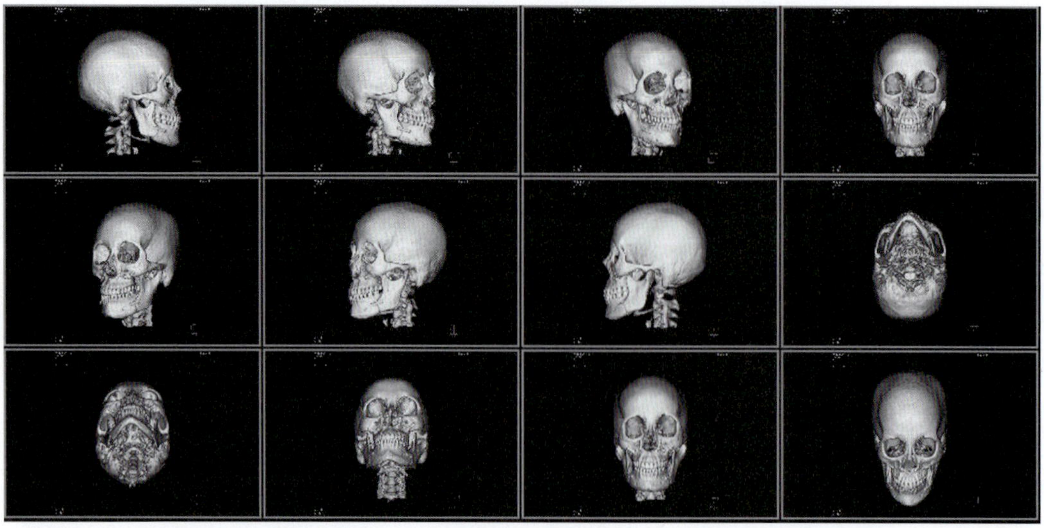

그림 8-40. 축 가로스캔을 재구성한 Facial 3D 영상

4 자기공명영상(MRI)

1) 측두하악관절(Temporo-Mandibular-joint)

턱관절질환을 가진 환자에서 특히 물렁한 조직의 이상을 관찰하는데 유용한 촬영법이 자기공명영상법이다. 방사선조사를 피할 수 있으며, 비침윤적이며, 조영제의 사용 없이 높은 물렁한 조직 대조도를 얻을 수 있는 장점이 있다. 따라서 턱관절내장증이 의심되는 환자에서 관절원판의 형태 및 변위의 정도를 진단하는데 효과적이다.

자기공명영상법을 이용한 T1 강조영상은 근육에 비해 상대적으로 지방이 더 높은 신호강도를 보이기 때문에 증가된 물렁한 조직 대조도를 보이며 T2 강조영상은 조직내의 부종 또는 염증에 의해 삼출액이 증가된 부위를 식별하는데 많이 이용된다.

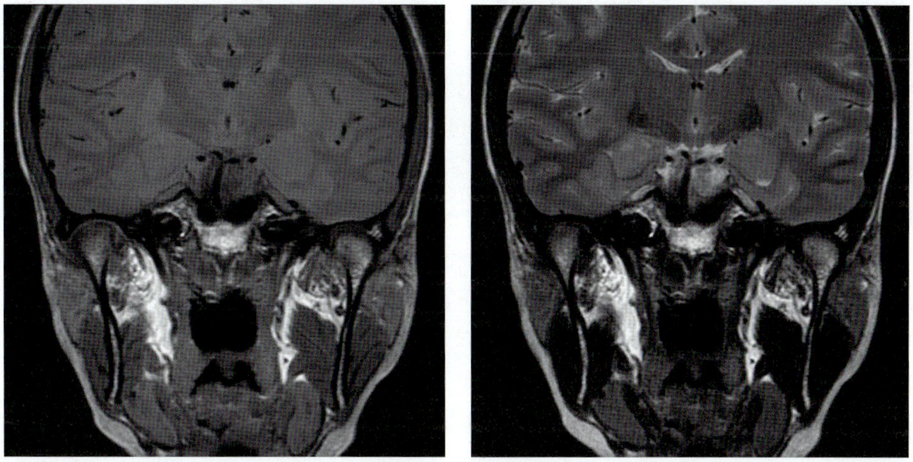

그림 8-41. proton density 관상영상(좌)과 T2 관상영상(우)

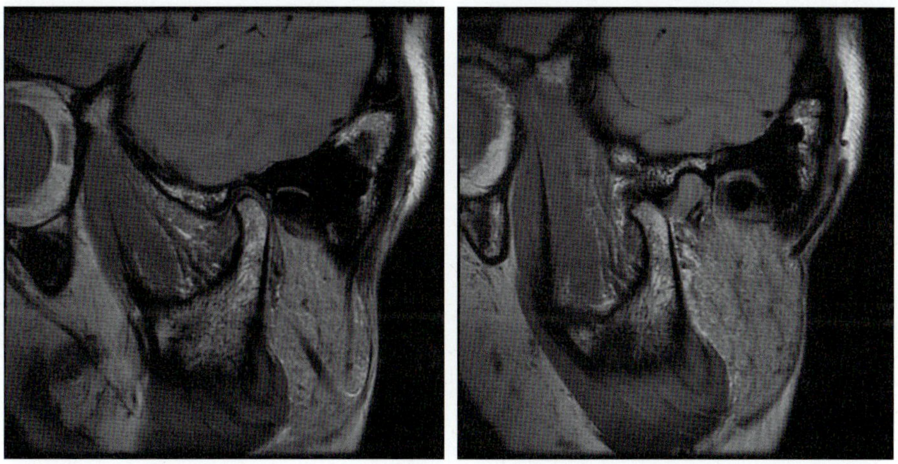

그림 8-42. 턱관절 sagittal proton density 턱관절 영상 close(좌), open(우)

2) 침샘(타액선)

침샘 종양의 내부 구조 및 주위조직이나 공간으로의 파급 양상 등을 잘 나타내주며, 조영제를 사용하지 않고도 낮은 신호강도, 즉 검게 나타나는 주요 혈관들을 관찰 할 수 있다.

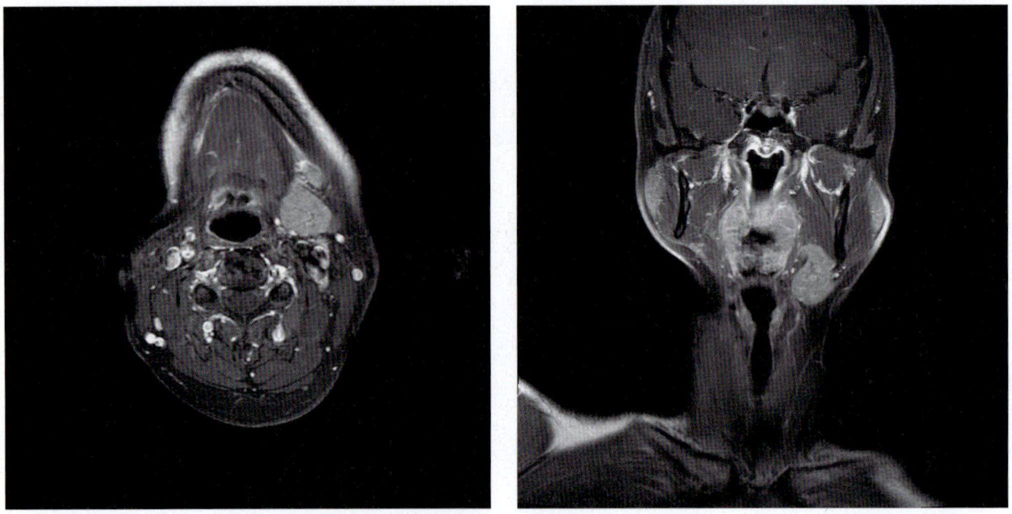

그림 8-43. T1 축 가로스캔 영상(좌)과 T1 관상영상(우)

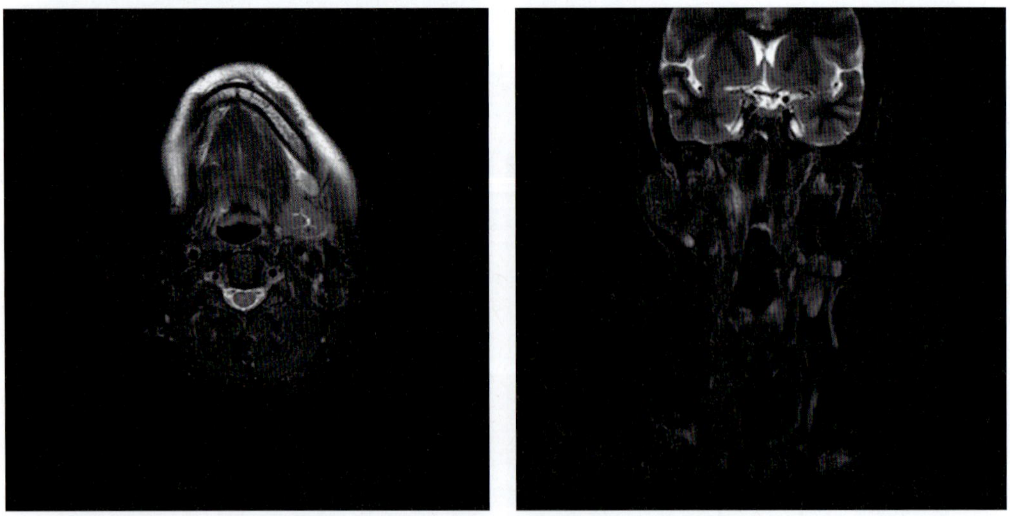

그림 8-44. T2 축 가로스캔 영상(좌)과 T2 관상영상(우)

5 초음파 촬영술(Ultrasonography)

■■ 침샘(타액선)

침샘 초음파촬영술은 방사선을 사용하지 않는 비관혈적인 진단법으로 쉽게 사용할 수 있으며 침샘내 종양의 유무를 평가하는데 있어서 매우 우수하나, 염증을 진단하는데 있어서는 침샘 조영술보다 민감도가 떨어지는 단점이 있다.

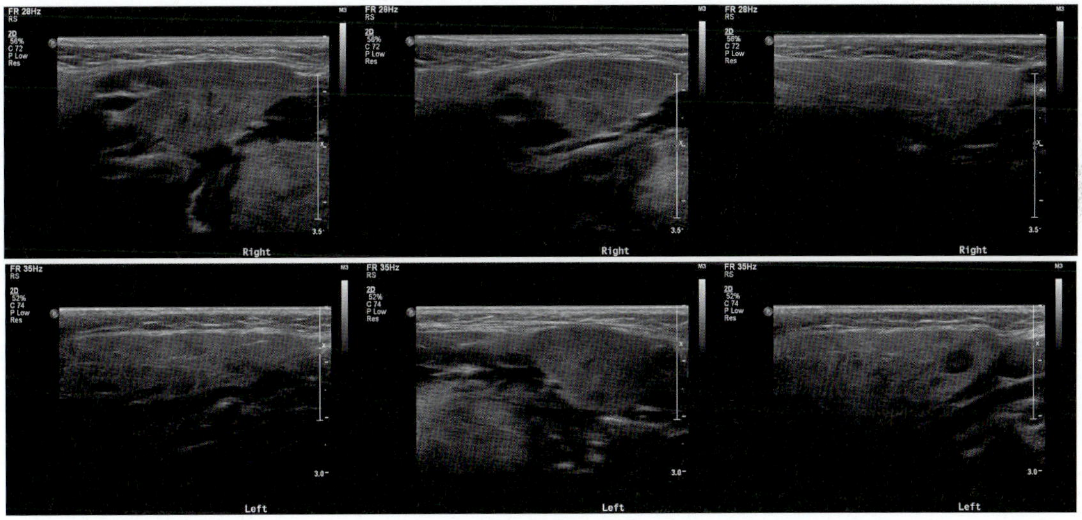

그림 8-45. 침샘의 좌(하), 우(상) 영상

6 핵의학(Neclear medicine) 검사

표적 조직에 친화력을 갖는 방사성 화합물을 환자에게 주입하여 특정 조직의 친화력이나 특정 부위에서 시간에 따라서 대사되는 양상을 감지하여 조직의 구조와 기능을 정적 또는 동적 상태에서 평가할 수 있는 방법을 핵의학검사라고 하며 뼈나 침샘 등에 실시하여 뼈 병소의 유무와 침샘 기능 등을 평가하는데 도움을 준다.

$^{99m}TcO_4$는 MnO_4와 유사한 성질을 가지므로 갑상선과 침샘에 집적되어 침샘 스캔에 이용되며, ^{99m}Tc에 다양한 인 화합물을 부착하면 뼈조직에 집적되므로 뼈 스캔에 이용된다.

■■ 침샘 스캔(Salivary scan)

침샘 스캔은 모든 주요 침샘들을 한번에 검사할 수 있으며 특히 침샘 조영술이 불가능한 환자에게 유용하다.

반면 침샘 형태에 관한 정보를 주지는 못하고, 침샘 종양의 진단은 완전히 신뢰할만하지는 않다.

1) 촬영목적

침샘에 능동적으로 섭취되는 방사선의약품을 이용해서 침의 생산과 분비되는 과정, 침샘의 위치, 크기, 기능을 검사하고, 침샘을 침범한 종괴 및 질환의 진단과 분류에 이용된다.

검사의 예민도와 해상도가 낮아 침샘 기능이 일부 감소된 환자에서는 정상과 큰 차이를 볼 수 없다는 단점이 있다.

2) 촬영방법

① 머리를 움직이지 않도록 고정한다.

② 방사성 의약품을 정맥주사 후 10분, 20분에 영상을 얻고, 오렌지 주스나 비타민씨 과립 등으로 침분비를 자극한 후 한번 더 영상을 얻는다.

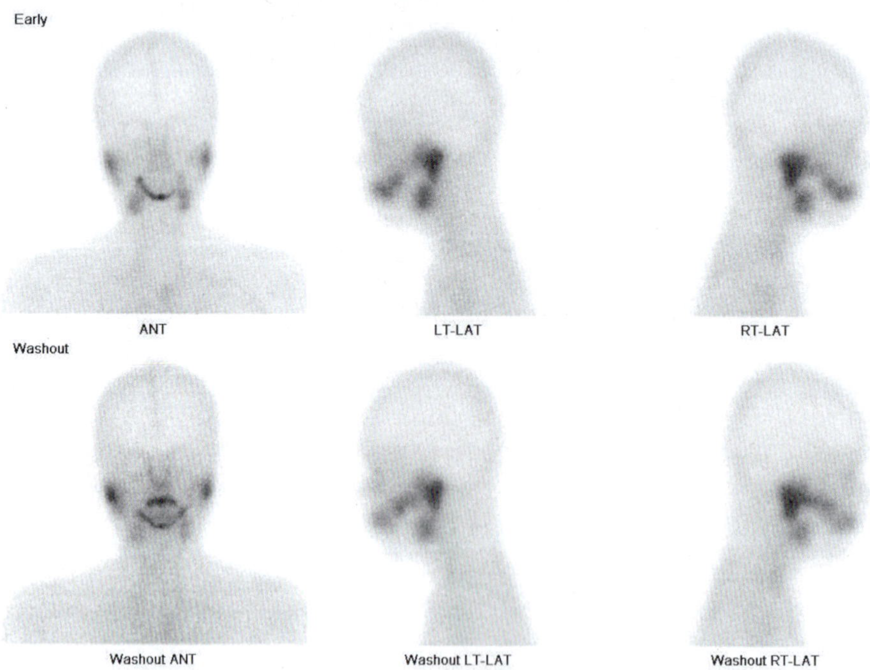

그림 8-46. 침샘 스캔 영상

7 적외선 체열 검사(Digital Infrared Thermal Image: DITI)

우리 몸의 체열분포는 좌우 대칭을 이루어야 정상인데 통증이 발생한 경우에는 체열이 높아지거나 낮아져서 균형이 깨질 수 있으며 이런 경우에 적외선 체열 검사기로 체열의 변화를 촬영하여 눈에 보이지 않는 신경통증부위나 질병부위를 보다 정확하게 판별해 낼 수 있다.

따라서 주로 구강내과 뿐만 아니라 구강악안면외과에서 안면부 통증 및 턱관절 질환 등에 이용되며 이러한 검사는 지속적으로 증가할 추세이다.

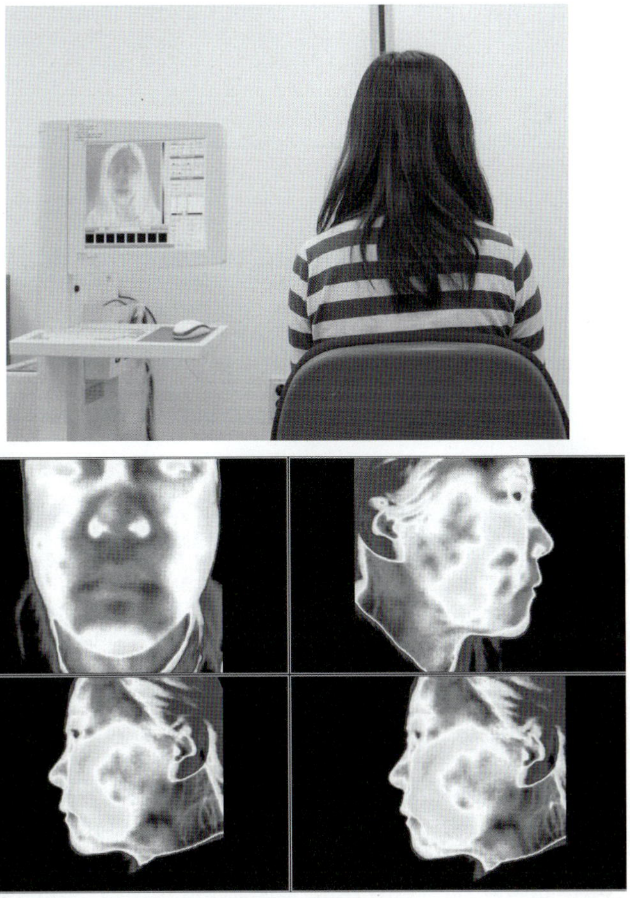

그림 8-47. 적외선 체열 검사모습(상)과 영상(하)

1) 적외선 체열 검사의 장점

- MRI, X-ray, CT검사 등에서 알 수 없었던 신경통, 근육통, 염증성 질환 등을 알 수 있다.
- 인체에 무해하여 임산부나 유아도 검사할 수 있다.
- 검사 시 통증이 없다.
- 치료 전, 후 효과를 쉽게 확인할 수 있다.

2) 검사 전 주의사항

- 검사 전 물리치료나 약물 복용을 일시 중지한다.
- 파스 제품류는 검사 하루 전에 제거한다.
- 몸에 부착하는 악세사리를 제거한다.
- 검사전 피부 마찰을 하지 않는다.

8 Cone Beam CT(CBCT)

1) CBCT의 역사 및 개요

Cone Beam Computed Tomography(이하 CBCT)는 1973년 Hounsfield의 EMI Scaner가 개발한 conventional CT의 시작과 비슷한 시기에 미국 Rob에 의해 심장촬영 목적으로 개발된 DSR(Dynsmic Spacial Reconstruction)에서부터 발전되어 왔다.

당시 여러 개의 X선관과 큰 직경(9인치 이상)의 I.I(Image Intensifier)로 움직이는 장기를 검사할 목적으로 시작하여 점차적인 기술 개발과 발전을 통해 2001년 Tokuoka에 의해 하나의 X선관과 작은 직경의 I.I로 구성된 PSR 9000N이라는 제품이 출시되었으며 현재는 여러 제조사별로 다양하고 편리성을 갖춘 복합적인 제품으로 주류를 이루고 있다.

현재의 국내 CBCT 관련업체의 규모나 현황을 살펴보면 국내와 국외로 대별할 수 있으며 서로의 장단점을 내세워 점점 커져가는 관심과 시장규모에 적응하기위해 경쟁하고 있는 실정이다.

이러한 상황을 이해하기 위해서는 먼저 임플란트에 대해 환자뿐만 아니라 치과의사, 방사선사를 비롯한 기타 의료관련 종사자에게도 관심이 높아졌고 점점 늘어나는 의료사고에 대한 두려움도 커지고 있는 상황에서 기존 conventional CT와는 비교가 안 되는 낮은 가격과 공간적인 문제가 해결되는 CBCT에 대한 관심은 어쩌면 당연하다고 할 수 있다.

이러한 관심은 개원의 위주로 시작되었지만 근래에는 conventional CT를 보유한 대학병원급의 대형병원에서도 연구와 환자 진료를 목적으로 구입하는 사례가 빈번해지고 있다.

CBCT가 치과영역에서 폭넓게 사용되는 이유를 conventional CT와 비교한다면 CBCT는 영상의 재구성시 상의 왜곡이 없이 정확한 영상을 얻으며 미세한 부분까지 관찰이 가능하여 고해상도의 영상을 제공하고 피폭선량도 상대적으로 크게 감소된다는 장점이 치과의 특성과 잘 맞기 때문이라 할 수 있으며 주로 임플란트를 위한 수술 전, 후 예후평가, 3차원 입체 영상의 재구성, 낭이나 종양 과잉치 매복치의 위치 및 크기 확인, 턱뼈 잔존 이틀뼈의 높이와 폭 측정, 위턱굴이나 턱뼈관 등의 정확한 위치평가를 위해 주로 이용되며 치과전용 CT라는 인식과 함께 치료를 위한 진단과 결과 확인을 위해서는 독보적인 존재로 자리매김하고 있다.

- 1973년 Hounsfield의 EMI scaner 개발
  Rob: 심장촬영 목적의 DSR을 개발
  (28조의 X선관과 I.I.)
- 1986년 Toyofuku 등: 치과용 CT(Fluoroscopic CT)개발,
  (1조의 X선관과 9인치 I.I.)
- 1997년 Arai 등: 국소확대형 CT(Ortho CT)개발,
  (4인치 I.I.)
- 2001년 Tokuoka: 작은 직경의 I.I.사용하여 턱뼈활 및 전체 촬영 가능한 PSR 9000N 개발

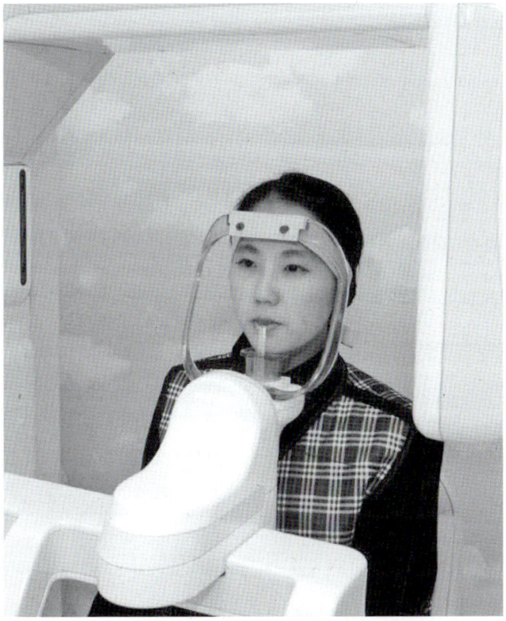

그림 8-48. CBCT 촬영 모습

2) 원리

CBCT에 있어서 영상 형성의 기본적인 원리는 conventional CT와 거의 유사하지만 명칭에서 알 수 있듯이 X선원의 형태가 cone beam이며 피사체를 투과 후 정보를 2차원적인 평면형태의 검출기를 사용함으로써 3차원적인 isocubic voxel을 가진 genuin 3D를 얻는다는 차이점이 있다(그림 8-49, 8-50).

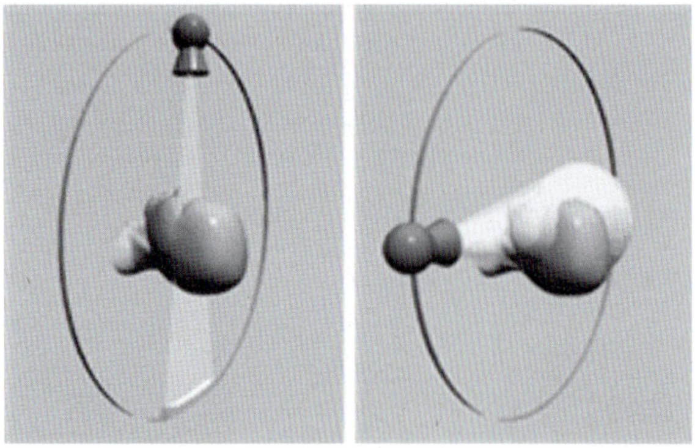

그림 8-49. Compared with conventional CT and cone beam CT

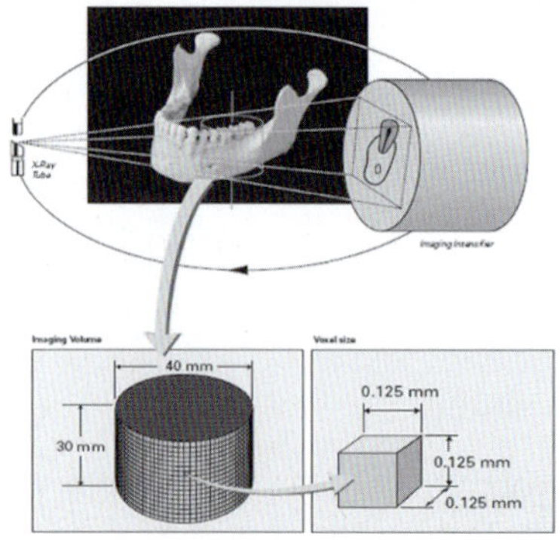

그림 8-50. Isocubic voxel can provide multi planar reconstruction without image distortion

이는 conventional CT의 경우 환자 검사용 테이블 이동과 시준기의 정도에 따라 각 pixel에 해당하는 voxel을 가짐으로써 직육면체 형태의 voxel 정보를 얻으나 CBCT는 피사체의 FOV(field of view)를 등장성의 정육면체 voxel로 분할하고 이러한 isocubic voxel의 정보를 얻어냄으로 다면영상재구성시 상의 왜곡이 없이 모든 방향에서의 정확한 영상을 얻을 수 있으며 이러한 정보는 어떠한 형태의 길이나 면적뿐만 아니라 입체적인 상황 분석이 가능하여 임상에서 유용한 정보를 제공하고 있다.

다시 말해 conventional CT의 경우 2차원적인 단면 영상을 3D 또는 다면영상으로 재구성한다면 CBCT에서는 기본적으로 얻어진 3D 정보에서 영상의 재구성이 이루어진다고 할 수 있다.

이러한 X선원과 detector 형태에 따른 차이점 외에 치과영역에서 대부분 이루어지는 검사 자체가 턱뼈 위주의 단단한 조직(hard tissue)으로 medical 영역에서 보다 작은 FOV와 선량으로도 가능하게 되었으며 그에 따른 장비 자체의 크기가 줄어들어 공간 및 가격적인 면과 함께 환자 피폭에 따른 안전성 등 사용자의 요구사항과도 일치하고 있다.

3) 검출기 형태 및 구성

CBCT에서 가장 중요하다고 할 수 있는 detector는 형태나 구성면에서 크게 Image intensifier(I.I)와 Flat panel detector(FPD)로 나눌 수 있다.

I.I의 경우 조사된 X-선을 가시광선으로 변환시키고 이를 광전자로 바꾸어 증폭된 가시광선을 출력부로 보내는 역할을 하며 주로 CCD or CMOS로서 영상을 형성한다.

Flat panel detector는 박막형필름트랜지스터(thin film transister: TFT) 기술의 발전으로 영상을 획득하고 있으며 X-선 신호를 가시광선에 반응하는 물질인 scintillator를 사용하는 간접 평판 검출기와 X-선 신호에 직접 반응하여 영상 정보를 얻는 직접 평판 검출기로 나눌 수 있다(그림 8-51).

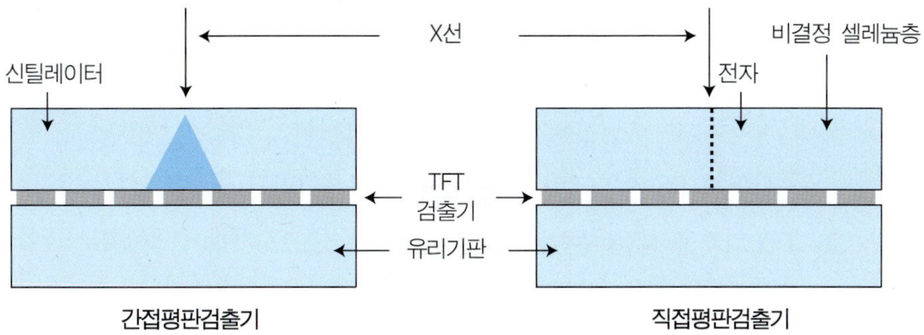

그림 8-51. Direct and indirect flat panel detector

간접 평판 검출기는 비결정 실리콘(hydrogenated amorphos silicon, a-Si:H)을 주로 사용하며 노이즈가 적고 저전압으로 사용 가능하지만 제작과정이 다소 복잡하며 직접 평판 검출기는 X-선을 흡수하는 특성이 있고 높은 공간 분해능을 가진 비결정 셀레늄(amorphos selenium) 재료를 주로 사용하며 간접 방식에 비해 공간 해상도는 좋지만 노이즈가 상대적으로 많고 높은 전압차가 필요하다는 단점이 있다.

바람직한 CBCT의 선택과 활용을 위해서는 언급한 내용 외에도 실제적으로 필요한 정보는 많으며 conventional CT와의 비교 외에도 치과영역에서 주로 이용되어지는 다른 검사법(구내 및 구외촬영법, 특수촬영 등)과의 차이점이나 장단점을 정확하게 숙지해야 할 것이다.

4) CBCT 활용을 위한 구비조건

기존 CT에 대한 장비 자체의 가격, 설치 공간, 환자의 피폭, 진료수가에 따른 환자의 경제적인 부담감등으로 거부감이 많았던 실정과 비교해서 CBCT는 상대적으로 경제적인 면과 운영 면에서 효율적으로 가능하게 됨으로써 활용을 원하는 사용자 입장에서는 관심과 선택의 폭을 넓히는 계기로 작용하고 있다고 할 수 있다.

아울러 CBCT의 경우 치과영역에서 필요한 영상 정보를 기존 검사법과 차별화 된 영상을 제공함으로써 의료사고나 정확한 진료 및 치료에 도움을 주고 치과 전용 CT라는 인식이 자리 잡았다고 할 수 있으며 이러한 관심과 기대감은 치과의원급의 개원의 에서부터 시작되었지만 현재는 기존의 CT를 보유하고 운영 중인 대형병원에서도 진료와 연구 목적으로 구입 및 활용을 위한 여러 가지 노력이 이루어지고 있는 실정이다.

하지만 다른 장비와 비교해 아직도 비싼 가격과 복잡 다양한 기능들로 정확한 선택과 활용을 위해서는 현실적으로 어려움이 많다.

이를 위해 먼저 CBCT의 원리 및 장비자체에 대한 이해를 기본으로 하고 제품별로 제공하는 세부설명서를 바탕으로 사용자의 용도와 활용에 맞는 선택이 바람직하리라 생각한다.

하지만 detector type, scan time, recon time, voxel size, FOV, gray scale 등 하드웨어 부분과 영상의 재구성과 전송, 획득 등과 관련된 소프트웨어 부분 및 기타사항 등 복잡하게 제공되어지는 부분을 제대로 이해해야 한다는 전제 조건이 필요하다.

간단하게 예를 들어 먼저 FOV가 크다고 해서 좋은 제품이라고 할 수 없다.

FOV가 크면 CBCT의 가격을 결정하는 detector가 크다는 것으로 가격이 높아지는 요인으로 작용되고 얻어진 정보의 용량이 많아 recon time이나 영상전송 등이 느려 질 수 있다는 것이다. 그리고 focal spot에서 detector까지의 거리가 길어져야 하며 이에 따른 장비 자체의 크기는 커져야만 한다.

교정이나 구강악안면영역에서 외과적 치료나 진단을 위한 검사 외 위턱과 아래턱 등 부분적인 턱뼈 위주의 임플란트를 위한 검사를 주로 하는 사용자라면 작은 영역의 FOV 선택으로도 충분히 가능하다고 할 수 있다.

마찬가지로 voxel size가 작다면 영상의 해상도나 공간분해능이 좋아질 수 있겠지만 물리적인 논리로 나온 수치에 지나치게 의존하기 보다는 실제 영상을 보고 수치로는 판단하기 힘든 부분을 보완하는 방법이 더 나을 수 있다는 것이다.

또한 사용자가 최적의 영상을 원한다면 오히려 환자가 편한 자세로 움직임 없이 검사 할 수 있는 장비를 선택하는 것도 하나의 방법이 될 수 있다.

왜냐면 scan time, voxel size, gray scale 등 영상의 질과 관련 된 사항이 최고의 사양이라고 하더라도 환자의 움직임은 영상에 치명적이기 때문이다.

이렇듯 세부설명서에 제공되는 대부분의 수치와 값은 서로 장단점으로 작용되어 모든 면을 충족시키기는 어려우며 세부설명서에 제공되는 정보를 제대로 이해하고 상호 관계를 파악함으로써 가장 이상적인 선택과 활용에 도움이 될 것이다.

(1) Hardware

- 관전압(kVp) 및 관전류(mA) 조절 여부
- Focal spot size: 크기에 따라 선예도, 해상도, 공간분해능과 관련
- X-ray detector: I.I or Flat panel detector
- Grayscale: 대부분 12 bit 이상 지원
- Resolution: 공간분해능과 관련
- Scan time: moving artifact와 관련
- Reconstruction time: 임상에서 원활한 검사를 위해 중요한 부분
- Maximum Field of View(FOV): 변화에 따른 해상도 차이
- 촬영 모드의 수: 변화에 따른 해상도 차이
- 특수 기능 여부: MPR-여러 면에서 상을 재구성, 3D-입체상, 물렁한 조직 움직임 등

- CT 값의 표시 여부

(2) Software

- 기계 자체 or 다른 software와의 호환여부
- Dental, panoramic, and cross-section view 제공 여부
- Dicom support
- 2D image에서 계측 및 영상 조절 기능이 포함 여부
- 3D MPR, VR
- 길이, 각도 측정 시 조절 가능 여부
- Histogram이나 Profile 지원 여부
- 동영상 모드 지원 여부
- PC image file 저장 지원 여부
- laser printing 지원 여부
- 임플란트 모드 지원 여부
- 턱뼈관 추적 가능 여부
- 다양한 두께의 영상 지원 여부
- 3D 기능 중 다양한 각도에서 관찰 여부
- 3D 기능 중 Surface rendering 가능 여부
- 기타 A/S

(3) Workstation

- Image Processing Unit (including CPU, Monitor, keyboard, mouse, UPS, etc.)
- Control desk

5) 기기 및 화질 관리

CBCT 장치는 검출기의 성능과 방사선 발생장치의 상태에 따른 영향을 많이 받는 촬영장치로서 정확하고 체계적인 관리가 반드시 이루어져야 한다.

최근에 영상의학적 발전에 의한 새로운 영상화 기법들이 임상에 적용되면서 도입된 CBCT 영상은 악안면영역에서 턱뼈와 치아의 평가에 대한 진단학적 가치를 갖고 상대적으로 낮은 조사선량으로 3차원의 체적정보 및 재구성을 통한 다양한 영상 정보를 제공한다.

이러한 영상의학적 장점들로 인해 임상에서의 적용이 크게 증가할 것으로 여겨지는 CBCT 장치는 각각의 장치마다 다양한 검출기의 사용으로 인한 특성뿐만 아니라 노출조건과 조사야 범위의 다양성으로 인한 영상의학적 특징과 차이를 보인다고 할 수 있지만 이에 대한 영상의 질과 관련한

기준과 기기 및 화질관리에 대한 지침이 마련되어있지 않은 실정이다.

이러한 다양성은 장점으로 표현 될 수도 있겠지만 조건 하나하나의 변화에 따른 측정값의 차이는 화질의 단일화와 표준화뿐만 아니라 관리를 위해서는 어려운 점이 많다고 할 수 있다.

화질 관리와 분석을 위해서는 여러 가지 조건이 필요하겠지만 CT number calibration, slice 두께, 공간 분해능, 대조도 분해능, 피사체 공간분해능, noise 측정 등과 기타 기계적인 정확성 여부의 판단을 통해 이루어지며 영상의학의 품질관리는 의료장비에 대한 정기적인 성능검사와 규칙에 맞는 의료영상의 화질관리를 일컫는 것으로 촬영장치에 대한 질보장(quality assurance)과 영상에 대한 진단적 가치를 평가하는 것이다.

이러한 질보장과 의료영상의 화질관리가 이루어지지 않으면 정확한 진단과 치료에 부작용을 줄 수 있고 재검사와 중복검사로 인한 환자의 방사선 피폭을 증가시키는 요인뿐만 아니라 의료 행위 자체의 문제점으로 제기될 수 있다.

CBCT에서는 이러한 관리나 측정을 위한 phantom이나 블록과 같은 연구기기나 이와 관련 된 자료가 미약한 현실이지만 이를 극복하기위해 정확한 영상을 제공하고 CBCT의 실질적인 사용자인 방사선사로서 기계장치의 선택뿐만 아니라 활용을 위해서는 화질관리 및 기기관리에도 관심을 갖고 지속적인 연구가 이루어져야 할 것이다.

6) Multi Dectector CT(MDCT)와 CBCT의 장, 단점 비교

	장 점	단 점
MDCT	- 정확한 환자 위치 및 검사 부위 지정이 가능하다. (FOV 및 scan 범위 조절가능) - 조건에 따른 영상 정보가 많아 bone 및 soft tissue 등 영상 재구성이 가능하다.	- 장비가 고가이다. - 진료 수가가 비싸다. - 검사 시간이 길다. (점차적으로 짧아지는 추세임) - 피폭이 많다. (점차적으로 선량 저감화 뚜렷)
CBCT	- MDCT에 비해 장비가 저렴하다. - 진료 수가가 싸다. - 검사 시간이 짧다. - MDCT에 비해 피폭이 적다.	- 정확한 환자 위치 및 검사 부위 지정이 어렵다.(대부분 FOV 고정) - 물렁한 조직 대조도가 MDCT보다 낮아 단단한 조직 위주의 검사가 이루어진다.

* 일반적인 내용을 바탕으로 정리했으며 MDCT 및 CBCT 장비의 발전으로 향후 변화가 있을 수 있고 특히, 피폭과 검사시간에 대해서는 이해와 관심이 필요함.

7) 임상 적용의 예

(1) 치아(Tooth) CBCT

적응증 :

- 과잉치, 매복치의 위치 파악
- 외상받은 치아의 crack 여부 확인
- 치아 뿌리관 확인 및 뿌리관 치료 후 평가

제공 영상: 관심 치아에 대한 Axial 및 Panorama, Cross-section(절단면) images

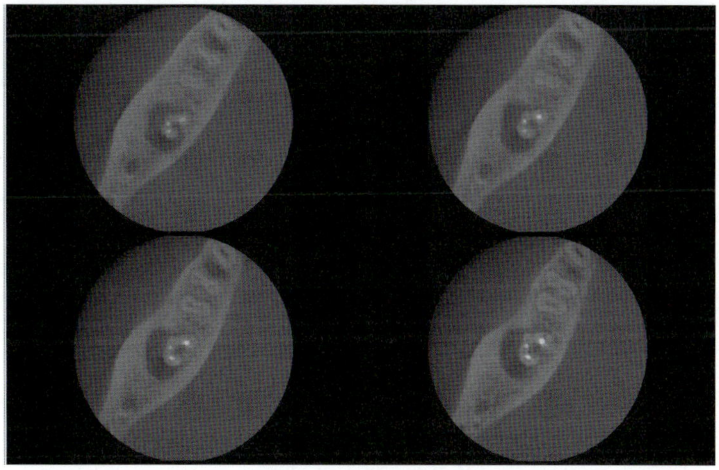

그림 8-52. Axial 영상

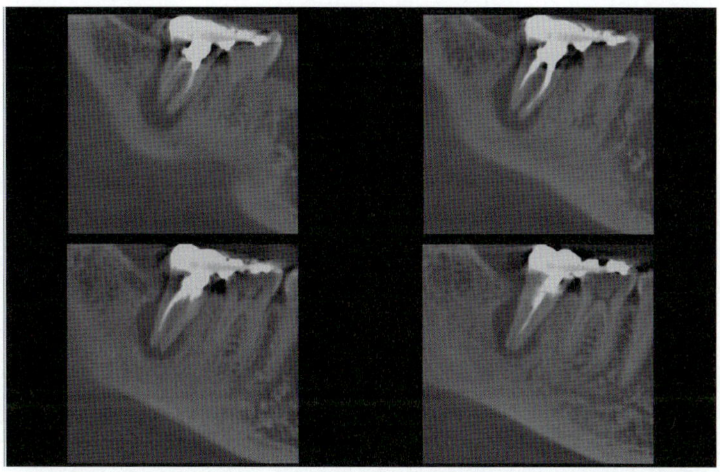

그림 8-53. Panorama 영상

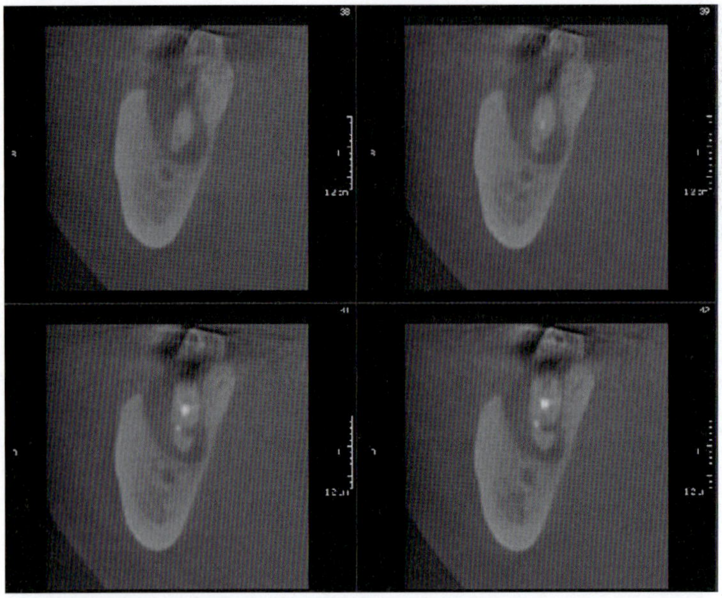

그림 8-54. Cross-section 영상

(2) 턱뼈 CBCT

적응증:

- 과잉치, 매복치의 위치 파악
- 셋째 큰어금니와 턱뼈관이나 턱뼈굴과의 관계 파악
- 특히, 아래턱 셋째 큰어금니(제 3대구치)와 턱뼈관이 인접한 경우 발치 시 아래이틀신경(하치조신경)의 지각이상으로 안면 마비 및 기타 부작용이 일어날 수 있으므로 확인
- 외상 환자 골절 유무 확인
- 모의 Implant 식립, 골질 평가, Implant 식립각도 평가, 해부학적 구조물 평가, 자가골 채취 부위 평가, 위턱굴 거상술을 위해 필요한 골량 평가

제공영상: Axial 및 Panorama, Cross-section images

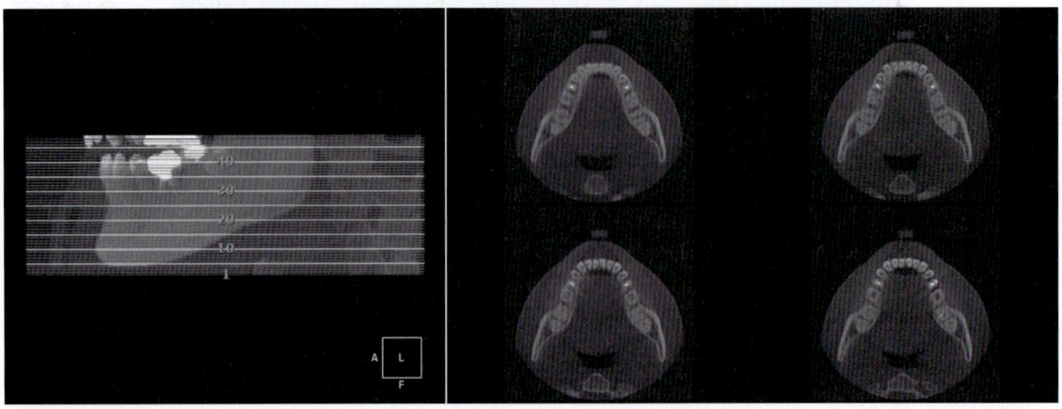

그림 8-55. Axial scout 및 영상

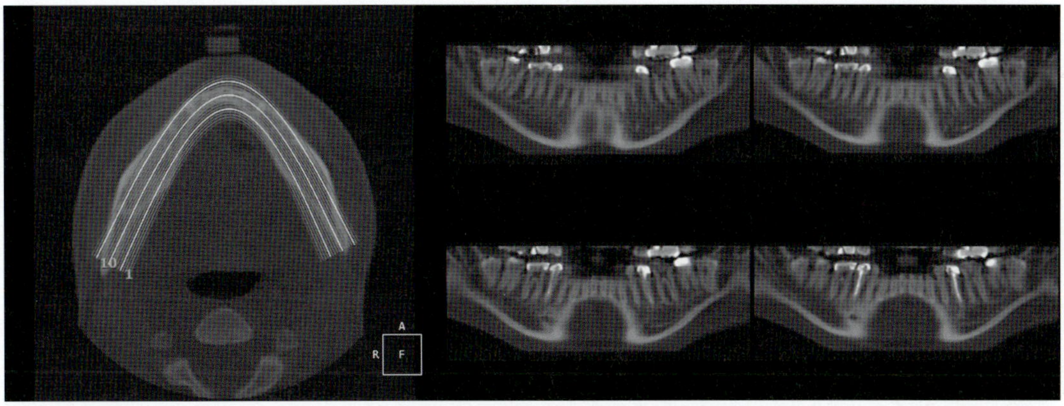

그림 8-56. Panorama scout 및 영상

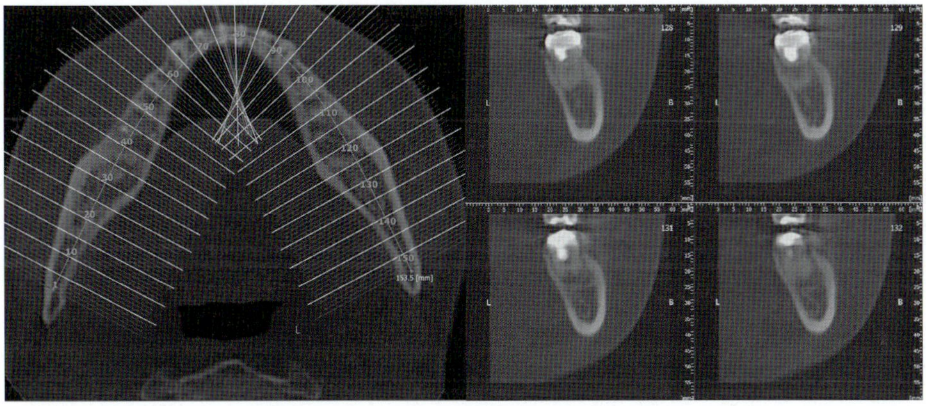

그림 8-57. Cross-section scout 및 영상

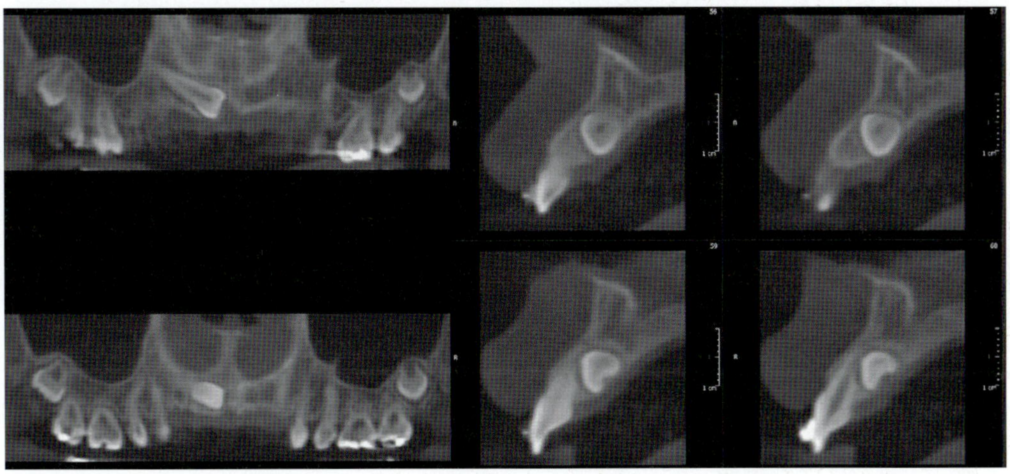

그림 8-58. 과잉치 Panorama 및 Cross-section 영상

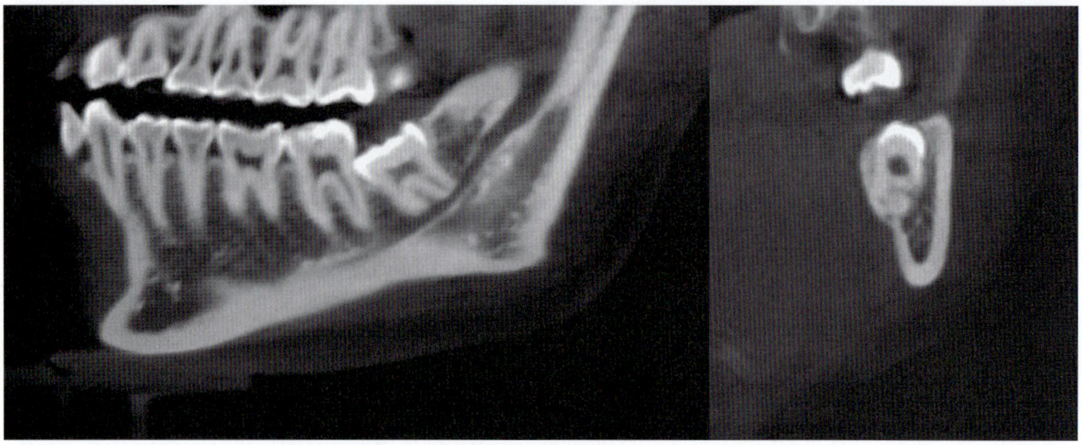

그림 8-59. 셋째 어금니 관찰을 위한 재구성 영상

(3) 턱관절(TMJ) CBCT

적응증:

- 턱뼈머리의 정확한 뼈 변화 평가
- 턱뼈머리의 형태, 아래턱뼈의 대칭성과 턱뼈머리와 아래턱와 사이의 간격을 평가

제공영상: 양쪽 턱관절에 대한 Frontal & Lateral images 및 3D 영상

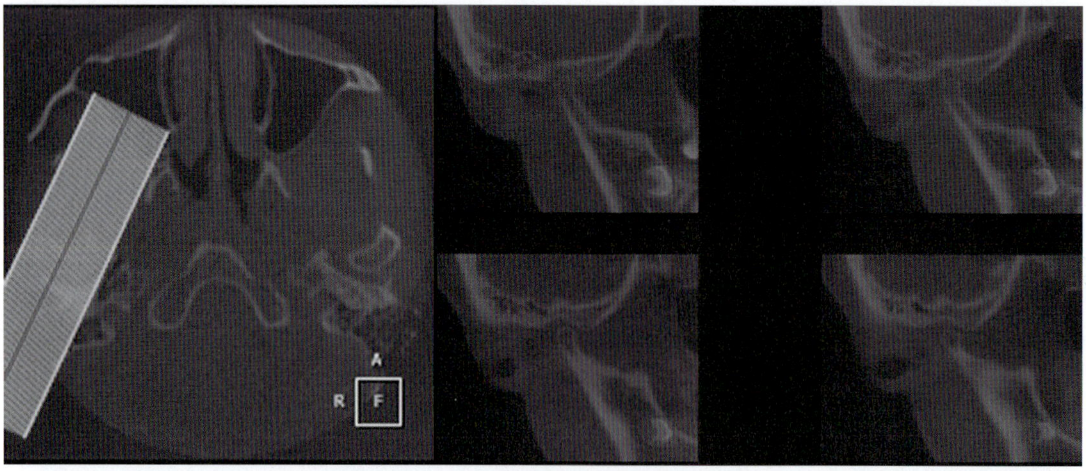

그림 8-60. TMJ Rt. lateral scout 및 영상

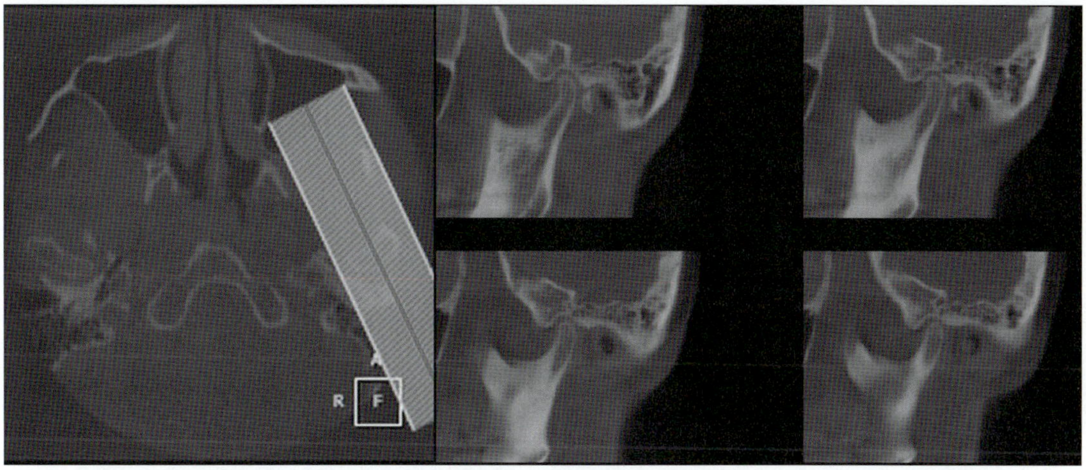

그림 8-61. TMJ Lt. lateral scout 및 영상

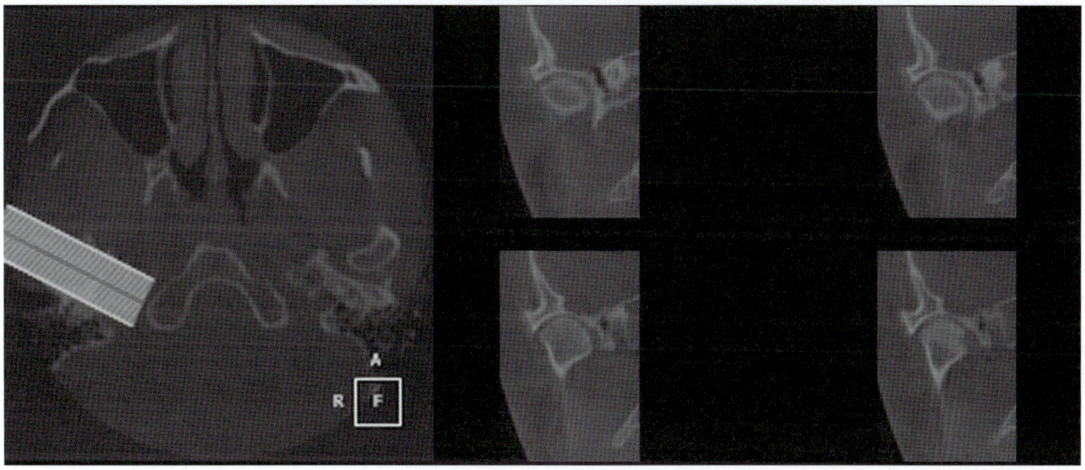

그림 8-62. TMJ Rt. frontal scout 및 영상

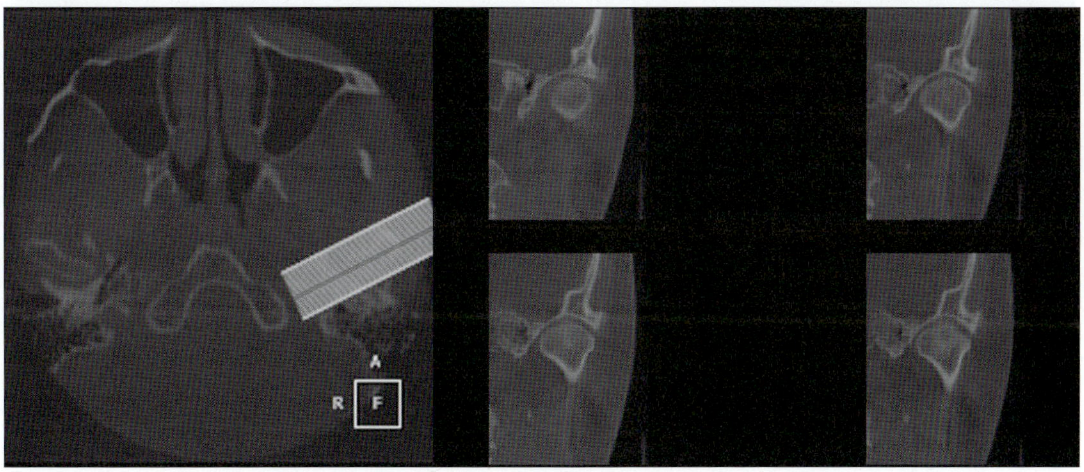

그림 8-63. TMJ Lt. frontal scout 및 영상

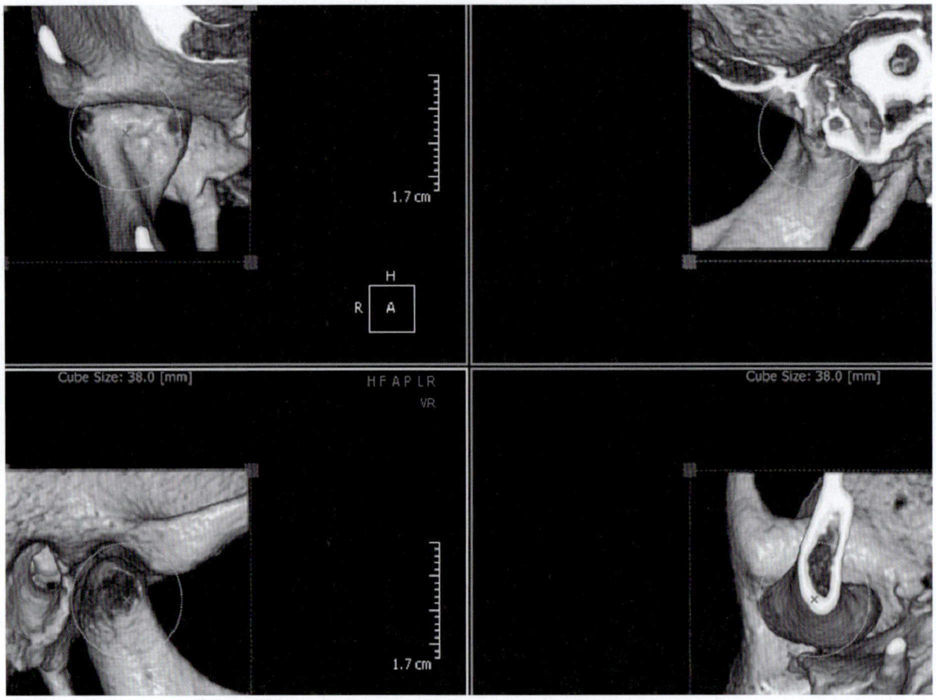

그림 8-64. TMJ 3D 영상

(4) 3차원 치아(3D Tooth) CBCT

적응증: 과잉치 및 매복치의 위치 파악을 위해 3차원 영상이 필요한 경우

제공영상: Axial, Cross-sectional, panorama & 3D images

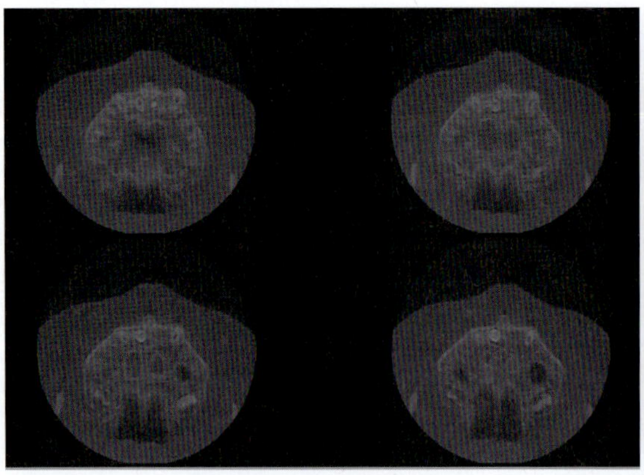

그림 8-65. Axial 영상

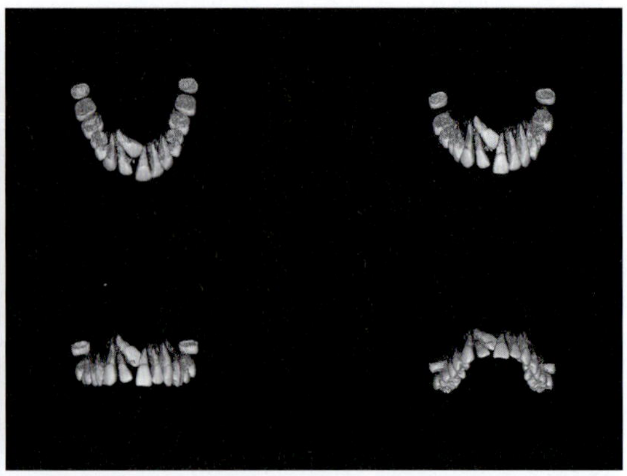

그림 8-66. 3D 영상

(5) 3차원 안면(Facial 3D) CBCT

적응증:

- 환자의 3차원 영상을 재구성하여 여러 각도에서 평가, 분석
- 정확한 치료 계획 수립 및 시술 전후의 상태 평가

제공영상: Axial & 3D images

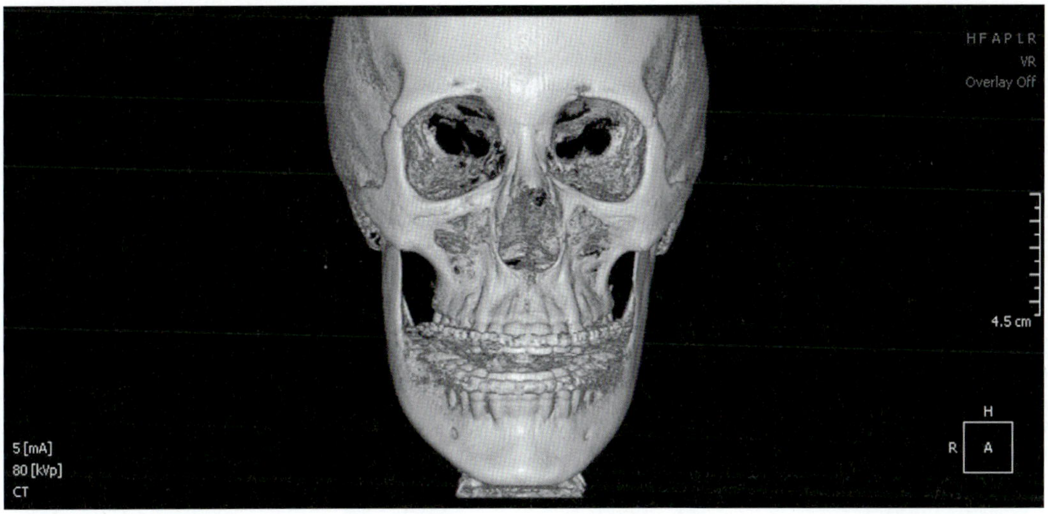

그림 8-67. 3D 영상

8) 여러 가지 장치별 종류

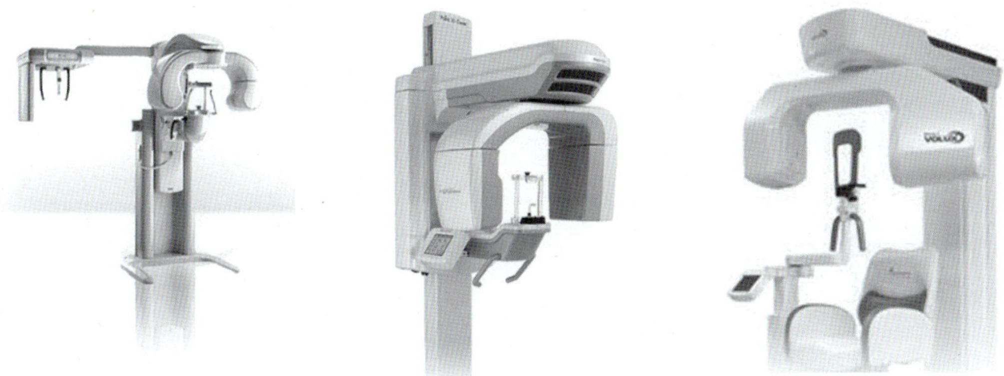

(a) Vatech (b) Pointnix (c) Genoray

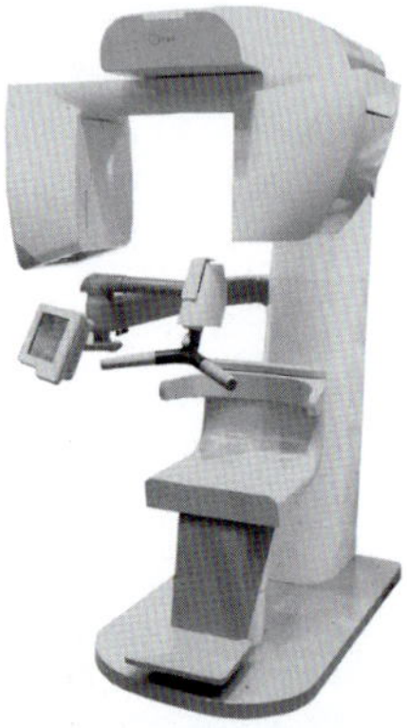

(d) Ray symphony

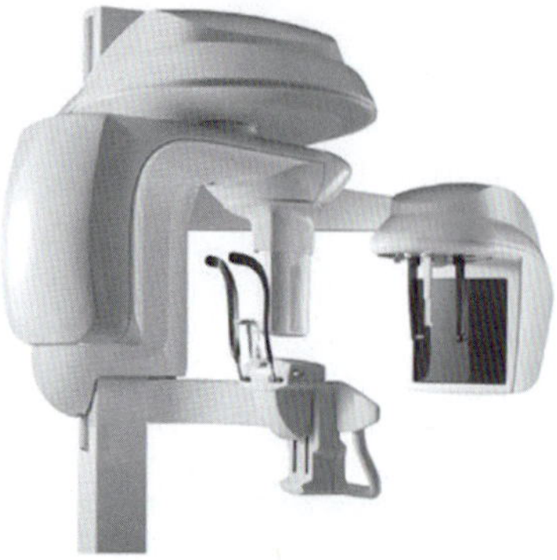

(e) Kodak 9000C 3D

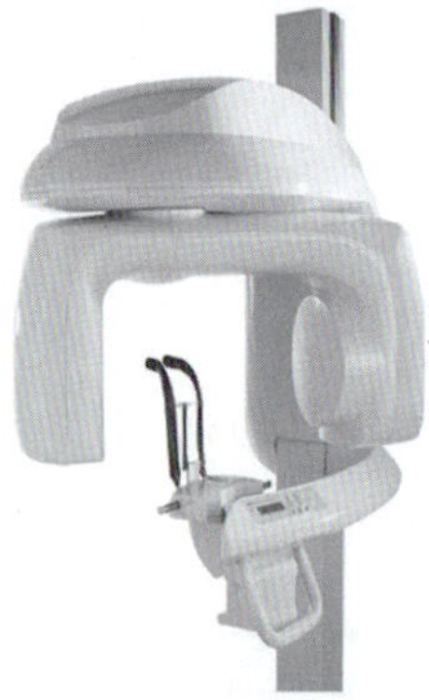

(f) Kodak 9500

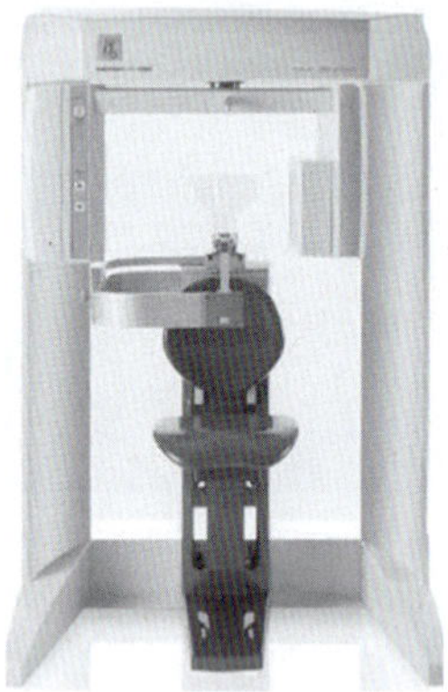

(g) 3D exam

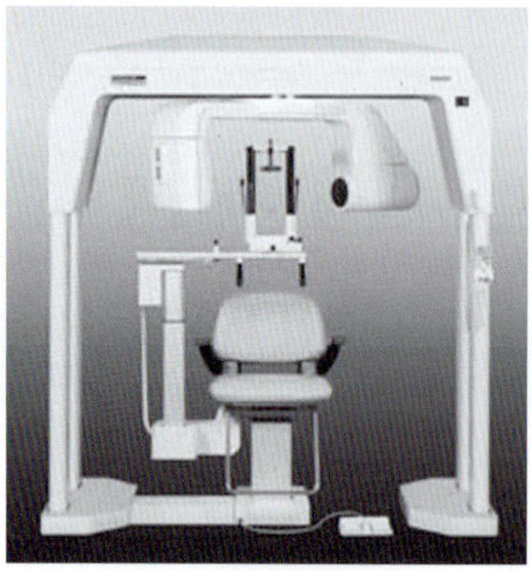

(h) PSR9000N

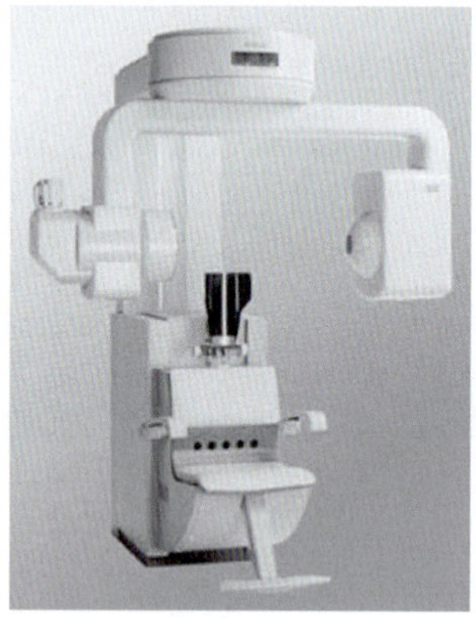

(i) CB MercuRay

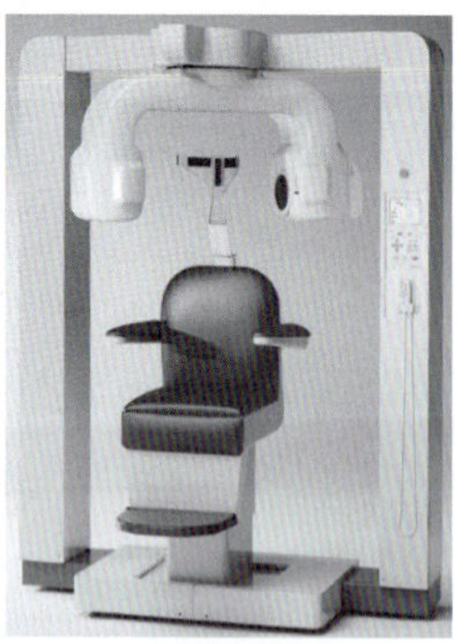

(j) 3DX CT

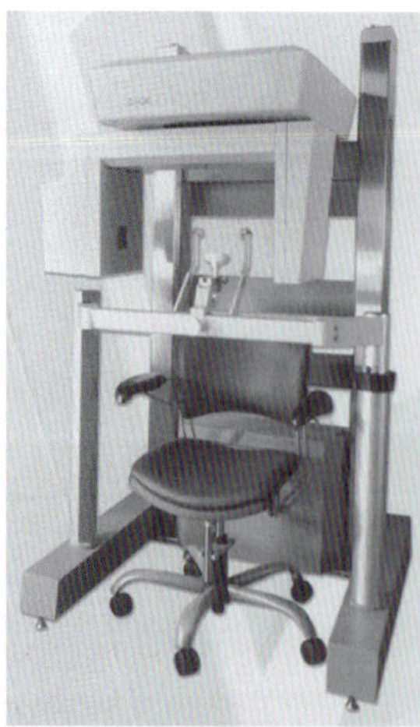

(k) I-CAT

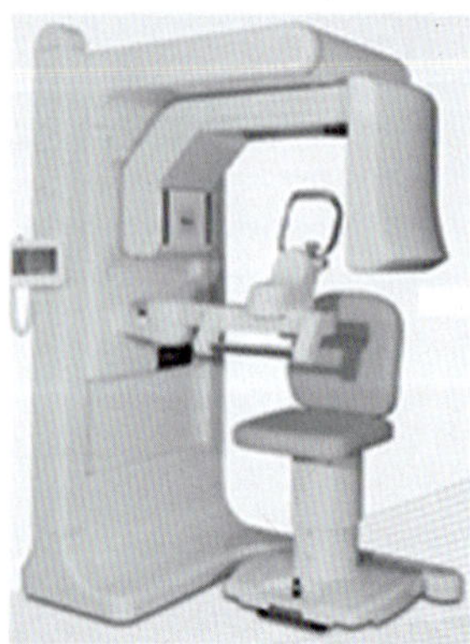

(l) DINNOVA3

그림 8-68. 다양한 CBCT 장치의 모습

연습문제

1. 침샘(타액선) 조영술의 촬영목적에 대해 서술하시오.

2. 치아 3D CT의 촬영목적에 대해 서술하시오.

3. 침샘 초음파촬영술의 장점과 단점을 서술하시오.

4. 침샘 핵의학검사에 이용되는 방사성 화합물에 대해 서술하시오.

5. CBCT의 역사를 간단히 정리하시오.

6. CBCT의 원리를 서술하시오.

7. CBCT에 사용되는 검출기의 형태 및 구성에 대해 서술하시오.

8. CBCT의 장점과 단점을 서술하시오.

9. CBCT에서 FOV의 의미를 설명하시오.

임상 응용 및 증례 09

치과영상분야에서의 검사법은 치아에만 국한되지 않고 치아를 포함한 턱뼈와 머리부위 전체를 환자의 상태에 따라 다양하게 영상화하고 있다.

이러한 검사를 통하여 얻어지는 정보는 치아우식증(Dental caries), 치주질환(Periodontal disease), 치아이상(Dental anomaly), 치아의 퇴행성 변화(Regressive changes of the dentition), 턱뼈와 얼굴뼈의 감염, 턱뼈의 낭종(Cysts of the jaws), 턱뼈의 양성(Benign) 및 악성종양(Carcinoma) 등이 대표적이며 경우에 따라 치아와 얼굴의 외상, 물렁한 조직 석회화, 턱뼈에 나타나는 전신질환, 악안면 부위의 발육장애 등도 관찰할 수 있다.

1 치아우식증(Dental caries)

치아우식증은 인간에게 흔한 질병이다. 원인이 되는 미생물이 치면세균막에 위치하며 이 막은 치아에 잘 떨어지지 않도록 부착되어 산을 형성하며 pH 5.5에서 치아 탈회가 시작된다.

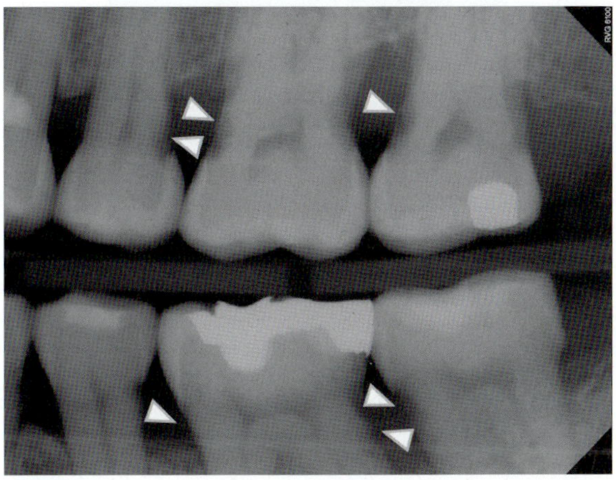

그림 9-1. 교익촬영영상(초기치아우식 관찰에 유용하다)

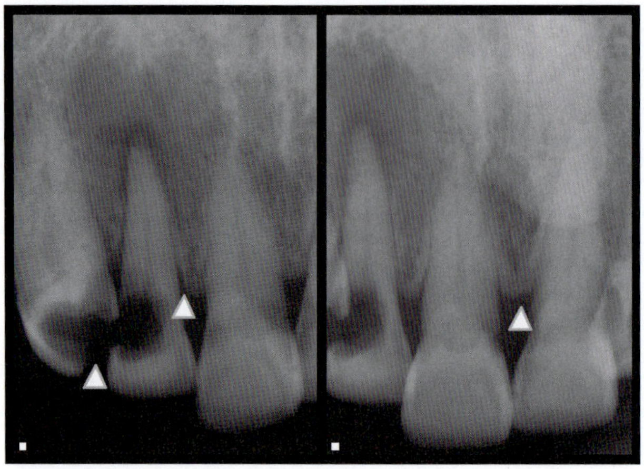

그림 9-2. 치근단촬영영상(왜곡이 적고 선예도가 높아 치아우식 검사에 필수적이다)

검사법으로는 교익 및 치근단촬영의 두 가지 방법이 유용하며 교합촬영이나 파노라마촬영도 이용할 수 있으나 치아우식증을 진단하는데에는 앞의 두 가지 방법에 비해 덜 효과적이다.

2 치주질환(Periodontal disease)

치주질환이란 치아의 주위 지지구조에 이환되는 병적 상태를 말한다. 치주조직은 잇몸(gingiva), 치주인대(preiodontal ligament), 이틀뼈(alveolar bone) 그리고 시멘트질(cementum)로 구성되어 있으며 구강내 방사선 검사는 치주질환을 관찰하는데 가장 유용하며 특수 진단과 치료 계획에도 중요하다.

치주질환은 치석(calculus), 염증성 및 퇴행성 질환으로 대별된다.

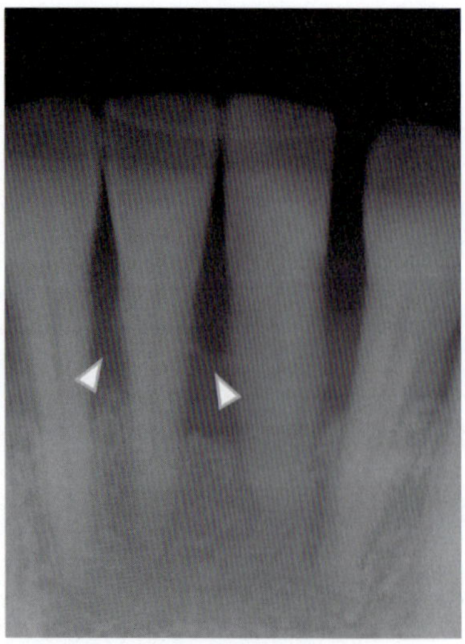

그림 9-3. 아래턱 중심앞니 치아뿌리면에 관찰되는 치석

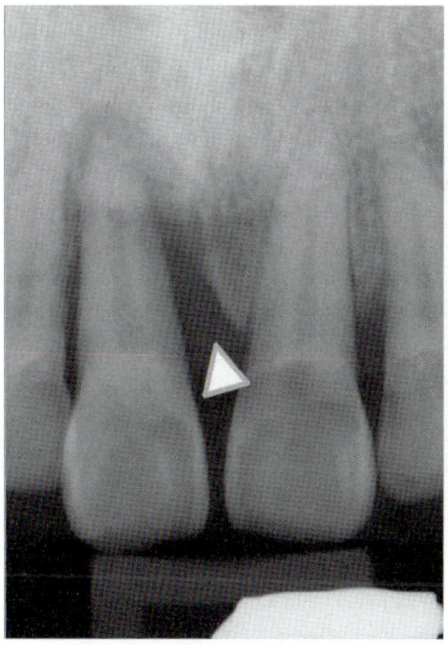

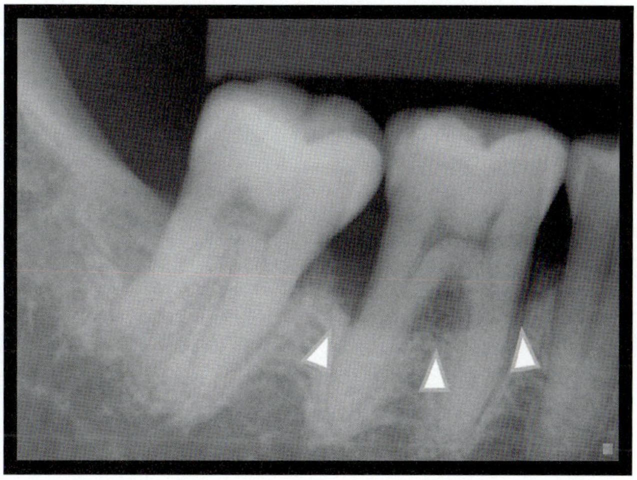

그림 9-4. 치주염(이틀뼈 흡수를 나타내는 질환) (좌: 수직적 흡수, 우: 수평적 흡수)

3 치아이상(Dental anomaly)

임상에서 선천적 결손치아(developmentally missing teeth), 거대치아(marcrodontia), 왜소치아(microdontia), 융합(fusion, synodontia), 만곡(dilaceration) 등의 치아이상을 다양하게 나타내고 있으며, 특히 과잉치아(supernumerary teeth, hyperdontia)의 경우를 가장 흔하게 관찰된다.

과잉치아는 치아 수가 정상보다 많은 경우를 의미하는데, 이는 전체인구의 약 1% 정도에서 발생되고 있으며, 그 원인은 정확히 알려져 있지 않으나 가족력이 있는 것으로 밝혀졌다.

※ 매복 과잉치아는 치아뿌리흡수를 야기하거나 주위 턱뼈에 낭종이나 종양이 발생될 수 있다.

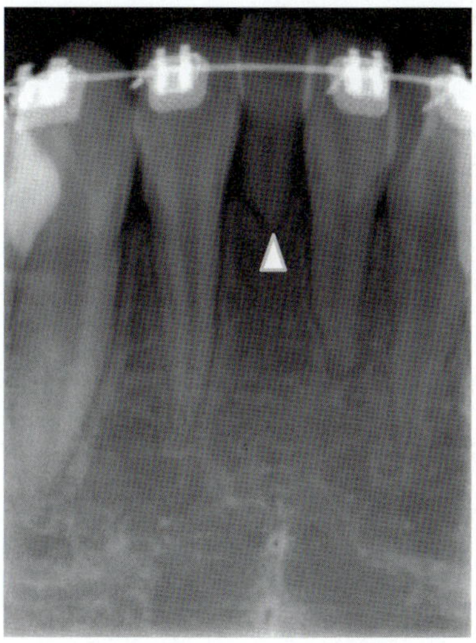

그림 9-5. 결손치아(우측 아래턱 중심앞니가 결손되고 젖니의 중심앞니가 만기 잔존되어 있음)

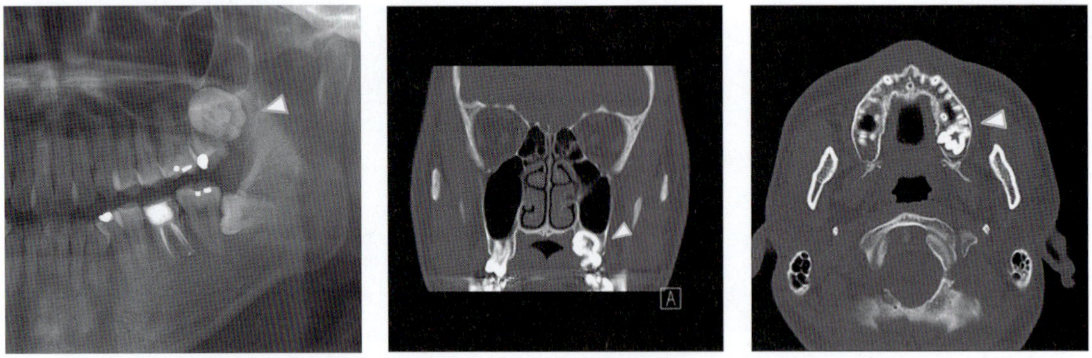

그림 9-6. 거대치아(좌측 위턱 셋째 큰어금니)

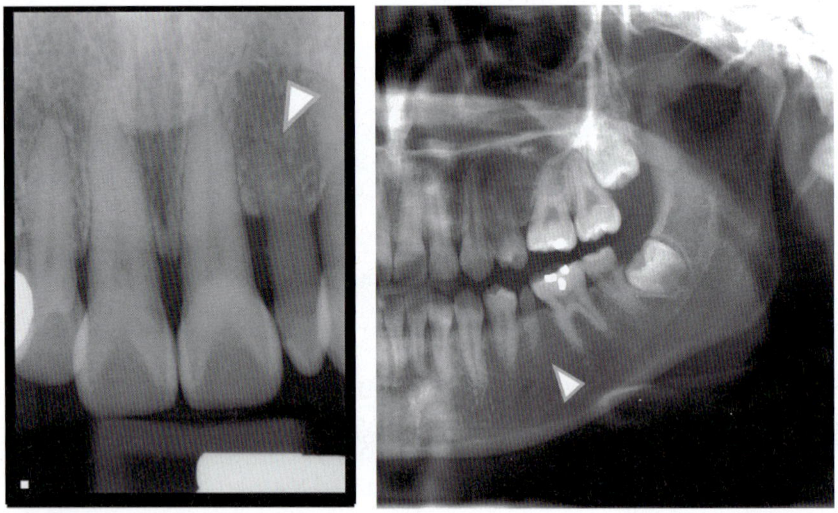

그림 9-7. 왜소치아 (좌: 좌측 위턱 바깥앞니, 우: 좌측 아래턱 둘째 작은어금니)

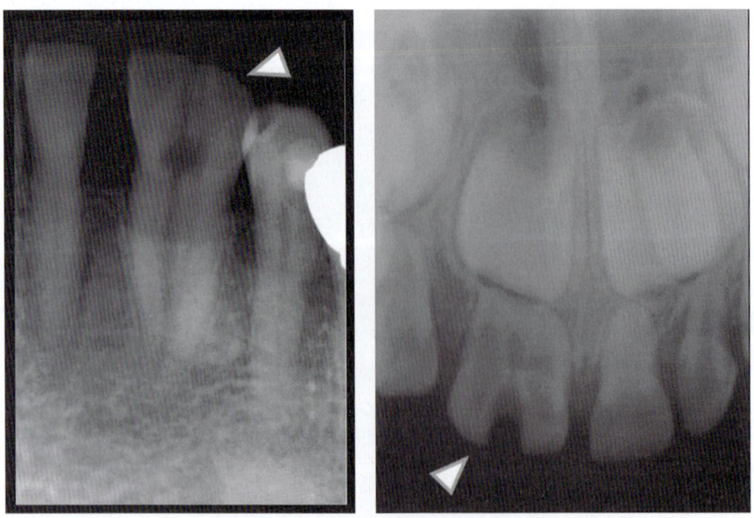

그림 9-8. 융합 (좌: 성인 아래턱 중심앞니, 우: 소아 위턱 중심앞니)

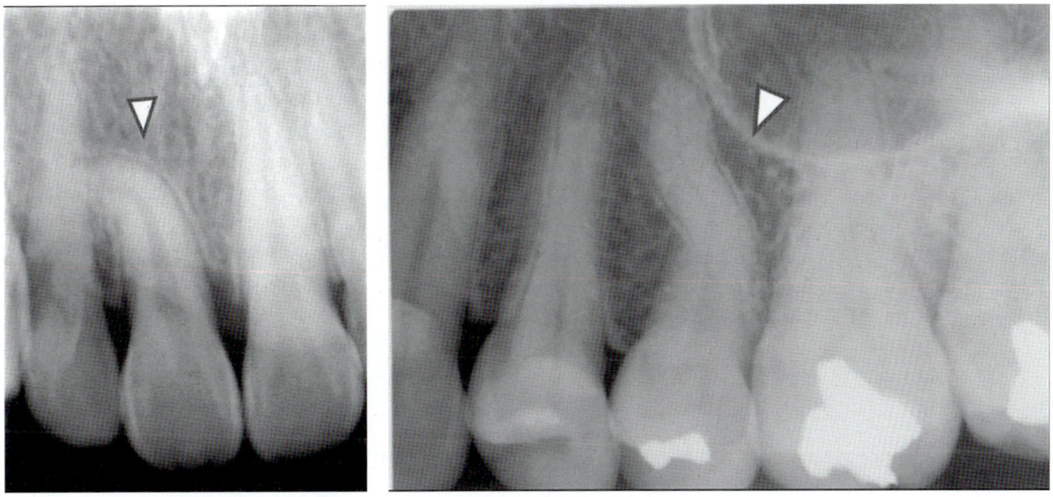

그림 9-9. 만곡치아뿌리 (좌: 우측위턱중심앞니, 우: 좌측위턱작은어금니)

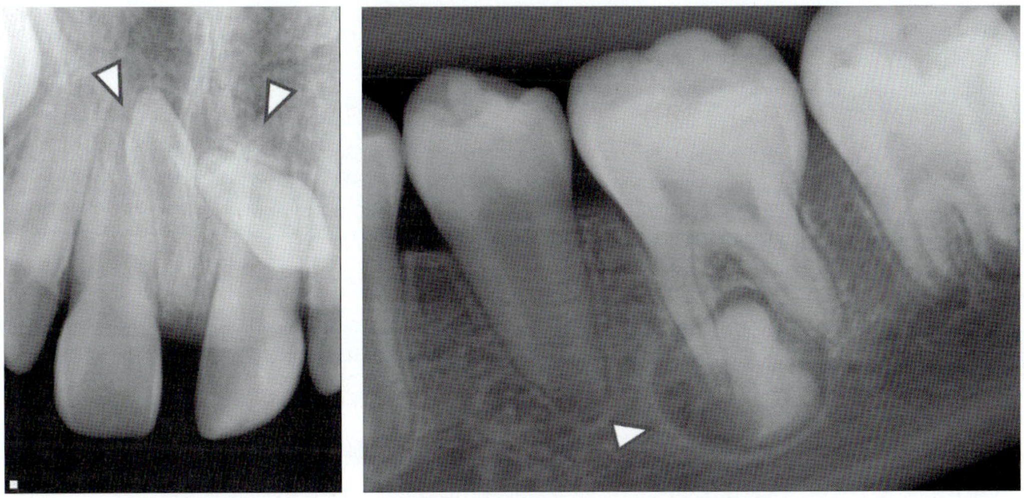

그림 9-10. 과잉치아 (좌: 위턱중심앞니, 우: 좌측아래턱어금니부)

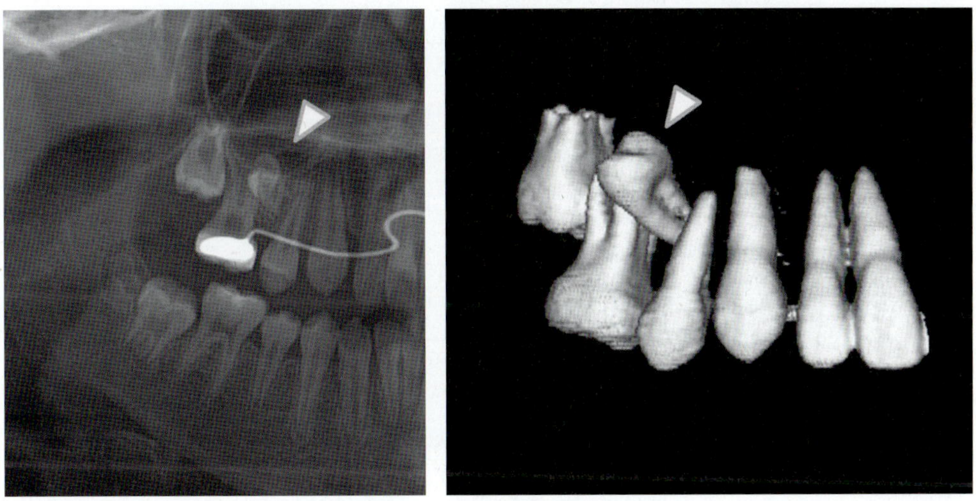

그림 9-11. 과잉치아(우측위턱어금니부)

4 치아의 퇴행성 변화(Regressive changes of the dentition)

음식 등을 씹는 동안 교합력에 의해 발생되는 치아의 생리적인 손실로서 절단면과 씹는면 그리고 치아 사이 인접면에서 발생하는 교모(attrition) 및 정상 저작과정에 장애가 되는 요소들에 의해 생기는 마찰에 의해 발생되는 마모(abrasion) 등이 있으며 드물게 치아의 흡수(resorption)와 치아속질 석회증(pulpal sclerosis)도 관찰된다.

※ 교모의 정도는 음식물의 거칠기, 타액요소, 치질의 경도, 직업, 정신적 긴장 등과 관련 있고 마모는 평소에 부적절한 생활습관(치솔질, 치실 등)으로 생긴다.

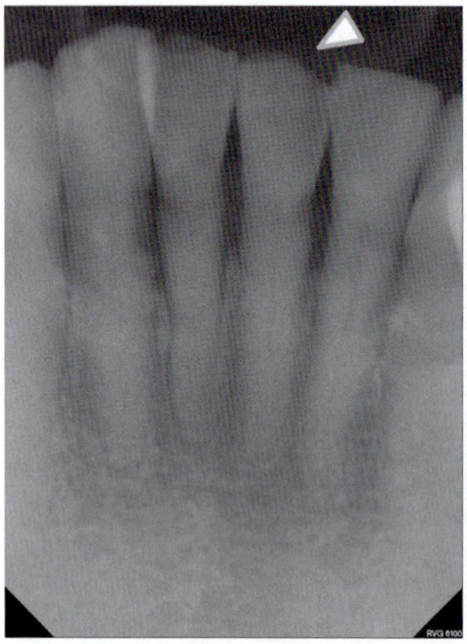

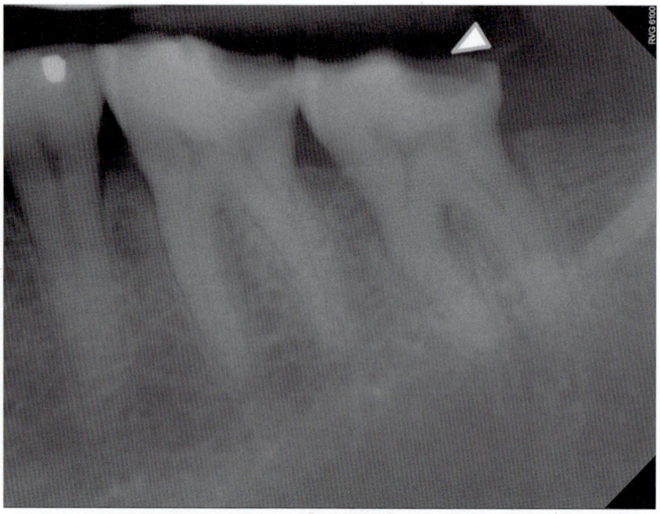

그림 9-12. 교모 (좌: 아래턱중심앞니, 우: 좌측아래턱어금니부) 씹는면의 시멘트질이 소실되어 있음

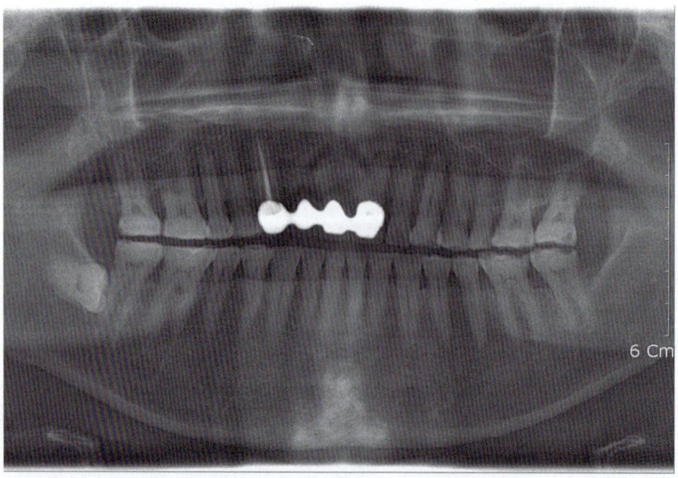

그림 9-13. 교모(파노라마촬영영상)

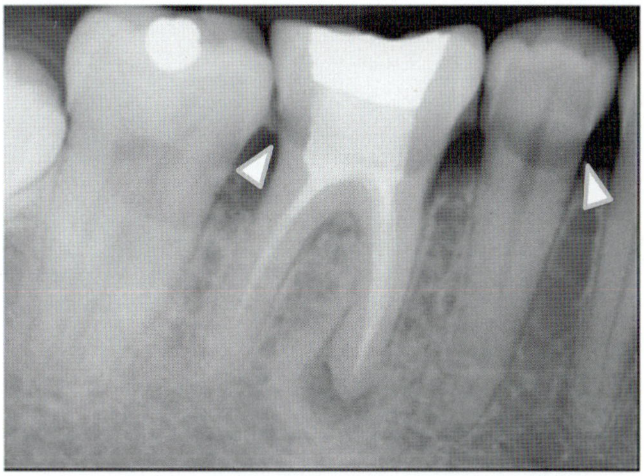

그림 9-14. 마모(우측아래턱둘째어금니부) 치경부에 반달모양의 방사선투과성 결손부위 관찰

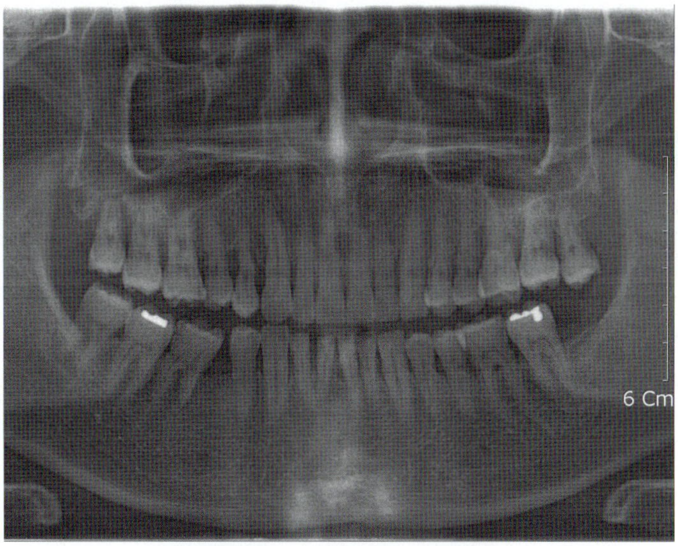

그림 9-15. 마모(파노라마촬영영상)

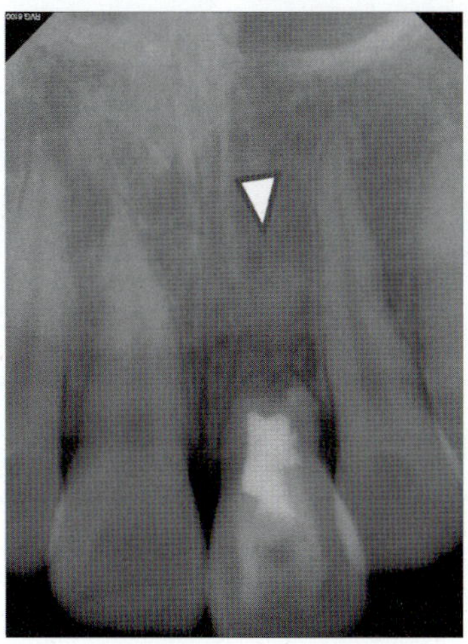

그림 9-16. 흡수(좌측위턱중심앞니)
치아외상에 의한 치아뿌리흡수

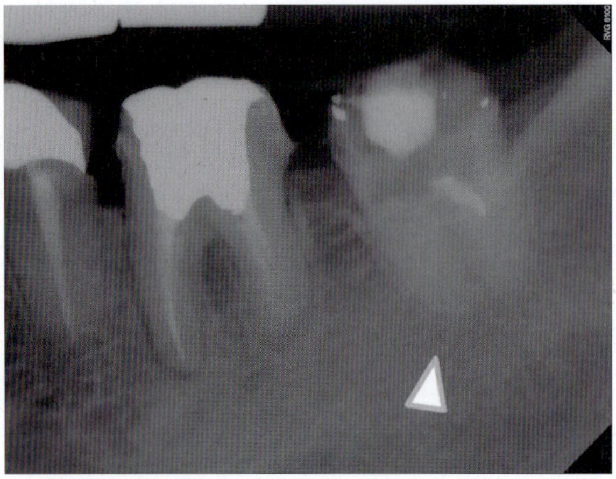

그림 9-17. 치수석회증(좌측아래턱둘째큰어금니)
치아뿌리관내 석회화가 관찰

5 턱뼈(악골)와 얼굴뼈(안면골)의 감염

턱뼈와 얼굴뼈의 감염을 일으키는 요인은 거의 대부분 국소적인 인자들이다. 치아뿌리끝 조직의 감염은 치아우식증에 의한 치아속질 감염에 이어 발생되지만 때로는 외상에 의한 치아뿌리끝부위의 출혈에 이차적으로 감염되기도 한다. 감염된 뿌리관에서 형성된 삼출물에 의해 발생되는 치근단낭종(periapical cyst)과 경계가 불선명하며 변연이 불규칙한 다양한 크기의 방사선투과성(radiolucency) 병소가 관찰되는 골수염(osteomyelitis) 등이 주로 관찰되고 있다.

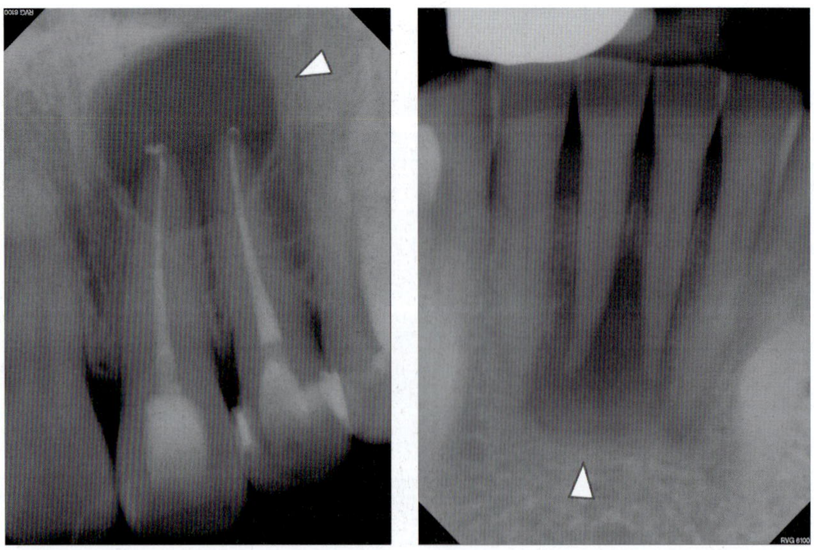

그림 9-18. 치근단낭종 (좌: 좌측위턱중심앞니, 우: 아래턱중심앞니)
치아뿌리끝을 포함하는 경계가 명확한 원형의 방사선투과성 병소가 관찰됨

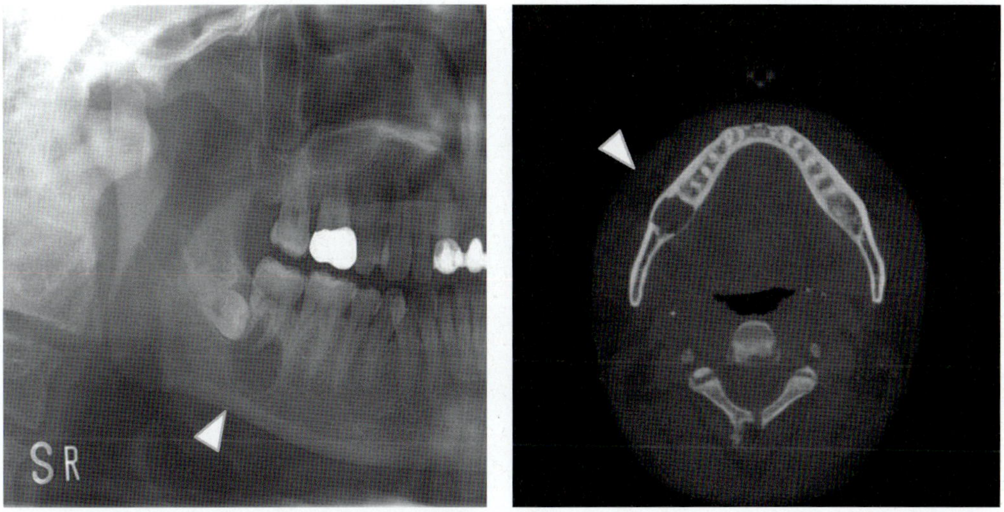

그림 9-19. 치근단낭종(우측아래턱어금니부) (좌: 파노라미촬영영상, 우: CBCT영상)

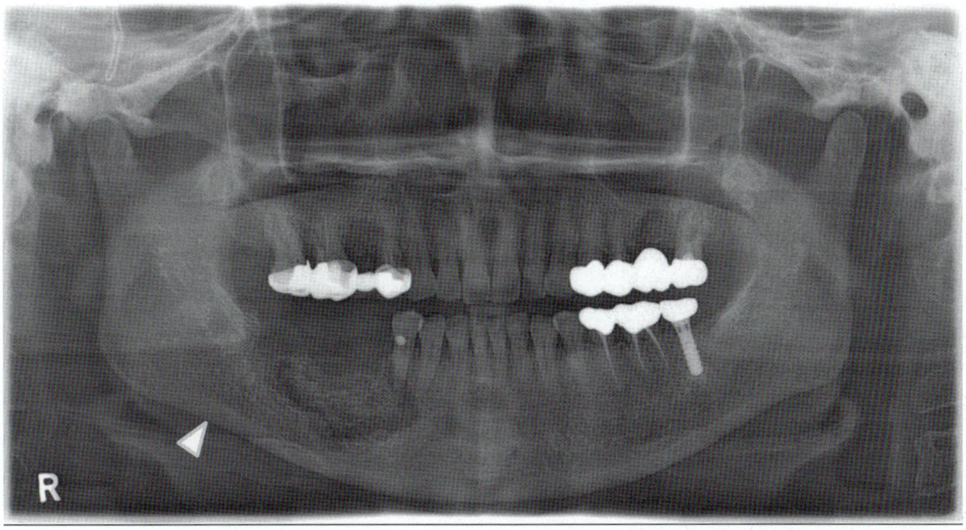

그림 9-20. 골수염(우측아래턱어금니부위에서 방사선투과성 rim으로 둘러싸인 방사선불투과성 부골이 관찰됨)

6 턱뼈(악골)의 낭종(Cysts of the jaw)

낭종은 액체나 반액체 물질로 채워진 주머니이며 다른 뼈에서보다 턱뼈에서 흔하게 관찰된다. 근단성 낭종(radicular cyst)은 육아종처럼 우식증이나 외상으로 생활력과 민감성을 상실한 치아의 치아뿌리 부위에 원형 혹은 타원형의 방사선투과상으로 나타난다.

드물게 턱뼈 전체에서 나타나는 치아성 각화성 낭종(odontogenic keratocyst)을 관찰되고 있으며, 이는 턱뼈안 낭종의 11% 정도를 차지한다.

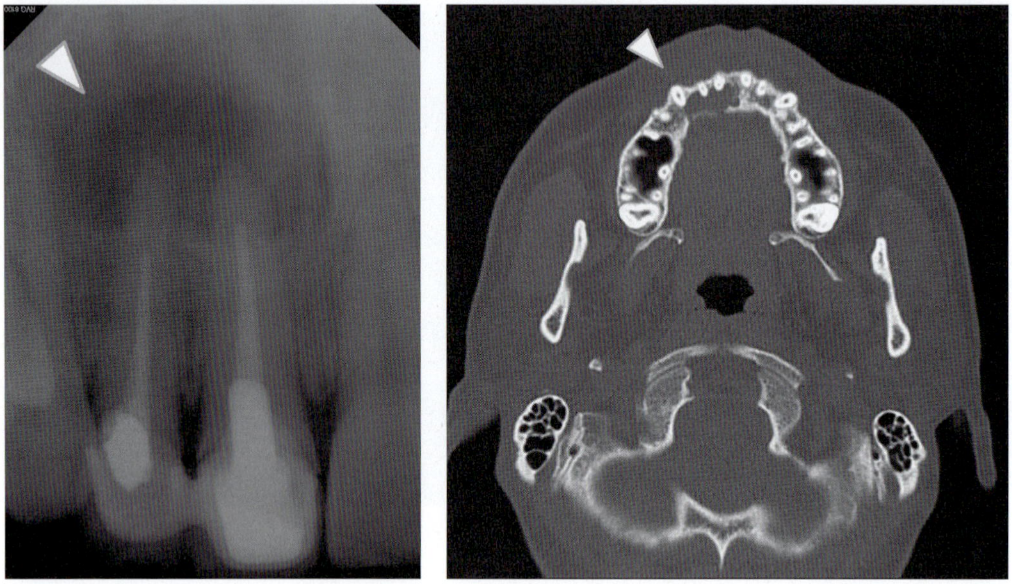

그림 9-21. 근단성 낭종(우측위턱중심앞니) (좌: 치근단촬영영상, 우: MDCT영상)
치아뿌리끝을 포함하는 타원형의 방사선투과성 병소가 관찰됨

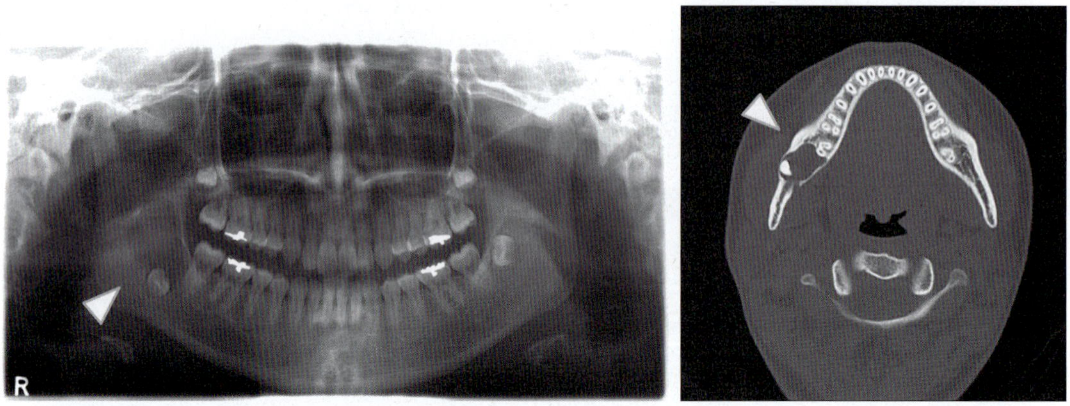

그림 9-22. 치아성 각화성 낭종(우측아래턱어금니부) (좌: 파노라마촬영영상, 우: MDCT영상)
매복된 우측아래턱셋째 큰어금니를 포함하는 경계가 명확한 방사선투과성 병소가 관찰됨

7 턱뼈(악골)의 양성 및 악성 질환

양성 병소는 병소에 의해 파괴된 부위와 인접 정상 조직 사이에 경계가 명확하고 팽창성으로 성장하므로 병소가 대체적으로 둥글거나 난원형을 띄고 있다. 이에 반해 악성 병소는 침윤성 파괴를 일으키므로 불명확한 경계(illdefined border)를 나타내게 된다. 또한 병소 가장자리가 매우 불규칙하여 일반 방사선영상으로는 정상 조직과 구별이 어렵다.

임상에서는 주로 수많은 물집이 형성되어 벌집 모양과 비누 거품 형태의 다발성 병소가 나타나는 양성종양인 법랑아세포종(ameloblastoma)이 관찰되고 있고, 미맹출 치아의 치아머리부위에 연관되어 균일한 불투과상으로 나타나고 균일한 폭을 가진 방사선투과성 선이 병변 부위를 둘러싸고 있어 정상 인접 뼈조직으로부터 분리되어 보이는 치아종(odontoma) 등이 나타나고 있다. 이와 대조되는 악성종양으로서는 상피성이며 구강점막 등에서 주로 발생되어 턱뼈안으로 침투하는 편평상피암(squamous cell carcinoma)과 턱뼈의 가장 흔한 악성종양으로서 골경화성 및 골파괴성의 두 가지로 대별되는 골육종(osteosarcoma) 등이 관찰되고 있다.

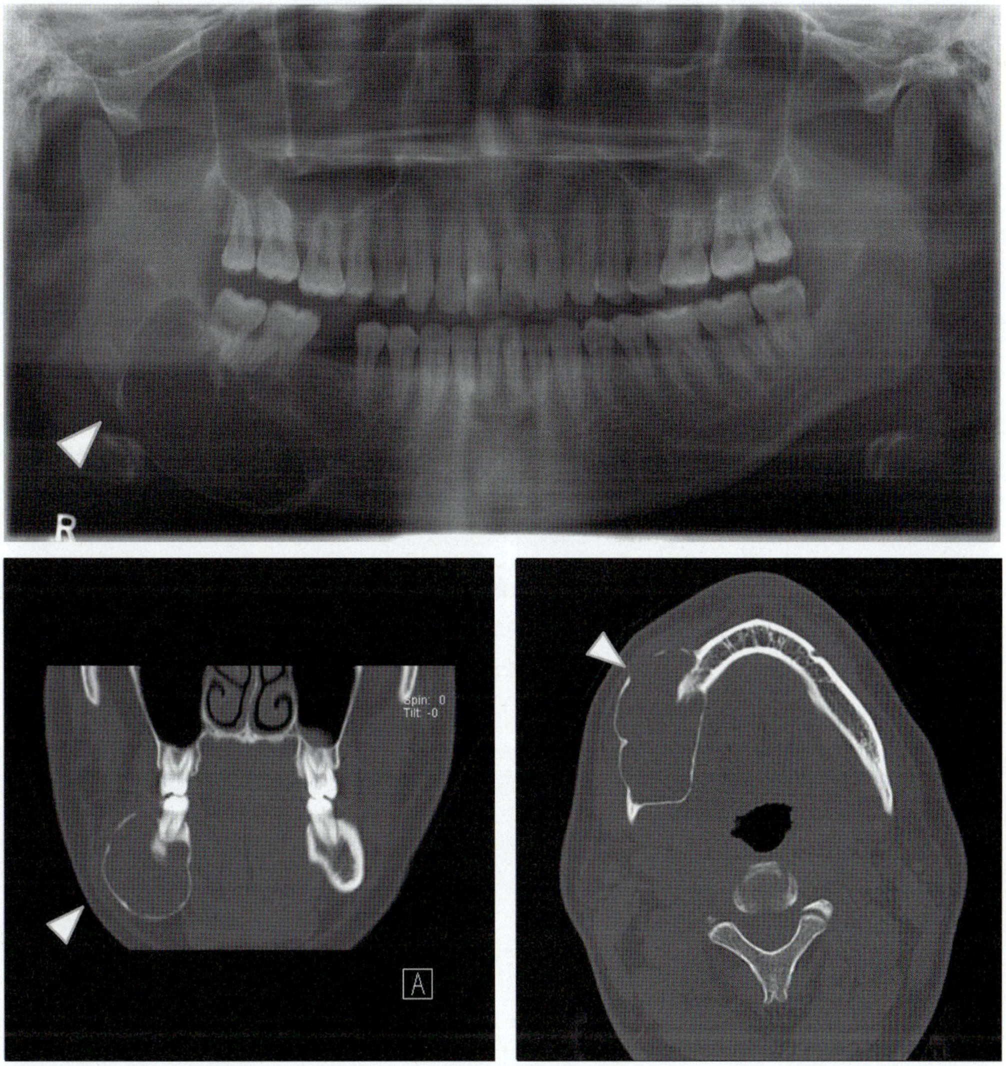

그림 9-23. 법랑아세포종(우측아래턱어금니부) (상: 파노라마촬영영상, 하: MDCT영상)
병소에 의한 턱뼈몸통의 겉질뼈 팽윤이 관찰됨

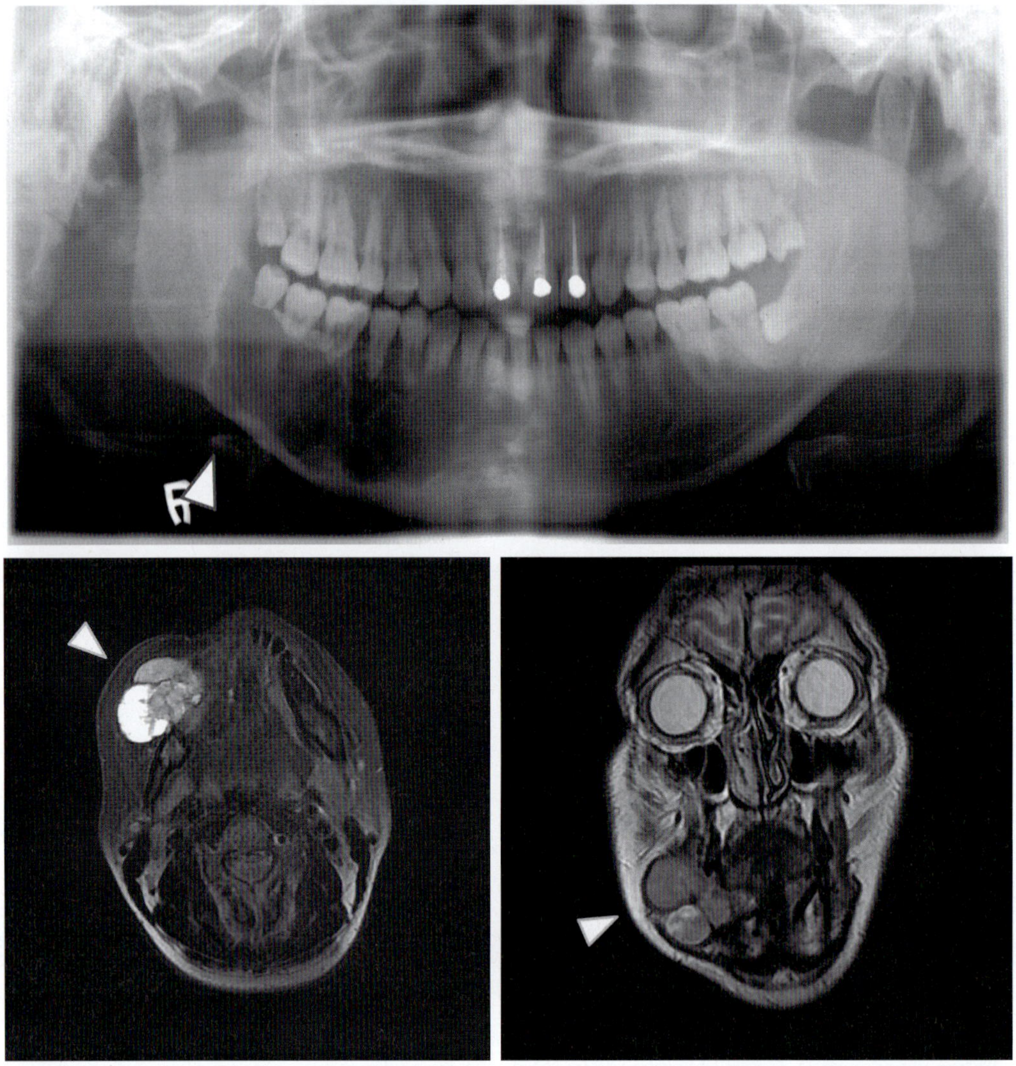

그림 9-24. 법랑아세포종(우측아래턱어금니부) (상: 파노라마촬영영상, 하: MRI영상)
비누 거품 형태의 다발성 병소, 뚜렷한 치아뿌리 흡수 관찰됨

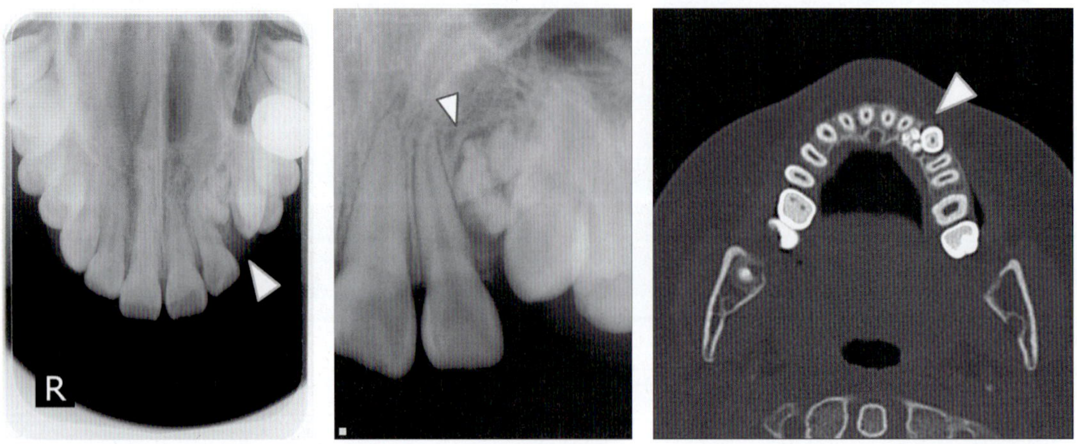

그림 9-25. 치아종(좌측위턱송곳니부) (좌: 교합촬영영상, 중: 치근단촬영영상, 우: MDCT영상)
치아종이 좌측 위턱송곳니의 맹출을 방해함

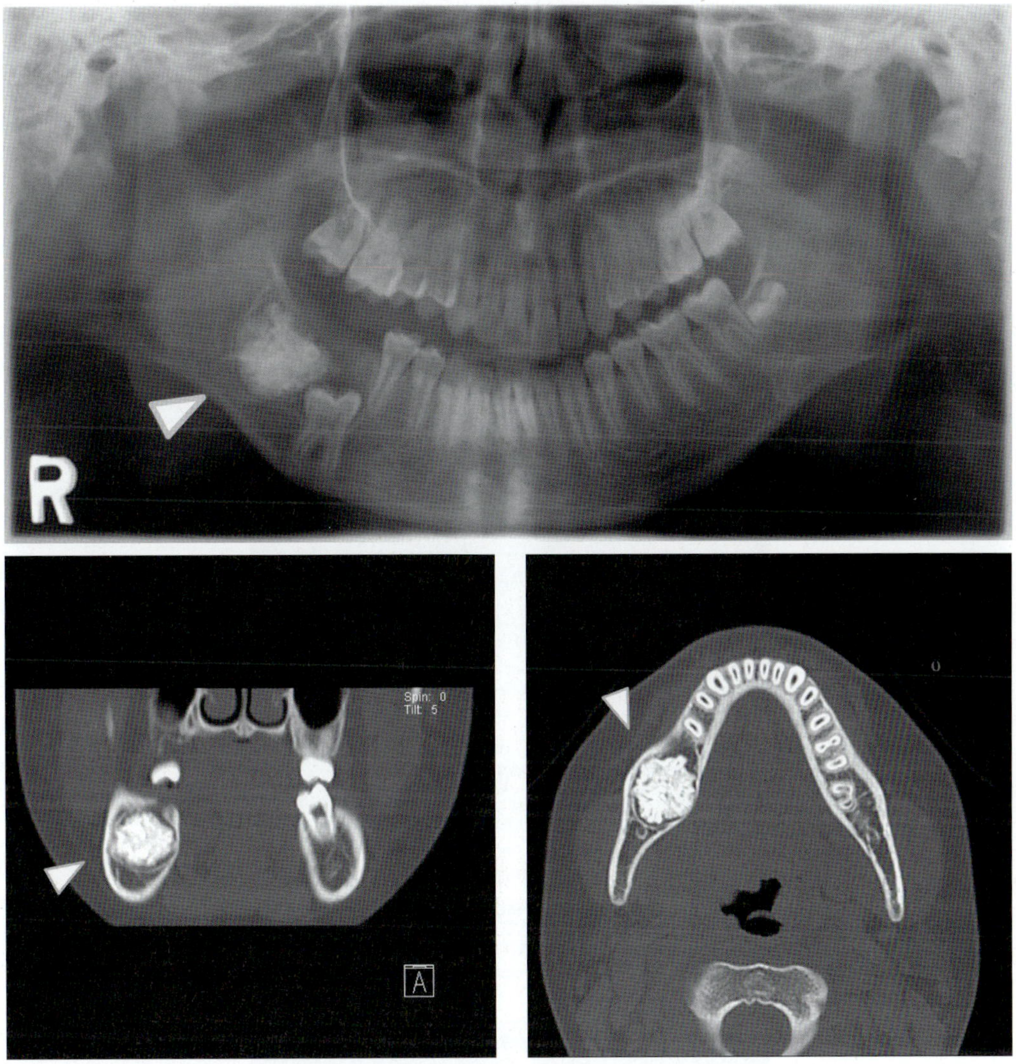

그림 9-26. 치아종(좌측아래턱어금니부) (상: 파노라마촬영영상, 하: MDCT영상)
우측 아래턱어금니의 치아종으로 인해 어금니가 매복되어 있음

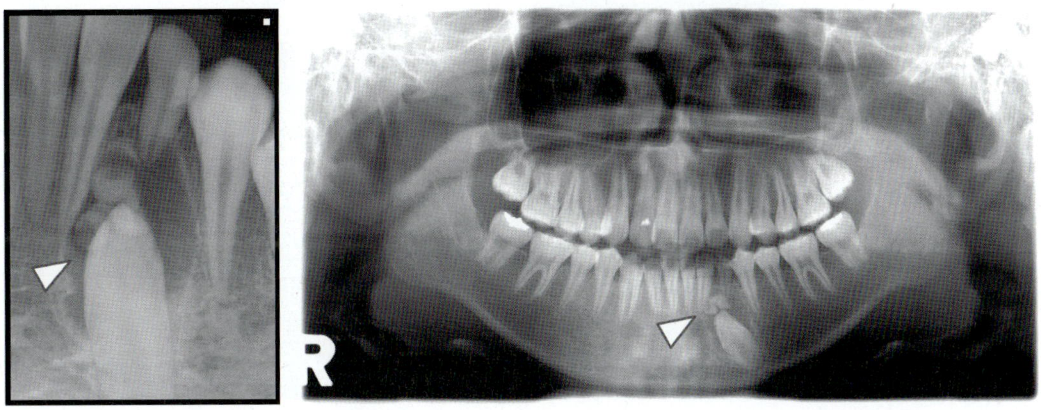

그림 9-27. 치아종(좌측아래턱송곳니부) (좌: 치근단촬영영상, 우: 파노라마촬영영상)

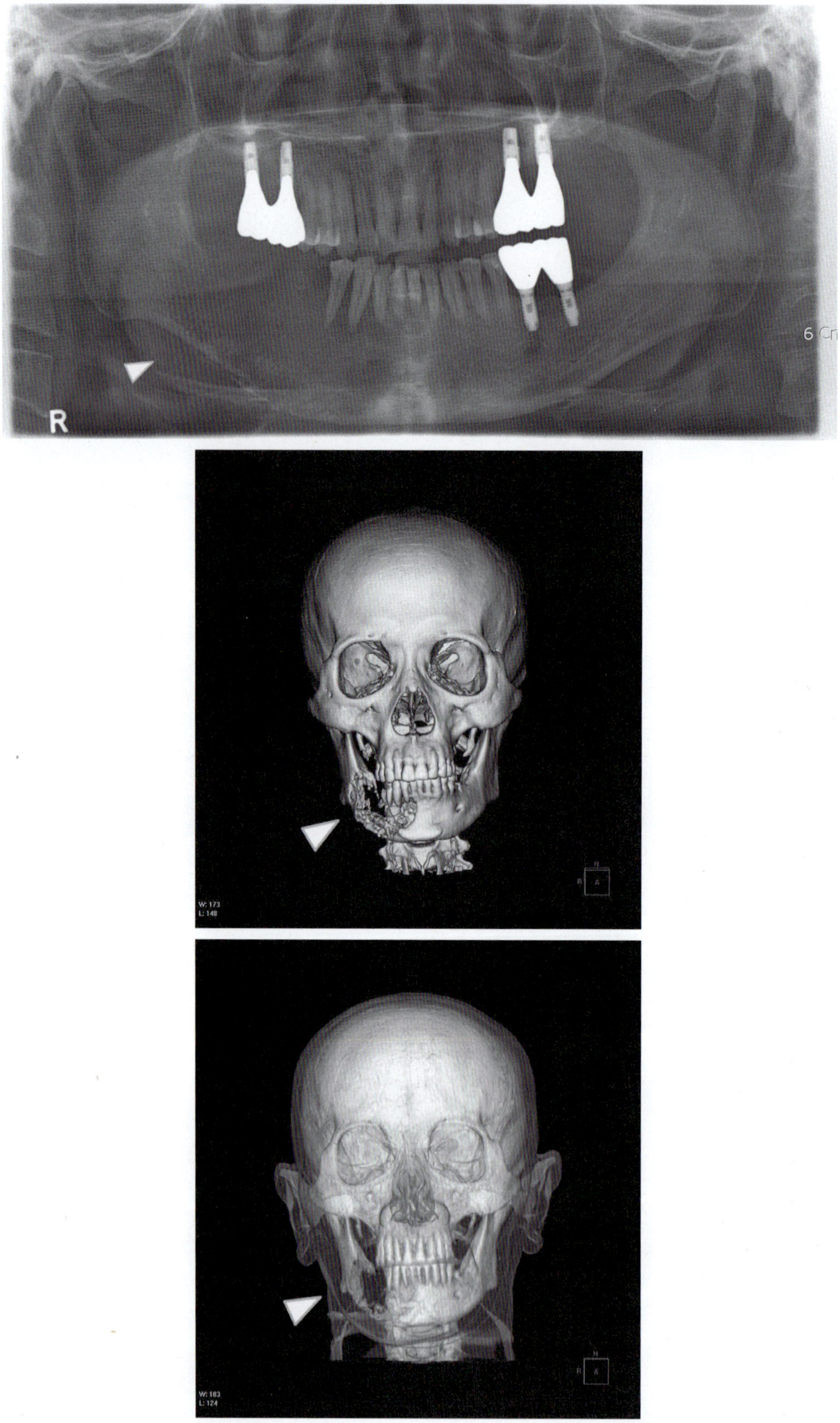

그림 9-28. 편평상피암(우측아래턱어금니부) (상: 파노라마촬영영상, 중: MDCT 3D영상, 하: MDCT 3D영상) 경계가 불명확한 광범위한 뼈흡수상이 관찰됨. 일부치아는 부유상을 보임

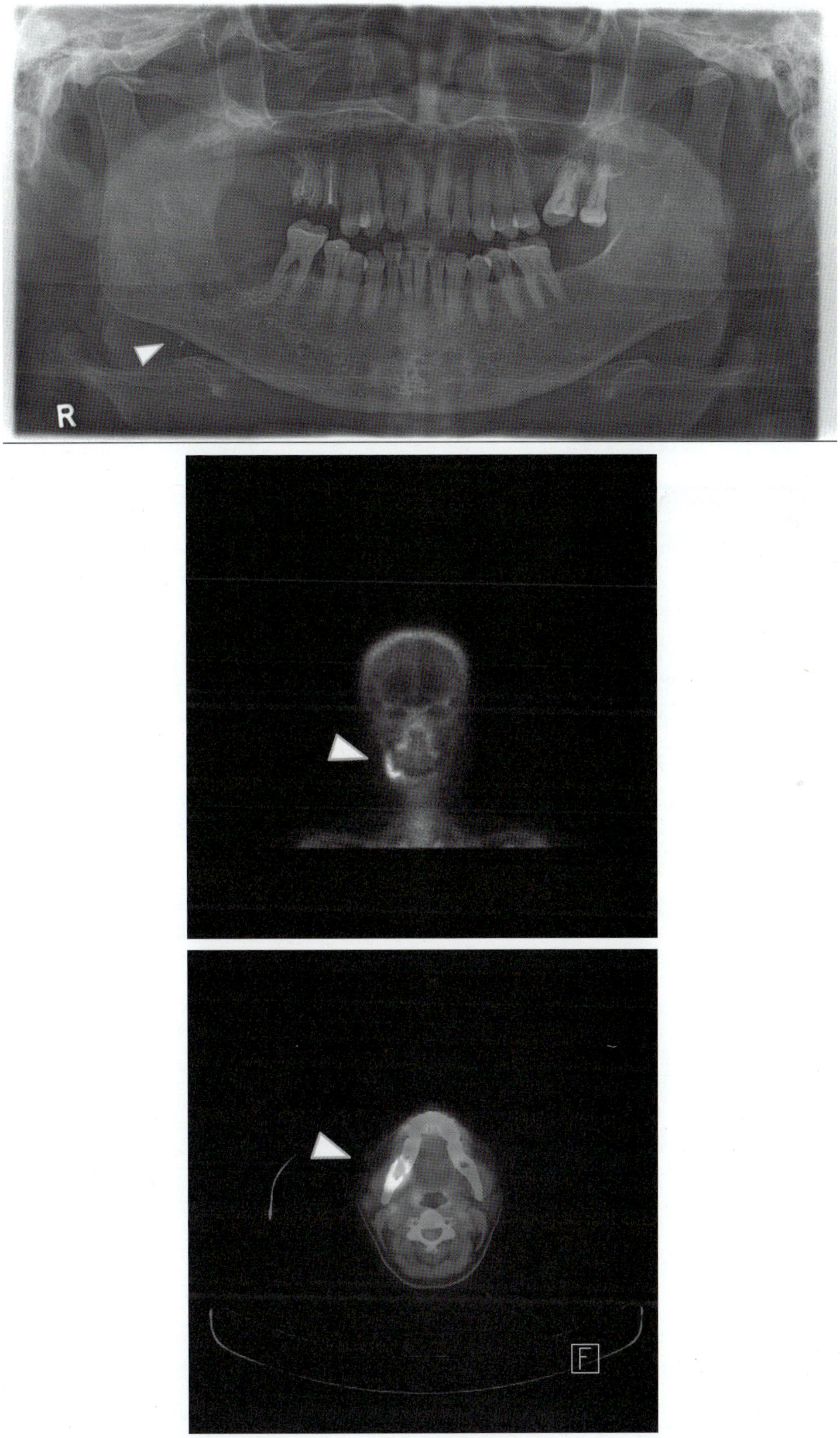

그림 9-29. 편평상피암(우측어금니어금니부) (상: 파노라마촬영영상, 중: Bone scan, 하: PET CT영상)
경계가 불명확한 광범위한 뼈흡수상이 관찰됨

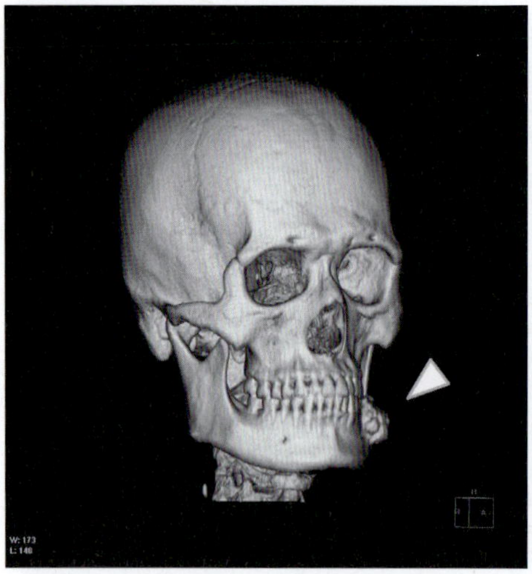

(a) MDCT 3D영상

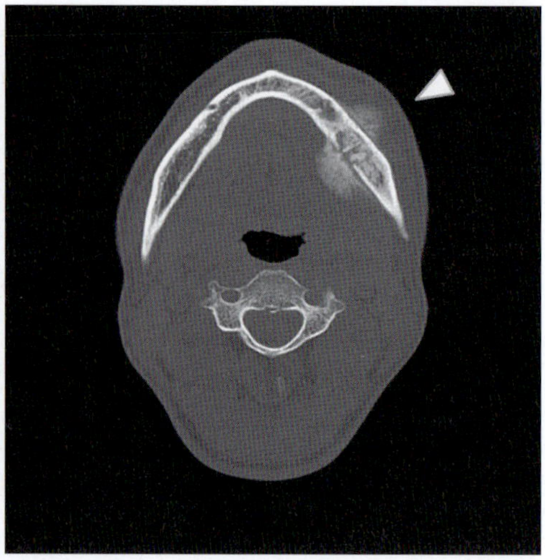

(b) MDCT영상

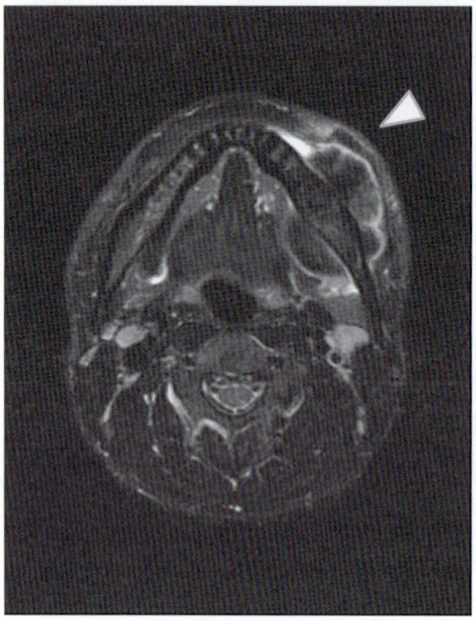

(c) MRI영상

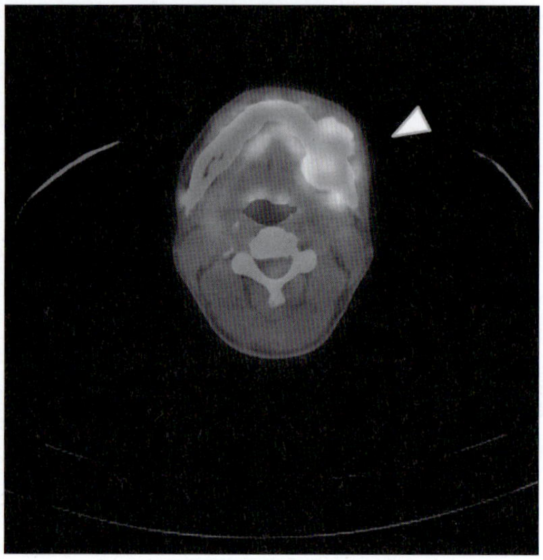

(d) PET CT영상

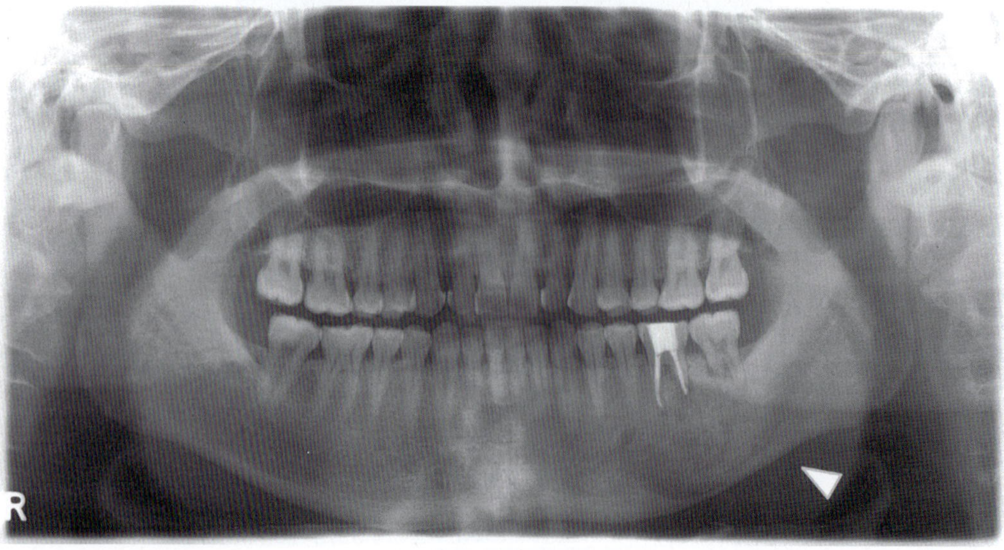

(e) 파노라마촬영영상

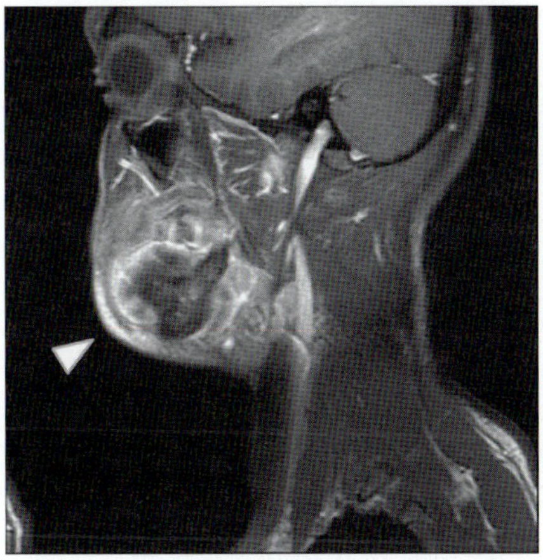

(f) MRI영상

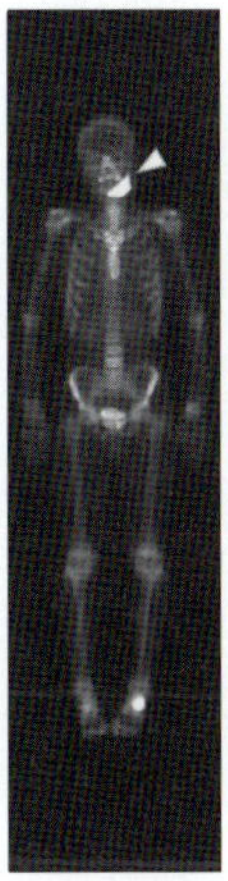

(g) Bone scan 영상

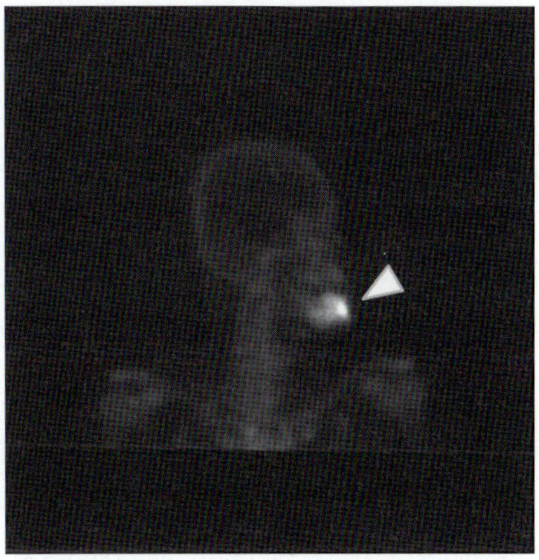

(h) Bone scan 영상

그림 9-30. 골육종(좌측아래턱어금니부)
경계가 불명확한 뼈흡수상과 신생 뼈조직으로 인한 햇살 모양의 골막반응이 관찰됨

8 치아와 얼굴(안면)의 외상

치과영상분야에서의 방사선영상은 환자가 입은 외상을 효과적으로 평가하는데 중요한 역할을 한다. 방사선영상은 골절의 위치와 방향을 파악하는데 도움을 줄 뿐만 아니라, 골절변연의 분리(separation)나 이동(displacement) 정도를 나타내 주며 외상과 관련된 이물질의 위치를 알려주기도 한다. 외상의 위치를 정확히 파악하는 데에는, 다양한 영상이 필요하게 되는데, 외상부위에서 직각 방향에서 촬영된 방사선상이 가장 유용하고 필수적으로 요구되고 있다. 치아뿌리 부서짐(root fracture)은 안면부에서 흔한 손상으로서, 특히 성장기의 어린이에게 흔하게 발생되고 있다.

치아머리부위의 파절은 임상적으로 흔하게 관찰되는 질환이지만, 확진을 위해 방사선영상이 항상 필요하다.

치아는 부서지면 방사선영상에서 두 개의 방사선불투과성(radiopaque) 부분으로 분리되므로 치아 뿌리의 부서진 부위를 따라서 검은 선이 관찰된다.

마찬가지로 턱뼈몸통(mandibular body) 또한 턱뼈머리(mandibular condyle)와 함께 골절이 흔히 발생하는 부위로써 턱뼈 전체를 나타내는 파노라마촬영, 두개부후전방 및 측방향 방사선촬영, 역 Towne's 촬영법 등이 유용하며 골절 상태에 따라 CT 등의 특수방사선검사도 이용되고 있다.

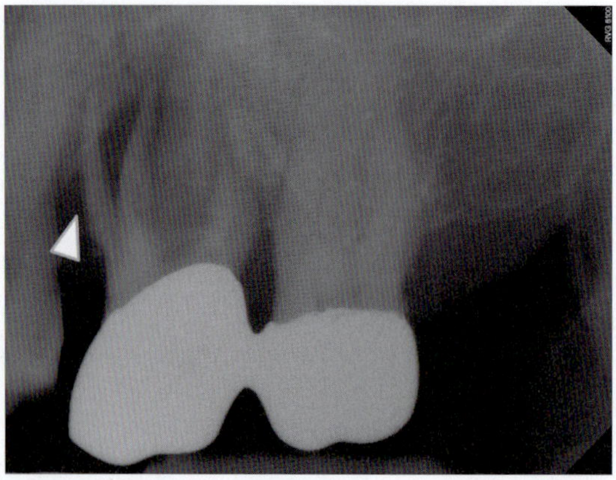

그림 9-31. 치아뿌리부위의 파절(좌측위턱첫째큰어금니) 수직적 치아뿌리 파절과 주위 이틀뼈 흡수가 보임

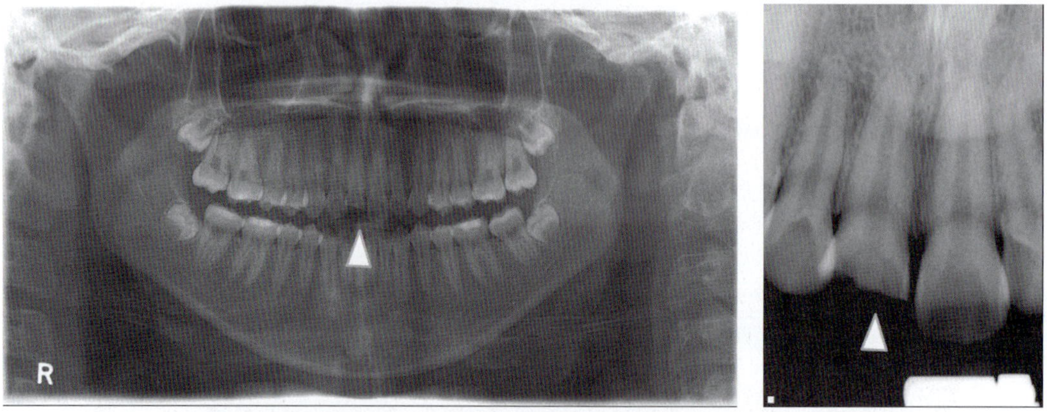

그림 9-32. 우측위턱중심앞니 치아머리부위의 파절 (좌: 파노라마촬영영상, 우: 치근단촬영영상)

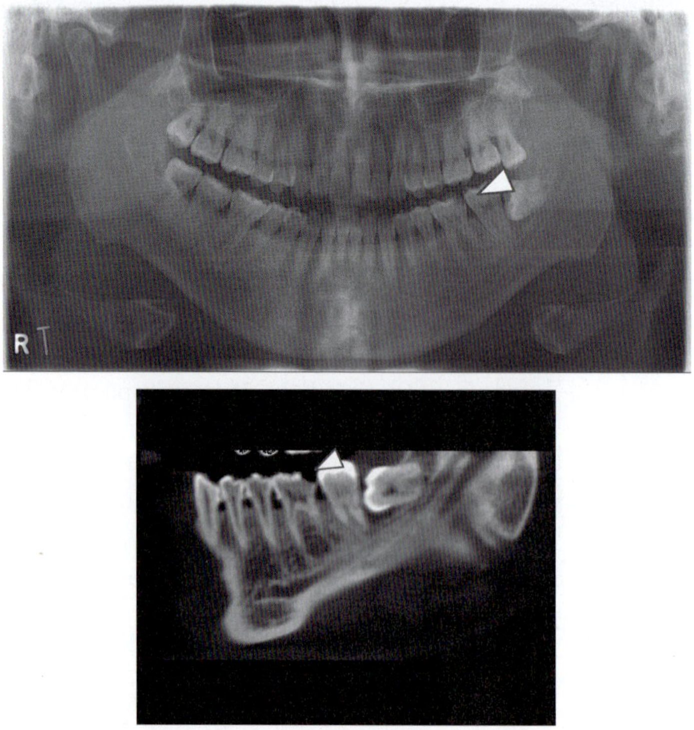

그림 9-33. 좌측아래턱 첫째큰어금니 치아머리부위의 파절 (상: 파노라마촬영영상, 하: CBCT영상)

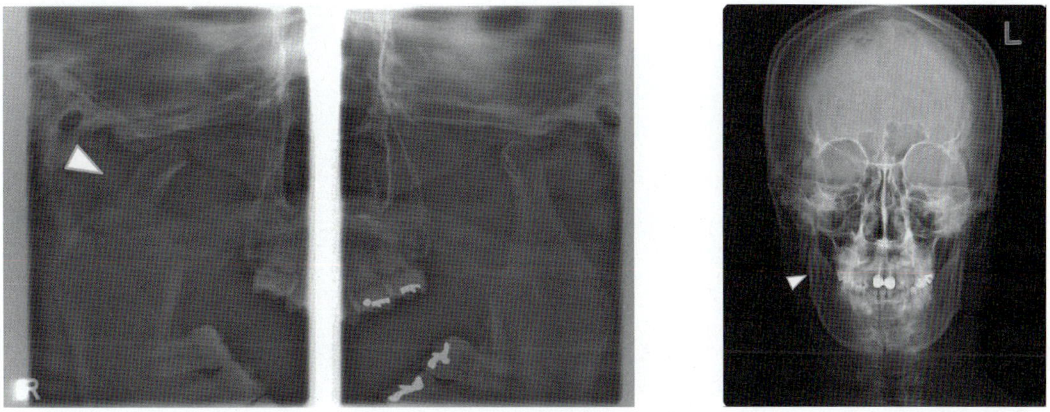

그림 9-34. 우측 턱뼈머리의 골절 (좌: 측두하악관절파노라마촬영영상, 우: 두개부후전방향촬영영상)

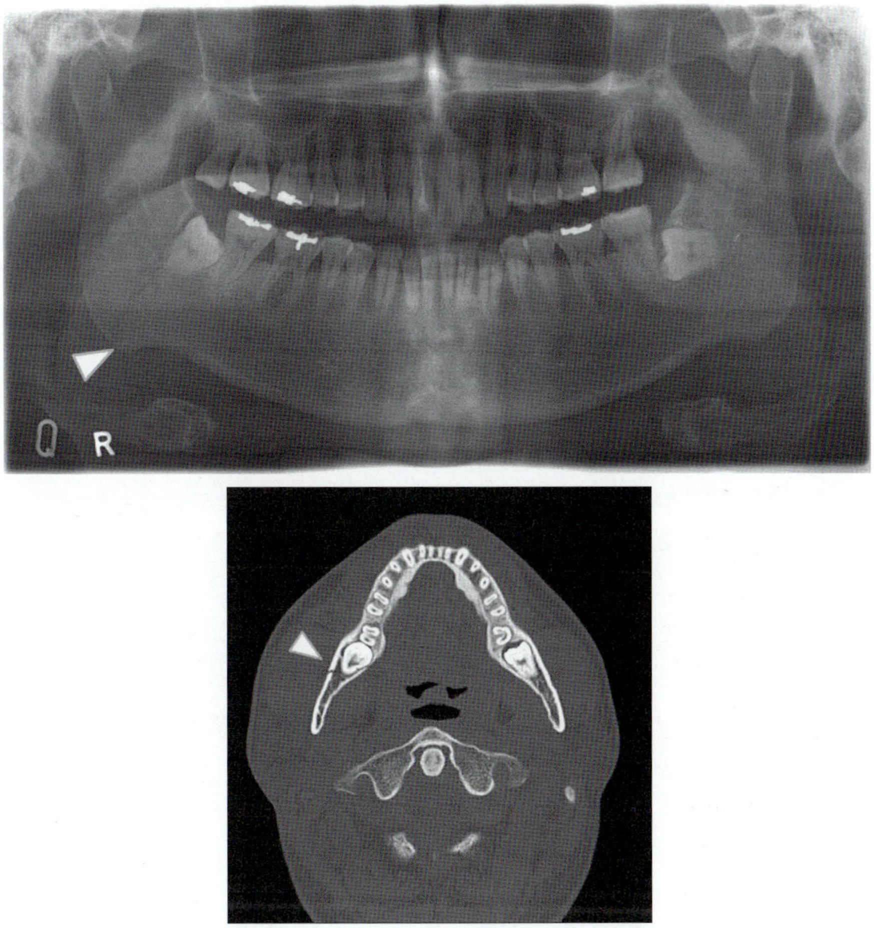

그림 9-35. 우측 아래턱우각부의 골절 (상: 파노라마촬영영상, 하: MDCT영상)
우측아래턱 셋째큰어금니에서 우각부로 연결된 골절선이 관찰됨

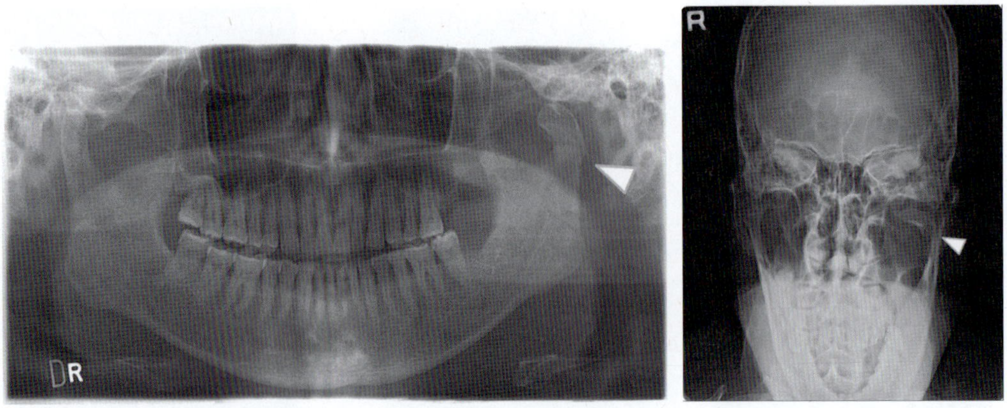

그림 9-36. 좌측 턱뼈머리의 골절 (좌: 파노라마촬영영상, 우: Towne's 촬영영상)
골절된 턱뼈머리의 내측 변위가 관찰됨

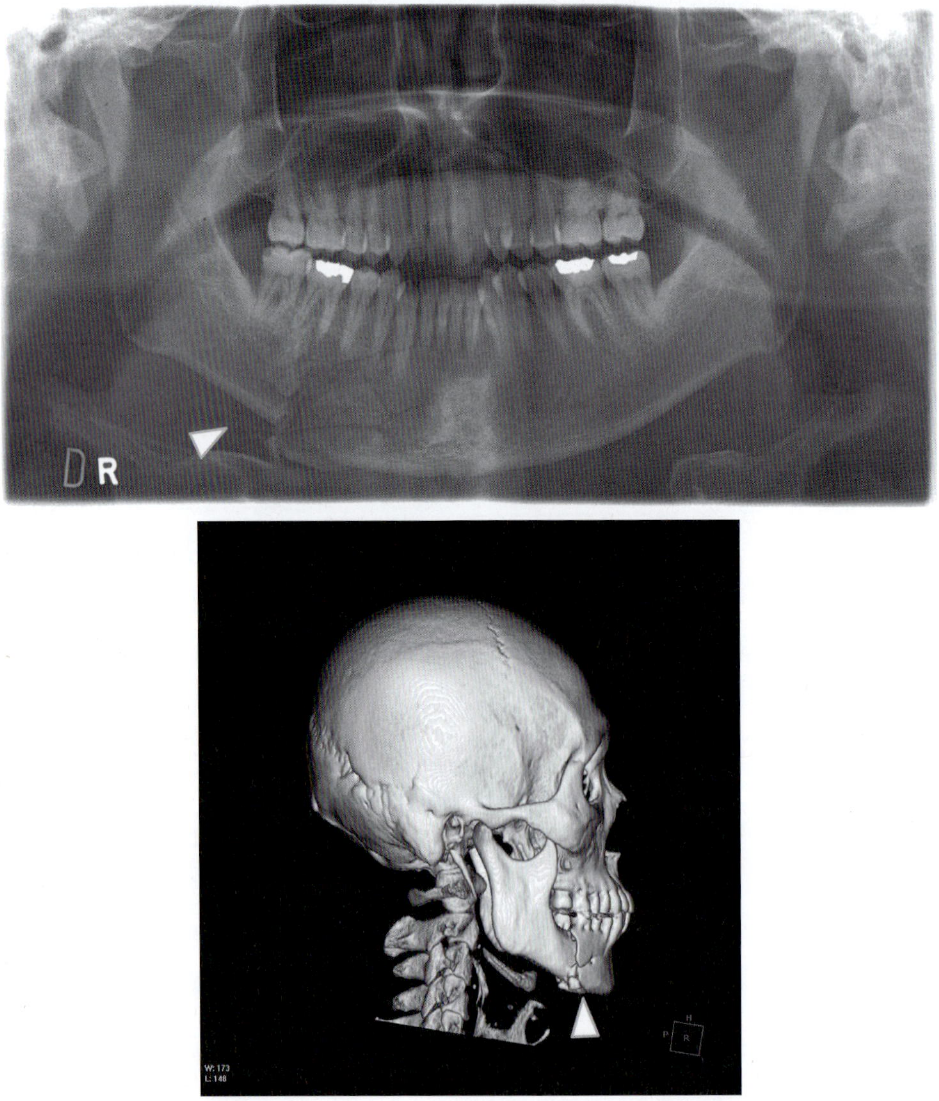

그림 9-37. 우측 아래턱 아래가장자리의 골절 (상: 파노라마촬영영상, 하: MDCT 3D영상)

연/습/문/제

1. 치아이상(Dental anomaly)으로 나타날 수 있는 형태를 종류별로 나열하시오.

2. 치아의 퇴행성 변화(Regressive changes of the dentition) 중 교모와 마모의 특징을 설명하시오.

3. 턱뼈의 양성 및 악성 질환별 종류와 방사선 영상의 특징을 설명하시오.

4. 치아와 얼굴 부위의 외상 종류를 간단히 나열하고 검사방법을 아는대로 설명하시오.

10 영상치의학과에서의 감염관리

1 방사선사와 감염관리

치과방사선관련 종사자들은 직업 특성상 감염에 대한 노출빈도가 높다. 특히, 방사선사의 구내 방사선촬영술의 경우에는 환자, 보호자 등의 협조가 있어도 적절한 센서의 위치 결정 과정에서 직접 접촉하는 일이 대부분이다. 방사선사는 환자의 침, 치아 발치 후 나타나는 혈액, 환자의 기침 등의 상황에서 발생될 수 있는 오염과 감염을 최소화하기 위해 노력해야 한다. 이러한 철저한 노력은 직업상의 위해로부터 자신을 스스로 보호하고, 환자와 환자사이에 나타날 수 있는 교차감염(Cross-contamination)에서 안전할 수 있을 것이다.

2 감염관리의 적용

1) 병원체의 제거

(1) 손 위생(Hand hygiene)

치과방사선 종사자의 손은 감염원에 접촉하는 일이 많아 오염되기 쉽기 때문에, 손과 손가락의 소독은 감염 방지를 위한 최선의 방법이다.

최우선적인 감염관리의 대상으로 손 씻기(Hand washing)는 질병의 확산을 제압하는 방법으로 항균 성분을 포함한 액상 비누로 10~30초씩의 손 씻기를 함으로써 세균수를 감소시킬 수 있다(표 10-1, 그림 10-1).

치과방사선 검사 시 손소독세정제(Hand sanitizer gel)를 사용할 수 있으며 손을 씻는 것 보다 짧은 시간이 소요되고 단시간에 많은 환자를 볼 때 유용하다. 그러나 혈액, 분비물, 배설물,

OPIM(Other Potentially Infectious Materials)이 손에 눈에 띄게 오염되었을 때는 사용하면 안 된다.

표 10-1. 손 씻기 과정

① 장신구(시계, 반지, 팔찌 등)를 제거한다.
② 흐르는 물에 양손을 적신다.
③ 항균 액체비누를 사용한다.
④ 손바닥과 손바닥을 마주 대고 문질러 준다.
⑤ 손가락을 마주 잡고 문질러 준다.
⑥ 손등과 손바닥을 마주대고 문질러 준다.
⑦ 엄지손가락을 다른 편 손바닥으로 돌려주면서 문질러 준다.
⑧ 손바닥을 마주 대고 손깍지를 끼고 문질러 준다.
⑨ 손가락을 반대편 손바닥에 놓고 문지르며 손톱 밑을 깨끗하게 한다.
⑩ 흐르는 물에 헹군다.
⑪ 일회용 종이타월로 완전히 건조시킨다.

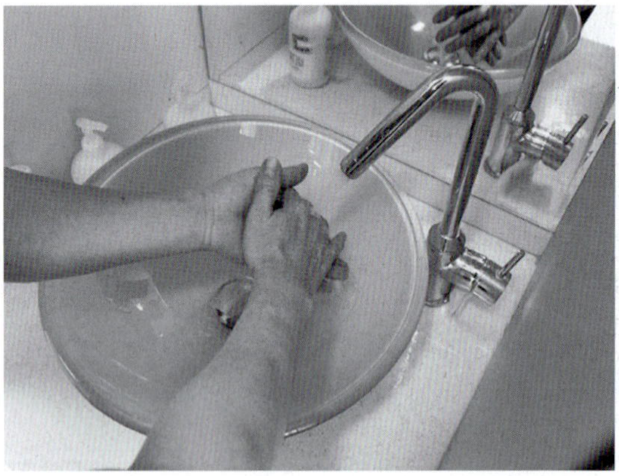

그림 10-1. 손 씻기는 감염관리의 첫걸음이다.

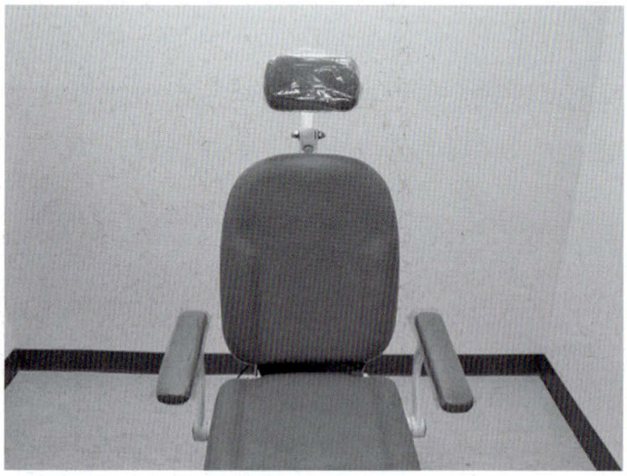

그림 10-2. 방사선 검사용 의자의 모든 표면은 소독제로 닦아낸다.

(2) 방사선 검사실의 소독(Disinfection)

환자를 앉히기 전에 잠재적 감염성 물질에 노출되거나 접촉할 수 있는 모든 표면을 세척, 소독하여 무균 상태를 만드는 것이 중요하며 이를 위해서는 미리 세척을 하여 혈액이나 침을 깨끗이 제거해야 소독제의 작용이 촉진된다. 방사선 검사실 세척 및 소독, 청소를 할 때 장갑을 착용하여 손을 보호하며 방사선 검사용 의자의 머리받침대, 등받이, 팔걸이, 앉는 자리(그림 10-2)뿐만 아니라 방사선 촬영기기(Tube head, X-ray cone), 제어판, 조사스위치 등 모든 표면을 골고루 닦는다.

(3) 방사선 방어용품의 소독

갑상선보호대 및 방어복의 앞, 뒷면에 소독제를 분무하거나 종이 수건, 천 수건에 묻혀서 닦아낸 후 옷걸이에 걸어둔다(그림 10-3).

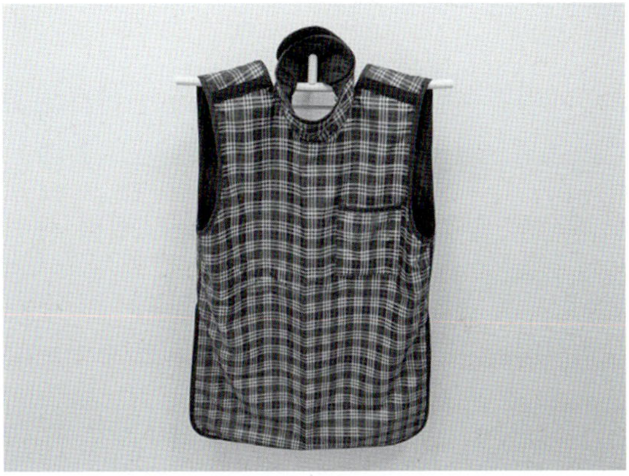

그림 10-3. 납방어복은 소독제로 닦아낸 후 옷걸이에 걸어둔다.

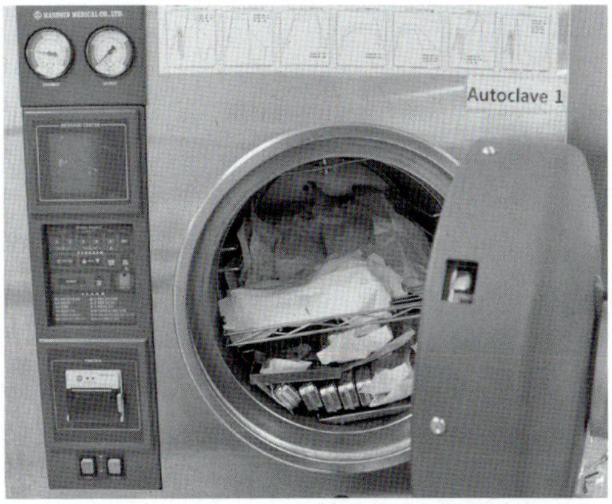

그림 10-4. 구내촬영용 유지기구의 멸균처리는 주로 가압증기멸균기가 이용된다.

(4) 구내촬영용 유지기구의 멸균(Sterilization)

기구관리는 오염된 기구를 다시 사용할 수 있도록 준비하는 과정이다. 구내촬영으로 구강조직에 접촉되어 오염된 유지기구는 멸균해야 한다. 주로 가압증기멸균기(Steam Autoclave)를 이용하며 (그림 10-4) 경우에 따라서는 유지기구의 변형을 고려해 알코올(75%) 소독으로 대체할 수도 있다.

2) 침입경로의 차단

(1) 개인방호장비(PPE, Personal Protective Equipment)

병원감염 균의 원천(Source)인 미생물(Microorganism)을 방어하는 보호막을 사용한다. 그 방법으로 보안경, 마스크, 장갑, 긴소매의 가운 등과 같은 개인방호장비를 착용하도록 요구하고 있다. 장갑(Powder-free gloves)의 가루는 영상 인공물(Image artifacts)의 원인이 되기 때문에 주의를 기울여야 한다(그림 10-5).

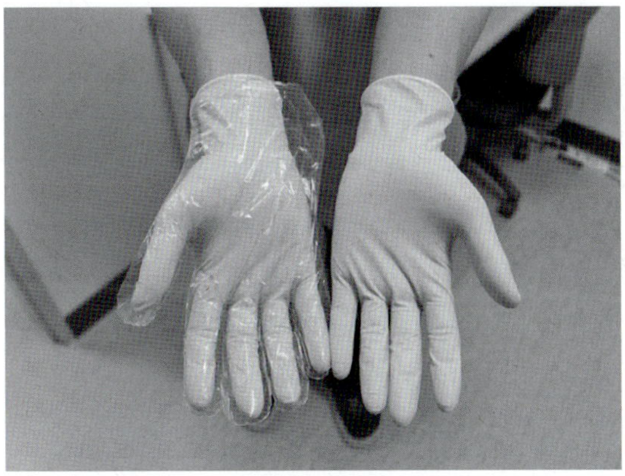

그림 10-5. 일회용 장갑을 착용하도록 한다.

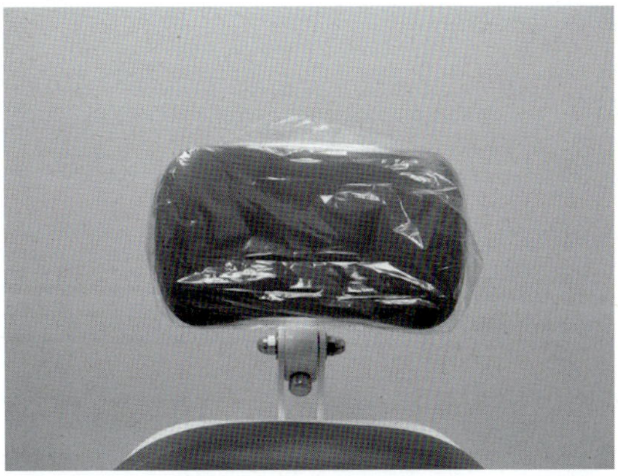

그림 10-6. 방사선 검사용 의자는 소독 후 머리받침을 표면 덮개로 씌운다.

(2) 표면 덮개(Surface barriers)의 사용

표면이나 기구에 표면 덮개를 사용함으로써 오염을 예방할 수 있으며 세척과 소독이 어려운 표면에 효과적이다. 사용하기 간편하며 환자를 보는 소요시간을 줄일 수 있다.

혈액, 침 등이 스며들지 않는 불침투성 물질로 플라스틱 덮개(Plastic wrap, bag), 비닐 종이, 알루미늄 호일 등이 있다.

방사선 검사용 의자의 머리 받침대(Headrest)는 주머니형 비닐 종이를 사용한다(그림 10-6). 접착성이 있는 플라스틱 덮개는 방사선 검사용 의자의 팔걸이 부분, 방사선 촬영기기(Tube head, X-ray cone)(그림 10-7), 제어판(Control panel), 조사스위치(Exposure button)(그림 10-8)에 쉽게 적용할 수 있다(표 10-2).

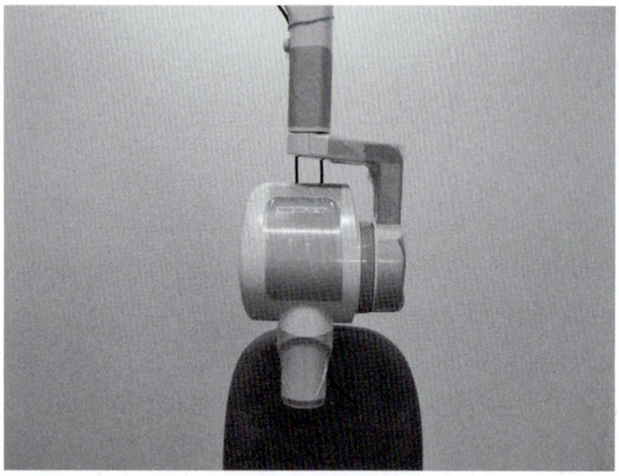

그림 10-7. 방사선 촬영기기는 소독 후 플라스틱 덮개로 둘러싼다.

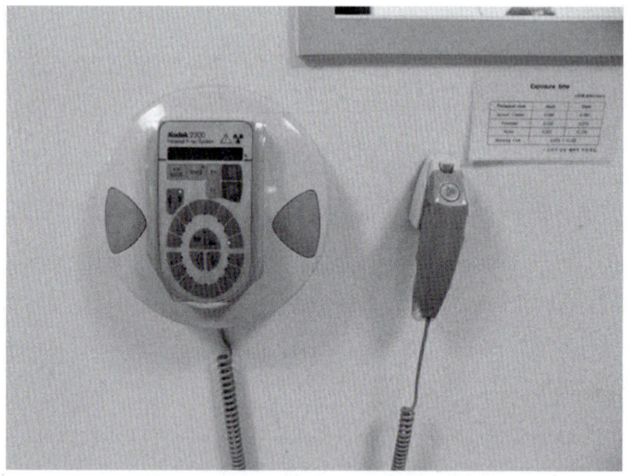

그림 10-8. 접착식 플라스틱 덮개는 제어판, 조사스위치에도 쉽게 적용할 수 있다.

표 10-2. 방사선검사실 표면덮개 점검표의 예시

방사선 검사실 표면덮개 점검표

담당자	책임자	관리자

○○○○년 ○월

영상치의학과
○ 검사실

대상	1	2	3	4	5	6	7	8	9	10	…	23	24	25	26	27	28	29	30	31
	월	화	수	목	금	토	일	월	화	수	…	화	수	목	금	토	일	월	화	수
헤드레스트 커버																				
조사 스위치																				
조사 손잡이																				
키보드																				
파노라마촬영장비																				
두부방사선촬영장비																				

* 1일1회 실시가 원칙이나 오염된 경우 즉시 실시하고 감염성 환자와 수술환자는 매번 실시하며 실시 후 해당란에 正 자로 표시합니다.

3 방사선검사실에서의 감염관리

1) 무균 조작

무균 조작이란 사용되는 물품, 적용하는 부위, 조작을 하는 손이 모두 멸균 상태를 유지하면서 시행하는 조작을 말한다.

방사선 검사 전 환자 한 사람에게 필요한 비품을 소량씩 나누어 미리 준비한다(표 10-3). 교차감염 없이 사용할 수 있도록 적절히 보관, 배치하는 하는 것이 중요하며 무균 기법으로 사용하도록 한다(그림 10-9, 10-10).

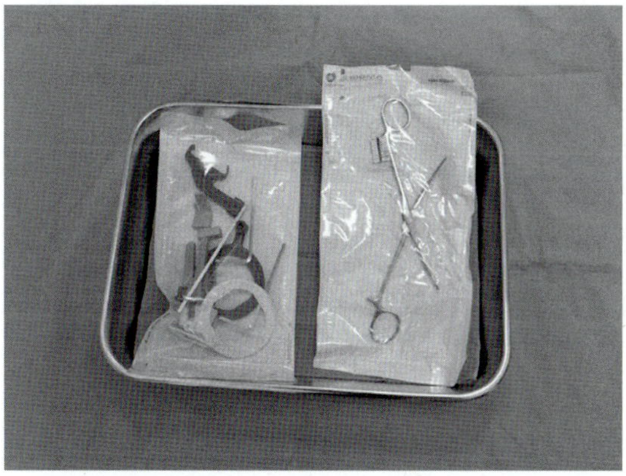

그림 10-9. 멸균처리가 완료된 기구

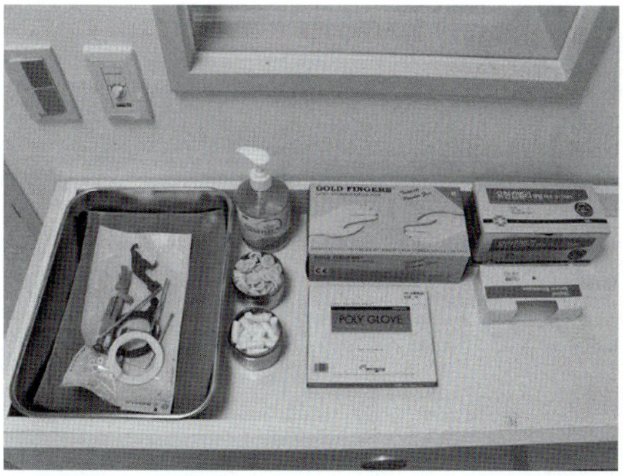

그림 10-10. 필요한 비품을 무균 상태로 소량씩 준비, 배치한다.

표 10-3. Examples of Radiography Supplies to Unit Dose

종이타월 (Paper towels)
종이컵 (Paper cups)
면구 (Cotton balls, rolls)
덧장갑 (Overgloves)
라텍스 장갑 (Powder-free gloves)
방사선 방어복 (Leaded apron with thyroid collar)
방사선 검사용 필름 (Radiographic films)
센서 유지기구 (Sensor holding and positioning devices)
표면 덮개 (Surface barriers)

2) 구내방사선촬영 중 감염관리

구내방사선촬영 시 사용하는 모든 비품은 멸균 된 상태로 미리 준비를 한다. 검사를 하기 전에 손을 씻고 장갑 및 마스크 등 개인방호장비를 착용한다. 검사 할 위치를 확인하고 검사 부위에 적합한 유지기구와 센서를 결합한다. 디지털 센서는 멸균처리를 할 수 없기 때문에 반드시 표면덮개를 사용해야 한다(그림 10-11, 10-12).

유지기구에 소독 된 표면덮개를 씌운 다음 목적 부위에 적절히 위치시킨다. 방사선촬영 중에는 가능한 술자의 손이 환자의 침과 접촉되지 않도록 한다. 또한 방사선촬영기기 및 조사스위치 등 표면덮개가 씌어있는 최소한의 부분만 접촉한다.

검사 후 유지기구의 표면덮개를 조심스럽게 제거하고, 의료폐기물 보관함에 버린다. 재사용 할 수 있는 유지기구는 지정된 용기에 놓으며 오염 된 모든 일회용 물품은 바로 폐기한다. 장갑 및 마스크를 제거하고 손소독세정제를 사용하거나 손을 씻는다.

환자의 방어복을 제거하고 환자를 내보낸다. 오염된 기구는 소독실로 옮기며, 방사선 검사실의 표면덮개를 제거하거나 오염 된 표면을 소독 한다.

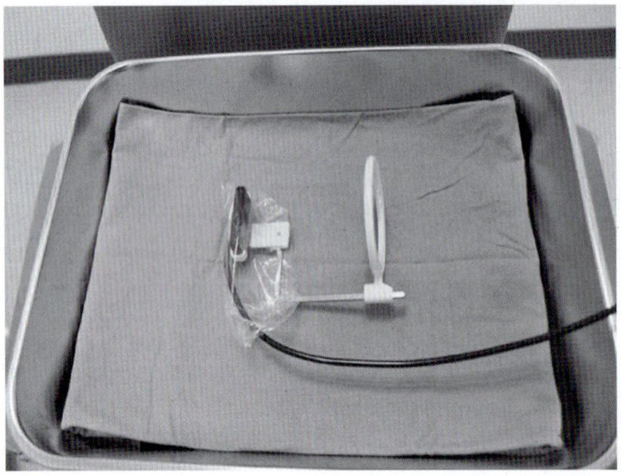

그림 10-11. 평행촬영 유지기구와 센서를 결합 후 표면덮개를 씌운다.

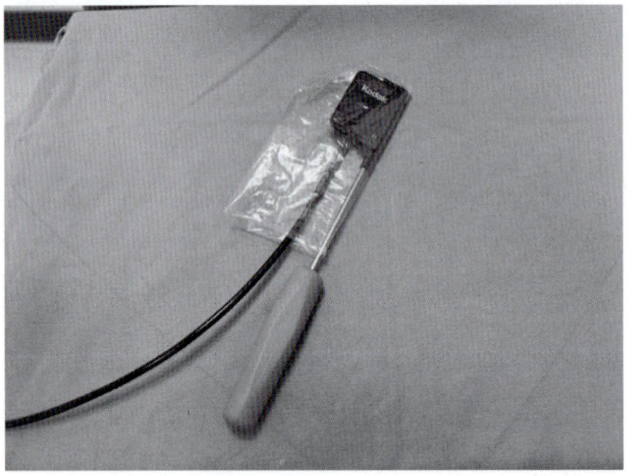

그림 10-12. 등각촬영 유지기구와 센서를 결합 후 표면덮개를 씌운다.

3) 구외방사선촬영 중 감염관리

구외방사선촬영은 구내방사선촬영에 비해 혈액이나 침에 의한 교차감염의 가능성이 낮으므로 중등도나 저도의 소독(Intermediate, Low level disinfection)을 요한다.

교합제(Bite block), 턱받침(Chin rest), 이마 고정 장치, 측방 두부 고정 장치, 손잡이, 귀꽂이(ear rod), 제어판, 조사스위치 등 방사선촬영 중에 접촉되는 부위는 소독제로 닦아내고 적절한 덮개를 이용하여 표면을 덮는다(그림 10-13).

검사 전에 항균 성분을 포함한 액상 비누로 손을 씻는다. 파노라마방사선촬영 및 두부규격방사선촬영에 적당한 카세트(IP, Image plate)는 장갑을 착용하지 않은 손으로 준비한다(그림 10-14).

장갑 착용 후 환자를 위치시킨다. 방사선 검사가 끝난 후 위생장갑을 착용한 상태로 오염된 표면덮개를 제거한다. 장갑을 벗어 폐기하고 손을 씻은 다음 촬영 된 카세트를 다룬다.

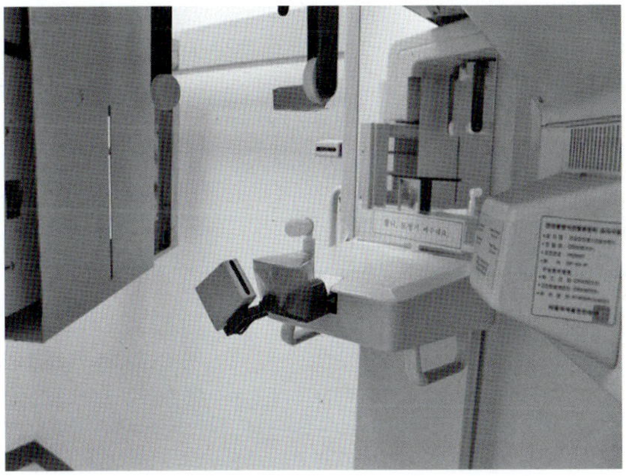

그림 10-13. 표면덮개를 씌운 파노라마장치의 턱받침과 교합제

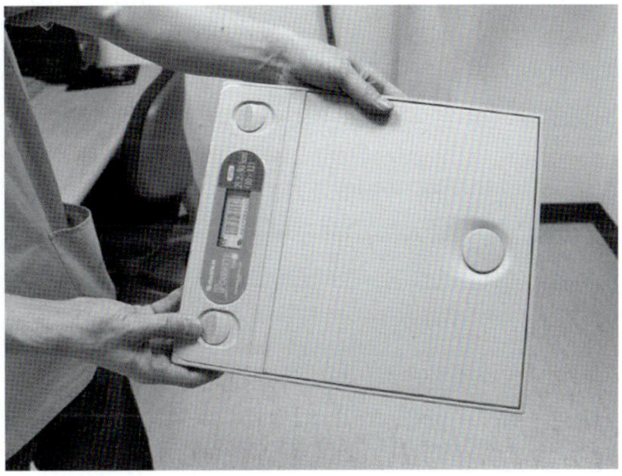

그림 10-14. 구외방사선촬영용 카세트

4 감염성 폐기물의 관리 및 처리

혈액, 침, 분비물이나 장갑, 마스크 등 감염성 오염물질인 의료폐기물로 인한 이차감염 예방과 환경오염 방지를 위해서 위생적으로 안전하게 처리해야 한다(그림 10-15).

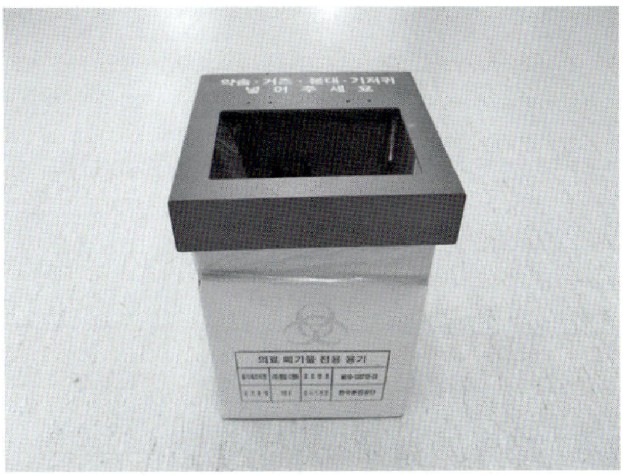

그림 10-15. 의료폐기물 분리 보관함

표 10-4. 치과진료 감염관리 및 방지기준 (보건복지가족부 의약과 6072호 2006.8.1)

1. 목적
치과진료실에서 사용되는 치과진료기재 및 장비(이하 '진료기재'라 한다)에 대한 소독·멸균·취급 등(이하 '관리'라 한다)을 정하여 이를 실천함으로써 진료실의 위생수준을 향상시킬 뿐만 아니라 환자와 환자사이 또는 환자와 진료담당 의료진과의 교차 감염을 방지하고자 함.

2. 치과 진료 시 일반적 준수사항
 1) 진료복, 마스크, 장갑, 보안경 등을 착용하고 진료한다.
 2) 환자를 진료하기 전·후에 손을 깨끗이 씻는다.
 3) 환자의 병력을 기록 점검하여야 한다.
  - 간염, 결핵, 후천성면역결핍증(AIDS), 홍역, 수두 등
 4) 사용한 고무장갑은 폐기한다.
 5) 진료실은 항상 청결을 유지한다.

3. 치과진료기재 관리에 필요한 기구와 약품의 구비
치과진료기관은 진료기재 관리를 위하여 다음과 같은 기구와 약품을 구비하되 기구 중 가압증기멸균기는 반드시 구비하여야 하며 약품은 1종 이상을 구비하여야 한다.
 1) 기구
  - 멸균기: 가압증기멸균기(autoclave), 건열멸균기(dry heat sterilizer), EO 멸균기 등
  - 소독기: 열소독기, 세척기형 소독기 등
 2) 약품
  - 포비돈, 글루콘산클로르헥시딘, 글루타알데하이드 등

4. 치과진료기재의 분류 및 관리방법 등
진료기재는 다음과 같이 분류하여 접촉부위에 따라 관리하되 출혈이 동반되는 경우에는 반드시 멸균하도록 한다.
 1) 위험한 기재: 멸균 또는 고도의 소독
  연조직을 뚫고 들어가거나, 골에 닿거나, 혈류나 다른 정상적으로 무균인 조직에 들어가거나 접촉하는 기재를 말함.
  - 외과 기구, 치석제거기, 수술용 칼, 근관 치료용 파일(file) 및 버(bur), 임플란트 기구 등
 2) 덜 위험한 기재: 멸균 또는 중등도 이상의 소독
  점막이나 손상된 피부에 접촉하는 것.
  - 치경, 아말감 컨덴서, 재사용 인상용 트레이, 핸드피스, 교정용 기구 등
 3) 위험하지 않은 기재: 소독
  손상 받지 않은 정상 피부에 접촉하는 것.
  - 방사선 두부, 안궁, 산소농도계 등
 ※ 멸균(sterilization): 세균 아포를 포함하여 모든 미생물을 파괴한다.
  예) 가압증기멸균기로 121℃ 15psi 15분 가압 등의 방법으로 실시
   고도의 소독 (high level disinfection): 모든 미생물을 파괴하지만 반드시 세균아포 전부를 파괴하지 않는다.
  예) 열에 약한 기재로써 고도의 소독제인 글루타알데하이드 등에 침적시키는 것
   중등도의 소독(intermediate level disinfection): 활동성 세균 및 대부분의 진균과 바이러스를 파괴한다.
  예) 결핵균 박멸이 가능한 염소함유 제제 등 병원용 소독제에 접촉시키는 것
   저도의 소독(low level disinfection): 활동성 세균, 진균과 바이러스 일부를 파괴한다.
  예) 기타 병원용 소독제에 접촉시키는 것

5. 치과진료기재의 관리 전 처리와 보관
 1) 소독·멸균 전 처리사항
  - 사용한 기구를 멸균하기 위해서는 깨끗이 세척하여야 한다.
  - 적당한 포장재, 면제품 또는 용기를 선택하여 소독·멸균한다.
 2) 보관
  - 깨끗한 포장재로 포장하여 멸균한 후 캐비닛과 같은 밀폐된 공간에 기재들을 보관한다.
  - 사용 멸균기와 멸균날짜를 꾸러미 위에 적어두어야 한다.
  - 포장이 손상되었다면 멸균한 기재들을 다시 세척하여 포장한 후 다시 멸균하여 보관한다.

6. 수관관리
   1) 핸드피스로부터 미생물이 살포되지 않도록 물이 수관 끝에서 역류하지 않아야 한다.
   2) 수관은 장비의 종류, 사용정도, 물 공급 장비에 맞게 관리하여야 한다.
   3) 에어로졸이 발생하는 진료를 할 때에는 고속흡입기를 이용하여 발생한 다량의 에어로졸을 즉시 흡입하여야 한다.

연/습/문/제

1. 영상치의학과 종사자에게서 가장 중요한 감염관리 방안은 무엇인가요?

2. 방사선 검사 중 장갑은 가루가 없는 것을 사용하는 이유는 무엇인가요?

3. 세척이나 소독이 어려운 표면에 필요한 것은 어떤 것이 있을까요?

4. 무균조작이란 무엇인가요?

5. 방사선검사 후 손소독사용제를 사용할 수 없는 경우는 어떠한 상황일까요?

11 방사선 방어

일본에서 발생한 원전사고 등으로 방사선에 대한 불안감이 증폭되어 많은 국민들은 의료기관에서 사용하는 방사선에 대해서도 걱정과 불편함을 나타내고 있다. 또한 최근 국제원자력기구(IAEA)에서도 환자에 피폭되는 방사선량 저감화에 관심을 기울이고 있어 더욱 과학적인 관리뿐만 아니라 국민의 요구를 파악하는 것이 필요한 시점이다.

치과분야에서의 X선의 사용은 Walkhoff에 의해 처음 도입이 되었으며, 그 이후로부터 오늘날까지 치과임상에서 구강악안면 분야의 질병을 진단하고 치료계획을 수립하는 과정에 방사선촬영이 일상적으로 이루어지고 있다. 특히, 소득수준 향상으로 인한 치아교정 및 보철, 임플란트의 수요 증가로 인하여 구내방사선 촬영 뿐 아니라 다양한 구외촬영과 최근에는 CBCT를 이용한 촬영이 급증하고 있는 실정이다.

치과방사선촬영이 증가한다는 것은 치과의료기관에 종사하는 방사선 관련 종사자들과 치과의료기관에 내원하는 환자들이 방사선에 노출되는 기회가 날로 증가하고 있다는 것을 의미한다.

구강악안면 분야에서 이용되는 방사선은 저선량이지만 검사자 자신과 환자 및 기타 종사자들에게 경우에 따라서는 방사선 피폭으로 인한 피해를 줄 수 있는 위험이 있기에 철저한 안전관리와 방사선발생장치의 설치 운영에 관한 철저한 감독이 이루어져야 한다.

국민소득 수준이 향상되고 건강과 환경에 관심이 높아지면서 방사선 안전관리에 대한 국민의식이 변화되고 있으며, 현대 의학에서 방사선 이용의 확대는 필수 불가결이므로 방사선 이용 및 그 안전관리에 관한 적절한 대책수립은 당면과제로 대두되고 있다

1 방사선 방어의 원칙

국제방사선방어위원회(ICRP, International Commission on Radiological Protection)에서는 2007년 3월 독일의 에센회의에서 종전의 ICRP Publication 60에서 신권고인 2007 ICRP 권고를 최종 승인하였고, 2008년에 ICRP publication 103을 발간하여 새로운 방사선방어체계를 위한 권고를 마련하였다. 신권고안에 따르면 등가선량과 유효선량에서 방사선하중계수(radiation weight-ing factor)와 조직가중계수(tissue weighting factor)를 최신의 것으로 개정하였으며, 방사선방어의 세 가지 핵심 원칙은 현행 권고에도 그대로 유지하였다.

그 권고 사항은 다음과 같이 요약할 수 있다.

(1) 의학검사의 정당화 원칙

의료기관에서 방사선을 가지고 의료에서의 사용이 정당화하고, 의료피폭의 주목적이 환자에게 방사선으로 인한 해보다 이득이 있을 때 시행하도록 하고 있다.

(2) 의료피폭에서 방어의 최적화 원칙

의료영상을 목적으로 수행하는 검사에서는 방사선피폭 발생 가능성, 피폭자 수 및 개인선량 크기는 경제적, 사회적 인자를 고려해 합리적으로 달성할 수 있는 범위에서 낮게 유지되도록 권고하고 있다.

(3) 선량한도적용 원칙

환자 의료피폭을 제외하고 계획피폭상황의 규제된 선원으로부터 개인 받는 총 선량은 ICRP가 규정한 적정 한도를 초과하지 않도록 권고하고 있다.

위의 세 가지 항목으로 이루어진 선량제한 체계는 방사선 방어의 최적화를 달성하고자 하는 개념으로 발전하여 방사선 피폭을 수반하는 모든 행위에 적용되고 있다.

즉, 방사선 방어의 최종 목표는 방사선 검사 시 환자와 방사선사, 보호자에 대한 노출을 최소로 하고 진단영역에서의 이익은 최대로 하는 것이라고 볼 수 있다. 이러한 측면에서 진단학적으로 필요에 의한 방사선 처방의 지시는 의사의 일차적인 책임이라 할 수 있고 이를 수행하는데 있어 방사선사의 2차적인 책임이 수반되는데 이는 진단에 유용한 정보를 제공하는 범위 내에서 적절한 노출과 효과적인 방어의 선택을 하기 때문이라 볼 수 있다.

2 치과방사선 촬영에서의 환자선량 권고안

일반적으로 저 에너지 방사선 조사로 검사하게 되는 치과 영역에서는 투과력이 약해 인체에 흡수되는 양이 많다. 치과에 내원한 환자들이 방사선검사를 통한 진단으로 이득을 얻어 치료효과가 있는 것은 확실하지만 이러한 과정에서 방사선 위해를 동시에 갖는다. 따라서 가능한 최소한의 방사선 노출로 최대한 좋은 영상을 획득하고, 올바른 판독을 하여 환자로 하여금 최대의 이득을 얻도록 하는 것이 치과에서 뿐만 아니라 방사선을 사용하는 모든 분야의 방어 원칙이다.

치과 방사선 검사 시 환자가 받는 선량을 흉부 방사선촬영과 비교하면, 2007년 영국의 Health Protection Agency(HPA)에서 제시한 환자 피폭 선량 권고치(HPA-RPD-029)는 치과 치근단 촬영은 2.25 mGy(Patient Entrance Surface Dose, ESD)였고 흉부 후전방촬영은 0.14 mGy 권고량을 제시하였다. 단순한 수치로 보았을 때 치과의 치근단 촬영이 월등하게 높은 것으로 보이나 방사선에 조사되는 DAP(dose area product)를 비교시에는 다르다. DAP는 선량뿐만 아니라, 조직에 조사되는 용적의 선량으로 Gy·cm^{2}로 표시하고 실제적으로 치과 치근단 촬영이 흉부 후전방 촬영보다 50% 적은 것으로 볼 수 있다(표 11-1).

표 11-1. 치과방사선 촬영에서 환자 선량 권고량

	HPA (UK, 2007)	KFDA (한국, 2009)
치근단방사선촬영	2.25 mGy	3.1 mGy, 87.4 mGy cm^2
파노라마촬영	82 mGy cm^2	110.9 mGy cm^2
흉부 후전방촬영	0.14 mGy, 110 mGy cm^2	

3 유효선량과 조직가중계수

1990년 국제방사선방호위원회에서는 방사선 위해(radiation detriment) 개념을 공지하였고 방사선의 확률적 효과가 고려된 유효선량(effective dose)으로 이를 표시하였다.

유효선량은 인체의 일부만 방사선에 노출되었어도 인체 전신에 대한 효과가 어느 정도인지 나타내주는 선량이며, 단위는 Sv(Sievert)를 사용한다. 방사선에 노출된 각 조직 및 기관의 조직가중계수(tissue weighted factor)와 방사선 가중선량(radiation weighted dose)의 곱을 모두 합하여 구하게 된다. 조직가중계수는 전체 방사선 위험도에 대한 조직 또는 기관의 상대적인 기여도를 나타내며, 1990년 국제방사선방호위원회는 방사선에 감수성이 있는 12개 조직 및 기관과 10개 기타조직(remainder)의 조직가중계수를 공지하였다. 2007년에 수정 제시된 조직가중계수에는 뇌조직에 대한 가중치가 증가되었고 침샘부위가 하나의 조직으로 분류되었으며, 15개 조직 및 기관과 기타(Remainder tissues)로 지방, 결합조직, 림프선, 근육, 구강점막, 외흉부기도 등이 포함된 조직가중계수를 개정하여 공지하였다(표 11-2). 이와 같은 구강악안면 부위에 대한 조직 가중치의 변화는 치과방사선 진단에 있어서 위험도가 증가되었음을 의미한다.

방사선 가중선량은 노출된 조직 및 기관의 평균 흡수선량에 방사선 가중계수를 곱해준 선량이다. 노출된 조직 및 기관의 평균 흡수선량은 전체 조직에 대한 조사된 조직의 비율(percentage)을 곱하여 구한다. 그러므로 유효선량은 신체 일부에 노출된 방사선으로 전신에 노출되어 야기되는 방사선 위해 정도를 측정할 수 있으며, 다른 촬영법간의 방사선 위해 정도를 비교할 수 있다.

표 11-2. Tissue weighting factors ICRP 1990 and 2007 recommendations

Organ/Tissue	Weighting factor	
	1990	2007
Bone marrow	0.12	0.12
Breast	0.05	0.12
Colon	0.12	0.12
Lung	0.12	0.12
Stomach	0.12	0.12
Bladder	0.05	0.04
Esophagus	0.05	0.04
Gonads	0.20	0.08
Liver	0.05	0.04
Thyroid	0.05	0.04
Bone surface	0.01	0.01
Brain	Remainder	0.01
Salivary glands	–	0.01
Skin	0.01	0.01
Remainder tissues	0.05*	0.12**

*; Adrenals, brain, upper large intestine, small intestine, kidney, muscle, pancrease, spleen, thymus, uterus

**; Adrenals, extrathoracic region, gall bladder, heart, kidneys, lymphatic nodes, muscle, oral mucosa, pancreas, prostate, small intestine, spleen, thymus, and uterus/cervix. Italicized text represents remainder tissues used for calculation of maxillofacial dose.

(표 11-3)은 일반 치과방사선 촬영과 CT검사에서 조사 받는 선량을 유효선량으로 비교해 본 것이다. 파노라마촬영은 3.85~30 μSv, CBCT는 촬영기종, 관심영역의 크기 등에 따라 20~599 μSv로 파노라마촬영의 약 2~30배까지 다양하게 보고되고 있다.

표 11-3. 치과방사선 검사에서의 유효선량

X-ray technique	Effective dose(μSv)
Intraoral radiograph	1-8.3
Occlusal Topo	8
Panoramic	3.85-30
Cephalometric Lateral	2-3
Cross-sectional tomography	1-189
CBCT	20-599
CT scan(mendible)	364-1202
CT scan(maxilla)	100-3324

4 치과방사선 검사에서의 선량 저감화 방법

방사선촬영 시 많은 인자가 환자선량에 영향을 미친다. 환자의 성별, 성인과 소아, 촬영부위 등과 촬영장치의 노후관계, 장치 고유의 특성, 즉 관전압 파형, 선량저감화 기법, 영상획득장치 등에 따라 달라진다. 그리고 방사선촬영 시 환자의 피폭방사선량은 촬영조건에 따라 가장 크게 달라질 수 있다. 촬영조건에는 촬영간 거리, 관전압, 관전류시간곱(관전류와 조사시간), 필터, 그리드비율, 조사야 등 다양하다.

일반적으로 방사선량은 입사면 선량(혹은 관전류시간곱)에 비례하며, 거리의 자승에 반비례하고, 관전압의 자승에 비례한다. 치과에서 사용되는 구내촬영기는 고정되어 있는 구내 촬영장치 뿐만 아니라 이동형방사선 촬영장치에서도 노출시간의 조절이 중요하다. 소아나 성인에 따라 조사되는 잘못된 노출선량은 재촬영을 하게 되므로 환자가 받는 선량을 증가시킨다. 소아와 노인의 경우 성인에 비해 조직의 흡수치가 다르다는 것과 적절한 노출이 화질에도 미치는 영향이 크다는 것을 염두해 두어야 한다.

동일 입사면 선량의 경우에도 피폭면적에 따라 환자의 유효선량이 크게 달라질 수 있다. 따라서 방사선촬영 시 방사선량 저감화를 위해서는 최우선적으로 촬영조건에 따른 방사선량의 변화 그리고 영상품질의 변화에 대해 이해하는 것이 중요하다. 이러한 방사선촬영의 최적화는 방사선촬영에 대한 촬영조건을 조사하고 각각의 검사에 대한 프로토콜들을 개발함으로써 성취할 수 있다.

1) 방사선사와 보호자의 방사선에 대한 보호

방사선사와 보호자는 방사선이 노출되는 동안 방어벽이나 차폐막 뒤에 있어야 한다. 촬영 시 발생하는 방사선노출은 산란선에 의해 주로 피폭을 받기 때문에 이에 대한 방어와 적절한 조치가 이루어져야 한다. 방사선사와 보호자의 거리와 위치는 방사선피폭에 큰 영향을 받기 때문에 방사선원과 환자로부터 최소한 2 m 이상 떨어져 있도록 하고 방사선원의 진행경로에 서있지 않도록 주의한다.

모든 구내방사선촬영에서 필름이나 센서를 환자의 구강 내에 위치시킬 때 방사선사와 보호자가 유지해서는 안 된다. 부득이하게 환자가 유지기구를 이용할 수 없을 경우에는 환자보호자에게 납 방어복을 착용시킨 후 유지기구를 잡도록 유도해야 한다.

2) 방사선 감수성이 높은 소아의 방사선 방어

소아는 방사선에 대한 감수성이 어른보다 아주 예민하고 피폭에 따른 영향을 오래 받아야 하므로 피폭선량의 관리가 성인보다 매우 중요하다. 구내촬영 시 아주 어린 유아인 경우에는 혼자서 검사할 수 없기에 보호자를 동반하여 검사하게 된다. 이때 부모 또는 보호자는 반드시 방사선 검사에 대한 설명을 듣고 검사 시 무엇을 해야 하는지 정확히 알고 협조해야 하며 반드시 보호 장비를 착용할 수 있도록 한다. 임신 중인 여성은 소아환자의 방사선 검사를 도와주어서는 안 된다. 소아환자의 구외촬영 시에는 충분한 설명과 올바른 자세를 유지하도록 한다면 재촬영율이 낮아지고 환자가 받는 조사선량을 감소시킬 수 있다. 특히 구외촬영에서 두부규격촬영 시 소아환자의 움직임을 방지하기 위해 지지할 수 있는 지지대를 잡게 함으로써 좀더 안정적인 검사가 될 수 있다(그림 11-1(a)).

두려움을 갖는 소아를 위해 전용촬영실일 경우 벽이나 천장에 아이들이 좋아할만한 그림장식을 하거나 장난감 등을 비치하여 친근한 분위기를 만드는 것도 두려움을 없애는 한 방법이 된다(그림 11-1(c)). 소아는 방사선 조사에 취약하므로 CBCT나 CT 등 고선량의 방사선 조사 시 얻을 수 있는 영상정보와 그 위험 요인을 잘 비교하여 판단해야 한다. 구내촬영이나 구외촬영으로 충분한 정보를 얻을 수 있다면 CT는 불필요한 검사가 될 수 있다.

소아환자는 다양한 종류와 크기의 보호 장비를 이용하여 불필요한 방사선 피폭으로부터 보호받아야 한다(그림 11-1(b)).

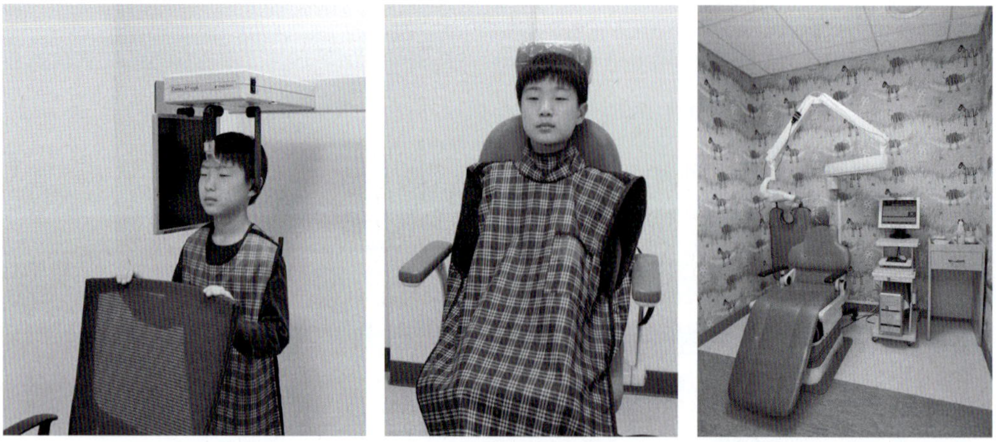

a b c

그림 11-1. 소아의 검사
a. 지지대를 이용한 두부규격 촬영, b. 구내촬영에서 방어, c. 소아촬영실

3) 이동형 구내방사선촬영 장치에 대한 방어

이동형 구내방사선촬영기는 1993년 미국에서 처음 제작되어 군에서 주로 사용되었고 미국 식품의약국(U.S. Food and Drug Administration, FDA)에서 군용으로 승인 받았다. 국내에서는 2000년대부터 임플란트 술식과 연관되어 치과에 보급되기 시작하였다. 국내에서 시판되고 있는 대부분의 이동형 구내방사선촬영기는 술자가 직접 들고 촬영할 수 있으며 가볍고 장비의 이동이 편리하다. 그러나 벽걸이 구내방사선촬영기보다 더 많은 누설 및 산란선량이 발생되어 술자의 방사선 노출을 증가시킨다.

진단용방사선발생장치의 안전관리에 관한 규칙의 방사선방어시설의 검사기준(제 4 조 제 3 항관련)에 따르면 이동형 진단용방사선발생장치(C-arm, Mobile Unit, Portable Unit, 치과용 이동형장치 및 이동형으로 제작된 엑스선골밀도측정기)는 별도의 방어시설을 요하지 아니하되, 제 3 호의 규정에 의해 진료용 방사선 방어앞치마와 진료용 방사선 방어칸막이를 반드시 갖추어야 한다.

치과용으로 사용되는 이동형 장치의 경우 다른 이동형 진단용 방사선발생장치와 달리 별도의 조사 스위치가 있지 아니하며, 장치의 본체에 버튼으로 조작하도록 되어있는 구조이다. 이러한 경우는 이동형장치와 방사선관계종사자 사이의 이동형 방어칸막이의 설치가 어려우며, 방어앞치마와 납장갑 등을 착용하여 검사를 하여야 한다(그림 11-2). 또한 이동형 방사선 칸막이는 검사하고자 하는 환자 뒤에 설치하여 주변의 일반인에게 불필요한 피폭을 방지하도록 하여야 한다. 이는 이동형 치과진단용 방사선발생장치를 사용하고자 하는 경우에는 검사하고자 하는 장소의 여건, 환자와 주변 환자 또는 일반인에 대한 방사선 방어 및 방사선 관계종사자의 방사선방어를 고려하여 방사선칸막이를 사용하여야 한다(그림 11-3).

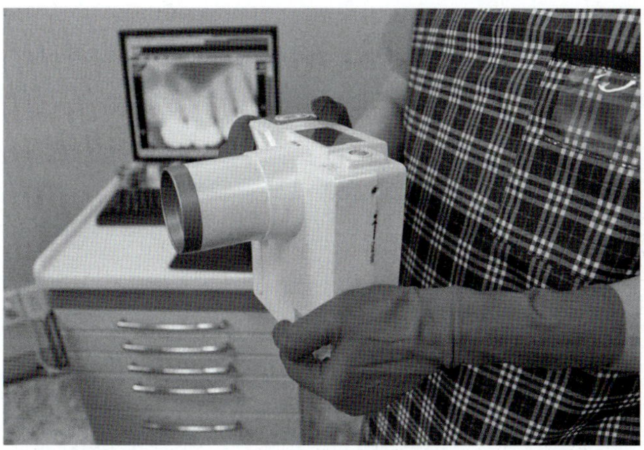

그림 11-2. 이동형구내방사선촬영장치의 사용

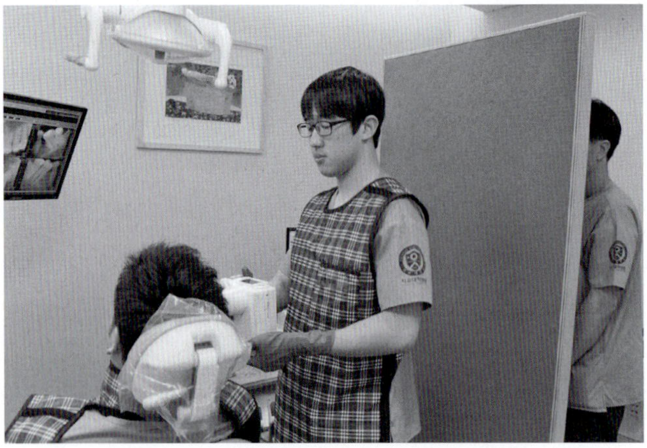

그림 11-3. 방어용 칸막이의 사용방법

4) 파노라마촬영의 위험도와 방어

영상치의학분야에서 파노라마촬영은 구강악안면 영역의 넓은 해부학적 구조물을 하나의 영상에서 관찰할 수 있는 대표적인 구외촬영법 중에 하나이다. 치과에 내원한 환자의 초진 시의 유용한 진단정보를 제공하거나 추가로 촬영해야 할 적절한 방사선촬영법을 결정해 주기도 한다. 그러나 진단목적의 방사선 노출이라도 암발생, 유전에 의한 돌연변이 발현 등에 대한 확률적 효과가 나타날 수 있으므로 방사선의 생물학적인 효과 및 방호에 주의하여야 한다. 따라서 국제방사선방어위원회(ICRP)의 ALARA원칙에 따라 환자와 검사자에 대한 방사선방어가 반드시 이루어져야한다.

1960년대 이래로 파노라마촬영 시의 방사선 흡수선량에 관한 연구들이 많이 행하여졌지만 기술적인 발전과 기종의 차이로 인하여 파노라마촬영 시의 흡수선량 혹은 위험도에 관한 보고는 매우 다양하다. 파노라마촬영에 따른 부위의 다양한 흡수선량은 최저 3 μGy에서 최대 2,363 μGy까지 분포하는 것으로 국내·외 연구자들은 보고하고 있다. 또한 유효선량은 3.85~30 μSv로 최근에는 더 높게도 발표되고 있다. 방사선 촬영에 따른 흡수선량의 피폭을 감소시키기 위해 국내의 연구 및 국외에서는 계속해서 많은 연구가 이루어지고 있다.

방사선검사를 시행하는 과정에서도 환자의 피폭을 감소시키기 위한 노력이 필요하다. 파노라마촬영은 구내촬영에 비해 많은 선량이 사용되므로 검사 시 환자의 과도한 피폭을 방지하기 위하여 방호복 착용을 하고 검사과정에 있어 재촬영 등으로 인한 추가적인 피폭이 발생하지 않도록 신중을 기해야 한다. 이와 관련한 선량 저감화 조치를 위한 지속적인 노력과 연구가 필요하다.

5) 최적화(Optimization) 측면에서 CT의 방사선방어

CT 검사의 최적화는 최소의 방사선량으로 최적의 검사 결과를 얻기 위함이다. 너무 방사선 피폭선량을 줄이는 것은 검사의 질을 떨어뜨려 검사의 원래 목적인 질병의 진단 능력을 손상시킬 수 있다. 따라서 검사가 필요하다고 판단된 예에서 진단적 정확도를 유지할 수 있는 최소의 방사선량으로 검사를 시행하는 것이 중요하며 이것이 최적화에 해당한다.

정당화된 피폭이라도 ALARA(As Low As Reasonably Achievable) 원칙에 따라 진단적으로 유용한 범위 안에서 최대한 피폭을 줄이는 노력이 필수적이다. 불필요한 검사를 피하는 것만큼 중요한 것이 재촬영 및 불완전한 검사를 줄이는 것이다. 재촬영을 하면 검사회수에 비례하여 피폭이 증가되므로 특히 소아환자들의 경우 편안한 환경에서 두려움 없이 한번에 검사를 받을 수 있게 미리 준비하는 것이 중요하다. 이를 위해서는 검사 과정에 대해 보호자 및 환자에게 연령에 따라 적절한 설명을 해주거나 검사 시 옆에서 보호자가 같이 있도록 하는 것이 도움이 된다.

소아 크기, 나이 또는 단면적에 따라 조절된 소아전용 CT protocol을 가지고 있어야 하며 환자의 크기, 검사하는 목적, 검사부위에 맞게 경우에 따른 검사 조건의 선택이 필요하다. 이를 위해서는 검사 전에 환자의 정보를 파악하고 있어야 한다. 대부분 소아 CT 검사는 single phase로 충분하다. Scan length는 방사선피폭량과 비례하기 때문에 최소화하여 필요한 부위만 범위에 포함시켜야 하며, 특히 인접한 여러 부위 검사 시 불필요하게 겹치는 scan부위를 줄여야 한다.

방사선 피폭을 줄이기 위해 여러 CT parameter들을 조절해야 하는데 환자의 크기가 parameter를 결정하는데 있어 가장 중요한 요소이다. 체격이 작은 환자에서는 더 작은 방사선으로 같은 영상의 질을 얻을 수 있다. 관전류(mA)는 방사선 피폭과 직접 비례하므로 관전류 감소가 가장 쉽고 정확한 방법이다. 대신 noise가 증가하는 단점이 있다. 따라서 판독에 지장이 없는 한도에서 noise를 허용하는 낮은 mAs를 사용해야 한다. 하지만 두부 검사에 있어서는 몸무게보다는 나이에 따라 mAs를 조절하는 것이 좋다. 관전압(kVp)은 방사선 피폭과 비례하지만 정비례 하지 않으며 관전압의 경우 영상 noise뿐만 아니라 영상 대조도에도 영향을 미치기 때문에 영상 질에 미치는 영향이 관전류보다 복잡하다. 45kg 미만의 소아에서는 대부분 80~100 kVp면 충분하

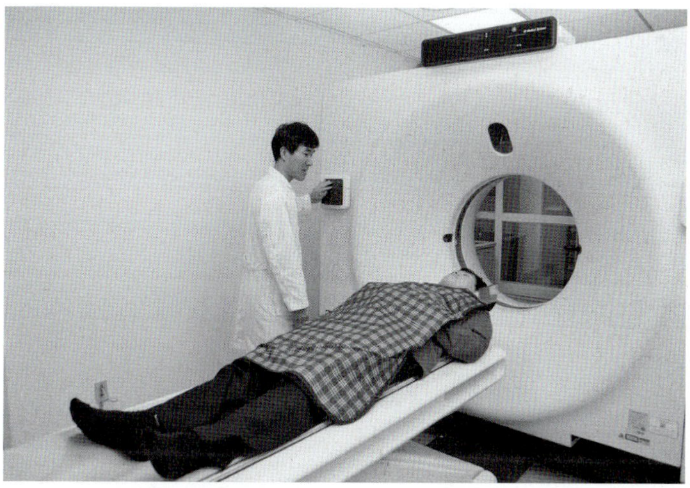

그림 11-4. CT촬영 모습

며, 특히 iodinated 조영제를 사용하는 검사의 경우 낮은 관전압 때 조영제가 더 뚜렷하게 보이기 때문에 80 kVp까지 낮추는 것이 영상의 질을 높이는데 도움이 된다.

5 치과에서 사용되는 방사선 방어시설

방사선 방어시설이란 방사선에 의한 인체의 피폭을 방지하기 위하여 방사선발생장치를 설치한 장소의 방사선차폐시설과 방사선 장해 방어용기구를 말한다. 방사선 기기 조작 및 관리, 개인과 환자 및 환자보호자에 대한 피폭선량 감소를 위한 노력여부를 의미하며 방사선의 인체 피폭방지를 위한 방사선 방어시설은 방어벽(납벽), 방어용 칸막이, 납앞치마(Apron) −환자용과 술자용, 갑상선보호대, 납장갑 등을 들 수 있다.

모든 검사장비는 하나의 방에 한 대를 설치하는 것을 원칙으로 하고 있으나 부득이하게 2대 이상을 설치하여야 하는 경우에는 변환스위치 등을 설치하여 동시에 2대가 가동되지 않도록 하여야 한다(그림 11−5).

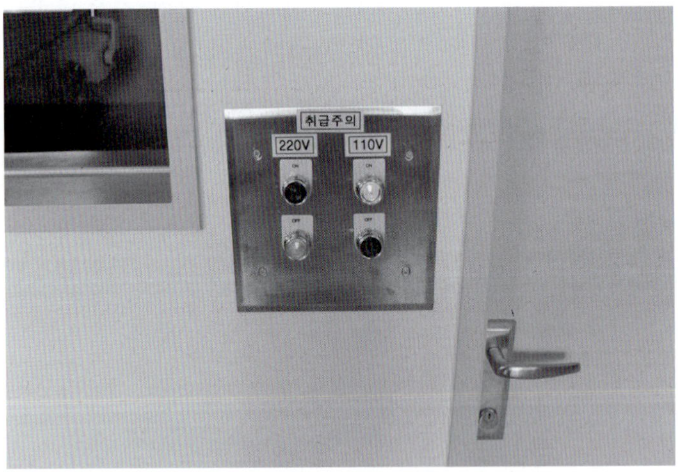

그림 11−5. 한방에 두 대 설치할 경우의 변환스위치

1) 방어벽

고정형 구내방사선 촬영장치와 구외방사선장비를 보유한 곳에서는 반드시 방사선을 차단시킬 수 있는 방어벽과 방어문이 설치되어 있어야 한다.

촬영실의 천정, 바닥 및 주위의 벽 외측에서의 방사선 누설선량은 주당 100 mR 이하이어야 한다. 최고 관전압이 100 kV를 초과하는 경우에는 방어벽은 1.5 mm 연당량 이상이어야 하고, 환자 보기창은 1.5 mm 연당량 이상이어야 한다. 최고 관전압이 100 kV 이하인 경우의 방어벽은 1 mm 연당량 이상이어야 하고, 환자 보기창은 1 mm 연당량 이상이어야 한다. 그러나 일반적으로 콘크리트, 벽돌 등으로 설계 되어있다면 방사선을 충분히 흡수하므로 납판을 고려하지 않아도 된다.

2) 방어용 칸막이

이동형 구내방사선 촬영기를 이용한 검사시 꼭 보유하여야 하는 방어용 칸막이는 쉽게 넘어지지 않도록 안정적이어야 하고 인체에 상처를 주지 않는 구조이어야 한다. 칸막이 및 보기창의 최소 납당량은 0.3 mmPb 이상 이어야 한다. 칸막이의 치수는 제조사에서 정한 개별규격에 따른다. 다만, 이동식 형태의 X선 방어용 칸막이 제품의 규격은 최소한 900 mm(가로)×1,800 mm(세로) 이상이어야 한다. 칸막이의 밑부는 가능한 바닥에 밀착하든가 그 밑부분에서 X-선이 누출되어지지 않도록 하여야 한다.

목재 칸막이의 경우는 납판의 양측에 합판을 부착하고 골조는 견고한 목재를 사용하며 연결접속부에서는 방사선이 누설되지 않는 구조이어야 한다(그림 11-6(a)).

3) 납 앞치마

앞치마는 균일한 납당량을 갖는 구조이어야 하며 납당량은 0.25 mmPb 이상이어야 한다. 감쇠특성은 정상적인 사용 조건 하에서 변하지 않아야 한다. 앞치마는 견고하고, 특히 함납판이 겹쳐진 부분은 절단되지 않는 강도를 가져야 한다.

앞치마의 가장자리는 견고한 재료로 덮여 유연성이 유지되어야 한다. 앞치마의 표면은 얇은 천, 고무 또는 합성수지로 덮여 방수성을 가지며, 쉽게 찢어지거나 파열이 생겨서는 안 된다.

구내촬영시에 사용되는 앞치마는 위로는 목 전체가 가려지고 아래로는 가슴뼈와 어깨 전체를 포함하여 적어도 무릎까지 신체 전면을 덮을 수 있어야 한다(그림 11-6(b)).

4) 방어용 장갑

함납판을 재봉하여 만든 방어 장갑으로 장갑의 납당량은 0.25 mmPb 이상이어야 한다.

장갑은 손 전체를 덮을 수 있어야 하고 틈새 없이 적어도 팔뚝 반 이상을 덮을 수 있어야 한다. 앞, 뒤, 손가락, 손목을 포함한 전체 표면에 걸쳐 필요한 최소의 감쇠당량이 유지되어야 한다. 5개의 손가락이 각각 들어가는 구조로 하며 각 손가락 및 손목을 자유롭게 굽힐 수 있어야 한다. 견고하고 핀홀, 이물질, 피부 자극성 등 장갑으로서의 성능을 손상시키는 결점이 없으며, 특히 유연성이 우수해야 하고 표면은 방수성을 가지며 잘 찢어지지 않고 오물을 떨어버리기 쉬워야 한다(그림 11-6(c)).

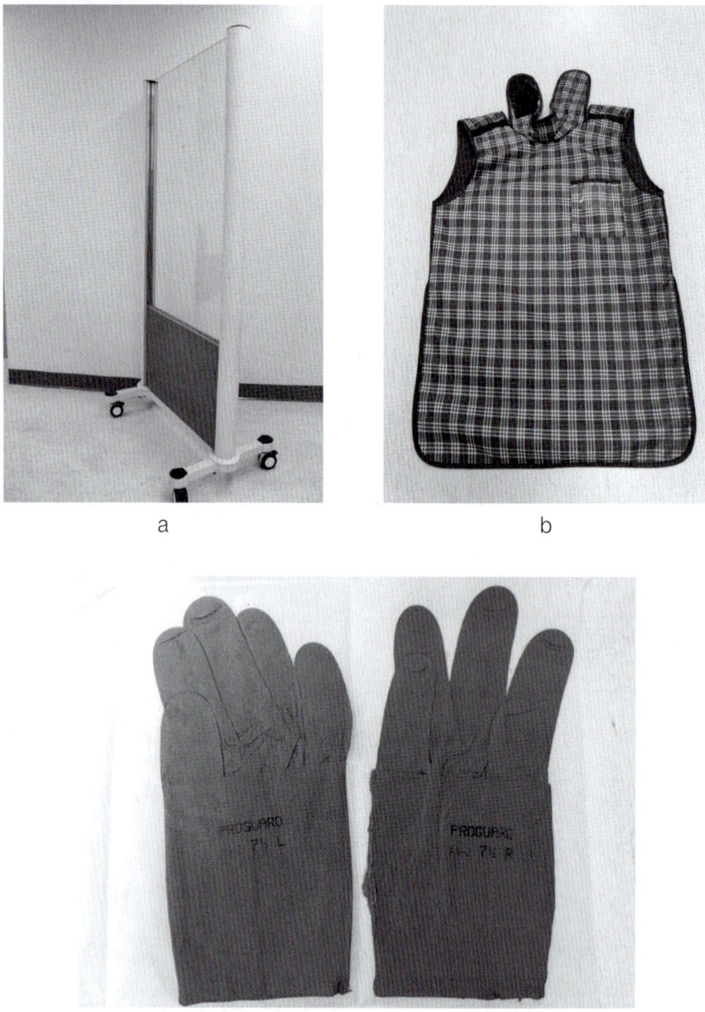

a b c

그림 11-6. 방어시설

a. 방어용 칸막이, b. 갑상선을 보호할 수 있는 구내촬영용 납 앞치마, c. 방어용 장갑

연습문제

1. 국제방사선방어위원회의 방사선방어 세 가지 원칙을 서술하시오.

2. 유효선량이란?

3. 이동형 구내촬영장치에 의한 검사 시 필요한 방사선 방어시설은?

4. 납 앞치마의 납당량은?

5. 하나의 방에 두 대 이상의 방사선장비를 설치 시 필요한 조치를 서술하시오.

12 판독을 위한 임상 촬영 가이드

치과 영상학 분야에서 방사선사는 작게는 치아주위에서 발생하는 병소의 진단을 위해 치조백선이나 치주인대강과 같은 미세한 구조물의 확인과 크게는 턱뼈와 구강악안면영역에서 발생하는 치성, 비치성낭이나, 양성종양, 악성종양 등의 다양한 병소의 진단을 위하여 적절한 화질관리의 방법과 판독(interpretation)에 대한 기본 개념이 있어야 한다.

치과 영상의 판독은 미세한 구조물의 영상에서는 대조도와 흑화도의 미세한 조절에도 큰 영향을 받기 때문에 적절한 화질관리에 대한 개념과 능력을 평소에 갖추도록 노력해야 한다.

병소의 진단 외에 근관치료를 위하여 치근의 길이를 측정하거나 치과 임플란트의 식립을 위하여 골의 양을 측정할 때, 또한 교정치료를 위한 진단 시 해부학적 구조물의 길이나 각도 형태의 계측도 방사선 검사의 중요한 부분을 차지한다. 따라서 상의 왜곡이 일어나게 되면 측정이 잘못되어 인접 정상구조물이 손상되거나 치료계획이 변화되므로 화질관리는 매우 중요하다.

방사선검사는 위해와 이득을 동시에 가지고 있으므로 치과에서 방사선검사를 시행할 때는 위해를 가능한 적게 하고 이득을 최대한 크게 하여야 한다. 아울러 얻어진 정확한 정보는 방사선검사의 효율적인 측면에서 매우 중요하며 판독과정의 오류를 최소화 하는 요인이므로 이 장에서는 치과 영상학 분야의 검사에서 판독에 영향을 미칠 수 있는 다양한 임상 촬영 상황을 기술하고자 한다.

1 구내 촬영에서의 수직각에 의한 오류

구내 촬영에서 수직각이 과도하면 상이 축소(shortening)되고 부족하면 상이 연장(elongation)되는 현상이 일어난다. 특히 등각촬영에서 많이 발생하는 수직각의 실수는 상의 왜곡으로 판독에 영향을 미칠 수 있으므로 주의를 요해야 한다.

등각촬영에서 수직각의 실수는 중심선이 치아 장축 및 턱뼈에 경사지게 조사되기 때문에 치조정의 상태를 정확히 보여 주지 못하며 방사선불투과성 해부학적 구조들이 중첩되어 골파괴 상이 관찰되지 않는 경우가 발생한다. 수직각에 따라 이틀뼈의 볼, 혀쪽 뼈 높이가 각기 다른 위치에서 나타나며 또한 잇몸밑 치석도 이틀뼈에 중첩되어 판독이 어렵다.

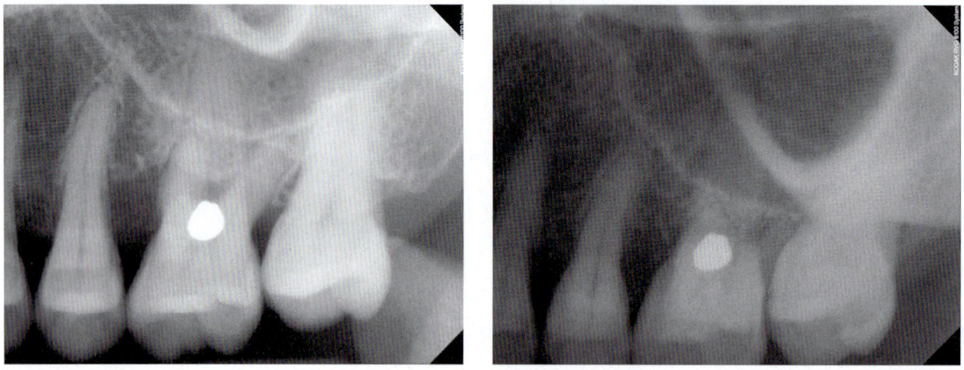

a　　b

그림 12-1. 평행촬영과 등각촬영의 비교영상
a. 평행촬영술에 의한 치주질환의 영상
b. 같은 부위를 등각촬영술로 촬영한 영상

등각촬영에서 필름에 의해 촬영이 이루어진다면 최대한 필름이 구부러지지 않도록 유지해야 하며 정확한 이등분각 촬영이 되도록 환자의 구강구조를 자세하게 관찰하고 치아의 장축과 필름사이에 형성된 각의 이등분선에 수직으로 조사되도록 해야 한다.

평행촬영에서는 유지기구가 오래되어 센서를 고정하는 홀더가 느슨해져 정확한 평행촬영이 이루어지지 않는 경우가 종종 발생한다. 이로 인해 센서가 유지기구의 홀더에 정확히 고정되지 않아 상이 연장(elongation)되는 현상이 발생한다. 그러므로 센서가 유지기구에 올바로 위치되고 정확한 수직각이 되었을 때 이상적인 영상을 획득할 수 있다.

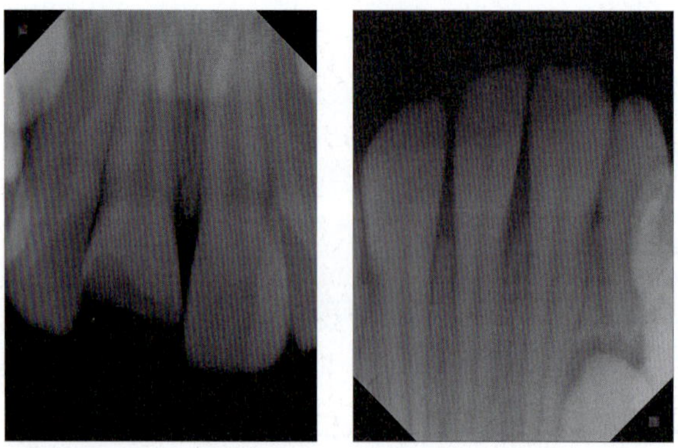

a　　b

그림 12-2. 앞니부의 치근단 촬영에서 상이 연장된 영상
a. 위턱앞니부 촬영에서 수직각 오류로 치아뿌리가 포함되지 않은 영상
b. 아래턱앞니부촬영에서 수직각 오류로 치아뿌리가 포함되지 않은 영상

2 구내 촬영에서의 수평각에 의한 오류

구내 촬영에서 가장 많은 실수와 판독에 영향을 미치는 현상 중에 하나가 수평각의 오류이다. 이는 관찰하고자 하는 치아의 인접면에 중심방사선이 평행하게 조사되지 못하면 인접면이 심하게 중첩된다. 수평각이 적절하지 않아 촬영된 영상은 결과적으로 병소를 초기에 파악하지 못하는 결과를 초래한다.

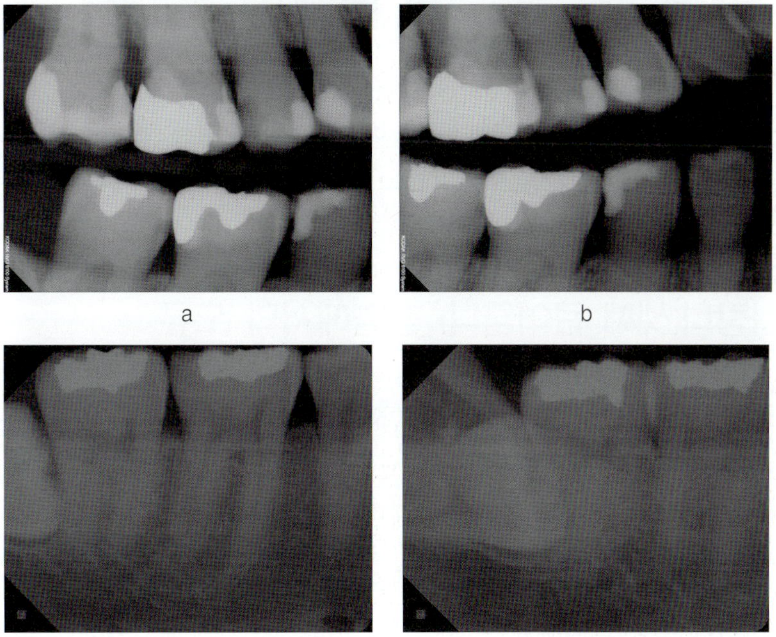

그림 12-3. 구내 촬영에서 수평각의 오류를 보여주는 영상
a. 교익촬영의 정상적인 영상, b. 근심부측에서 과도하게 주어진 수평각
c. 아래턱 첫째, 둘째어금니의 정상적인 평행촬영, d. 원심부측에서 과도하게 주어진 수평각

3 위턱 송곳니에서의 중첩에 의한 오류

등각촬영이나 소아를 검사하는 경우를 제외하고 구내 촬영의 교익(Bite-wing)촬영이나 평행촬영법에서 유지기구를 이용하여 촬영이 이루어진다면 대부분의 수평각은 해결할 수가 있다. 그러나 평행촬영의 단점에는 구강내의 해부학적인 제한으로 입천장이 낮은 경우 치아뿌리끝 주위조직의 관찰이 어렵다는 것과 구강의 모든 부위에서 치아 장축에 필름이나 센서를 평행하게 위치시키기 어려운 부위가 있다. 특히 위턱 송곳니의 경우 해부학적으로 치아활이 급격한 각을 이루고 상이한 구개 높이 때문에 평행촬영을 시도해도 원심부 접점은 중첩이 발생한다. 이러한 경우 적절한 유지기구와 수평각을 통해 등각촬영을 시행함으로써 좀 더 나은 영상평가를 얻을 수 있다.

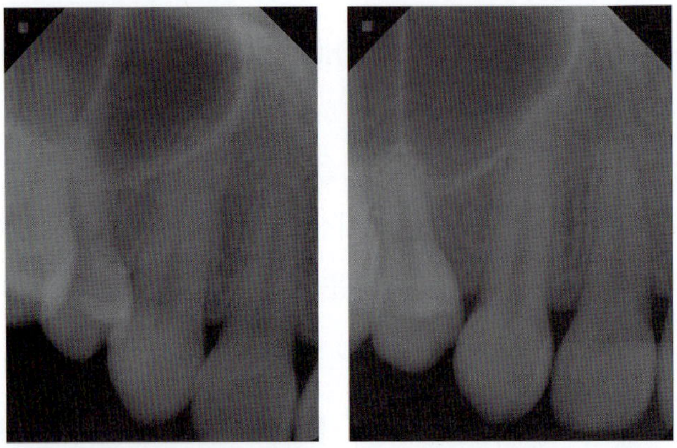

a b

그림 12-4. 동일 환자의 위턱 송곳니 치근단촬영
a. 평행촬영법으로 촬영한 영상, b. 등각촬영법으로 촬영한 영상

4 사랑니(셋째 큰어금니) 촬영에서의 오류

사랑니 촬영의 경우 둘째 큰어금니와의 인접면이 겹치지 않게 검사하는 것도 중요하지만 사랑니의 치아뿌리끝과 턱뼈관의 위치관계를 확인하는 것이 주된 목적이므로 가능한 센서를 깊게 위치시켜야 한다. 그러나 최대한 깊게 위치한 상황에서도 사랑니의 치아뿌리끝과 턱뼈관의 위치가 영상에 포함되지 않는다면 검사의 목적을 충족시키지 못하게 된다. 이러한 경우 둘째 큰어금니와 사랑니와의 겹침을 어느 정도 수용하더라도 사랑니와 턱뼈관의 관계를 확인하기 위해서는 수평각을 원심(distal)방향으로 이동시켜 근심부를 향해 촬영한다. 이때 수평각을 너무 크게 증가 시킬 경우 사랑니의 왜곡과 둘째 큰어금니와 겹침을 증가시킬뿐 아니라 턱뼈관과 사랑니의 위치관계를 변화시킬 수 있으므로 사랑니의 치아뿌리가 영상에 포함되는 정도까지만 수평각을 증가시킨다.

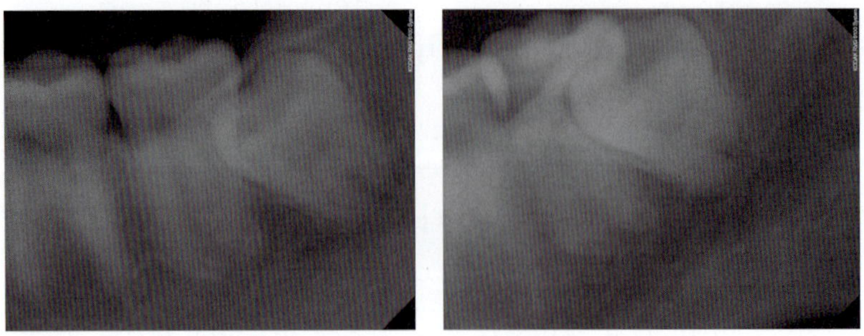

a b

그림 12-5. 등각촬영에 의한 사랑니 영상
a. 정상적인 영상, b. 수직·수평각이 과도하게 주어진 영상

5 영상의 왜곡

구내 촬영에서 수직각과 수평각에 의한 왜곡된 영상 외에 다른 오류에는 필름, 센서의 움직임에 의한 위치변경, cone cut 현상, 치아의 일부분이 잘리는 현상 등을 들 수 있다. 이러한 실수는 환자의 구강에 센서가 제대로 위치하지 않은 상황에서 발생하므로 술자는 조사스위치를 최종적으로 누르기 전에 환자의 구강구조를 면밀하게 살펴보도록 한다. 센서가 입안에 제대로 위치되었는지 유지기구의 어느 한쪽이 기울어지진 않았는지 정확히 살펴본 후 조사해야만 정확한 검사가 이루어질 수 있다.

1) 센서가 불균형한 상태의 영상

평행촬영을 시행했는데도 센서의 어느 한쪽이 공백이 많거나 치아머리와 치아뿌리의 일부분이 영상에서 나오지 않는 경우는 유지기구가 정확하게 위치되지 않은 상황이다. 센서가 구강 안에서 불균형하게 위치된다면 센서와 치열이 평행하게 유지되도록 단단한 솜(cotton roll) 등을 이용할 수 있다. 이때 그림 12-6의 a와 같이 치아와 치아머리사이에 공백이 있다면 bite-block 반대쪽에 cotton roll을 위치시켜 이러한 오류를 줄일 수 있다.

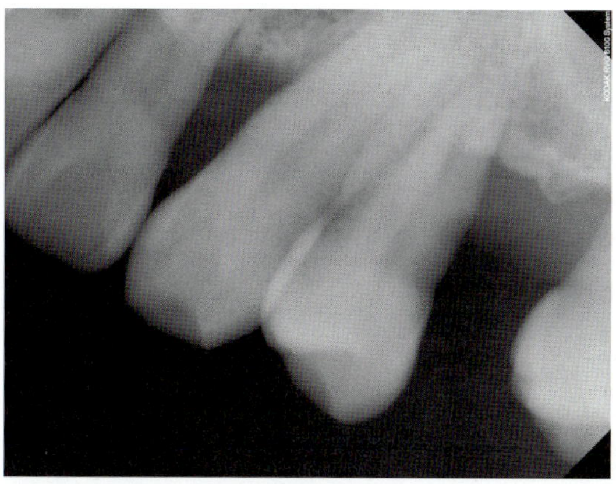

a

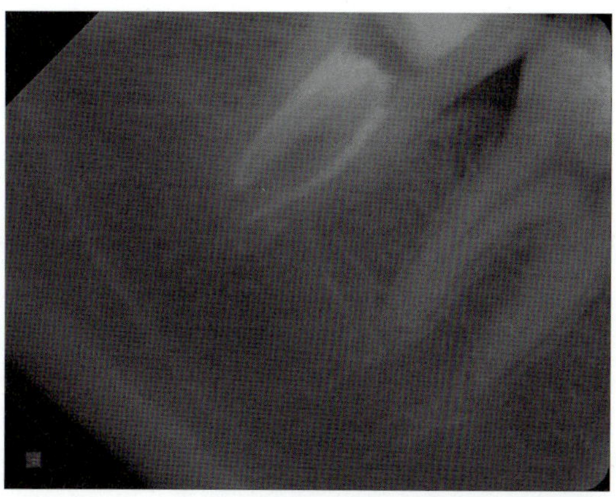

b

그림 12-6. 센서가 불균형한 상태의 영상들
a. 평행촬영에서 유지기구의 bite-block이 치아머리와 밀착이 안된 영상
b. 센서의 한쪽이 너무 깊숙하게 들어가 치아머리가 포함되지 않은 영상

2) Cone cut

등각촬영이나 소아의 촬영에서 많이 나타나는 cone cut 현상은 정확하지 않은 촬영 조사각과 촬영미숙에서 나타나므로 최종적으로 확인할 때 센서와 cone이 일치하는지 확인 후 촬영하도록 한다.

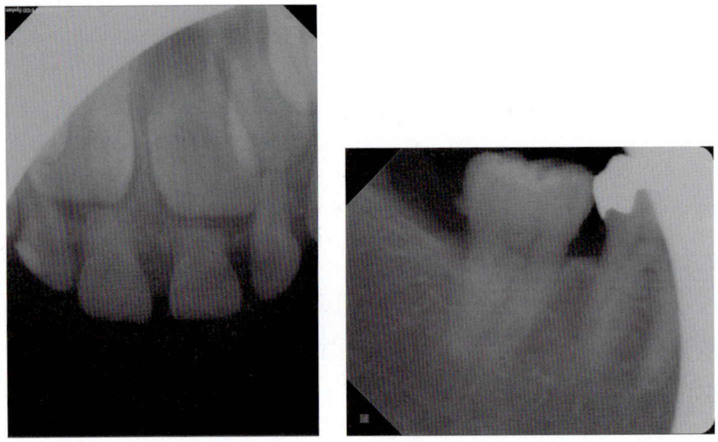

a b

그림 12-7. cone cut 영상
a. 치근단촬영에서 소아의 cone cut 영상
b. 치근단촬영에서 성인의 cone cut 영상

6 촬영조건에 의한 오류

촬영조건에 의한 영상의 오류는 필름에 의해 검사 시 많은 실수 중 하나였지만 최근에는 모든 검사가 디지털화 되면서 촬영조건에 의한 오류는 많이 줄어들었다.

치과에서 구내 촬영은 관전류와 관접압은 고정이고 노출시간으로만 조절하는 기기가 대부분이므로 치아에 따른 노출시간을 숙지하면 촬영조건에 의한 오류를 최소화 할 수 있다.

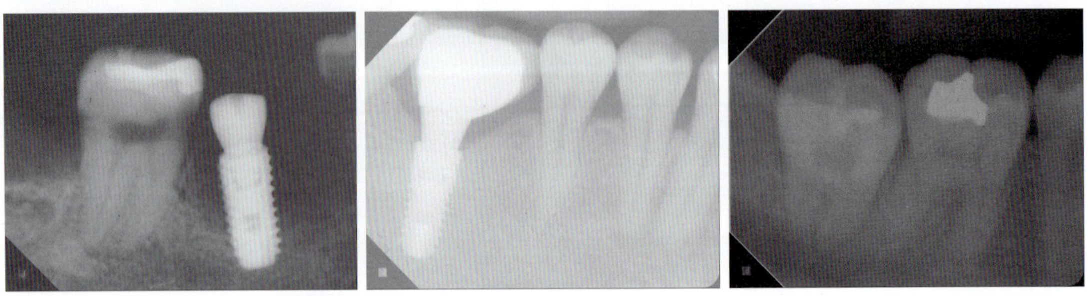

a b c

그림 12-8. 치근단촬영에서 촬영조건에 의한 오류 영상
a. 과노출(Blooming 효과), b. 저노출 영상, c. Noise가 있는 영상

7 이물질에 의한 오류

구외 촬영에서는 환자가 착용하고 있는 다양한 악세서리와 영상에 영향을 미치는 이물질을 제거 후에 검사해야 한다. 특히 틀니, 목걸이, 안경, 목의 뒤쪽 옷의 지퍼 등은 주로 방사선불투과상으로 영상에 나타나며 이는 환자의 중요한 진단정보를 방해하는 요인이 될 수 있다.

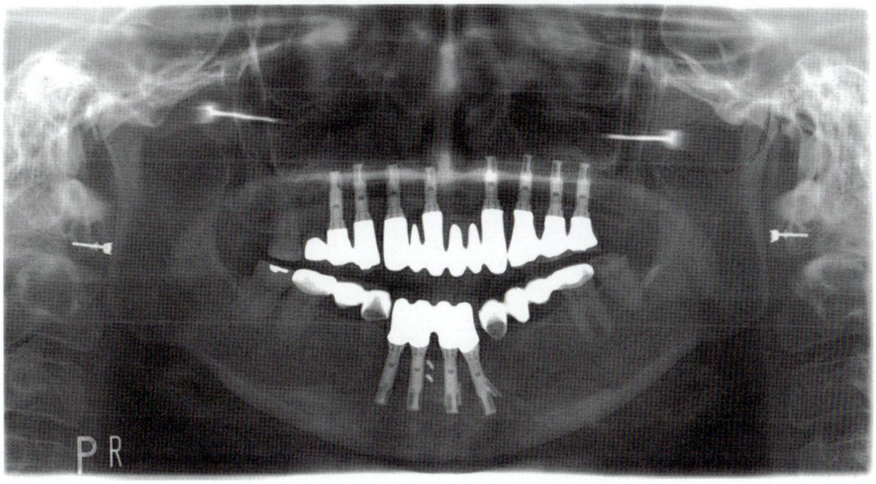

그림 12-9. 귀걸이를 착용한 영상

8 촬영자세의 오류

모든 검사에는 그 검사에 맞는 적절한 자세가 유지되었을 때 좋은 영상이 만들어진다. 촬영자세는 적절한 기준선이 사용되며 이를 부적절하게 위치되는 경우에 영상의 평가에서도 오류가 발생할 수 있다.

구내 촬영에서는 위, 아래턱의 씹는면을 촬영부위에 따라서 적합하게 위치시켜야 하며 구외 촬영에서는 정중시상면과 수평면(Frankfort Horizontal plane, F-H plane)을, CT에서는 정중면과 씹는면을 정확하게 위치시키기 위해 노력하여야 한다.

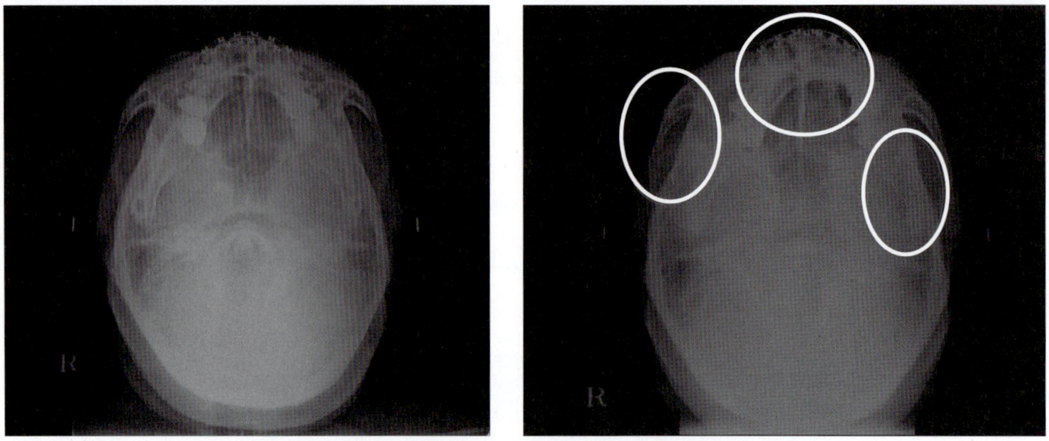

a b

그림 12-10. 기준선의 착오에 의해 생긴 오류(SMV영상)
a. 정상적인 영상
b. 정중선이 틀어져 촬영한 영상(표시된 원의 양쪽이 비대칭 상태)

9 교합상태의 실수에 의한 오류

두부규격촬영에서 흔히 발생하는 실수 중 환자가 정상교합의 상태를 유지하지 않고 입술을 편안하게 다물지 않거나, 양쪽 어금니가 자연스럽게 물리지 않은 상태로 검사하는 오류가 발생되게 된다. 특히 소아의 검사에서는 환자의 정상교합 상태를 정확하게 확인하여야 하며, 방사선 노출 이전에 정상교합에 대한 교육 후 검사를 시행하여 재촬영을 방지하여야 한다.

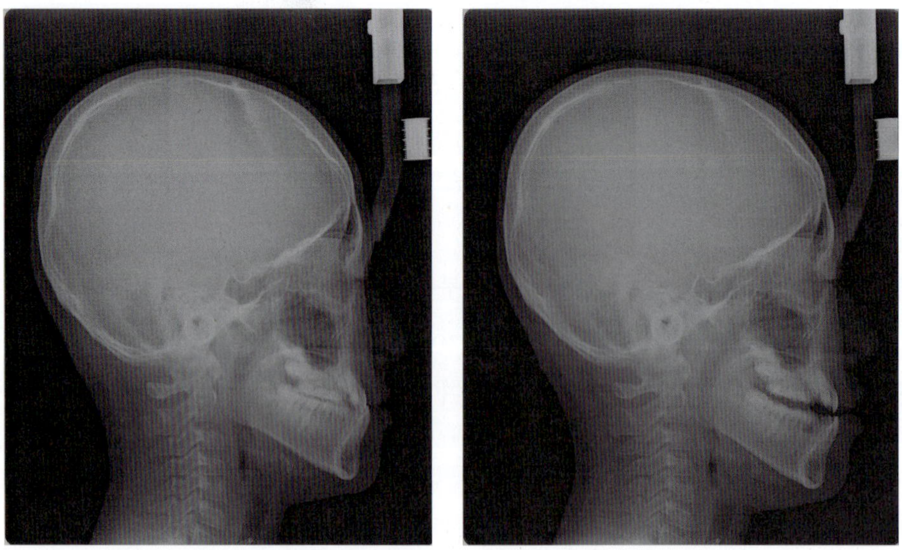

a b

그림 12-11. 두개부 규격 측방향 촬영
a. 정상적인 영상
b. 어금니를 물지 않고 입술도 벌린 상태로 검사

10 소프트웨어를 이용한 영상처리 과정에서 오류

CT를 이용한 영상처리 과정과 소프트웨어에 의한 Workstation 작업은 술자의 숙련도가 많이 필요한 작업이다. 최근에는 이러한 활용능력을 인정받아 3D작업실 등의 분야에 방사선사가 중요한 역할을 담당하고 있다.

치과에서도 CT의 단면 영상을 Workstation 작업을 통해 재구성하여 임상에 다양하게 적용하고 있다. 즉, 소프트웨어의 다양한 활용은 영상의 평가를 한 단계 높게 만들 수 있으며 판독에서도 중요한 역할을 하고 있다. 이러한 치과용 소프트웨어 작업에서도 오류와 실수를 동반할 수 있으며, 이는 프로그램에 대한 기능 파악과 CT 영상에 대한 해부학적인 지식을 숙지했을 때 그 능력을 발휘할 수 있다.

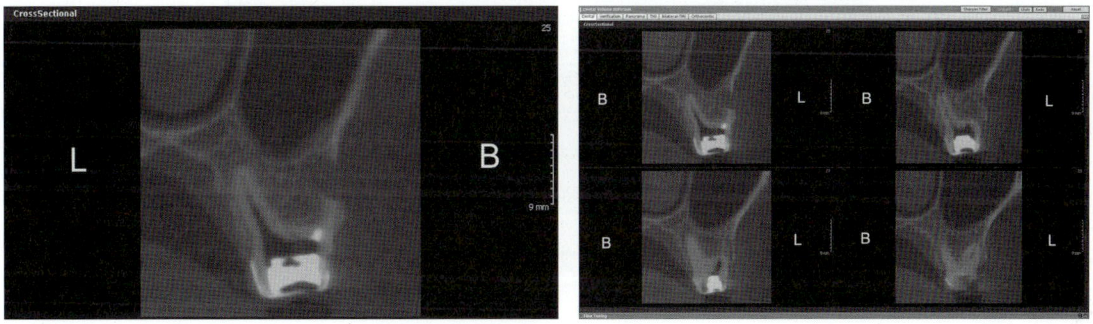

a b

그림 12-12. CT단면 영상을 이용한 workstation 작업

a. Cross-sectional에서 정상적인 영상

b. Cross-sectional에서 Lingual/Buccal 뒤바뀌어 나타난 영상

11 영상관리

치과 분야가 PACS화 되면서 영상의 화질관리는 방사선사의 중요한 역할이 되었다. 모든 영상의 관리는 촬영 시 영상의 적절한 대조도와 해상도 조절부터 촬영 후 환자의 정보와 일치하게 영상이 match되기까지 주위 깊게 관찰하여야 한다.

디지털방사선 영상은 window width와 level을 다양하게 조절하여 영상을 평가하므로 미세한 회색조의 차이를 감지하기 위해서는 비트 수가 높은 장비를 사용할수록 영상의 평가도 높게 나타난다. 비트수가 낮은 장비에 의한 영상의 화질조정에는 좀 더 주의를 기울여야 하며 이때 각각의 촬영영상은 해부학적인 지식습득이 높았을 때 그 능력이 발휘된다.

구내 촬영의 경우 게이트웨이를 통해 전송이 이루어지기 때문에 예기치 않은 전산오류가 발생하고 프로그램에 의한 버그가 종종 발생한다. 이러한 오류를 사전에 방지하기 위해서는 PACS전송시스템의 전반적인 지식과 전산오류에 대한 대처법을 숙지하고 해당 업체를 통한 지속적인 소프트웨어 업그레이드가 필요하다.

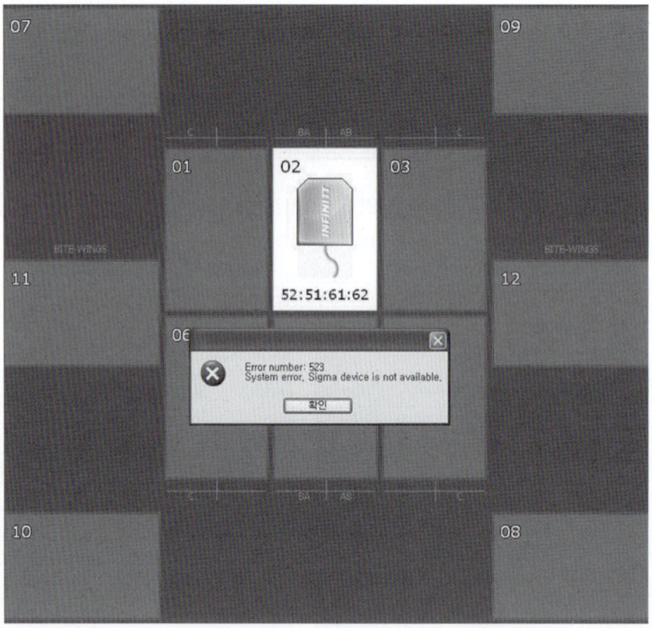

a

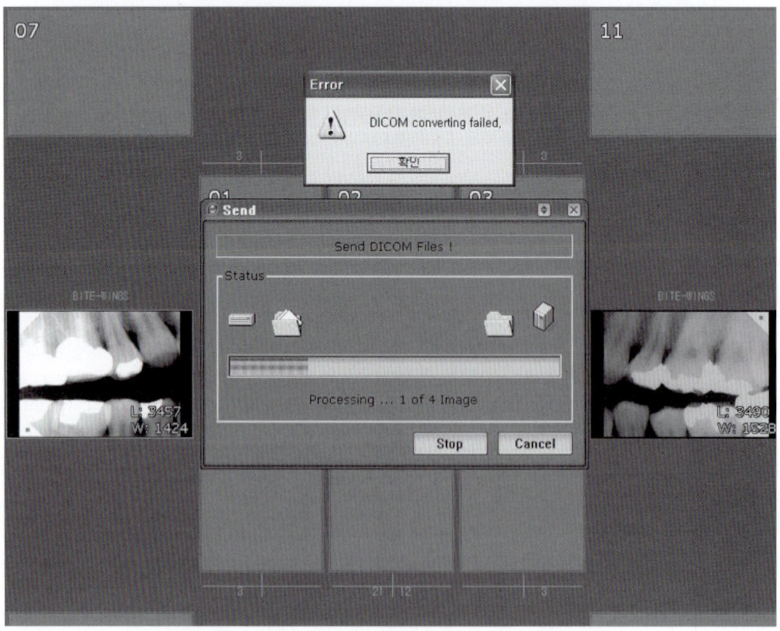

b

그림 12-13. 구내 촬영에서 게이트웨어의 전산오류

a. 센서가 접촉이 안되어 나타나는 오류

b. 프로그램의 오류로 인한 영상전송실패

연/습/문/제

1. 구내 촬영에서 수직각이 적었을 때 어떻게 보여지는지 서술하시오.

2. 구내 촬영에서 수평각이 적절하지 못했다면 영상에서 보여지는 문제점은?

3. 구외 촬영에서 진단정보를 방해하는 이물질에 의한 오류를 줄이기 위한 방법을 서술하시오.

4. 치과용 소프트웨어를 이용한 영상처리 과정에서 오류를 줄이기 위한 방안을 서술하시오.

5. PACS전송 시스템의 전산오류에 대한 대처법을 서술하시오.

찾아보기 INDEX

ㅅ

ㅇ

ㅈ

ㅊ

ㅋ

ㅌ

ㅍ

ㅎ

A

B

C

방사선사를 위한 **치과 영상학**

2013년 8월 3일 초 판 발행
2017년 3월 6일 개정1판 발행

공 저 대한구강악안면방사선기술학회
발행인 윤 진 영
발행처 도서출판 대학서림

(03076) 서울시 종로구 혜화로2길 8
전 화 02) 763-1220, 744-2812
팩 스 02) 744-1210
등록번호 제1-0088호

정 가 28,000 원

ISBN 978-89-6940-157-1 93510

www.daihaks.com